肺部疾病放射影像学与临床系列

沈　江　谢林伸　主编

尘肺放射影像学与临床

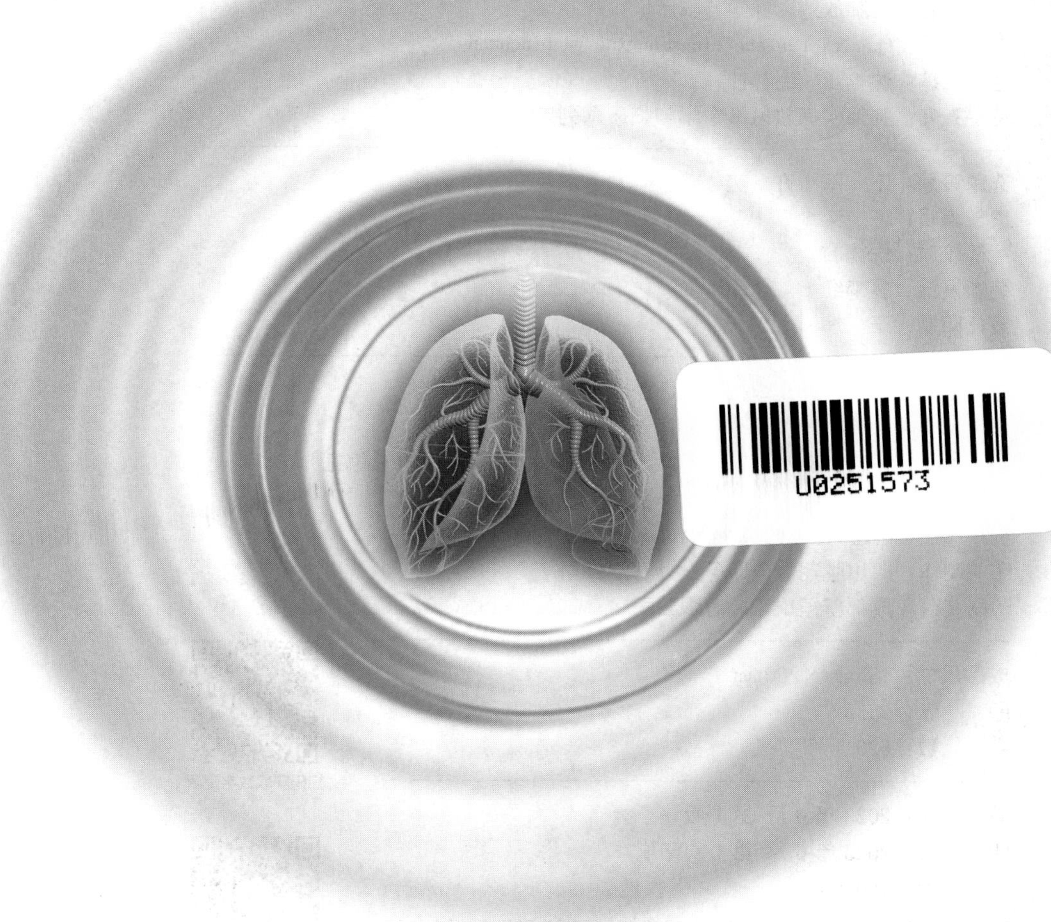

四川大学出版社
SICHUAN UNIVERSITY PRESS

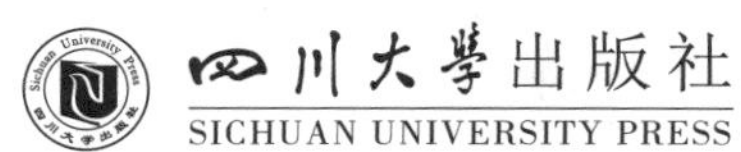

图书在版编目（CIP）数据

尘肺放射影像学与临床 / 沈江，谢林伸主编. 一 成都：四川大学出版社，2023.6
（肺部疾病放射影像学与临床系列）
ISBN 978-7-5690-6096-6

Ⅰ. ①尘… Ⅱ. ①沈… ②谢… Ⅲ. ①尘肺一影象诊断 Ⅳ. ①R598.204

中国国家版本馆 CIP 数据核字（2023）第 078496 号

书　　名：尘肺放射影像学与临床
　　　　　Chenfei Fangshe Yingxiangxue yu Linchuang
主　　编：沈　江　谢林伸
丛 书 名：肺部疾病放射影像学与临床系列

选题策划：王　军　许　奕
责任编辑：许　奕
责任校对：倪德君
装帧设计：裴菊红
责任印制：王　炜

出版发行：四川大学出版社有限责任公司
　　　　　地址：成都市一环路南一段 24 号（610065）
　　　　　电话：（028）85408311（发行部）、85400276（总编室）
　　　　　电子邮箱：scupress@vip.163.com
　　　　　网址：https://press.scu.edu.cn
印前制作：四川胜翔数码印务设计有限公司
印刷装订：成都新恒川印务有限公司

成品尺寸：185mm×260mm
印　　张：25.5
字　　数：620 千字

版　　次：2023 年 6 月 第 1 版
印　　次：2023 年 6 月 第 1 次印刷
定　　价：130.00 元

扫码获取数字资源

四川大学出版社
微信公众号

主编简介

沈　江，四川大学华西第四医院副院长，中国医学救援协会影像分会常委，四川省医学会数字医学专委会副主任委员，四川省国际医学交流促进会医学影像专委会副主任委员，四川省医学会放射学专委会委员，成都市医学会放射学专委会委员，国家卫健委医管中心医疗服务管理指导专家。

谢林伸，医学博士，二级专家，四川大学华西公共卫生学院/华西第四医院医务部部长，四川省海外高层次留学人才，四川省学术技术带头人后备人选，四川省职业医学质控中心专家，四川省和成都市化学中毒应急救治专家，在四川省医学会和预防医学会均有委员任职。专业方向为职业病、中毒性肾病和血液净化。主持国家自然科学基金和省部级项目 4 项，编写专著 3 部，在国内外学术期刊发表论文 60 余篇，其中 SCI 收录 10 余篇。

编 委 会

主　　编： 沈　江（四川大学华西第四医院放射科）
谢林伸（四川大学华西第四医院职业病科）

副 主 编： 温晓玲（四川大学华西第四医院放射科）
伍东升（四川大学华西第四医院放射科）

参　　编：（按姓名笔画排序）
王守忠（四川大学华西第四医院放射科）
邓　娟（四川大学华西第四医院职业病科）
李雅馨（四川大学华西第四医院职业病科）
李俊鸣（四川大学华西第四医院放射科）
李　叶（四川大学华西第四医院放射科）
张　毅（四川大学华西第四医院放射科）
杜　谋（四川大学华西第四医院放射科）
余千驰（四川大学华西第四医院放射科）
陈来伟（四川大学华西第四医院放射科）
周丁子（四川大学华西第四医院职业病科）
袁兴娅（四川大学华西第四医院职业病科）
雷　敏（四川大学华西第四医院放射科）
谭万梅（四川大学华西第四医院职业病科）
蔡　舒（四川大学华西第四医院放射科）

学术秘书： 张　毅（四川大学华西第四医院放射科）

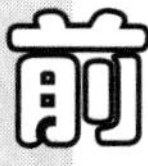

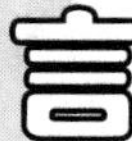

前言

职业健康是“健康中国”的重要基础和组成部分，事关广大劳动者健康和经济社会发展。《“健康中国 2030”规划纲要》《国家职业病防治规划（2021—2025 年）》等文件的出台，显示我国卫生健康工作已从疾病管理向健康管理跨越。因此，职业健康不应停留在职业病防治的传统模式上，而要在做好原有工作的基础上，探索向“职业人群全面健康管理”的创新工作模式转变，将职业健康与职业安全、疾病防治、健康促进和构建健康社区有机结合，实现“人人享有职业卫生保健”，切实维护劳动者身心健康。

国家职业病防治重点包括三项内容：重点职业病监测、职业病危害因素监测和重点行业职业病危害现状调查。在重点职业病监测方面，监测病种由原来的 10 种调整为 28 种，职业性尘肺由 3 种扩展到 13 种。

尘肺是我国最为严重的职业病，诊断人数占全部已诊断职业病人数的 90％以上。尘肺病因明确，可防可控，但起病隐匿，病程长，无明确的早期诊断、预警措施，即使脱离粉尘环境，肺部病变仍可持续进展。尘肺病人应及时调离粉尘作业岗位，并根据病情需要进行综合治疗，积极预防和治疗肺结核及其他合并症，以减轻症状，延缓病情进展，延长寿命，提高生活质量。

尘肺的诊断标准首先是可靠的生产性粉尘接触史。主要诊断依据是质量合格的后前位高千伏胸片，最后还需结合现场职业卫生学、尘肺流行病学调查资料和健康监护资料，参考临床表现和实验室检查，排除其他肺部类似疾病。因此，一名合格的尘肺医师，除熟知尘肺的病因学及临床知识外，还需掌握呼吸系统基本解剖及生理知识，并对放射学基础知识有一定的了解。

本书基本涵盖了上述内容，希望将要从事或已经从事尘肺诊疗康复的读者朋友阅读本书之后对尘肺能有更直观、全面、深刻的认识。

由于涉及的内容广泛、纷繁，且时间紧、任务重，书中难免存在疏漏和不足，期待大家针对相应问题提出批评和建议，我们将予以改进。

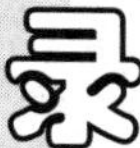

总　论

影像技术基础

呼吸生理与结构功能

正常胸部 X 线与 CT 表现

肺部基本病变影像学表现与临床

尘肺诊断和治疗［根据《职业病分类和目录（2013 年）》］

尘肺常见合并症的临床、影像学诊断及治疗

总　论

第一章 尘肺概述

一、定义和分类

尘肺（pneumoconiosis）又称肺尘埃沉着病，指由于在职业活动中长期吸入生产性粉尘并在肺内潴留而引起的以肺组织弥漫性纤维化为主的疾病。从尘肺发病机制及病理演变分析，吸入的致病性粉尘引起巨噬细胞吞噬，发生肺泡炎、尘细胞性肉芽肿，然后形成肺组织纤维化。三种病理反应先后发生，但也可同时存在。不同粉尘的化学性质具有差异，其致病能力及其所引起的肺组织病理改变也不相同。早在古希腊时期，希波克拉底发现埃及木乃伊尸体解剖有尘肺改变。我国北宋官员孔平仲发现，采石人，石末伤肺，肺焦多死。1909 年，Wilson 首次提出尘肺的定义：尘肺即纤维增生。1932 年，Gardnen 首先提出了“惰性粉尘” （inert dusts）和“良性尘肺” （benign pneumoconiosis）的概念。1960 年，Jonstone 和 Miller 等学者在专著《职业病和工业医学》中提出了多种“无组织反应”的“惰性粉尘”，如二氧化锡、氧化亚铁、硫酸钡、石墨、水泥、云母等。部分学者后来又扩大到铬、钛、钨、镉、锑等，强化并推广了“良性尘肺”的概念。上述学者认为这些无机粉尘吸入肺内后，在胸部 X 线片上可能出现比较明显的小阴影，但并不引起肺泡组织结构的破坏或肺组织纤维化形成，通常也不会引起临床症状及肺功能损害，因此这类粉尘被称为“惰性粉尘”，其在肺内的潴留被称为“良性尘肺”。1978 年，日本学者佐野辰雄等在第五次国际尘肺会议上提出：不溶性或难溶性粉尘进入肺内，都会引起尘肺，“惰性粉尘”不存在，“良性尘肺”的提法不成立。以陈洪权为代表的我国学者通过长期的动物实验和对长期接触“惰性粉尘”劳动者尸检发现，“惰性粉尘”仍会引起肺部组织反应和纤维化。因此，目前普遍认为尘肺是吸入生产性粉尘并且造成肺泡组织结构损伤，晚期会导致不同程度的肺组织纤维化的一种疾病。

按吸入粉尘的种类，尘肺可以分为无机尘肺和有机尘肺。在生产劳动中吸入无机粉尘［如二氧化硅（石英）粉尘、煤尘、滑石粉尘、水泥粉尘等］所致的尘肺，称为无机尘肺，这也是尘肺最常见的类型。吸入有机粉尘（如木屑、谷物、面粉、烟草、皮毛、棉、麻、干草等）所致的尘肺，称为有机尘肺。尘肺是我国主要的职业病，占我国已诊断职业病的 90%以上。

目前，我国《职业病分类和目录（2013 年）》将矽肺、煤工尘肺、石墨尘肺、炭黑尘肺、石棉肺、滑石尘肺、水泥尘肺、云母尘肺、陶工尘肺、铝尘肺、电焊工尘肺、铸工尘肺、根据《尘肺病诊断标准》和《尘肺病理诊断标准》可以诊断的其他尘肺等十三类尘肺列为法定职业病。为了保护劳动者权益，第十三类尘肺是个开放条款。这十三类尘肺大多根据致病粉尘的名称命名，部分以工种名称命名，如煤工尘肺、陶工尘肺、电焊工尘肺、铸工尘肺。常见的是矽肺和煤工尘肺。矿山开采、隧道施工、水利电力施工、采石及粉碎都产生二氧化硅粉尘，可引起矽肺。煤矿工人采煤或运输煤的过程中接触煤尘，引起煤工尘肺。很多时候采煤过程中既接触煤尘，又接触矽尘，引起的肺内病理改变较为复杂，有人称之为“煤矽肺”，但“煤矽肺”并不在我国职业病名单中，故不能作为尘肺诊断名称。

二、我国尘肺流行病学概况

为掌握尘肺发病情况和原因，我国组织了许多调查工作，先后于1957年和1964年在全国进行了尘肺普查。1987年，国家组织开展了“全国尘肺流行病学调查研究”。本次调查应用职业流行病学方法，调查获得的资料数据摸清了新中国成立以来我国尘肺情况及其在地理区域和工业行业的分布，分析了不同时期尘肺发病情况及死亡原因。在很长一段时期，该调查结果和职业病报告是我国尘肺资料的主要来源。

从各工业系统全死因病死率来看，有色金属系统最高（达33.7%），其次是冶金系统（22.0%），煤炭系统的病死率为19.9%。这表明矽肺的危害大于煤工尘肺，因为在有色金属系统和冶金系统发生的主要是矽肺，而煤炭系统发生的则主要是煤工尘肺。从地理区域分布看，尘肺主要集中在四川、辽宁、湖南、山西、黑龙江和河南，以上6个省总计现患病例数约占全国总数的40%。从行业分布来看，以煤炭行业最为严重，其现患病例数几乎占总数的50%；其次是冶金行业，约占总数的12%；之后依次是有色金属、建材、机械、轻工、铁道。上述7个行业的尘肺现患病例数占总数的85%，是我国尘肺防治工作的重点。应该指出的是，乡镇企业普遍存在生产工艺落后，对粉尘危害缺乏应有的认识，只重生产、不懂防尘，没有任何防尘降尘设施等问题，成为发生尘肺的主要部门。

第二章　尘肺的发病机制

多年来，国内外学者对尘肺的发病机制进行了广泛深入的研究并提出了各种学说，但不少疑点仍未能得到很好的解释。只有真正了解尘肺的发病本质，才能对尘肺的预防、诊断和治疗有准确的认识，采取有针对性的措施。在各种尘肺中，矽肺是发病人数最多、危害最大的一种，对其发病机制的研究最多，也较深入，学者根据二氧化硅的理化性状提出了机械刺激学说、化学溶解（中毒）学说等，认为粉尘颗粒（如石英粉尘）边缘锐利、质硬，进入肺组织后产生的机械刺激作用引起肺组织损伤及慢性炎症反应，导致肺组织纤维化。但后来的实验证明，硬度比石英更高的金刚石不会导致肺组织纤维化，因此该观点并不成立。化学溶解（中毒）学说认为粉尘的致病性与化学溶解有关，1939 年 Denny 等用 1%浓度以下的脱脂细铝粉与细石英粉尘混合并给家兔吸入，未见肺组织纤维化。他们认为这是细小石英粒子被一层氢氧化铝包绕，石英不能溶解的结果。后来，人们又发现溶解度比柯石英大 10 倍的超石英并不引起肺组织纤维化，而柯石英却能致肺组织纤维化。人们对化学溶解（中毒）学说又有怀疑。

随着免疫学研究的进展，尘肺的发病机制逐步发展到免疫学说，如有学者提出矽肺的免疫现象主要表现在矽肺病人血清中免疫球蛋白增高，并存在 IgM、IgA 及 IgG 免疫复合体。也有报道不少矽肺病人合并全身性免疫系统疾病，如全身性播散性红斑狼疮、关节炎、多发性皮肌炎等。在临床中也发现矽肺病人合并肺结核或硬皮病等免疫性疾病时，矽肺进展很快，短时间内即可由壹期发展到贰期乃至叁期。这些均支持矽肺的发生和机体的免疫系统反应有关。部分研究认为粉尘只是起佐剂效应，增强机体对抗原的非特异性免疫反应。部分实验研究也表明，石英粉尘可激活 T 细胞和 B 细胞，产生多种抗自身抗原抗体，从而导致自身组织的损伤。但个体易感性和矽肺的特异抗原性问题仍未搞清楚。

后来一些研究认为吸入粉尘引起巨噬细胞吞噬，分泌各种活性物质，最终导致肺组织纤维化。石英粉尘吸入肺部的早期，首先表现为急性炎性细胞（中性粒细胞）反应，其释放白细胞毒素及趋化因子（如 C3、C5a、白细胞三烯等），进一步促使中性粒细胞增多和肺泡巨噬细胞增生。肺泡巨噬细胞吞噬尘粒，致使巨噬细胞损伤并释放溶酶体酶（溶菌酶、酸性磷酸酶、组织蛋白酶、半乳糖苷酶及葡萄糖醛酸酶等）及分泌各种生物活性物质（如细胞因子），同时伴有炎症反应和各类细胞（包括成纤维细胞）的增生及胶原纤维的增多，导致肺组织纤维化。通过多年研究，这种理论得到人们认可，但仍不能很好地解释有些尘肺的发生。随着分子生物学技术的发展，学者又提出细胞过氧化学说、细胞因子学说、基因学说等，很大程度上对尘肺的发生机制进行了补充，并综合前人的研究后提出了更加合理的解释。

研究发现，尘肺的发作是机体免疫功能失调和多种细胞因子共同作用的结果。近年的研究表明，粉尘诱导的肺损伤主要通过以下 5 种途径实现。

1. 直接的细胞毒性：吸入肺部的粉尘粒子（通常都是在特定的环境下产生）带有一定的电极性，会对肺造成直接损伤。

2. 形成可以反应的化学活性物：机体防御有害物质时会释放出活性氧自由基（ROS）和活性氮自由基（RNS），在尘肺的病理过程中，氮氧化起着至关重要的作用。在存在诱导型一氧化氮合酶（iNOS）的情况下，L－精氨酸转变成 L－瓜氨酸，产生氮氧化产物。氮氧化产物与超氧化物酶结合产生的过氧硝酸盐可以损坏线粒体和 DNA。

3. 产生一些细胞因子和化学因子：氧化压力可以激活一些转录因子［如核因子－κB（NF－κB）以及激活蛋白－1（AP－1）］，导致炎症发生，促使肺组织纤维化。粉尘刺激机体释放的炎性因子、化学因子、脂质体调节因子和生长因子刺激单核细胞等增生、分化，吸引多核细胞及单核细胞到肺泡区包绕粉尘粒子形成复合体，这个复合体又可以促进肉芽肿形成。白三烯 b 是肥大细胞在粉尘刺激下产生的一种脂质体调节因子。白三烯 b 除了可以增加在炎症位点的中性粒细胞数量，还与细胞肿瘤特性相关。进一步研究表明，巨噬细胞炎症相关蛋白 MIP－1 和 MIP－2 是在粉尘诱导肺损伤过程中产生的化学因子，可以增加巨噬细胞数量以应对粉尘诱导的肺损伤。巨噬细胞是和粉尘接触的初始细胞，它和粉尘的接触可以激活一系列的信号通路，导致这些细胞极化。M1 巨噬细胞主要参与炎症反应，M2 巨噬细胞与炎症消退和组织修复相关。肺泡巨噬细胞中的清道夫受体和胶原样巨噬细胞受体可识别和吞噬粉尘粒子并把它运送至肺泡外。在粉尘诱导的炎症反应中，表皮细胞和肺巨噬细胞释放白介素－1α（IL－1α）和白介素－1β（IL－1β），两者都与肺组织纤维化激活及胶原重定位相关。IL－1α 和 IL－1β 是 IL－1 受体激动剂，进一步研究显示，IL－1β 和肿瘤坏死因子－α（TNF－α）可以增加另一个与疾病进程相关的细胞因子 IL－6 的表达。

4. 肺组织纤维化：粉尘诱导 TNF－α 增加，TNF－α 不仅会导致纤维聚集和增多，还和细胞死亡受体相关，并且可以激活细胞程序性凋亡反应。当纤维聚集于损伤位点时，转化生长因子－β（TGF－β）就会诱导胶原重新定位和弹性蛋白表达，金属基质蛋白酶 MMP－2 和 MMP－9 的表达也会上调。当受到粉尘诱导时，组织损伤加重，基质金属蛋白酶降解细胞外基质，重要胶原的重新定位加剧肉芽肿形成和肺的重塑，这些过程严重损害了肺的功能，导致肺组织纤维化。

5. 通过凋亡途径诱导细胞死亡：线粒体功能不正常、死亡受体和配体表达上调都会增加肺部细胞的凋亡，粉尘粒子也会导致线粒体膜潜能的丧失，从而使半胱氨酸天冬氨酸蛋白酶－9（caspase－9）和半胱天冬酶－3（caspase－3）激活，诱导 DNA 片段形成。细胞在凋亡过程中释放的趋化因子可以招募新的炎性细胞，加重炎症反应。重要的是，巨噬细胞凋亡之后又会将粉尘粒子释放到肺实质中，被其他巨噬细胞吞噬，不断重复上述过程，使肺细胞持续受到损伤。

第三章 尘肺的病理

一、尘肺的基本病理改变

尘肺是由长期吸入生产性粉尘引起的以肺组织纤维化为主的疾病，从粉尘吸入至肺组织纤维化是病理改变的全过程，粉尘的性质、浓度和粒径以及暴露时间是影响这个过程的重要因素。肺泡损伤早期表现为巨噬细胞性肺泡炎，晚期导致不同程度的肺组织纤维化。正常人的呼吸道具有清除粉尘的黏液纤毛流（或称黏液纤毛阶梯）、肺泡以及间质的清除机制，当人体的清除功能减弱，吸入的粉尘量大于清除量（超负荷）时，粉尘就被蓄积在肺组织内造成肺损伤，大量及长时间的粉尘蓄积则导致尘肺的发生。

尘肺的基本病理改变是相似的，主要表现为巨噬细胞性肺泡炎、尘细胞性肉芽肿和尘性纤维化。

（一）巨噬细胞性肺泡炎

大量研究表明，任何外源性的刺激物，包括粉尘、化学性气体或生物物质、过敏原等，一旦经呼吸道吸入肺泡内，首先引起的是巨噬细胞性肺泡炎，最开始表现为肺泡内有大量中性多形核白细胞为主要成分的炎性渗出物，而后（3 天以后）肺泡内巨噬细胞增多并取代白细胞占绝对优势，中性多形核白细胞和巨噬细胞增生以及肺泡巨噬细胞吞噬尘粒，含尘巨噬细胞（尘细胞）坏死崩解。肺泡上皮细胞（Ⅰ型上皮细胞）及肺毛细血管内皮细胞也有不同程度的变性坏死。现在认为中性多形核白细胞释放的活性氧和巨噬细胞大量合成及分泌的各种生物活性因子能直接损伤肺泡上皮细胞及毛细血管，致使肺组织结构受到明显破坏。

（二）尘细胞性肉芽肿（或结节）

在巨噬细胞性肺泡炎的基础上，粉尘和尘细胞可在肺组织的呼吸性细小支气管及肺泡内、小叶间隔、血管及支气管周围、胸膜下及区域性淋巴组织内聚集形成粉尘灶，即尘斑或尘细胞性肉芽肿（或结节）。在实验性矽肺中可观察到这种肉芽肿从起始阶段的尘细胞结节发展为细胞纤维性结节及纤维细胞性结节，最终形成胶原纤维组成的纤维性结节。晚期，胶原纤维性结节可出现玻璃样变或相互融合。

（三）尘性纤维化

当肺泡结构受到严重破坏，不能完全修复时，则为胶原纤维所取代而形成以结节为主的结节性肺组织纤维化或弥漫性肺组织纤维化或两者兼有之。矽肺病例中常可见典型的结节性纤维化，晚期在结节和间质纤维化基础上可形成块状纤维性病灶。

二、尘肺的病理分型

根据我国《职业性尘肺病的病理诊断（GBZ 25—2014）》，尘肺分为三型。

1. 尘肺结节：以尘性胶原纤维结节为主，可伴有其他尘性病变，如最常见的矽肺和以矽尘为主的其他混合型粉尘所致的尘肺。

2. 尘性弥漫纤维化：以肺的尘性弥漫性胶原纤维增生为主，可伴有其他尘性病变，如石棉肺及滑石尘肺等硅酸盐肺，以及其他含矽量低的粉尘所致的混合型尘肺。

3. 尘斑：以尘斑伴有灶周肺气肿为主，可伴有有其他尘性病变，如煤尘肺和炭黑尘肺、石墨尘肺，以及铝尘肺等金属尘肺。

第四章 尘肺的临床表现

尘肺的病程及临床表现取决于生产环境粉尘的浓度、暴露时间、累计暴露剂量，以及有无合并症和个体特征。一般来说，尘肺发展缓慢，病程较长，短期大量暴露于高浓度粉尘和（或）游离二氧化硅含量很高的粉尘，肺组织纤维化进展很快，易发生并发症，病人可在较短时间内出现病情恶化。

尘肺病人的临床表现主要以呼吸系统症状为主，常见咳嗽、咳痰、胸痛、呼吸困难等，常伴有哮喘，可伴有咯血以及发绀等全身症状。咳嗽、咳痰早期可不明显，随着病情的发展，常合并慢性支气管炎，临床表现与季节、气候等明显相关。当合并肺部感染时，病人症状明显加重，表现为喘息，甚至呼吸困难。不同类型尘肺病人的咳痰不同，如煤工尘肺病人的痰多为黑色，晚期煤工尘肺病人可咳出大量黑色痰，其中可明显看到煤尘颗粒，多是大块纤维化病灶由于缺血溶解坏死所致；石棉暴露工人及石棉肺病人痰液中则可检测到石棉小体。在没有呼吸系统感染的情况下，一般痰量不多，多为黏液痰。如合并肺内感染及慢性支气管炎，痰量则明显增多，痰呈黄色黏稠状或块状，常不易咳出。

胸痛是尘肺病人最常见的主诉症状，几乎每个病人或轻或重均有胸痛，其和尘肺期别及临床表现多无相关性，以矽肺和石棉肺病人多见。胸痛的主要原因考虑是肺部纤维化病变的牵扯作用，特别是胸膜的纤维化及胸膜增厚，以及脏层胸膜下的肺大泡的牵拉及张力作用等。不同病人胸痛的部位不同，同一病人胸痛部位时有变化。胸痛多为局限性，疼痛程度不严重，常表现为隐痛，不少病人也可表现为胀痛、针刺样痛等。

少数病人还可伴有咯血。由于上呼吸道长期慢性炎症引起黏膜血管损伤，表现为咳痰中带少量血丝；或见于大块状纤维化病灶溶解破裂时波及血管，此时表现为咯血量较多，可自行好转。当然，尘肺合并肺结核是咯血的主要原因，且咯血时间较长，量也较多。因此，尘肺病人如有咯血，应特别注意是否合并肺结核。

常见的全身症状有消化功能减弱、纳差、腹胀、大便秘结等。此外，尘肺可合并不同的并发症，如呼吸系统感染、气胸、慢性肺源性心脏病、呼吸衰竭、肺结核、肿瘤等，合并相关疾病时应及时诊断并采取相应的治疗措施。

第五章 尘肺的预防

尘肺是完全可预防的疾病，三级预防是疾病预防的根本策略。尘肺是病因明确的外源性疾病，是人类生产活动带来的疾病。其预防策略：一级预防是根本，只要真正做好一级预防，尘肺则可不发生；同时要做好二级预防和三级预防。

一级预防主要是控制尘源，防尘降尘。在做好生产防护、控制粉尘的产生、降低粉尘浓度方面，我国已经有了非常成熟的经验，并取得了明确的效果，这就是防尘降尘的“八字方针”：水、风、密、革、护、宣、管、查。水即坚持湿式作业，禁止干式作业；风即通风除尘，排风除尘；密即密闭尘源或密闭、隔离操作；革即技术革新和工艺改革，包括使用替代原料和产品；护即加强个体防护；宣即安全卫生知识教育培训；管即防尘设备的维护管理和规章制度的建立，保证设备正常运转；查即监督检查。实践证明，“八字方针”是行之有效的防尘降尘方法，是一级预防的重要措施。研究证实，人类白细胞抗原（HLA）、肿瘤坏死因子－α（TNF－α）、转化生长因子－β（TGF－β）等的基因多态性与尘肺易感性密切相关。随着研究的深入，在不久的将来，我们或许可以通过采集体液做基因检测，在劳动者上岗前进行筛查，建议易感尘肺的人群不从事接尘工作，达到显著减少尘肺发生的预防效果。

二级预防的重点是开展健康监护和医学筛检。对从事粉尘作业的人员开展健康监护和定期的医学筛查，是早期发现尘肺病人的主要手段。早期发现病人或高危人群，早期采取干预措施，可预防疾病的进一步发展或延缓疾病的发展，甚至可使高危人群不发展为尘肺病人。做好健康监护和医学筛检是二级预防的重要措施。

对于尘肺病人，应该积极开展三级预防。目的是延长病人寿命，提高生活质量。三级预防的重点在于预防并发症的发生，包括加强个体保健和适当的体育活动，增强机体的抵抗力；养成良好的生活习惯，不吸烟，预防感冒和呼吸系统感染；早期发现并治疗并发症。以预防和治疗并发症、改善临床症状为目的，采取综合治疗是尘肺病人临床治疗的主要方法。

影像技术基础

第六章　X 线的成像原理与发展

第一节　X 线的本质与特性

一、X 线的发现

1895 年，德国物理学家威廉・康拉德・伦琴（Wilhelm Conrad Röntgen）教授在实验室内做阴极射线实验（在具有一定真空度的玻璃管中，由阴极发出的电子在电场加速下所形成的电子流，以确认电子的存在）时发现用纸包住的照相底板感光了。同时，伦琴还发现在暗室中接通高压电源产生阴极射线时，附近一块涂有铂氰化钡的纸板上发出了绿色荧光，并且荧光的产生与开启高压电源同步。随后伦琴用不同厚度的纸板、木板、玻璃等物体阻挡，都不能阻止涂层发出荧光，只有金属才挡住了这种射线。当手碰巧伸在阴极射线管和铂氰化钡纸板之间时，伦琴吃惊地在纸板上看到了自己的手影轮廓及其中的骨骼阴影。伦琴很激动，接着连日研究这一射线的性质，发现这种射线在电场、磁场中没有偏转，这说明它不带电，不是阴极射线，通过三棱镜时不发生折射，显然这是一种新的射线。他采用数学上的未知数“X”表示。后来人们为了纪念他，将 X 线也称为伦琴射线。1895 年 12 月 22 日，伦琴为夫人摄取了第一张手的 X 光片。

X 线在近代科学理论和应用技术方面具有极其重要的意义，在相当程度上改变了临床医学的进程，并奠定了医学影像学的基础。

二、X 线的本质

X 线的本质是一种电磁波，与无线电波、红外线、紫外线及 γ 射线一样，同属于电磁辐射。在电磁波波谱（图 6－1）中，X 线的波长范围在 10^{-8}～10^{-12} nm，介于紫外线和 γ 射线之间，是具有电磁波和光量子双重特性的一种特殊物质。X 线光子能量较大，和其他光线一样，具有二象性，即波动性和微粒性。

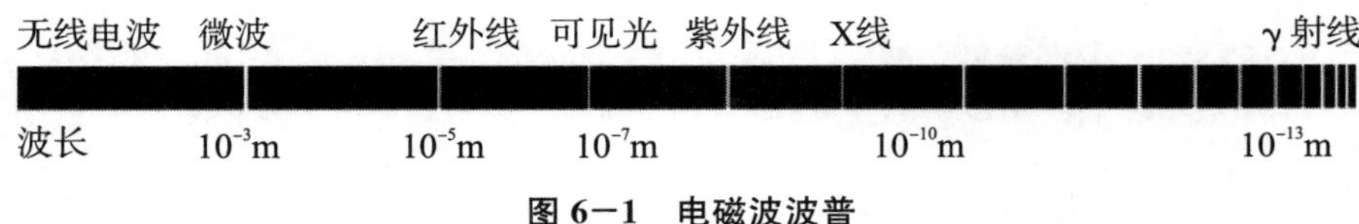

图 6－1　电磁波波普

（一）X 线的波动性

X 线在传播时，表现了它的波动性，劳厄（德国）的晶体衍射实验就是 X 线具有波动性的直接证明。X 线是以波动方式传播的，是一种横波，在真空中的传播速度与光速（$C=3\times10^{8}$m/s）相同。医用诊断范围内 X 线波长为 0.031～0.008nm，相当于 40～150kV 管电压产生的 X 线，比可见光的波长短，肉眼看不见。

（二）X 线的微粒性

X 线在与物质相互作用时，表现了它的微粒性。例如，荧光屏及增感屏上的荧光物质（钨酸钙、碘化钠等）经 X 线照射能发出荧光。X 线能使气体或其他物质发生电离。被 X 线照射的某些物质失去负电荷能产生光电效应等。

（三）X 线的二象性及其统一

X 线与其他光线一样，在传播的时候突出地表现波动性，具有一定的频率和波长，并有干涉、衍射、反射和折射等现象。在与物质作用时，X 线则突出地表现微粒性，每个光子具有一定能量（动量和质量），能产生光电效应，能激发荧光物质发出荧光能，使空气电离等。波动性和微粒性相差很远，是几乎不能相容且矛盾的两个性质。波动学说成功地解释了 X 线的干涉、衍射等现象，却不能解释 X 线的光电效应。微粒学说成功地解释了 X 线的光电效应，却不能解释 X 线的干涉、衍射等现象。但 X 线既不是微粒也不是波。按量子力学的观点，光波（X 线）被看成概率波——代表光子在空间里存在的概率，能用数学的方法描述光子在空间出现的概率，就能把光的波动性和微粒性统一起来。

三、X 线的特性

X 线除了上述波动性和微粒性，由于其波长短，光子能量大，还具有其他波长的电磁波所没有的一系列特殊性质。

（一）物理效应

1. 穿透作用：X 线具有穿透物质的能力（图 6－2）。X 线的穿透作用与 X 线的能量和被穿透物质的性质及结构有关。X 线对物质的穿透和物质对 X 线的吸收是对同一个过程的两种表述，物质对 X 线的吸收作用越强，则 X 线对物质的穿透作用就越弱，反之亦然。穿透是站在 X 线的角度上说的，反映了 X 线的性质；吸收是站在物质的角度上说的，反映了物质的性质。光的波长越长，传播距离越长，穿透作用越弱；反之，光的波长越短，传播距离越短，穿透作用越强。X线波长很短，具有比较强的穿透作用，能穿透可见光所不能穿透的物体，在穿透过程中有一定程度的吸收（即衰减）。X线的穿透作用与X线管电压密切相关，电压越高，所产生的X线波长越短，穿透作用越强；反之，则穿透作用越弱。X线穿透物质后强度会发生变化，由穿透前的单能X线（理想状态）变成穿透后的吸收程度不一的X线，从而产生了X线对比度，它反映了物质的密度和厚度差异，这就是X线成像的基础。

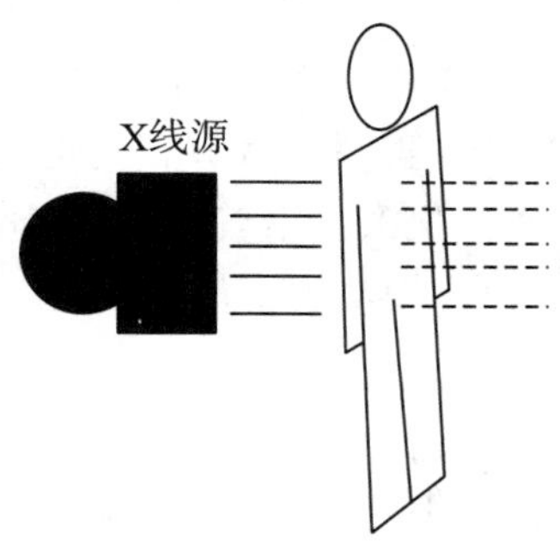

图6－2　X线的穿透作用

人体组织中密度最大的是骨骼，吸收X线最多，其次是皮肤、肌肉、脂肪，肺部等含有气体的组织吸收X线最少。X线穿透物体的程度与物体的密度和厚度相关。密度高、厚度大的物体，X线吸收得多，通过得少；密度低、厚度小的物体，X线吸收得少，通过得多。

2. 荧光作用：X线是肉眼不可见的，当它照射某物质时，在电离或激发使原子处于激发状态并回到基态过程中，由轨道电子的能级跃迁而辐射出可见光或紫外线光谱，由此所产生的光称为荧光。X线使物质发生荧光的作用叫荧光作用。具有这种特性的物质称为荧光物质，如磷、钨酸钙、铂氰化钡、硫化锌镉、碲化镉、碘化铯及某些稀土物质。荧光作用能使波长短的X线转换成波长较长的肉眼可见的荧光，荧光的强弱取决于X线的强弱。利用这一作用可制造荧光屏、增感屏、影像增强器中的输入屏和输出屏，测定辐射量的闪烁晶体也是利用荧光作用制造的。荧光作用是进行透视检查的基础。

3. 电离作用：物质受X线照射时，核外电子脱离原子轨道，使原子变成离子的过程称为电离。这种作用叫电离作用。在固体和液体中，电离后的正、负离子将很快复合，不易收集，在气体中则很容易收集起来。电离作用产生的离子量与X线量成正比，由此可以测定X线的照射量。电离室、正比计数管等，都是利用这个原理制成的。电离作用可以诱发生物机体内各种复杂的生物效应。X线透过任何物质都可产生电离作用。人体也不例外，也会在X线射入时产生电离作用，在体液和细胞内产生一系列化学作用，从而引起生物学方面的改变。电离作用是X线剂量、放射损伤、放射治疗和放射防护的理论基础。

4. 热作用：物质吸收X线能量后最终绝大部分转变为热能，使物体温度升高，这就是热作用。依据这个原理，科学家发明了测定X线吸收剂量的量热法。

5. 干涉、衍射、反射和折射：用于X线显微镜波长测定和物质结构分析等技术。

（二）化学效应

1. 感光作用：X线照射到胶片上，使胶片药膜中卤化银发生光化学反应，出现银离子微粒而产生潜影，这就是X线的感光作用。潜影经显影后变成金属银呈黑色，未感光的卤化银经定影后被溶去呈透明色，从而组成黑白相间的X线影像。感光胶片中的潜影与X线的照射量成比例增加。X线的透过，可影响金属银的沉积，在胶片上产生从黑至白不同灰度的影像。感光作用是X线摄影的基础。感光作用被广泛应用于人体X线摄影、工业无损探伤、X线照射量及其分布测定（胶片法）等。

2. 着色作用：某些物质如铂氰化钡、铅玻璃、水晶等，经X线长期照射后，其结晶体会脱水而改变颜色，称为着色作用或脱水作用。

（三）生物效应

生物组织细胞特别是增殖性强的细胞，经一定量X线照射后，可以被抑制、损伤甚至杀死，这就是X线的生物效应。根据国际放射防护委员会（ICRP）的建议，电离辐射的生物效应分为随机效应和非随机效应。

随机效应是指X线损伤的严重程度与剂量的大小无关的效应。这种效应不存在剂量的阈值，任何微小的剂量也可能引起效应，只是发生的概率极其微小而已。随机效应主要是致癌效应和遗传效应。

非随机效应是指X线损伤的严重程度与剂量的大小有关的效应。这种效应可能存在剂量的阈值。过量或累积性的X线照射，可以使生物组织抑制、损伤甚至坏死。X线对人体不同组织的损伤程度各不相同。凡生长力强和分裂快的组织细胞，对X线特别敏感，容易遭到破坏，X线停止照射后，其恢复缓慢。神经系统、淋巴系统、生殖系统和某些肿瘤细胞等对X线很敏感，而软组织如皮肤、肌肉、肺和胃等对X线敏感性较差，损伤相对小些。

X线对机体的生物效应是放射治疗的基本原理。这一效应要求我们在对病人做X线检查和放射治疗时，必须采取严格的安全防护措施。

第二节　X线的产生与能谱特点

一、X线产生的条件和机制

（一）X线产生的条件

X线的产生：自由电子通过加速获得能量，高速撞击靶物质后突然受阻，其动能转换成具有各种能量的光子。

这种能量的转换是在X线管内进行的，它必须具备三个条件：①电子源；②高电压产生的电场和高速运动的电子流；③适当的障碍物——靶物质。

X线产生的原理见图6−3。

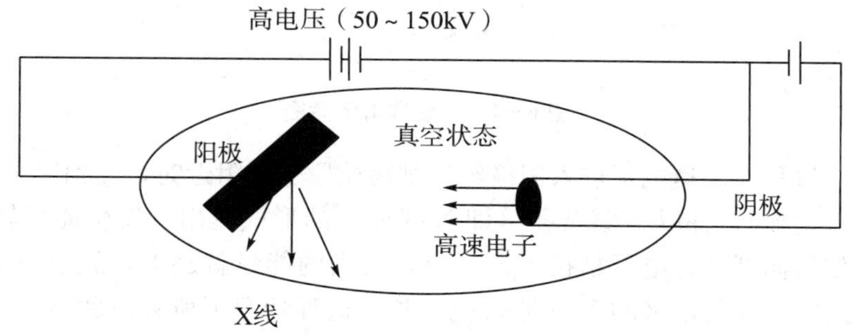

图6−3 X线产生的原理

（二）X线产生的机制

X线管是一个高真空度的阴极直热式电子管。阴极灯丝通电加热产生自由电子，当高电压施加于X线管两端时，阴、阳两极间形成强电场，使灯丝发射的自由电子受高压电场力的作用高速飞向阳极，撞击阳极靶物质发生能量转换，使高速电子所带的动能转换为X线能。其过程比较复杂。一般来说，高速电子要穿过很多原子间隙，经过很多次碰撞，发生多种物理作用后才失去其全部动能而成为自由电子。

在诊断用X线范围内，只有1%左右的能量转换成X线能，而约99%的能量转换为热能，使阳极温度迅速上升。由此可见，X线管的能量转换效率是很低的，极大部分转换成我们不希望的热能。

二、X线的能谱特点

X线是一种以电磁波形式表现的能量，具有自己的能谱特点。

高速电子与阳极靶物质的原子“撞击”，可通过两种机制产生不同波长的光辐射。比如波长在可见光、红外线、紫外线附近的光学光谱，因其光子能量小，将全部被靶原子、管壁、油层吸收，使原子的热运动加快，成为热源，使阳极温度上升。还有一些波长短、能量大的X线。高速运动的电子与原子核电场（库伦场）作用突然减速所产生的韧致辐射或能量连续的X线谱，称为连续X线。高速运动的电子与原子内层（轨道）电子作用，使原子的外层电子发生跃迁，最终原子的能量以发射X线或电子的方式释放，其发射的X线的能量由产生射线的物质的元素特性决定，称为标识X线或特征X线。

1. 韧致辐射（连续放射，图6−4）是高速运动的电子与靶原子核电场作用所产生的。

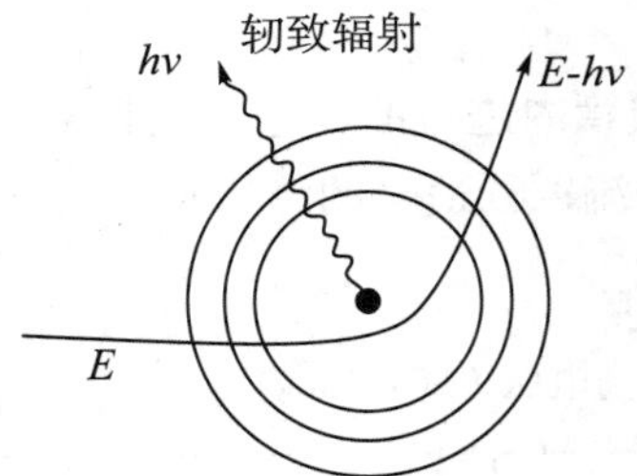

图 6-4　韧致辐射示意图

（1）产生过程：高速电子进入阳极经过靶物质原子核附近时，受到原子核引力的作用失去能量（动能），并以 X 线光子（即 X 线能）的形式放出（发生能量转换），高速电子则发生偏折而减速，电子越接近原子核，失去的能量就越多，放射出来的 X 线波长就越短；反之，放射出来的 X 线波长就越长。这种情况下所释放的 X 线光子的能量分布是连续的，它所产生的 X 线是一束波长不等的连续光谱。这是由下面几个因素造成的：首先，管电压通常是脉动直流电压，每个电子与原子作用前具有的动能不同，与原子相互作用后损失的能量也各不相同。其次，各个高速电子被阻止的距离不同，离原子核越近，阻止作用越强，能量损失越多，辐射的波长越短，若一次作用其能量全部转换成 X 线能，X 光子的能量最大。

（2）光谱特点：X 线管阳极靶面为钨时，加于 X 线管两极间的管电压分别为 65kV、100kV、150kV、200kV 时产生的 X 线强度分布曲线见图 6-5。

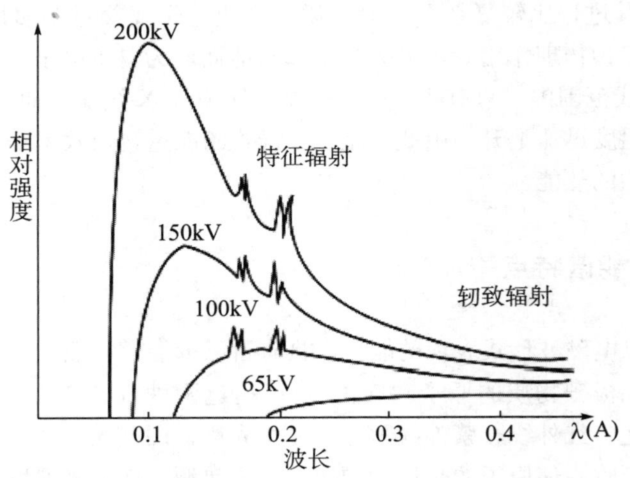

图 6-5　X 线强度分布曲线

• 最短波长（λ_{min}）：连续光谱 X 线中最短波长 $\lambda_{min}=1.24/V$（nm），V 为管电压值（kV）。光子的能量虽大，但数量不多，实际上，电子的最大动能全部转换为 X 线能是极个别的。大多数电子在这之前经过多次作用，已不同程度地损失了部分能量。

• 中心波长（λ_m）：在连续光谱中最大强度所对应的波长叫中心波长，每一个管电压都有一个中心波长，约为 $1.5\lambda_{min}$。管电压越高，中心波长越短（向左移）。在 X 线诊断中，中心波长邻近两侧的波段起主要作用。软 X 线（右侧）可通过各种滤过吸收掉，以减少X线的生物损伤和提高X线影像的清晰度。

• 曲线位移：随着管电压升高，各种波长的强度均相应增加，同时，各曲线所对应的中心波长和最短波长均向短波方向移动，即λ_{min}和λ_m随管电压升高而向短波方向移动，这种现象称为连续光谱X线的位移规则。

• X线强度计算：连续光谱的X线强度往往采用以下经验公式计算：

$$I_{连}=KIZV^2$$

式中，I 为管电流；Z 为原子序数；V 为管电压；K 为常数，等于 $1.1\times10^{-9}\sim1.4\times10^{-9}$。

X线强度分布曲线表示了X光子数量与光子能量之间的函数关系，只有了解了它，才能更好地了解管电压、管电流、曝光时间和滤过变化对X线影像密度的影响。韧致辐射是X线诊断用射线中最主要的部分。

2. 特征辐射（标识放射，图6－6）：特征辐射是高速运动电子把靶原子的内层轨道电子击脱后发生电子跃迁所产生的。

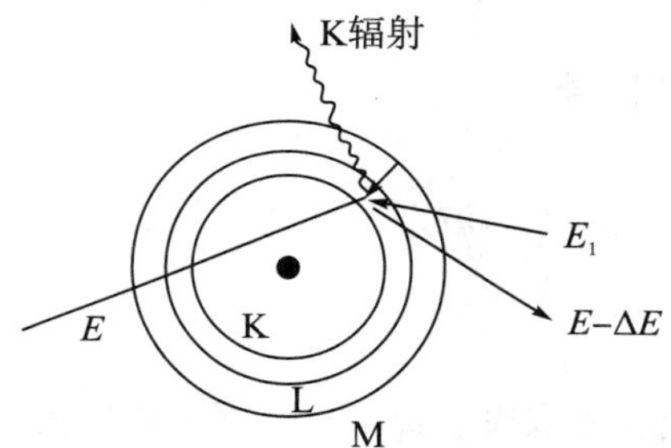

图6－6　特征辐射示意图

（1）产生过程：当具有较大动能的电子撞击阳极靶物质时，靶原子内层轨道的电子有可能获得能量而克服原子核的引力并脱离自己的轨道逸出，留下一个空位，使该原子呈不稳定状态。此时，由较高能级的电子来填充，多余的能量便以X光子的形式放出（其能量等于能级差）。该光子的能量完全取决于阳极靶物质的元素特征，与管电流无关。

实际上，同一种给定的阳极靶物质可以产生几种波长的特征辐射。轰击电子可以将不同的轨道电子击脱，所产生的空位又可由不同轨道的电子填充。这就可能出现K系、L系、M系等一簇簇特征辐射。

（2）光谱特点：某一确定靶物质产生特征辐射是有管电压要求的。例如，高速电子的能量只有大于或等于K电子的结合能时，才能把K电子击脱，产生K系特征辐射。对于不同的靶物质，产生各系特征辐射均有最低管电压（激发电压）要求。例如，钨的K层电子结合能为69.5keV，L层电子结合能为12.09keV；钼的K层电子结合能为20.0keV，L层电子结合能为2.87keV。若低于某激发电压，则此系特征辐射将不会产生。

特征辐射的波长是固定不变的。任何元素的特征辐射波长不受其他因素的影响，具有唯一性，不管管电压、管电流如何变化，每条特征辐射的波长位置是不变的，不同的靶物质，其特征辐射是不一样的。特征辐射取决于靶物质的原子结构。

特征辐射的最短波长与靶物质的原子序数的平方成正比。在医用诊断 X 线中，仅 K 系特征辐射有用，其他各系波长较长，能量较低，穿透作用弱，均被 X 线管壁和滤过层吸收。

特征辐射的强度与管电压和管电流有如下关系：

$$I_K = K_2 I \ (U - U_K)^n$$

式中，I_K为 K 系特征辐射强度；K_2 和 n 为常数，n 为 1.5～1.7；U 为管电压；U_K为 K 系特征辐射的激发电压；I 为管电流。

在医用诊断 X 线中，特征辐射只占很少一部分，并不重要。对于钨靶 X 线管来说，管电压在 69.5kV 以下不产生 K 系特征辐射，在 80～150kV 之间，K 系特征辐射只占整个辐射量的 10%～28%，150kV 以上特征辐射相对减少。

综上所述，从 X 线管发射出的 X 线不是单一能量的，而是由各种不同强度的 X 线组成的，其能量是很难用一个数值来表示的一条连续的能量谱。特征辐射虽然能量一定，但仅占很小部分，因而在实际工作中并不重要。

三、X 线产生的影响因素。

X 线管的管电流、管电压、电压波形和靶物质是 X 线产生的影响因素。

（一）管电流的影响

当管电压固定时，X 线强度取决于管电流。管电流越大，撞击阳极靶物质的电子数量就越多，产生的 X 线强度越大。从图 6－7 可以看到，管电流不同的两条曲线的高能量 X 线的最短波长和低能量 X 线完全一样，只是曲线下面所包围的面积不同（曲线上移）。可见，管电流只影响 X 线的强度，而不影响 X 线的质，即 X 线的最短波长和中心波长均不发生变化。

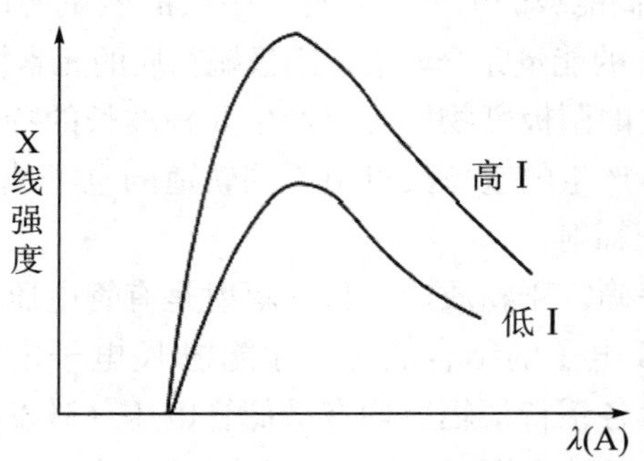

图 6－7 管电压对 X 线强度分布曲线的影响

（二）管电压的影响

管电压不仅影响 X 线的量，也影响 X 线的质。随着管电压增高，X 线束中的高能光子成分增多，韧致辐射的最短波长和最强波长的位置均向短波方向（即高能端）移动，但特征辐射的位置不变。

实际工作中有一个经验规则：管电压增加 15% 就相当于管电流与照射时间的乘积（mAs，毫安秒）增加一倍。例如，管电压为 50kV 时，大约增加 7kV，就相当于 mAs 增加一倍。这主要是因为 X 线束的高能光子增加，穿透作用强，到达胶片上的光子增加约一倍。

（三）电压波形的影响

X 线管上所加的电压都是脉动高压，半波整流、单相全波整流与三相全波、双三相全波辐射谱线对比，同样的管电压和 mAs，管电压波形越平滑，X 线束中的硬线成分越多，曲线下的面积越大，同时谱线向高能量方向偏移。但特征辐射的波长不因电压波形的改变而改变。

（四）靶物质的影响

韧致辐射的强度与靶物质的原子序数成正比，如图 6－8 所示。特征辐射完全是由靶物质的原子结构特性所决定的，靶物质的原子序数越高，则轨道电子的结合能越大，所产生的特征辐射能量越大。

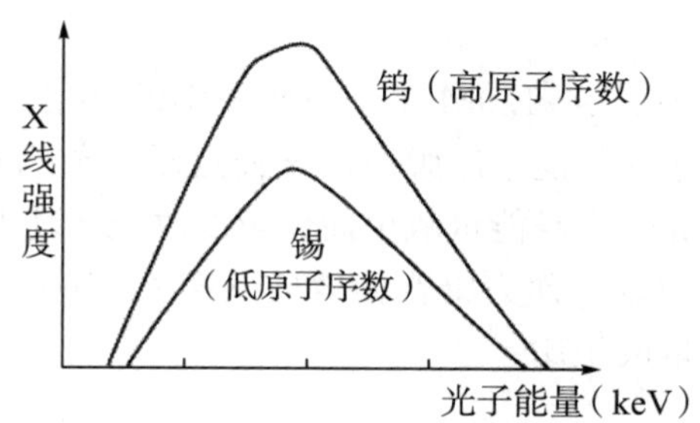

图 6－8　靶物质的原子序数对 X 线强度分布曲线的影响

第三节　X 线与物质的相互作用

X 线在穿透物质时，与原子中的电子、原子核、带电粒子的电场等发生相互作用，其过程是十分复杂的。X 线基本上只与大小近似于其波长的结构发生相互作用。低能 X 线主要与整个原子相互作用，中等能量 X 线主要与电子云相互作用，高能 X 线主要与原子核相互作用。

X 线与物质的相互作用有五种基本形式：不变散射、康普顿效应、光电效应、电子对效应和光蜕变。在诊断用 X 线范围内主要出现前三种。

一、不变散射（经典散射）

低能 X 光子（10keV 以下）在与物质相互作用时，因没有足够的能量将内层轨道电子击脱，只是使原子处于激发状态，受激原子为保持最低能态（基态）的性质，立即以光子形式将能量放出，所放出的二次光子方向与入射光子不同，但能量与入射光子相同，称为不变散射。在诊断用 X 线范围内不变散射约占百分之几，散射线使胶片产生一定的灰雾。不变散射原理图见图 6-9。

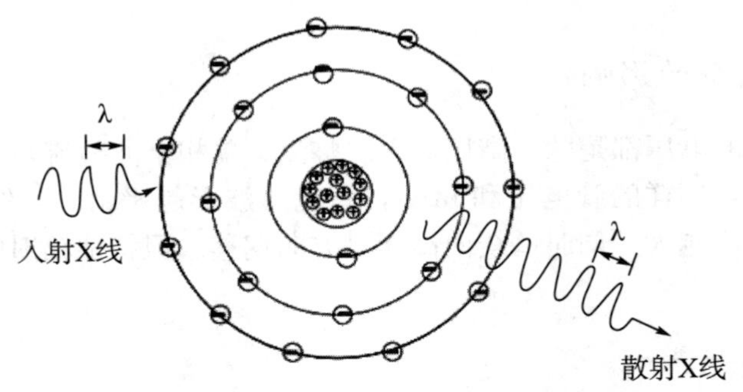

图 6-9　不变散射原理图

二、康普顿效应

当中等能量 X 线光子（0.5～1.0MeV）与原子中的外层轨道电子发生作用时，将小部分能量传给电子，电子获得能量后脱离原子而运动（成为自由电子），该电子称为康普顿电子或反冲电子，光子本身能量减少而成角度改变运动方向，称为康普顿散射光子。这种光子被物质散射的效应称为康普顿效应（图 6-10）。康普顿效应发生的概率与管电压或入射光子的能量成正比。

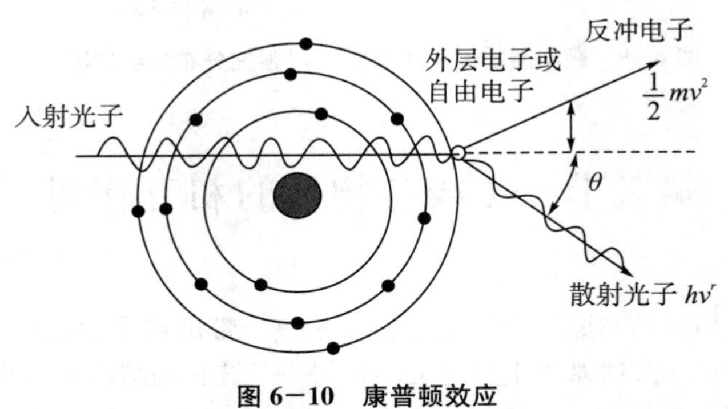

图 6-10　康普顿效应

三、光电效应

光电效应（图 6-11）指光子与电子的作用。当 X 线光子与原子中的内层轨道电子发生作用时，把全部能量交给原子的内层轨道电子，使电子克服核电场力的作用而脱离轨道，实际上电子获得动能成为高能自由电子——光电子，光子本身消失，此过程称为光电效应或光电吸收。光电子的动能为 $E=h\nu-W$，W 为电子的结合能。

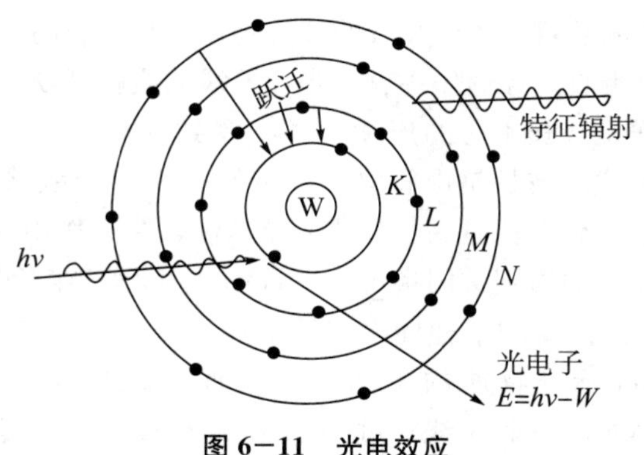

图 6−11　光电效应

放出光电子的原子变为正离子，原子处于激发状态，较外层电子就要补充到被击脱电子的空位，产生特征辐射。可见光电效应的实质是物质吸收 X 线使其产生电离的过程。

光电效应发生的概率受三方面因素制约：

1. 入射光子能量小于内层轨道电子结合能时，不发生光电效应。例如，碘的 K 层电子结合能是 33.2keV，若入射光子能量是 33keV，就不能击脱该电子，但它可能击脱 L 层或 M 层的电子。

2. 光电效应发生的概率约与入射光子能量的三次方成反比。入射光子能量必须与电子结合能相等或稍大一些，才容易发生光电效应，这是一种共振吸收现象。一个 34keV 的光子比一个 100keV 的光子更易与碘的 K 层电子发生作用。

3. 光电效应发生的概率与原子序数的四次方成正比。轨道电子与原子核结合得越紧密，就越容易发生光电效应。因此，X 线光子能量较低时，物质原子序数越高，光电效应发生的概率也越高。基于此，防护低能 X 线（0.01～1.00MeV）用高原子序数的靶物质效果较好（完全吸收）。

光电子从原子内层飞出后，外层电子将填充这个电子空位，这种跃迁发生时有特征辐射或荧光辐射。

第四节　X 线传播中的衰减因素

X 线在传播过程中和与物质相互作用的时候，其能量将大部分或全部损失。X 线穿过物质时，与物质相互作用而衰减。

一、X 线的质、量和强度

（一）X 线的质

X 线的质，也称为 X 线的硬度，表示 X 线穿透作用的大小。X 线的质仅与入射光子能量有关，而与光子的数目无关。X线的波长越短，频率越高，X线光子具有的能量就越大，越不易被物质吸收，穿透作用就越强，X线的质就越硬；反之，X线的质就越软。X线管发出的X线是波长不等的连续X线，受到许多因素的制约，其值很难用一个数值来表示。由于X线的波长是由管电压决定的，故在X线诊断中，通常以管电压的峰值来表示X线的质，管电压越高，X线的质越硬，穿透作用就越强。

在X线治疗中，X线的质则常用半价层（HVL）表示。半价层指使入射X线强度衰减到初始值一半时，所需要的某种标准物质的厚度。对同一能量的X线来说，描述其质的半价层可用不同标准物质的不同厚度，通常管电压在120kV以上采用铜，120kV以下采用铝。例如，一束X线穿过2mm标准铜板之后，其强度减弱了一半，我们称这束X线的半价层是2mm铜。用同一标准板时，半价层值大的X线的质硬，反之则软。

（二）X线的量

X线的量是指在某单位时间内通过与射线方向垂直的单位面积的光子数目。在医学诊断上通常以X线管的管电流与照射时间的乘积［毫安秒（mAs）］来表示X线的量。而在治疗上常用X线对空气的电离量来表示X线的量。

管电流越大，表明阴极发射的电子数目越多，电子撞击阳极靶物质产生的X线就越多。X线照射时间是指高压作用于X线管两极后产生X线的时间。显然，X线的照射量与照射时间成正比。所以管电流的毫安数与照射时间的秒数的乘积能够反映X线的量。同一个毫安秒值，可以有多种管电流和照射时间的组合，在实践中可灵活应用。

（三）X线的强度

X线强度是指垂直于X线的传播方向的单位面积上，在单位时间所通过的光子数目和能量的总和，单位是$J/(m^2 \cdot s)$或W/m^2。管电压越高，管电流越大，曝光时间越长，X线强度就越大。

二、X线的衰减

X线在穿过人体等物质时将衰减。在诊断用X线范围内，X线的衰减主要是由物质吸收所致的不变散射、光电效应和康普顿效应引起的，其次是距离所致的衰减。

（一）物质吸收的衰减

1. 不变散射：在诊断放射学中，所用的X线的能量较高，因此，不变散射引起的衰减相对来说并不重要，散射的方向改变导致X线传播方向强度减小。

2. 光电效应：由于光电效应发生的概率与原子序数的四次方成正比，所以光电吸收对于那些高原子序数的物质来说就显得比较重要。从诊断用X线范围看，光电效应有利弊两个方面。

（1）有利的方面：能产生高质量的照片影像。原因：①能扩大由不同元素所构成的组织间吸收X线的差别，提高对比度。例如骨和软组织，有效原子序数之比为13.8∶7.4，所以在骨内光电效应发生的概率要比软组织大，使组织间的自然对比度增强。②不产生散射线，照片灰雾小。

（2）有害的方面：一个入射光子的能量通过光电效应全部被人体吸收了，从受检者接受X线的剂量来看，光电效应是有害的。为了减少或避免辐射对人体的伤害，在实际工作中可采用高千伏（光电效应发生的概率与入射光子能量的三次方成反比）摄影技术，以减少光电效应发生的概率，从而保护受检者。

3. 康普顿效应：衰减因素中最重要的是康普顿效应。在诊断用X线范围内，因为光子的能量相对较高，所以康普顿效应后光子的能量与入射光子的能量相比，变化还是可观的。

康普顿效应对成像产生一定的不良影响。其一，在康普顿效应中产生的散乱射线，与原发射线成角，方向不定，是无用射线，给X线防护带来了一定困难，可能会成为对检查人员的照射。其二，受检者身上产生的散射线能量与原发射线相差很少，若到达胶片上，则使照片产生灰雾，降低照片的对比度。因此康普顿效应是辐射防护及X线片中必须滤除的射线。

（二）距离所致的衰减

如图6－12所示，如果每秒从X线管焦点发射出来的X线量为I_x，通过距焦点1cm处的1cm^{2}面上的X线量I_1为：

$$I_1=\frac{I_x}{4\pi\times r^2}=\frac{I_x}{4\pi\times 1^2}=\frac{I_x}{4\pi}$$

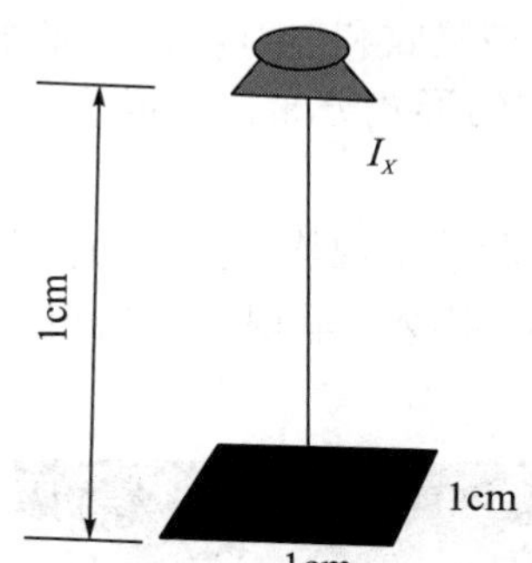

图6－12　距离所致的衰减

同理，距焦点2cm、3cm……处面上的X线量为$I_x/4\pi\times\frac{1}{4}$、$I_x/4\pi\times\frac{1}{9}$……可见，物体所接受的X线的量与该物体到焦点的距离的平方成反比。理论和实践证实了这一法则只在真空中成立，但在医用实践的一般摄影中，空气对X线的衰减可忽略不计。

受照面上的X线的量与距离的平方成反比的法则在摄影中有一定实际意义。例如把原50cm的距离调节为75cm、100cm时，X线的量相应变为原X线量的1/2、1/4。要特别说明的是，上述只是点光源锥状辐射，在CT中如果是笔形束，情况就不同了。

（三）衰减系数

图 6－13 中，I_0、I 分别表示射入及射出的 X 线强度，X 为某均匀物质的厚度，μ 为某物质对 X 线的衰减系数（又叫线性衰减系数）。其大小不仅与 X 线的波长和穿过的物质有关，还与物质的密度 ρ 有关。同一物质当其密度不同时，线性衰减系数也不同。这就使得线性衰减系数在使用中有时不太方便。为此，人们常用质量衰减系数（μ/ρ）来描述 X 线衰减。质量衰减系数乘以物质的密度就是线性衰减系数。在线性衰减系数中，密度是一个重要的因素，但质量衰减系数则与物质的密度无关。线性衰减系数的单位是 cm^{-1}，质量衰减系数的单位是 cm^2/g。

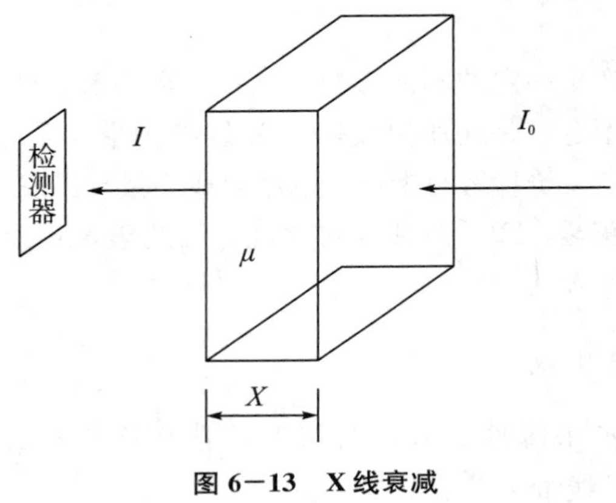

图 6－13　X 线衰减

（四）X 线通过人体时的衰减

X 线束射入人体内，一部分被吸收和散射，另一部分通过人体沿原方向传播。透过人体的不同强度的 X 线则按特定的形式分布，形成了 X 线影像。透过的光子与衰减的光子具有同等的重要性。

如果所有的光子都通过，则胶片呈现均匀黑色，没有任何影像（如胸片的肩以上区域）；如果所有的光子都被吸收，则胶片呈现一片白色（相当于心脏区域，图 6－14），也不能形成影像。

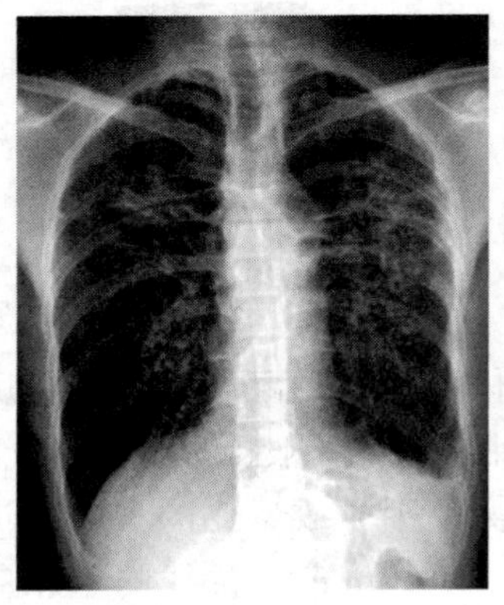

图 6－14　人体对 X 线衰减所形成的影像

因此，X线影像形成的实质是人体的不同组织器官和对比剂对射线不同程度衰减的结果。要研究X线在人体中的衰减规律，应首先了解构成人体各组织器官的主要元素、分布及衰减系数等基本情况。

1. 人体主要构成元素及分布见表6－1。人体内吸收X线最多的是骨骼，其次是皮肤、肌肉、脂肪，吸收X线最少的是气体。

表6－1　人体主要构成元素及分布

组织名称	水	软组织	骨骼	其他
		脂肪、蛋白质、糖	胶原蛋白、钙质	钾、镁、磷
百分比（%）	75	23	50～60	2

2. 人体对X线的衰减：X线在人体中主要通过光电效应和康普顿效应衰减。图6－15以肌肉和骨骼为例，表现X线通过人体的吸收衰减和散射衰减所占的比例。以总衰减为100，把两种效应的衰减作为总衰减的一部分描出曲线。

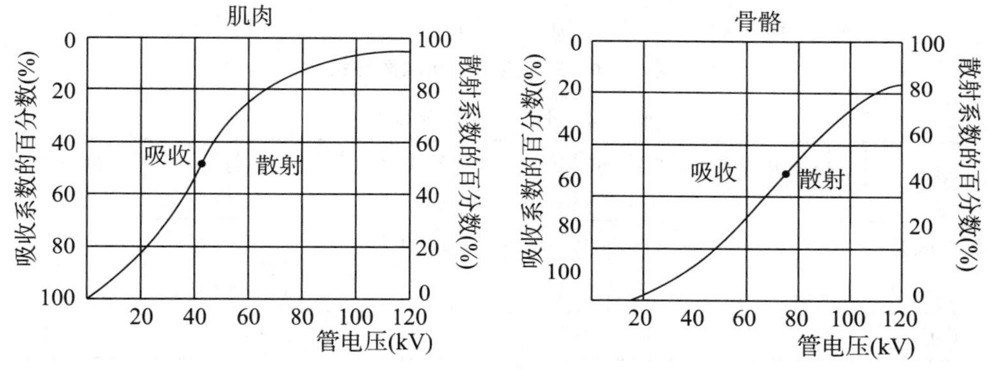

图6－15　X线通过人体的吸收衰减和散射衰减所占的比例

由图6－15可见，在管电压为42kV时，肌肉组织的两种效应各占50%；在管电压为90kV时，康普顿效应占90%。由曲线所包围的面积可见，在骨骼中光电效应发生的概率是肌肉的2倍。在管电压为73kV时，骨骼中的两种效应发生的概率相等。

第五节　X线直接投影成像

一、X线直接投影成像概述

（一）X线成像的定义

X线成像是利用X线源投射于人体，通过测量记录穿透人体后的X线强度分布来实现人体成像，由于接收屏不同，所成的影像有荧光影像、胶片影像、电视影像等。

（二）X 线成像的类型

1. 根据 X 线束的形状分类。

根据 X 线束的形状，X 线成像可分为锥形束成像、扇形束成像和笔形束成像，见图 6−16。其不同成像方法的比较见表 6−2。

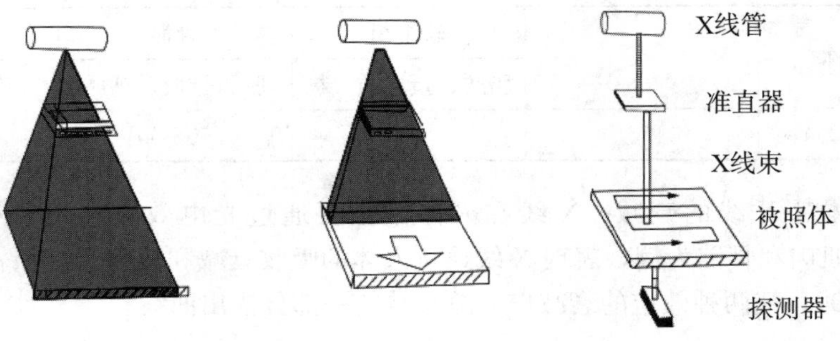

（a）锥形束成像　（b）扇形束成像　（c）笔形束成像

图 6−16　X 线束形状和成像方式

表 6−2　不同成像方法的比较

摄影方法	空间分辨率（LP/ mm）	反应检测能力（%）	信噪比（最大）	照射量（C/kg）	摄影速度（幅/秒）
锥形束成像	4～7	2.0	100∶1	5.16×10^{-5}	2.0
扇形束成像	1～2	0.2	500∶1	1.81×10^{-5}	0.5
笔形束成像	1～2	2.0	170∶1	0.10×10^{-5}	很小

（1）锥形束成像：由于 X 线束从 X 线管向人体呈锥形照射，在任一时刻 X 线束以面的形式照射人体，构成一幅二维图像。

（2）扇形束成像：X 线经狭缝准直器形成线束（很薄的扇形束）或扇形束，在任一时刻只照射人体某一薄层，该系统工作时，使被照体相对 X 线束和探测器做平移运动，构成二维图像。

（3）笔形束成像：用很细的 X 线束逐点对人体进行扫描，在任一时刻，人体只有一个很小的点接受 X 线照射，在每一位置被照体保持不动，X 线管和探测器同步平移跨进被照体，在逐点扫描一行后，被照体在垂直方面移动一小步，再重复平移过程，按顺序一行一行地储存起来，组成一幅二维图像。

2. 根据 X 线成像的原理分类。

（1）X 线直接投影成像：利用适当的 X 线源，投射于所观察的部位，由于结构的厚度和密度不同，X 线通过这些部位后其强度发生变化，通过各种测量和记录方法，直接按其 X 线强度的二维平面分布转换成肉眼可见的 X 线图像。最常见的有 X 线透视、X 线胶片摄影、计算机 X 线摄影和数字 X 线摄影等。

（2）X 线计算机横断层体层摄影：简称 X 线 CT，测量 X 线通过人体某一层面后的一维投影强度值，利用数学重建原理，依靠计算机的高速运算来重建人体内部的二维结构图像。随着计算机软、硬件技术的发展，人们在二维结构的基础上重建三维图像，其因临床应用效果显著而被迅速推广。

二、X线成像发展简史

X线直接投影胶片成像（屏一片成像）是一种模拟成像。人们为了对胶片增加感光作用，大大减少曝光的X线剂量，于1872年推出钨酸钙屏，这种增感屏到现在仍是广泛使用的标准通用型增感屏。1972年，增感屏从传统的钨酸钙屏跨入了稀土屏的时代。

尤其在近百年里，X线成像随着电子技术、计算机学科的发展，在灵敏度、分辨率以及解决影像重叠问题等方面都得到明显的改善。在X线成像方面，最重要的发展是采用影像板（imaging plate，IP）、平行板探测器（flat panel detector，FPD）来代替屏一片成像，应用各种探测器将X线光信号转换成电信号，减少了图像信息传递过程中的损失与失真，实现了数字化成像。数字X线成像包括计算机X线摄影（computed radiography，CR）、数字X线摄影（digital radiography，DR）和数字减影血管造影（digital subtraction angiography，DSA）等。数字X线成像获得的是数字信息，可以通过计算机对图像信息进行各种处理，改善影像细节，降低图像噪声，进行灰阶、对比度调整与影像放大、数字减影等，可显示出屏一片成像中所不能显示的病变，在很大程度上提高了临床诊断的正确性和效率。

三、X线成像特点

（一）X线成像的系统特点

除可见光的一般物理性质，X线还具有以下特性。

1. 穿透作用：X线波长很短，具有很强的穿透作用，能穿透一般可见光不能穿透的各种不同密度的物质，并在穿透过程中受到一定程度的吸收。X线的穿透作用与X线管电压密切相关，管电压越高，所产生的X线波长越短，穿透作用越强；反之，管电压越低，所产生的X线波长越长，其穿透作用越弱。X线的穿透作用还与被照体的密度和厚度相关。X线的穿透作用是X线成像的物理基础。

2. 荧光效应：X线能激发某些荧光物质（如硫化锌镉及钨酸钙等），使之产生肉眼可见的荧光，X线作用于荧光物质，使短波长的X线转换成长波长的荧光，这种荧光效应是透视检查和增感屏的应用基础。

3. 感光效应：涂有溴化银的胶片，经X线照射后可以感光，产生潜影，经显影、定影处理，感光的溴化银中的银离子（Ag^+）被还原成金属银（Ag），并沉淀于胶片的胶膜内。此金属银的微粒在胶片上呈黑色。而未感光的溴化银在定影及冲洗过程中从X线胶片上被洗掉，因而显出胶片片基的透明本色。金属银沉淀的多少，产生了黑白变化灰度的影像。所以，感光效应是X线成像的应用基础。

4. 电离效应：X线通过物质时可以产生电离效应。X线通过某种气体或混合气体时，其电离程度与空气所吸收X线的量成正比。因而，人们可以通过测量空气的电离程度来获得X线的量。X线进入人体也会产生电离效应，引起物质分子化学性质的变化，从而导致人体产生一系列生物学方面的改变。它是放射测量、放射防护和放射治疗的物理基础。

（二）X线直接投影成像的应用特点

1. 使用方便：X线直接投影成像是目前各级医院中使用的普遍诊断方法之一，检查费用不高。

2. 图像分辨率高：X线波长选择适当，X线直接投影成像的分辨率较高，其空间分辨率高于CT图像，但胶片成像的密度分辨率不及CT图像，CR、DR的密度分辨率还是相当高的。

3. 重叠影像：由于人体是三维空间立体物，而X线直接投影成像是分布于二维空间的平面影像，很难避免组织器官及病灶之间的影像重叠。X线直接投影成像得到的是人体不同深度组织信息叠加在一起的平面影像的叠影，对病变的深度很难区分，且对软组织不够灵敏。

4. 生物损伤：由于X线具有电离辐射，需尽一切手段来显著降低诊断用X线的剂量，以减少对被辐照人体的生物损伤。

5. 解剖图像：X线在体内沿直线传播，且穿过人体时，对大部分组织呈现明显的衰减差别。因此，直接投影成像反映人体组织密度和厚度的变化，显示器官解剖结构形态，而对器官功能和动态方面的检测能力比较差。

四、X线直接投影成像的基本原理

X线直接投影之所以能使人体在荧屏上或胶片上形成影像，一方面是基于X线的特性；另一方面是基于人体组织有密度和厚度的差别，由于存在这种差别，当X线透过人体各种不同组织时，它被吸收的程度不同，所以到达荧屏或胶片的X线的量就有差异，于是在荧屏、X线胶片和影像板上就形成密度对比不同的影像。

因此，X线直接投影影像的形成应具备以下三个基本条件：

1. X线应具有一定的穿透作用，这样才能穿透照射的组织。

2. 被穿透的组织必须存在密度或厚度的差异，这样在穿透过程中被吸收后剩余的X线的量才会是有差别的。

3. 这个有差别的剩余X线仍是不可见的，还必须经过显像处理这一过程，如经X线胶片、荧光屏或图像显示器等才能获得具有黑白对比、层次差异的X线影像。

第六节　X 线胶片成像

一、X 线胶片成像的有关概念

（一）投影

投影是利用 X 线或其他能量投射于被照体，利用一定的方法将通过物体后的信息影像呈现出来。比如通过光化学反应后，我们就可以看到可见光的光学影像。

（二）成像系统

将被照体表现出来的信息影像，通过各种检测方法来获取其信号，按其空间位置的信号序列来记录和呈现，就形成了表现信息的影像。

二、X 线成像信息的形成

（一）成像的一般过程

当 X 线透过被照体时，因机体的吸收、散射而减弱，而透射线仍按原方向直线行进，作用在某种接受介质上，从而转换成可见的 X 线影像。X 线直接投影成像形成过程就是一个影像模拟信息的传递与转换过程：能量→被照体→信号→检测→图像形成。

（二）X 线信息影像的形成原理

X 线信息影像的形成基础是被照体对 X 线的衰减，其规律如下：

$$I = I_0 e^{-\mu d}$$

式中，I 为透过被照体的 X 线强度，I_0 为入射 X 线强度，e 为电子的电量，μ 为 X 线衰减系数，d 为被照体的厚度。

被照体的组织器官对 X 线产生不同程度的吸收，穿透人体的 X 线强度变得不均匀，使透过人体的 X 线产生调制，从而取得强度不均匀的 X 线分布，即形成不能为肉眼识别的 X 线信息影像。

（三）X 线信息影像的转换与传递

如果把被照体作为信息源，X 线作为信息载体，X 线直接投影成像信息传递与转换过程可分为两个阶段。

1. 信息调制：X 线对三维空间的被照体进行照射，获得载有和被照体信息相对应的X线，此X线所携带的信息取决于被照体的各种因素，如原子序数、密度、厚度等。

2. 信息记录与显示：将不均匀的X线强度分布，通过接受介质（屏－片系统、荧光屏等）转换为二维的光强度分布。如果以屏－片系统作为接受介质，则荧光分布传递给胶片，形成银颗粒分布（潜影形成），经显影处理，将胶片上大量的溴化银还原成金属银，形成二维光学密度分布，于是形成了X线直接投影成像。

三、X线胶片

（一）X线胶片的构造

X线胶片构造示意图见图6－17。

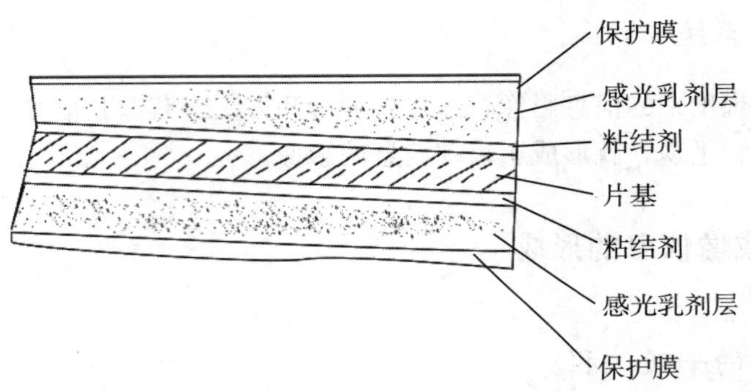

图6－17　X线胶片构造示意图

（二）胶片的作用

目前大多数X线直接投影的影像是记录在胶片上的，胶片的功能是记录、显示与储存影像。为了便于了解胶片，首先介绍几个与胶片相关的概念。

1. 潜影：胶片感光乳剂层结构中的感光物质受到X线照射后，产生了光化学反应所形成的含有X线信息的肉眼不可见的潜在影像。

2. 灰度：胶片上明暗或黑白的程度，由曝光量决定。

3. 透射率：照片上某处的透光程度，在数值上等于透光强度（I）与入射光强度（I_0）之比，用T表示。

$$T=\frac{I}{I_0}$$

4. 感光乳剂层：感光乳剂层是感光灵敏的乳胶体薄层，在乳胶体中均匀地分布着溴化银微颗粒，它是胶片产生影像的核心，X线照射的胶片，经显影、定影后，胶片感光乳剂层中的溴化银被还原成金属银残留在胶片上，形成由金属银颗粒组成的黑色影像。胶片的黑化程度称为光学密度。

光学密度也称为照片密度或黑化度，是曝光胶片经后期处理在照片上的黑化程度，

用 D 表示：

$$D = \lg \frac{I}{I_0}$$

D 值由照片吸收光能的黑色金属银颗粒决定。I_0 越大，金属银颗粒沉积越多，光线被吸收得越多，照片就越黑；反之，照片越透明。D 值与观片灯的光亮度无关。

5. 感光度：感光材料对光作用的响应程度，也即感光材料达到一定密度值所需曝光量的倒数。产生一幅图像所需要的曝光量，取决于所用胶片的感光度。由于各类胶片的设计和处理方法不同，所以一些胶片更容易感光，显然高感光度的胶片比低感光度的胶片所需的曝光量少。但一般来说，高感光度的胶片影响大些，或者说粗些。

6. 本底灰雾：感光材料未经曝光，而在显影加工后部分被还原所产生的密度，又称最小密度（D_{min}）。

7. 灰雾：本底灰雾和由散射线等各种原因所致灰雾的总和。

由于 X 线摄影的光源是 X 线管，其光子能量比可见光光源的光子大得多，对胶片的穿透作用也比普通光强得多，所以被胶片吸收的光子数比可见光少得多，胶片对 X 线的感光效果差。

胶片性能的一个重要指标是曝光量与所产生的光学密度的关系曲线，即胶片特性曲线。

如图 6－18 所示，从曲线上看，投射时的曝光量应选择在曲线的直线部，这样光学密度与曝光量才有成正比的线性关系。当曝光量 $H=0$ 时，$D=D_{min}\neq 0$，即为本底灰雾，显然 D_{min} 越小越好。两曝光点的密度差别用反差系数（γ）表示。

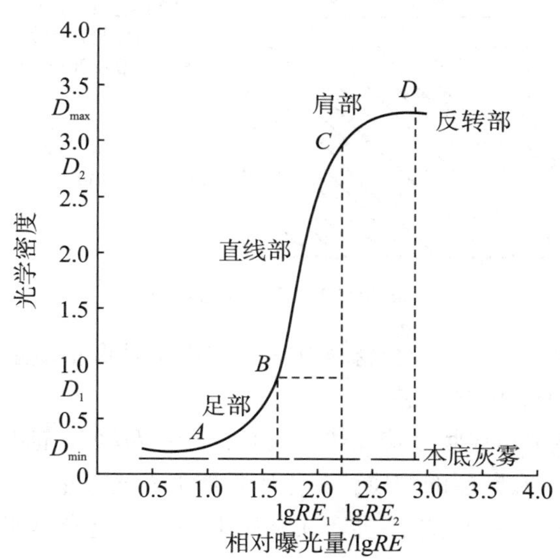

图 6－18 X 线胶片特性曲线

$$\gamma = (D_2 - D_1)/(H_2 - H_1)$$

式中，D_2、D_1 分别为两曝光点的黑度，H_2、H_1 为两点的曝光量。γ 为 X 线胶片特性曲线的斜率，是胶片的另一个性能指数，又称为胶片对比度，它表示的是 X 线胶片对

X线对比度的放大能力，控制在3左右。胶片宽容度是胶片的性能指标之一，指感光材料（胶片）按线性关系正确记录被照体反差的范围，即胶片特性曲线直线部的曝光量范围，又称曝光宽容度。宽容度大的胶片可真实记录下反差较大的组织器官；宽容度小的胶片，拍摄时中间层次丢失较多。应用不同γ值的胶片进行摄影时，所得的照片对比度是不同的。

四、增感屏

在X线中利用X线激发荧光体获得的荧光，增加对胶片的感光作用，从而大大减少X线曝光条件，这种增感器材称为增感屏。增感屏是X线直接投影成像的重要器材之一。

在实际X线摄影中，为了增大胶片的感光度，缩短曝光时间，提高影像的清晰度，常常在暗盒中将胶片夹在两片增感屏之间，然后进行曝光。多年来增感屏的不断改进，对降低X线的辐射等起到了积极作用。

（一）增感屏的结构

增感屏主要由四层结构组成，见图6-19。

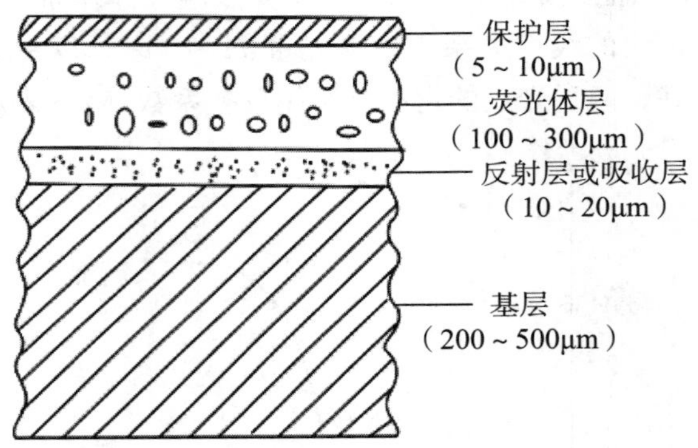

图6-19　增感屏的结构

1. 保护层：主要由高分子聚合材料制成，其作用是保护质地脆弱的荧光体、防止污染、便于清洁、减少静电产生等。
2. 荧光体层：主要组成物是荧光体，它悬浮于一种胶结剂中，此外还含有一种能保证塑胶基层弯曲时不致断裂的物质。其作用是增加发光效率。
3. 反射层：用于高感光度增感屏，在基层上涂有一层光泽明亮的无机物，起反射荧光、提高感光效率的作用。
4. 基层：基层是荧光体的支持体，相当于胶片的片基。

（二）增感屏的增感作用原理

以稀土增感屏为例，如果没有增感屏，穿透作用强的X线作用于胶片时，胶片吸收的能量很少，而当在X线胶片的两面各加装了一块稀土增感屏后，X线光子辐射到稀土增感屏上时，能产生和胶片感光所匹配的紫绿色荧光，使胶片感光量大大增加，起到增感作用。

（三）增感屏的性能

1. 增感率：增感屏的增感作用常以增感率表示，指在照片上产生同等密度为1.0时无屏与有屏所需照射量之比，又称为增感倍数或增感因素。

$$f=\frac{t_0}{t}$$

式中，f 表示增感率，t_0为无屏照射量，t 为有屏照射量。增感率的大小主要受荧光体发光效率和屏结构两个因素影响。

2. 增感屏对影像效果的影响。

（1）影像对比度增加：影像对比度即X线照片上相邻组织影像的密度差，使用增感屏所获得的照片对比度高于无屏照片。

（2）影像清晰度降低：其原因主要是荧光体的光扩散、增感屏与胶片的密度状态、X线斜射效应等。

（3）影像颗粒性变差：中小密度差造成的不均匀结构称为照片的颗粒性。当人眼观察X线照片时，会看到一定量的颗粒，它们是一些在一定区域内大量集中的不规则的颗粒。这些有颗粒聚集的区域称作照片斑点。

照片斑点主要是胶片斑点和增感屏斑点。胶片斑点是由溴化银晶体颗粒造成的。增感屏斑点由屏结构斑点和量子斑点组成，增感屏斑点取决于增感屏荧光体的性能和增感屏的制作工艺，而量子斑点就是X线量子统计涨落的照片记录。在X线量子数较少时，X线量子在物质内是否被吸收是不能确定的、无规则的，在像面上单位面积的量子数，因位置不同而不同，这种量子密度的无规则变化称为X线量子的统计涨落。

五、滤线栅

（一）散射线

当X线照射人体时，一部分透过人体，一部分产生光电效应和康普顿效应，从而强度减弱。透过被照体后的X线，一部分为带有被照体信息的被减弱的有用射线；另一部分为在作用过程中产生的方向不定且其波长比原发射线更长的X线，称为散射线（图6－20）。在诊断应用时，这些散射线几乎全部来自康普顿效应。散射线的量与被照体厚度、照射野有关，被照体受照射面积越大、越厚，产生散射线量越多。另外，散射线还与X线能谱有关，在一定范围内，X线波长越短、强度越大，产生散射线越多。

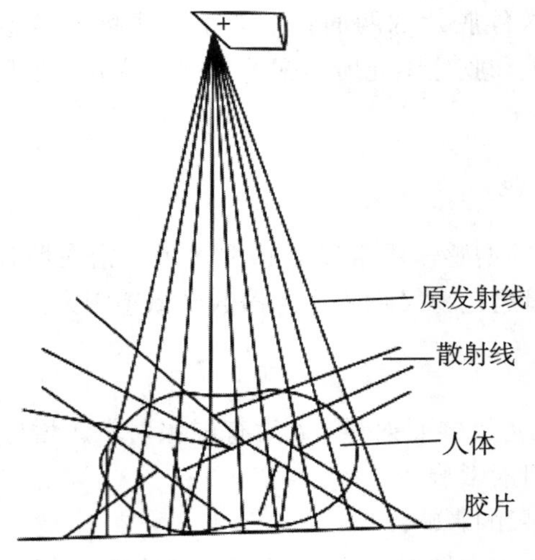

图 6-20　散射线产生示意图

散射线不仅使照片对比度明显下降，而且产生模糊效果，由散射线所形成的灰雾可造成影像边缘明显不锐利，致使细微结构模糊不清。因此，抑制散射线产生和消除散射线对照片质量的影响，是提高影像质量的重要措施。

（二）滤线栅的作用

滤线栅是吸收散射线最有效的设备。当 X 线照射人体时必定会产生散射线，影响影像的质量。原发 X 线的波长越短，强度越大，照射面积越大，透射的组织越厚，散射线越多，对照片质量影响越严重。所以，在实际应用中，多采取滤线栅吸收散射线。

（三）滤线栅的基本结构

滤线栅根据构造特点可分为聚焦式滤线栅、平等式滤线栅及交叉式滤线栅等。滤线栅的基本结构见图 6-21。

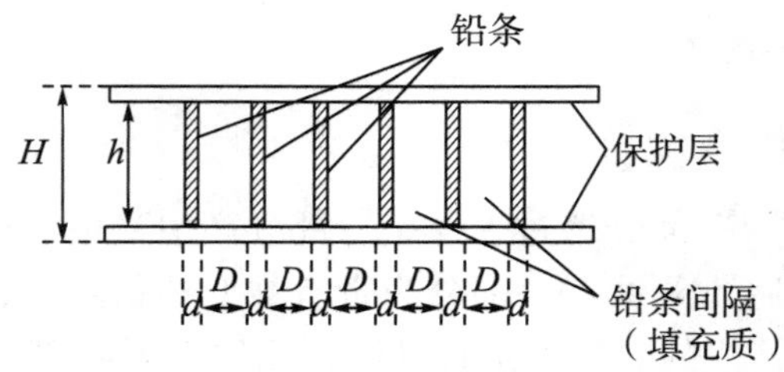

图 6-21　滤线栅的基本结构

（四）滤线栅的工作原理

在摄影时，滤线栅置于被照体与胶片之间，焦点与滤线栅的距离（栅焦距）应在滤线栅焦距允许的范围内，并使 X 线中心线对准滤线板中心。这样，从 X 线管发出的原发射线与滤线栅的铅条平行，大部分穿过铅条间隔到达胶片，小部分照射到铅条上被吸收。散射线因与铅条成钝角，不能通过铅条间隙，故大部分被吸收，从而减少散射线量，有效地改善照片对比度。滤线栅应用原理见图 6－22。

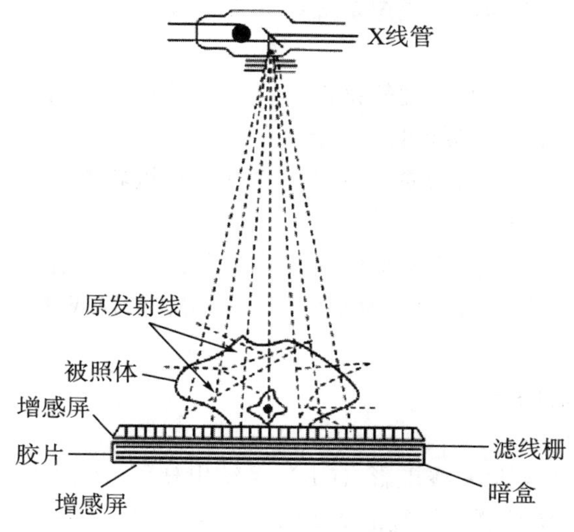

图 6－22　滤线栅应用原理

（五）滤线栅的主要特性

1. 栅比（R）：铅条高度（h）与相邻两铅条间距（D）的比值。

$$R = \frac{h}{D}$$

R 表示一个滤线栅消除散射线的能力。栅比值越高，其消除散射线作用越强。

2. 栅密度（n）：表示在滤线栅表面上单位距离（1cm）内，铅条与其间形成的线对数，用线/厘米表示：

$$n = \frac{1}{d + D}$$

式中，d 为铅板的密度。D 为相邻两铅条间距。栅比值相同，栅密度大的滤线栅，吸收散射线能力强。

第七节　数字 X 线成像

一、数字 X 线成像概述

数字 X 线成像是指 X 线透射图像数字化并进行图像处理，再变换成模拟图像显示的一种 X 线成像，根据成像原理，可分为计算机 X 线摄影（CR）和直接数字 X 线摄影

(DDR)。数字X线成像是传统的X线成像与计算机结合的产物。

与传统的X线成像相比，数字X线成像具有以下特点。

1. 辐射量小：这是因为数字成像系统对X线能量的利用率高，其量子检出效率可达60%以上。

2. 密度分辨率高：对低对比度的物体具有良好的检测能力，线性动态范围大，密度分辨率可达到 $2^{10\sim12}$ 灰阶，非线性度小于1%。

3. 图像后处理：利用保留的原始数据，通过计算机软件功能进行图像后处理，可更精细地观察感兴趣区的细节。

4. 图像储存方便：可利用大容量的光盘储存数字影像，消除用胶片记录X线影像带来的种种不便。数字图像可以高保真地储存、调阅、传输或拷贝。

二、计算机X线摄影

1982年，第一台计算机X线摄影（CR）系统出现了，它用影像板代替普通X线胶片来接受X线信息。CR系统与传统的X线摄影系统相比，其影像记录与显示不是在同一媒介上完成的，其成像过程是先进行影像信息的采集，然后通过读取装置将影像信息读出，由计算机图像处理系统处理，进行图像显示。

三、直接数字X线摄影

（一）直接数字X线摄影概述

直接数字X线摄影（DDR）是指在具有图像处理功能的计算机控制下，采用一维或二维的X线探测器直接把X线影像信息转化为数字信号进行同级处理的技术。DDR系统最重要的组成部件是平板X线探测器。在20世纪90年代初，X线设备的工程技术人员认识到平板X线探测器是X线成像的重要技术突破，之后开始了平板X线探测器的开发研究，将制造液晶显示屏中薄膜晶体管（thin film transistor，TFT）阵列的同样技术应用于组装二维平面X线探测元件上，这大大加速了实用装置的开发研究。1995年，北美放射学会年会报道了硒材料直接转换静态影像平板X线探测器，1997年出现了静态的间接转换和直接转换平板X线探测器。

（二）直接转换平板X线探测器

将X线影像信号直接转换成电子信号的器件是平板X线探测器。它将穿过被照体的X线，利用非晶硒的光电特性直接转换为电子信号，依靠器件中薄膜晶体管等微电子元件直接形成数字化的电子信号输入计算机内。

1. 基本结构。

(1) X线光电转换：非晶硒为光电材料，它将X线转换成电子信号。当X线照射非晶硒时，由于非晶硒的光电特性产生一定比例的正、负电荷，在几千伏电压作用下，电荷在光电导层内沿电场方向移动，形成光电流，被子探测单元阵列收集。

（2）探测单元阵列：该部分位于检测野非晶硒的底层，用薄膜晶体管技术在玻璃底层上形成几百万探测单元阵列，每个探测单元都含有一个电容和一个薄膜晶体管（TFT）且对应一个像素。直接转换平板 X 线探测器的结构见图 6－23。

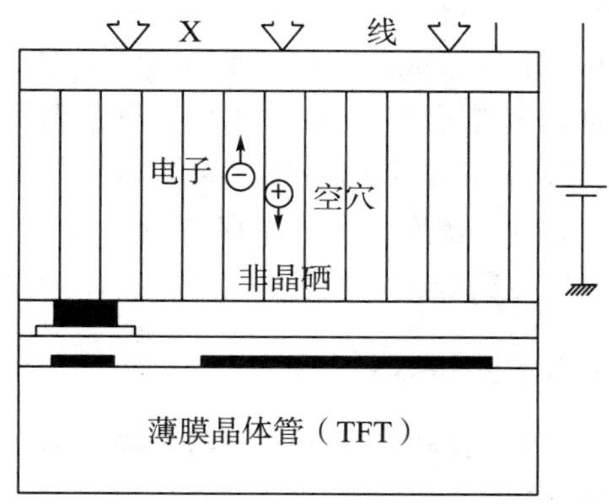

图 6－23　直接转换平板 X 线探测器的结构

当探测器曝光时，X 线透过被照体后非晶硒层发生光电效应，产生的电荷在偏置电场的作用下被聚集，在相应电容中储存起来，薄膜晶体管地址被高速信号处理器的控制信号选定时，聚集的电荷以电信号的形式被读取到高速信号处理器，形成电信号。由于正、负电荷主要沿电场线运动，仅在有 X 线直接吸收的像素上才发生像素对电荷的聚集，每个 X 线光子产生的电荷，不会扩散到相邻像素。直接转换平板 X 线探测器的电路见图 6－24。

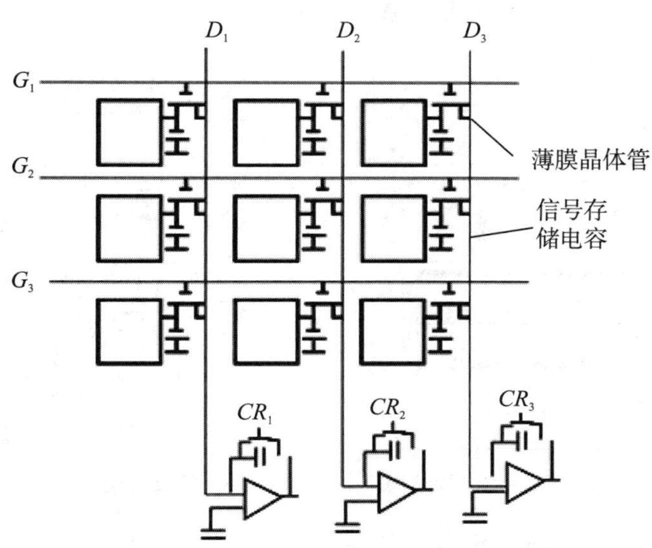

图 6－24　直接转换平板 X 线探测器的电路

（3）高速信号处理器：从高速信号处理器来的地址信号顺次激活探测单元阵列的各个薄膜晶体管，作为对这些地址信号的响应而读出的电子信号被放大后送到模/数

(A/D)转换器，进行 A/D 转换。

(4) 数字影像传输：该部分将各个像素电荷信号转换为数字信号，再将影像数据顺序传输到主计算机进行数字影像的重建显示等。

2. 工作原理。

硒光电导层被 X 线照射后，使非晶硒层的导电特性发生改变，产生电子一空穴对。该电子一空穴对在几千伏偏置电压形成的电场下被分离，再被相应的像素单元聚集并储存在信号存储电容中，地址信号依次打开各个像素的薄膜晶体管。电容上的电荷被读出、放大，送到 A/D 转换器，转换成数据信号，如果穿过组织的 X 线量大，由此产生的电子一空穴对就多，相应电容（像素）上所储存的势能就大，产生的相应数字信号也就越强，相应的点的影像亮度也就越大，说明该组织的结构密度低，反之亦然。

（三）间接转换平板 X 线探测器

1. 基本结构：间接转换平板 X 线探测器与直接转换平板 X 线探测器的区别主要在于荧光材料层和探测单元阵列层。

(1) 荧光材料层：闪烁体是一种吸收 X 线能量并将其转换为可见光的化合物，一般由高原子序数的物质组成，具有较高的 X 线接收能力。比如利用碘化铯（CsI）闪烁体，当加入 X 线时，CsI 激发出 550nm 的光，正好与非晶硅光谱灵敏度的峰值相匹配。当 CsI 的结构呈细针状时，可见光的散射量最小化。

(2) 探测单元阵列层：运行时，关闭薄膜晶体管，给光电二极管一个外部反向偏置电压，利用闪烁的可见光产生的电荷聚集在二极管上。读取时，薄膜晶体管打开，电荷会由二极管沿数据线流出，以电子信号的形式输入信号处理单元。间接转换平板 X 线探测器的结构见图 6－25。间接转换平板 X 线探测器的电路见图 6－26。

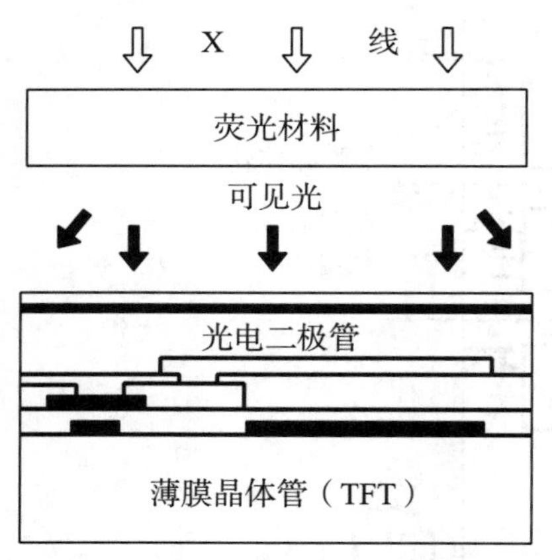

图 6－25　间接转换平板 X 线探测器的结构

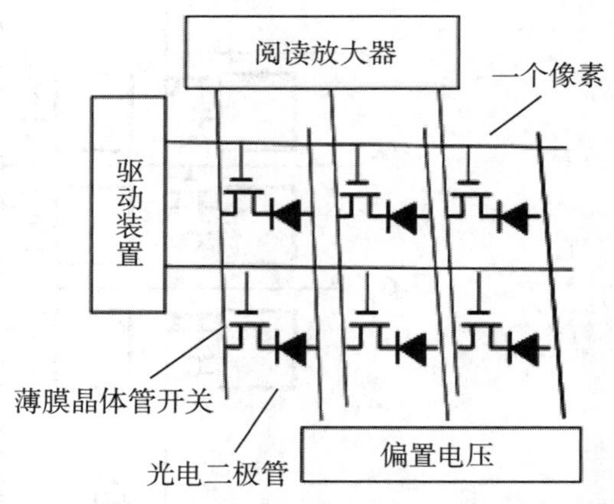

图 6－26　间接转换平板 X 线探测器的电路

2. 工作原理：荧光材料层将 X 线转换成可见光，再由光电二极管将可见光转换成电子信号，其信号读取、放大、A/D 转换和输出的原理与直接转换平板 X 线探测器相同。

（四）直接数字X线摄影的主要特点

1. 信息量大：直接数字X线摄影与传统的屏－片系统不同，由于成像环节明显减少，可以在两个过程中避免图像信息丢失：一是在屏－片系统中X线照射使增感屏发出可见光后，再使X线胶片感光的过程；二是暗室化学处理过程。

2. 密度分辨率高：直接数字X线摄影的图像具有较高分辨率，能满足临床常规X线摄影诊断的需要。直接数字X线摄影对X线灵敏度高，采用14位的图像数字化转换，图像灰度、精度大，层次丰富。

3. X线剂量小：探测器具有较高的量子检测效率（DQE），可达74%，且曝光宽容度大，曝光条件易掌握。

4. 图像后处理：可以根据临床需要进行各种图像后处理，如各种图滤波、窗宽、窗位调谐，以及放大漫游、转折转换、图像拼接、数字减影等，为影像诊断中细节观察、前后对比、定量诊断及功能诊断提供技术支持。DDR数字图像有效解决了图像的存档管理与传输问题。

5. 成像速度快：采集时间10毫秒以内，成像时间仅为5秒，放射技师即刻在屏幕上观察图像。数秒即可传送至后处理工作站。根据需要即可打印激光胶片。DDR的直接转换技术使网络工作简单化、效率高，为医学影像学实现全数字化和无胶片化铺平了道路。

不同X线探测方法（从X线到影像的转换）见表6－3。

表6－3　不同X线探测方法（从X线到影像的转换）

<table>
<tr><th>转换</th><th colspan="2">探测方法</th><th colspan="2">从X线到影像</th></tr>
<tr><td>模拟</td><td colspan="2">增感屏＋胶片</td><td rowspan="3">间接</td><td>X线—可见光—潜影—模拟影像</td></tr>
<tr><td rowspan="3">数字</td><td>CR</td><td>成像板（储存荧光体）</td><td>X线—潜影—可见光—数字影像</td></tr>
<tr><td>DR</td><td>I·I＋TV摄像机</td><td>X线—可见光—电子信号—数字影像</td></tr>
<tr><td>DDR</td><td>间接转换平板X线探测器（荧光材料＋非晶硅二极管）
直接转换平板X线探测器（非晶硒）</td><td>直接</td><td>X线—可见光—电子信号—数字影像
X线—电子信号—数字影像</td></tr>
</table>

第七章　CT 的成像原理与发展

第一节　概述

CT 是计算机断层摄影（computed tomography）的简称，是医学影像诊断方面最重要的突破。其成像原理、装置及图像与传统 X 线摄影有很大的不同，解决了传统 X 线摄影中影像重叠及对组织密度分辨率低的问题。

一、CT 的发明及发展

在传统 X 线摄影中，X 线是从一个方向射入人体的。英国工程师 Housfield 在研究中认识到，如果 X 线从各个方向通过一个物体，并且对所有这些衰减的 X 线做测量，那么就有可能得到这个物体的内部信息，并且可用图像的形式提供给放射诊断医师。

CT 在 20 世纪 70 年代被发明。美国塔夫茨大学的 Allan Macleod Cormack 教授经论证于 1963 年 9 月和 1964 年 10 月在《应用物理杂志》上发表了题为“用线积分表示一维函数的方法及其在放射学上的应用”的系列文章，并将这一图像重建方法成功地应用于简单的模拟装置。Cormack 教授基本解决了 CT 图像重建方面的数学问题。Housfield 于 1971 年 9 月在英国的 Atkinson Morley 医院装备了世界上第一台用于头部的 CT 成像装置。1974 年，美国工程师 Ledley 设计出全身 CT 机。

1972 年 4 月和 11 月，Housfield 和 Ambrose 分别在英国皇家放射学院年会和北美放射学会年会上宣读了关于 CT 的论文。这种图质好、诊断价值高、无创伤、无痛苦、无危险的诊断方法是放射诊断领域中的重大突破，极大地促进了医学影像诊断学的发展。1979 年，Cormack 与 Housfield 凭借对 CT 的贡献共同获得了诺贝尔生理学或医学奖。

CT 检查技术经多次升级换代，不断完善和发展，由最初的头颅 CT 到全身 CT，由普通 CT 到电子束 CT，极大地提高了成像速度，扩大了应用范围。1989 年，螺旋 CT 问世，使 CT 检查技术在临床应用上又有了新的发展。CT 的扫描形式见图 7−1。

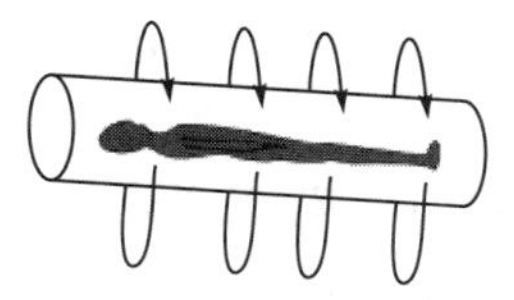

(a) 普通 CT 扫描

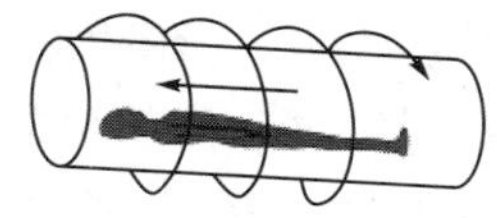

(b) 螺旋 CT 扫描

图 7−1　CT 的扫描形式

二、CT 图像的优点

与传统的 X 线摄影比较，CT 图像具有以下优点。

（一）真正的断面图像

通过准直器的准直，可得到准确的层厚，消除了人体内器官或组织结构间的相互重叠影像，见图 7−2。

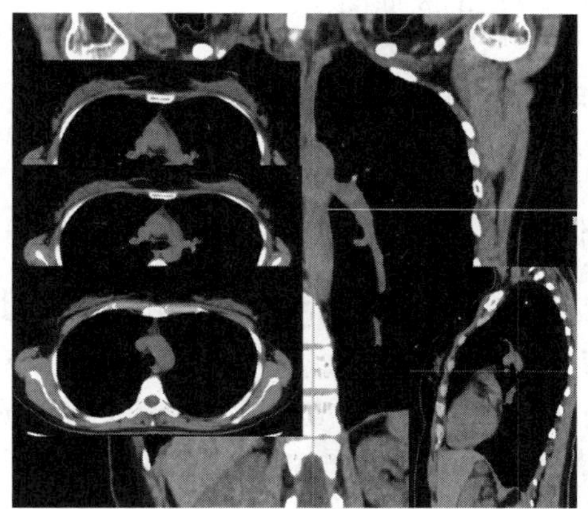

图 7−2　真正的断面图像

（二）密度分辨率高

CT 与常规影像学检查相比，它的密度分辨率高，见图 7−3。

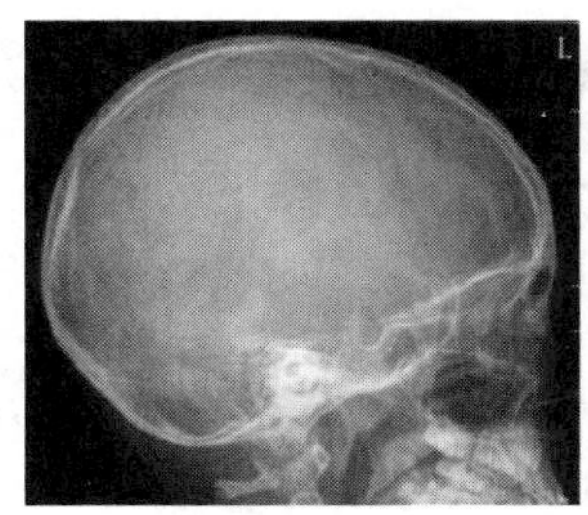

(a) X 线平片仅见骨组织

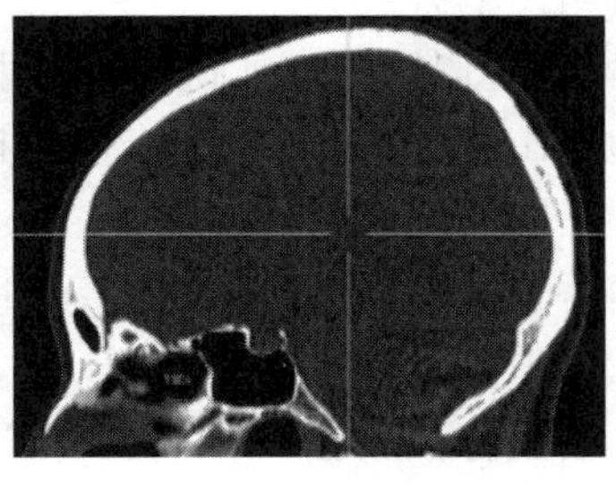

(b) 层面与层薄

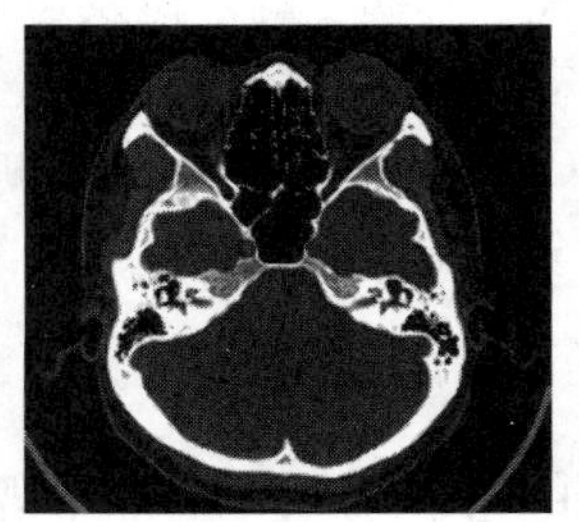

(c) CT 图像可见骨组织及脑组织

图 7−3　X 线平片和 CT 图像密度分辨率示意图

1. CT的射线束是经过严格的准直器才到达检测器的，散射线少；而传统的X线摄影，照射面积大，散射线多，影像模糊。

2. CT机采用了高灵敏度、高效率的接收器（其对X线吸收系数的测量精确度可达0.5%以上），能分辨密度差异较小的组织，如脑灰质和脑白质。

3. 利用计算机对灰阶的控制，可根据需要任意调节出适合人眼视觉及适于对某些组织和病变进行观察的密度范围，如调节为骨窗、肺窗和纵隔窗，以适宜观察骨组织、肺组织和纵隔组织。一般情况下CT的密度分辨率要比常规X线检查高约20倍。

（三）可做定量分析

CT不仅能观察不同密度的组织，还能准确测量各组织对X线的衰减系数，因而能对各组织之间的密度差异及发生病变时组织密度的改变进行测量和计算。

（四）可做图像后处理

通过高精度的图像重建计算，得到的CT图像清晰，密度分辨率高，还可通过图像后处理，获得诊断所需的多方位的断面图像。

三、CT的临床应用价值及不足

（一）临床应用价值

1. 适用部位多：广泛地应用于全身各部位的检查，尤其对颅脑、腹部实质性器官病变的诊断较成熟，对胸部、五官、脊柱、骨骼及软组织的检查和诊断也积累了较丰富的经验，逐渐趋于成熟。同时更加广泛地应用于全身其他部位的检查。

2. 容积扫描：由于螺旋CT层面的图像是连续的，实现了容积扫描，遗漏病变的可能性大为减小。

3. CT血管造影：经静脉注射对比剂可行CT血管造影（CTA），目前已用于脑、心脏和腹部器官的血管造影，可动态观察血管的结构和血流动力学改变，有利于鉴别诊断。

4. 三维重建（包括仿真内镜、容积成像、多平面重建、最大密度投影等）：可以更直观地了解病变的部位及与邻近组织的解剖关系。

5. 能谱技术：可用于空腔器官的内腔观察，作为粗筛手段有一定价值。

CT已逐渐由形态学诊断发展到功能学分析，由定性分析发展到定量分析，应用前景十分广阔。

（二）不足

1. 空间分辨率不如常规X线成像：目前，中高档CT机的空间分辨率分别为10 LP/cm（线对/厘米）和14LP/cm，常规X线屏－片系统的空间分辨率可达10LP/mm。

2. 扫描时间长：由于CT受扫描时间的限制，普通CT难以用于心脏和胃肠道的检查。

3．定性诊断相对性：CT 的定位、定性诊断只能相对而言，其准确性受各种因素的影响，如病灶的部位、大小、性质，病程长短和病人是否配合检查等。一些活动器官及高密度组织附近可产生难以避免的伪影，影响诊断。

4．辐射损伤：只能根据临床需要进行检查，不宜做全身健康检查。

第二节　CT 的基本结构和成像原理

一、CT 的基本结构

CT 的基本结构（图 7－4）主要指 CT 的硬件结构。CT 机已发展到第五代，普通 CT 机典型的基本结构包括扫描机架系统、计算机系统、图像储存与记录系统。

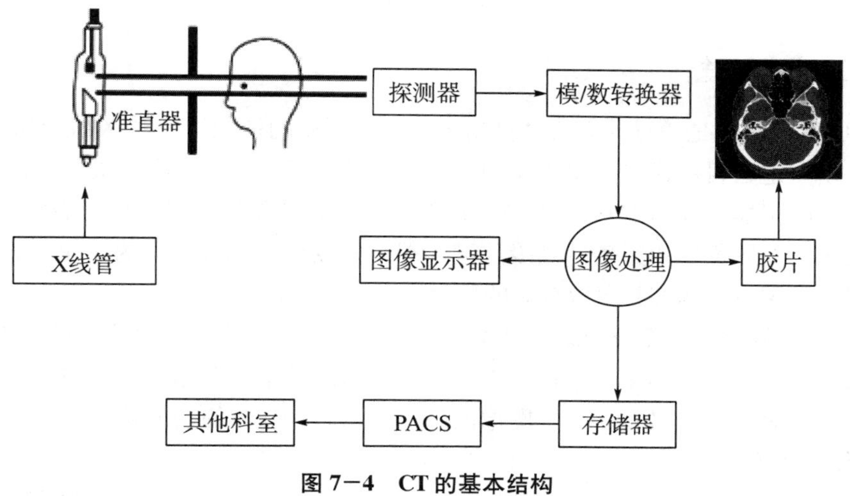

图 7－4　CT 的基本结构

（一）扫描机架系统

1．X 线管：目前的 CT 机大多为旋转阳极 X 线管。其基本结构与普通 X 线管相同。

2．准直器：其作用主要是决定扫描的层厚，还可大幅度减去散射线，减少对病人的放射量，提高照片质量。准直器的孔径尺寸可根据所需层厚来调节，如 1mm、10mm 等。

3．探测器：实现 X 线到电子信号的转换器件。其作用是接收 X 线的辐射强度并将射线能量转换为可供记录的电子信号。探测器可分为固体探测器和气体探测器。前者采用闪烁晶体接收 X 线辐射能量转换成可见光信号再转换成电子信号。后者多采用氙气，利用气体电离原理，入射X线使气体发生电离，产生电流，然后测量电流的大小，从而测得入射X线的强度。

4. 数据采集系统（DAS）：核心部分是A/D转换器。其作用是将来自探测器的模拟信号变为数字信号输入计算机处理，进行图像重建 。

（二）计算机系统

1. 主计算机：负责控制整个系统的运行，如扫描过程及机架、床的运行等。

2. 阵列处理器（AP）：在主计算机的控制下接收由DAS或磁盘送来的数据，进行运算、图像重建后，再送回主计算机，进行终端显示。

（三）图像储存与记录系统

图像储存与记录系统包括硬盘、磁带机、光盘等，可将计算机处理、重建的图像显示在显示器上，或用激光照相机将图像记录于胶片上。

二、CT的成像原理

（一）基本概念

CT成像的实质是通过计算机计算出来的一定厚度的被检组织对X线衰减值的二维分布图，由一定数目的像素按矩阵排列，并由黑到白以不同的灰度（灰阶）在显示屏上显示。它反映了器官和组织对X线的吸收程度。与X线摄影一样，黑影表示低吸收区，即低密度区，如肺部；白影表示高吸收区，即高密度区，如骨骼。为了更好地认识CT图像，以下介绍一些与CT图像有关的概念。

1. 矩阵：这是一个数学概念，它表示一个按横成行、纵成列排成的栅状矩形阵列。矩阵数大小是数字图像的重要指标，直接影响图像的质量。在相同大小的采样野中，矩阵数越大，代表像素数量越多，则图像的分辨率越高，观察的细节越多。

2. 体素和像素：

(1) 体素是体积单位，指根据断层设置的厚度、矩阵数的大小，能被CT扫描成像的最小体积单位。它有三要素：长、宽、高。通常CT中体素的长和宽都为1mm，高度或深度则根据层厚分别为10mm、5mm、3mm、2mm、1mm。

(2) 像素：照片上的黑白不同的影像是由各组织对X线的吸收不同所造成的。我们可以将照片影像看成由许多细小的不同灰度的感光点组成，当感光点的面积足够小，并超过人眼的最大分辨能力时，就会感到这些感光点不是孤立的，而是连续的，因此由这些感光点所构成的图像是连续变化的，人眼看上去是一幅非常清晰的图像。

像素是指构成图像的这些“点”，是构成CT图像的基本单元，它是一个面积单位。体素的大小在CT图像上的表现，即为像素。可见像素是二维概念，体素是三维概念。像素、体素和矩阵见图7－5。

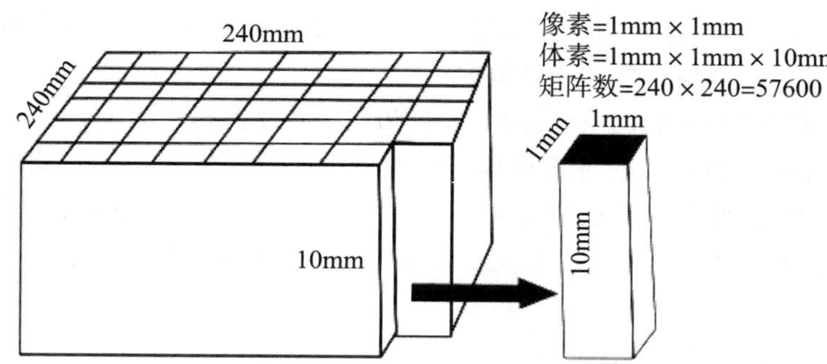

图 7-5　像素、体素和矩阵

区别体素和像素的概念是非常重要的，因为重建 CT 图像的核心思想是要使体素的坐标信息（三维信息）和特征参数（吸收系数）信息被对应的像素表现。

3. CT 值：人为制定的，是与物质吸收系数相关的相对值，用以表达图像上的组织密度。它是以水为 0，而其他物质相对于水的 X 线的衰减值，表示该部分组织的 X 线衰减系数（是一相对值）：

$$CT值 = (\mu_m - \mu_水)/\mu_水 \times \alpha$$

式中，μ_m表示所测组织的 X 线衰减系数；$\mu_水=1$，为水的衰减系数；$\alpha=1000$，为分度因数。CT 值以亨氏单位（HU）来表示。

CT 值的意义：

（1）CT 值反映体素组织结构的平均密度，组织结构的密度越高，CT 值越大。

（2）CT 值反映衰减系数，通常是以水的 CT 值为 0 的相对值。

（3）人体组织的 CT 值大多分为 2000HU，上界是骨的 CT 值，规定为+1000HU，下界是空气的 CT 值，规定为-1000HU。图 7-6 为人体组织和器官的正常 CT 值。

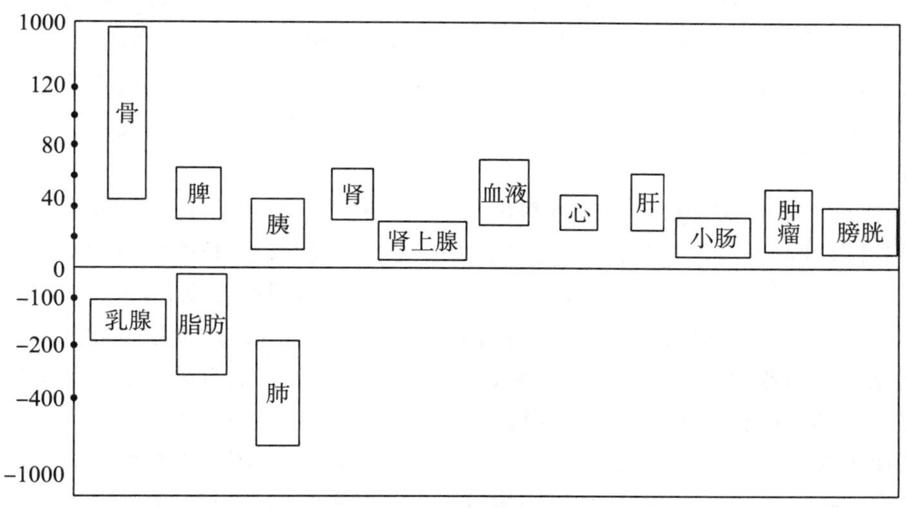

图 7-6　人体组织和器官的正常 CT 值

4. 灰阶：显示器所表现的信号亮暗的等级差别称为灰阶。这是根据像素的 CT 值表现在图像的一段不同亮度的信号。人眼一般只能识别 16 级左右连续的灰阶，根据个体的差异最多不超过 30 级，而对应的组织密度灰阶差要大得多，可通过窗口技术中窗宽、窗位的调节，以适应视觉的最佳范围。

5. 视野：按观察部位大小选用的扫描野和（或）显示野。以 cm×cm 形式来表示，通常两者大小相近。但显示野可以根据观察范围的大小而改变，使重建图像显示更清晰，突出病变检查的细致度。通常可改变显示野范围或者以不同矩阵形式来提高图像的显示分辨率（没有增加信息量，仅是易于观察），但影像重建像素不会大于机器本身固有分辨率。

像素、矩阵和显示野三者的关系：

$$\text{显示像素大小}=\frac{\text{显示野}}{\text{矩阵}}$$

（二）CT 的工作原理和成像过程

CT 扫描成像的基本过程：由 X 线管发出的 X 线经准直器准直后，以窄束的形式对人体一定厚度的层面进行扫描，X 线透过受检者后，由探测器接收透过该层面的 X 线，并转变为电子信号，再经 A/D 转换器转为数字信号输入计算机进行图像重建，再经 D/A转换器将数字信号变成模拟信号，以不同的灰阶形式在显示器上显示，或以数字形式存入计算机硬盘等。

由上述成像过程可知，CT 扫描与常规 X 线检查相比在某些方面是一致的：同样采用 X 射线源；与 X 线的穿透作用有关；与组织和器官吸收 X 线的多少（X 线的衰减）有关，即与组织的密度有关；图像以从黑到白的不同灰度显示。

可以说，CT 成像是一个复杂的计算机数学演算和数据重建的过程，该过程可分为四个步骤。

1. 数据采集：从 X 线产生到获得信息数据的过程。所取得的数字数据称为原始数据。数据采集系统包括 X 线管、滤过器、准直器、探测器、A/D 转换器。

2. 数据处理：数据采集过程中，A/D 转换器将模拟信号转换成数字信号，成为原始图像数据，在进行图像重建之前，为了得到准确的重建图像数据，要对这些数据进行预处理。

3. 图像重建：这是数字成像过程中最重要的环节。在 CT 机中阵列处理器是专门用来重建图像的计算机，主要任务是在主计算机的控制下，进行图像重建等处理。图像重建时，阵列处理机接收由数据采集系统或磁盘送来的原始数据，经过复杂的重建运算，得到一个显示数据的矩阵，再传输给主计算机，然后在终端显示。此过程被称为重建。图像重建的数学处理是一个相当复杂的数学运算过程，而且采用的数学运算的方法也很多。不同的运算方法，其重建速度和重建后的图像效果也有很大的差别。

图像重建是从各个一维投影数据中求出横断面内各体素吸收系数的分布（得到一个显示数据的矩阵），然后利用计算机图像重建技术做横断面图像复原。

CT 图像重建的过程就是求出组成 CT 图像的各体素的吸收系数 μ，并根据 μ 换算成各自的 CT 值。然而 n 个未知的 μ 不可能由一次穿射而获得，必须从不同方向进行多次穿射，才能收集足够多的数据，从而建立起足够的方程式。其方法主要有总和法（反投影法）、迭代法、逆矩阵求解法和解析法。

图 7－7 以图解方式说明反投影法的图像重建过程。假设某个切面由骨、皮、血液和水 4 个体素组成，图中分别由 4 个方块表示。假设四体素的特征参数 μ 分别为 4、3、2、1。对四体素矩阵做 0°、90°、135°和 225° 4 个方向的投影（即扫描），再将投影值反投回原矩阵的对应位置上，即可将原矩阵中的四体素的特征参数 μ 解出。

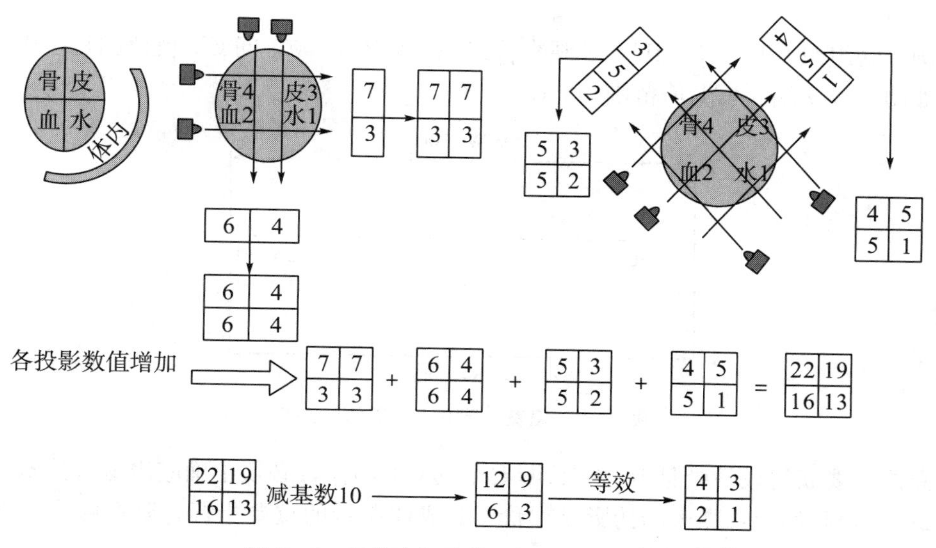

图 7－7　四体素矩阵的反投影法图像重建

各方向投影总和如图 7－7 所示。图像的基数即背景强度等于某投射角各投影值之和，也等于所有体素的特征参数 μ 之和。本例的基数为 10，计算中将总和值减去基数，再将各吸收系数除以最大公约数，即得各体素的特征参数值。所有计算均由计算机执行。

4. 图像储存与显示：重建后的数字图像通过显示器的屏幕显示出来，在显示器上可以进行图像的各种后处理。重建后的数字图像可以记录在磁带、磁盘和光盘上，同时，也可直接通过激光打印机打印出照片。

（三）影响 CT 图像的因素

1. 窗宽和窗位。

（1）窗宽（window width，WW）：显示图像时所选用的 CT 值范围，在此范围内的组织结构按其密度高低从白到黑分为 16 个灰阶（显示器上的图像由这 16 个灰阶来反映全部 2000 个分度）。2000 个分度用 16 个灰阶来反映，则所能分辨的 CT 值是 2000/16，即 125HU，即两种组织 CT 值的差别小于 125HU 时，则不能分辨。为了增强组织结构细节的显示，使 CT 值差别小的两种组织能够分辨，需采用不同的窗宽来调节。例如，窗宽用 100HU，则可分辨的 CT 值为 100/16＝6.25HU，即两种组织 CT 值差别在 6.25HU 以上，即可分辨。窄窗宽显示的 CT 值范围小，即观察范围小，每级灰阶代表的 CT 值幅度小，可分辨密度相差较小的组织，对比度强，但层次少；反之，宽窗宽显示的CT值范围大，即观察范围大，但每级灰阶代表的CT值幅度大，降低了图像的密度分辨率，使密度差别小的组织不易显示，适用于分辨密度相差较大的组织。

（2）窗位（window level，WL）：又称窗中心，欲观察某一组织结构细节时，应以该组织的CT值为中心显示，此中心即为窗位，是CT图像上黑白刻度中心点的CT值。窗位的高低影响图像的亮度。窗位低，图像亮度高，呈白色；窗位高，图像亮度低，呈黑色。

例：脑组织CT=+35HU，欲观察脑组织，WW=100，问CT值范围是多少？

如图7－8所示，CT值范围为－15～+85。

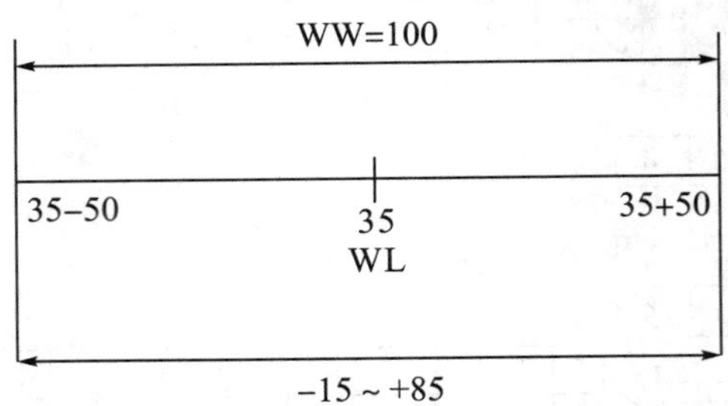

图7－8　窗宽、窗位与CT值的关系

总之，要获得较清晰且能达到诊断要求的CT图像，必须正确应用窗口技术。

2. 噪声和伪影：噪声和伪影是评价CT成像质量的重要指标，降低噪声及减少伪影是CT质量控制的重要内容。

（1）噪声：均匀物体的影像中各像素的CT值参差不齐，使图像呈颗粒性，直接影响其密度分辨率，尤以低密度的可见度为甚。我们把此种现象用统计学上的标准偏差方式表示出来即为CT噪声。它分为随机噪声和统计噪声（常规所指的噪声为统计噪声）。它们的产生机制和对图像质量的影响各不相同，严重的随机噪声往往形成伪影。

（2）伪影：CT图像上非真实的阴影或干扰即为伪影。它降低图像质量，易造成误诊或不可诊。它可分为由病人引起的伪影（如运动伪影、金属伪影等），以及由CT设备本身造成的伪影（如条状伪影、环状伪影、指状伪影等）。

3. 部分容积效应：CT图像是有一定层厚的图像，那么某体素位置上可能具有多个不同X线吸收系数的结构存在，该处像素所测得的CT值不能如实反映其中任何一种物质的CT值，往往是多个体素CT值依其体积所占比例所测得的平均CT值，这种现象即为部分容积效应，如图7－9所示。

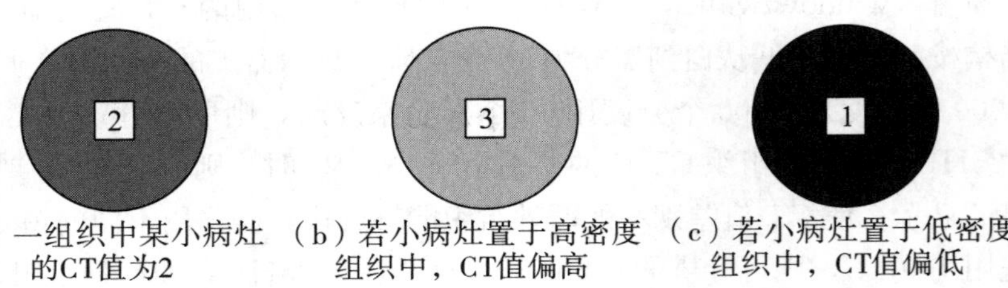

（a）一组织中某小病灶的CT值为2　（b）若小病灶置于高密度组织中，CT值偏高　（c）若小病灶置于低密度组织中，CT值偏低

图7－9　部分容积效应示意图

例如，小于层面厚度的病变虽可显示，但所测 CT 值并不真实反映该病变组织的 CT 值，若高密度组织中有较小的低密度病灶，该病灶所测 CT 值偏高，要特别注意对低密度小病灶 CT 值的评价。CT 扫描层厚越薄，矩阵越大，体素越小，则部分容积效应越小，CT 像与实际的解剖像差异也越小。

4. 周围间隙现象：与层面垂直的两种相邻且密度不同的组织，在测量 CT 值时由相互重叠造成 CT 值不准确，此种现象即为周围间隙现象。这是因为扫描 X 线束宽、透过 X 线测量的间隔和像素大小不一致。由于周围间隙现象存在，密度不同的物体交界处 CT 值失真，在密度高的物体边缘，其 CT 值小，而在密度低的物体边缘，其 CT 值大。

5. 分辨率。

（1）空间分辨率：CT 图像显示物体细节的能力。CT 图像的空间分辨率目前还不如普通 X 线。

（2）密度分辨率：表示 CT 对组织密度差别的分辨能力。CT 图像的密度分辨率远远高于普通 X 线。

第三节　各代 CT 机的特点

随着科学技术的发展，CT 机不断改进，目前，CT 机的临床应用，在技术设计、硬件结构和软件功能等方面均有很大的发展，其发展方向是提高扫描速度、提高图像质量和扩大诊断范围。CT 机根据扫描方式，依其发展的时序和构造大致可分为五代。

一、第一代 CT 机

第一代 CT 机（图 7-10）为平移-旋转式，采用单一 X 线束，即笔形束，对应 1 个探测器。在指定层面上，X 线管和探测器在相对应的位置上，每做完一次同步的直线平移运动后，X 线管旋转 1°（探测器也随之同步旋转 1°），而后进行下一次的同步直线平移运动，如此重复至少 180 次，直到扫描系统旋转到与初始位置成 180°角为止，方完成一个层面的扫描。这种 CT 机的缺点是射线利用率很低，扫描时间长，一个断面需 3～5分钟。故只适用于无相对运动的器官，多为头颅专用机。

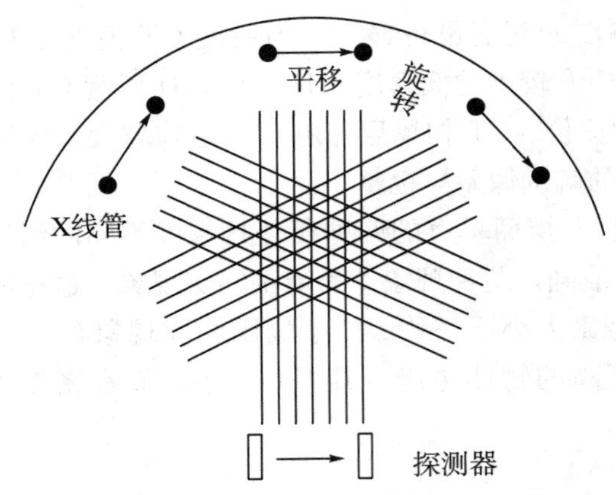

图 7－10　第一代 CT 机：平移－旋转式（笔形束）

二、第二代 CT 机

第二代 CT 机仍为平移－旋转式（图 7－11），与第一代 CT 机相比，没有本质的区别。扫描 X 线束由笔形束改为 5°～20°的窄扇形束，探测器增加到 3～10 个，仍采用平移－旋转式扫描。但平移扫描后的旋转角度由 1°提高到扇形束夹角的度数。例如，扇形束的夹角为 10°，则 180°/10°＝18，表示重复 18 次即可完成一轮扫描。故扫描时间缩短，一个断面仅需 20～90 秒。第二代 CT 机缩小了探测器的孔径、加大了矩阵和提高了采样的精确性，使图像质量有了明显的改善。

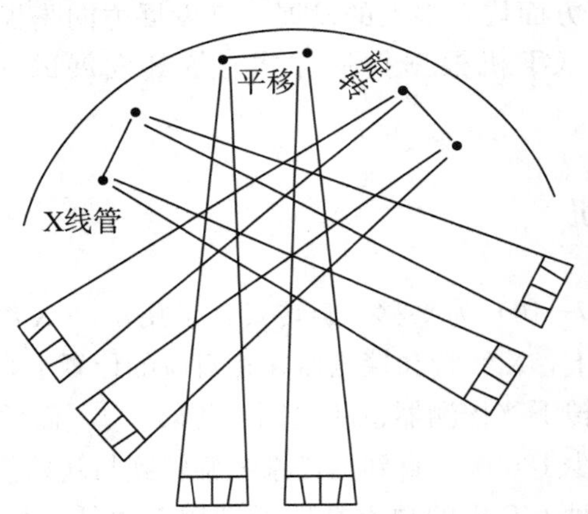

图 7－11　第二代 CT 机：窄扇形束平移－旋转式

三、第三代 CT 机

第三代 CT 机改变了扫描方式（图 7－12），为旋转－旋转式。X 线束为 30°～45°较宽的扇形束，能覆盖整个被照体。探测器数目增加到 300～800 个，由于此种宽束扫描一次能覆盖整个被照体，可采集到一个方向上的全部数据，所以不再需要做直线平移，而只需 X 线管和探测器做同步旋转运动即可。故扫描时间缩短到 2～9 秒或更短。X 线管做 360°旋转扫描后，X 线管和探测器仍需反向回到初始扫描位置，而后再做第二次扫描。其旋转是往复式的旋转。X 线管旋转而探测器也一同旋转。

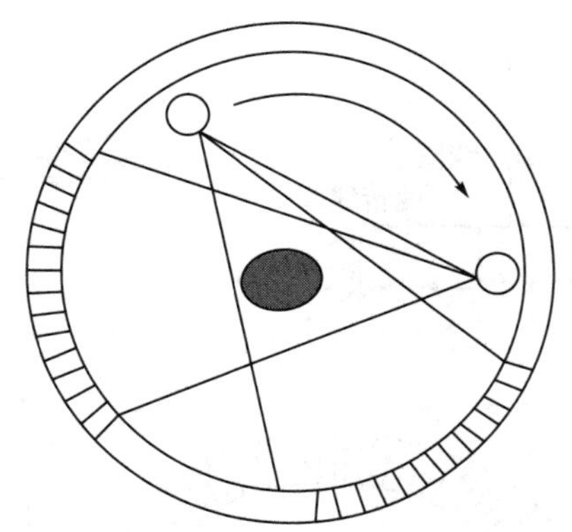

图 7－12　第三代 CT 机：宽扇形束旋转－旋转式

四、第四代 CT 机

第四代 CT 机的扫描只有球管旋转（图 7－13）。X 线束的扇形角比第三代 CT 机更大，因此减少了 X 线管的负载，使扫描时间达 1～5 秒。探测器的数目达 600～1500 个，全部分布在 360°的圆周上。扫描时，没有探测器的运动，只有球管围绕病人做 360°的旋转。探测器固定而 X 线管旋转。

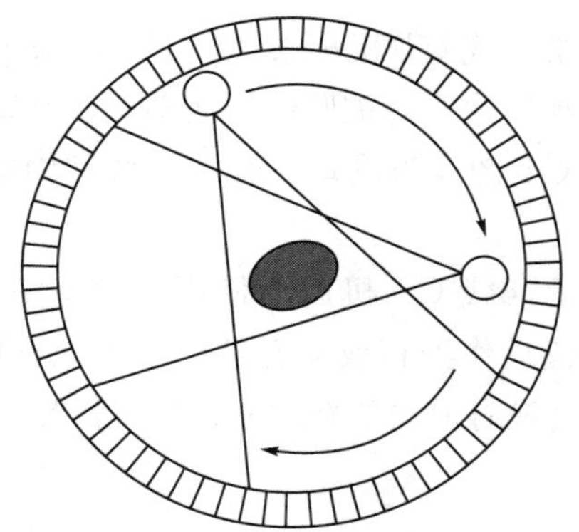

图 7－13　第四代 CT 机：宽扇形束旋转－静止式

五、第五代 CT 机

第五代 CT 机由一个特殊制造的大型钟罩形 X 线管和静止探测器环组成（图 7－14）。它的 X 线管具有电子枪、偏转线圈和处于真空中的半圆形钨靶。扫描时电子束沿 X 线管轴向加速，电磁线圈将电子束聚焦，并利用磁场使电子束瞬间偏转，分别撞击 4 个钨靶，扫描时间分别为 30 毫秒、50 毫秒和 100 毫秒。由于探测器是排成两排 216°的环形，所以一次扫描可得到两层图像，并且一次扫描分别撞击 4 个靶面，总计一次扫描可得到 8 个层面，从而为心脏、大血管的 CT 检查提供了前所未有的便利。

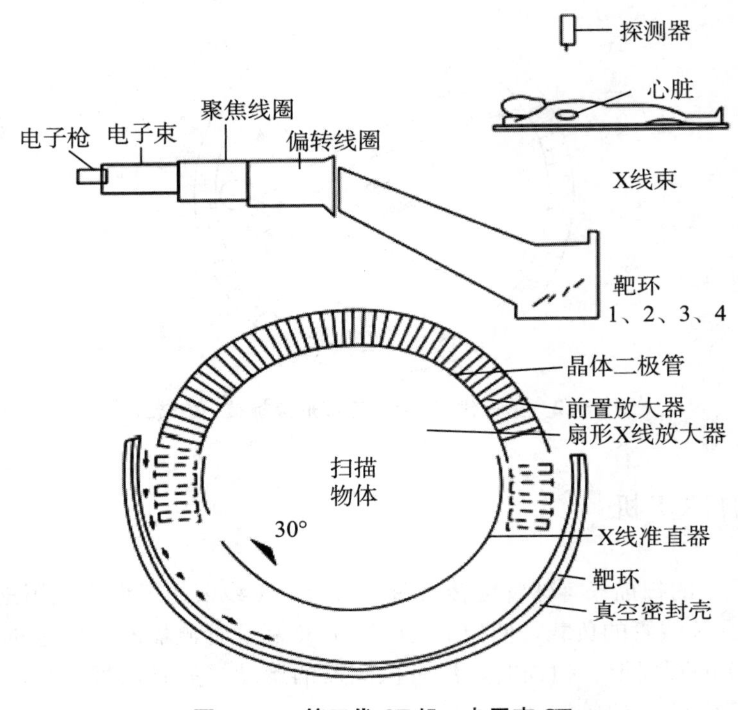

图 7－14　第五代 CT 机：电子束 CT

由上述分析可以看出，第一代 CT 机和第二代 CT 机采用平移－旋转方式，虽然结构简单，但存在两种扫描运动形式，对被照体的运动是非常敏感的，扫描过程中在图像上容易产生运动伪影，造成 CT 图像质量差，而且 X 线利用率不高，扫描时间长，现在已很少应用。

目前，第三代 CT 机和第四代 CT 机广泛使用。动态空间扫描虽然扫描的分辨率高、扫描速度快，对静止和慢动作器官或动态器官及组织都能获取高质量的 CT 图像，但造价昂贵。第五代 CT 机是最有前途的新型 CT 扫描装置。

第四节　螺旋 CT

螺旋 CT（又称为容积扫描）是 CT 技术的新进展。和常规的轴向扫描 CT 不同，螺旋 CT 以匀速通过单向连续旋转的 X 线管，扫描轨迹是螺旋线。螺旋扫描方式使 CT 实现了由二维解剖结构图像转变为三维解剖结构图像。目前，单层螺旋 CT 已发展为多层螺旋 CT。多层螺旋 CT 使扫描时间大大缩短，一次扫描可获得多幅图像，成功地实现了实时成像。

一、概述

（一）螺旋CT扫描与常规轴向CT扫描的区别

在轴向扫描时，X线管绕病人扫描一周产生一组数据，即一个层面。由于在采集数据时，检查床是静止的，为了得到另一层面的数据，沿轴向将检查床移动一定距离，X线管再次绕病人扫描，每扫描一层产生一幅图像。在螺旋扫描中，球管绕病人做360°圆周运动，且持续发射X线，同时检查床做同步匀速直线运动，探测器连续采集人体的容积数据并进行各个扫描层面图像重建。螺旋CT扫描采集的数据不只是人体的一个层面，而是人体的一个区段，可达30～40cm，其采集到的数据是一组连续的螺旋形空间内的容积数据。

（二）螺旋CT的硬件要求

螺旋CT是在第三代CT机的基础上发展而来的。硬件方面主要采用了滑环技术。常规CT机的X线管的供电及信号传递是由电缆完成的，扫描时球管随机架做往复旋转运动，电缆易缠绕并且影响扫描速度的提高。滑环技术是在扫描机架旋转过程中去掉了电缆，代之以铜制的滑环和导电的碳刷，通过碳刷和滑环的接触导电使机架能做单向的连续旋转。

1. X线管：要求热容量大、散热快。
2. 计算机：大容量高速的计算机系统。
3. 探测器、数字采集系统：是多层螺旋CT的核心之一。单层螺旋CT的Z轴方向只有一排探测器，而多层螺旋CT则具有四组通道的多排探测器阵列。

（三）螺旋CT的特点

1. 扫描时间短：可达亚秒级。螺旋CT对某一部位的扫描是连续无间断的，没有层间间隔时间，对于大部分不同部位的CT检查，病人可一次屏气完成整个器官的扫描，不会产生病灶的遗漏，同时也避免了常规呼吸-闭气扫描时，因横膈位置不一致造成的漏扫和小病灶的遗漏。以胸部扫描20层计算，常规扫描要3～5分钟，而螺旋CT仅需20秒。由于扫描时间短，既减少了对比剂的用量，又提高了增强效果。这对危重病人和只能短时保持检查体位病人的快速诊断更有意义。

2. 容积扫描：容积扫描小病灶的检出率高，若病灶直径小于扫描层厚（小于1cm），在常规CT扫描时，容易夹在两层之间而漏扫。螺旋CT可利用重叠重建，不会因层间隔而导致漏扫。

3. 回顾性重建：能任意地回顾性重建重叠影像，无层间隔大小的约束和重建次数的限制，可减少部分容积效应，提高病灶密度测量的准确性，获得高质量的多平面重建和三维重建图像，且不增加病人的曝光量。

二、单层螺旋 CT 简介

单层螺旋 CT 的 X 线管和探测器绕人体旋转一周获得一幅人体断面图像。

（一）主要结构与层厚

1. 探测器：单层螺旋 CT 的长轴方向（Z 轴方向）只有一排探测器，呈单一长条状排列，不同层厚都使用同一探测器装置。

2. X 线束和数据采集通道：仅有一组数据采集通道。通过准直器后的 X 线束为薄扇形，因为在 Z 轴方向仅有一排探测器接收信号，故 X 线束的宽度等于层厚。

3. 层厚选择：与非螺旋 CT 一样，扫描层厚由位于病人前方的准直器来控制，仅通过改变 X 线束的宽度来完成，层厚等于 X 线束宽度（图 7－15）。

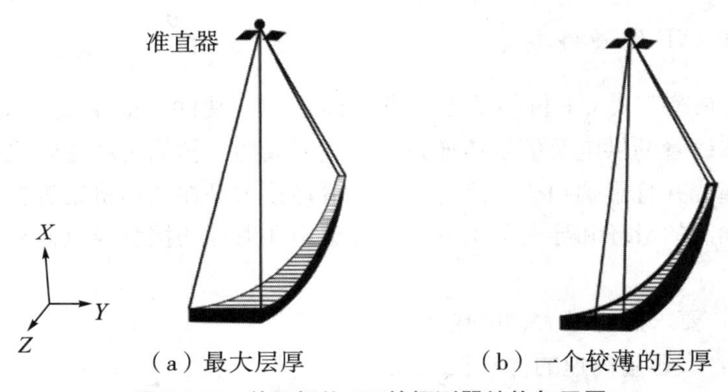

图 7－15　单层螺旋 CT 的探测器结构与层厚

（二）扫描特性

螺旋 CT 由于扫描方式不同，产生了两个新的成像参数：螺距和重建间隔。

1. 螺距：为 X 线管旋转一周进床距离与准直宽度之比，即床速和层厚的比值。

$$螺距（P）=S/W$$

式中，S 是床的运动速度，单位为 mm/s；W 是层厚的宽度，单位为 mm。螺距为 0 时与常规 CT 相同，曝光层面在各投影角相同。螺距等于 0.5 时，层厚数据的获取一般采用两周机架的旋转及扫描；螺距等于 1.0 时，层厚数据的获取采用机架旋转一周的扫描；螺距等于 2.0 时，层厚数据的获取采用机架旋转半周的扫描。因此，增加螺距使探测器接收的射线量减少，并使图像质量下降。在螺旋 CT 扫描中，床运行方向（Z 轴）扫描的覆盖率或图像的纵向分辨率与螺距有关。

单层螺旋 CT 以 1∶1 的螺距扫描时重建图像的质量最好，大于 1∶1 时，突出了时间分辨率，图像质量则有所下降。

2. 重建间隔：被重建的相邻两层横断面之间长轴方向的距离。螺旋 CT 的一个重要特点是可做回顾性重建。也就是说，先获取螺旋扫描原始数据，然后可根据需要做任意横断面的重建。螺旋CT扫描的重建间隔并非常规CT扫描层厚、层间隔的概念，常规CT扫描结束后不能通过重建获得不同层厚的图像。螺旋CT是容积扫描，不管扫描时采用什么螺距，其对原始数据的回顾性重建可采用任意间隔，并且间隔大小与图像质量无关。

（三）图像重建方法

在螺旋CT扫描中，平面投影数据是通过螺旋CT扫描的原始数据内插合成，然后再由滤过后投影重建成像，因此原始数据的内插方式是螺旋CT扫描成像的关键。

螺旋CT有许多内插方式，线性内插由于效果好和易使用被普遍应用。线性内插有全扫描、不完全扫描、内插全扫描、内插半扫描和外插半扫描。

（四）临床应用

单层螺旋CT适用于胸部、腹部以及需要提高时间分辨率的血管检查。在颅脑检查中，横断面的图像质量不及常规CT，同样四肢、脊椎的检查也是如此。

三、多层螺旋CT（MSCT）简介

多层螺旋CT的X线管和探测器绕人体旋转一周获得2～16幅人体断面图像。多层螺旋CT由单层螺旋CT发展而来，二者在构造和原理上既有相同之处，也有不同之处。

单层螺旋CT是X线管和探测器围绕人体旋转一周获得一幅人体断面图像，而多层螺旋CT则旋转一周同时获得多幅图像，在单层螺旋CT的基础上进一步革新。它具有多排探测器和数据采集的多组输出通道，从最初的旋转一周获得4层图像，发展到旋转一周获得8层甚至16层、34层图像，扫描速度比单层螺旋CT提高了6～8倍。目前常见的多层螺旋CT有2排、4排、8排和16排探测器。

（一）探测器

多层螺旋CT和单层螺旋CT最显著的区别是探测器的结构不同。多层螺旋CT在长轴方向（Z 轴）有几排甚至几十排探测器呈二维排列，形成一个探测器镶嵌体（图7－16）。

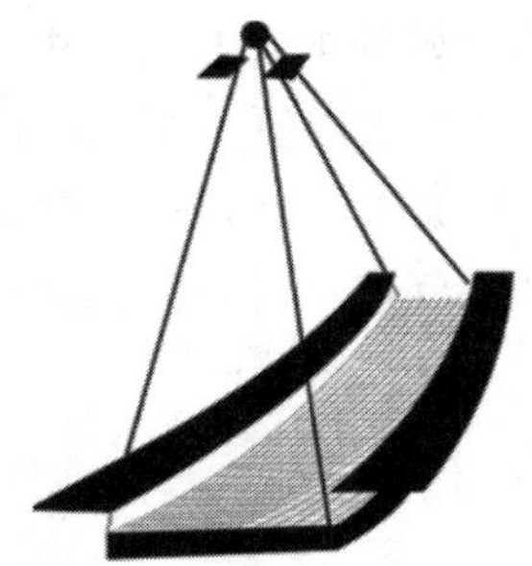

(a) 探测器上所有单元被设置来测量X线光子量

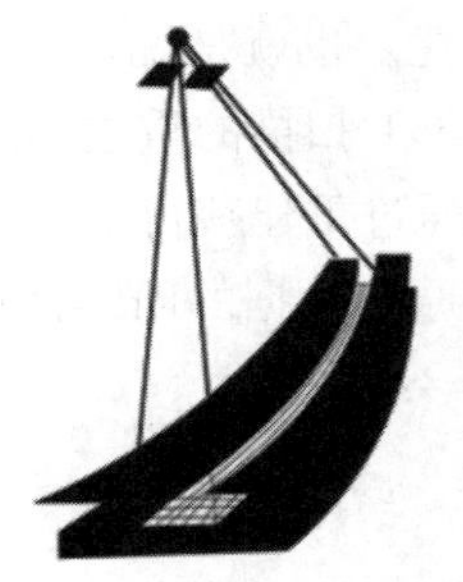

(b) 准直器重新调整后以适应较少的探测器单元

图 7-16　多层螺旋 CT 探测器结构与厚度

注：多层螺旋 CT 中，层厚是由 X 线束宽度（由病人前方准直器控制）和探测器结构共同决定的。

（二）X 线束和数据采集通道

多层螺旋 CT 根据所选层厚，可将多排探测器组合成不同的 4 组，构成 4 组采集通道。由于 Z 轴方向有多排探测器接收信号，并有 4 组数据采集通道，故 X 线束的宽度等于多个层厚之和。

（三）层厚的选择

多层螺旋 CT 的层厚不仅取决于 X 线束的宽度（由位于病人前方的准直器控制），而且取决于不同探测器阵列的组合（由位于病人后方，即探测器前方的准直器来控制）。其层厚随探测器阵列的组合不同而改变。每排探测器都有各自的开关控制，并同步控制 X 线准直器的宽度来控制扫描层厚。采用可调节宽度的锥形束 X 线扫描，根据采集的层厚选择锥形束 X 线的宽度，后者激发不同数目的探测器（未被激发的探测器呈关闭状态），从而实现一次采集获得多层图像。

（四）图像重建

多层螺旋 CT 的图像重建算法并不是单层螺旋 CT 的简单扩充，其扫描数据采集量明显增加，数据点的分布也不同于单层螺旋 CT。很多新算法用于消除伪影和减少噪声，改善图像质量。

（五）优势

1. 提高了 X 线利用率，且扫描时间更短。X 线管一次输出同等量的 X 线可获得多幅图像，且减少了扫描时间，提高了检查效率。由于取消了扫描时间间隔，单层螺旋 CT 已经使检查时间缩短到原来的近 1/10，多层螺旋 CT 则使扫描时间进一步缩短。在保持原来的层厚、覆盖原来的长度、同样螺距的条件下，扫描时间仅为单层螺旋 CT 的 1/4。这给增强扫描和增强后的分期扫描带来更大的益处。

2. 减少了 X 线的散射，扫描层厚更薄。

3. 由于增加了采样密度，提高了 Z 轴方向的空间分辨率以及时间分辨率；减轻了部分容积效应，消除了伪影；采用高质量的图像后处理技术等。

4. 由于多层螺旋 CT 的扫描速度快、覆盖长度长，国外很多医院将其用于重症病人或外伤病人等的病灶筛选。另外，它也适用于不合作病人或儿童的检查，以减少运动伪影和获得高质量的图像。

5. 特殊检查的开发，如心脏和冠状动脉成像、冠状动脉钙化的评分、心功能及脑灌注成像等。

总之，多层螺旋 CT 的发展将计算机技术和球管技术等融为一体，使得 CT 的发展步入了一个新的境界。

第八章　X线高千伏摄影、DR胸片

一、X线高千伏摄影

X线高千伏摄影（X－ray high voltage radiography）是指使用100kV以上(100～125kV)管电压所产生的X线进行摄影检测的技术。一般的X线摄影所用管电压为45～90kV，人体对X线的吸收以光电效应为主，各部结构显影的密度受组织原子序数和厚度的影响较大，尤其是软组织、脂肪、气体与骨骼重叠在一个平面上，其影像全被密度高的骨骼影像遮盖而显示不清。光电效应对人体穿透不均匀，使骨与软组织的吸收差异增加，而对比度高、层次少。当管电压高于100kV时，组织吸收以散射效应为主，受到原子序数和厚度的影响减小，骨与软组织的吸收差异减小，图像则不为骨骼所遮盖，对比度减小，影像层次丰富。现在大多数医院均已应用胸部X线高千伏摄影。

（一）优点

1. 可获得层次丰富的影像，提供更多的诊断信息。

X线的穿透作用随管电压的变化而变化，X线高千伏摄影使用管电压较高，X线的波长较短，穿透作用增强，因此，胸部多层组织器官受X线衰减的影响变小，使胸部病变显示效果提高，能清晰显示肺内细小病变，获得层次丰富的影像。但是，管电压高，康普顿效应增加，产生的散射会降低图像对比度。

2. 降低毫安秒，减少受检者接收的X线剂量。

若X线管正常曝光，管电压、管电流和曝光时间三个参数不能超过设定值。因此，当管电压达到120kV以上时，毫安秒降低，X线的量减小。

3. 缩短曝光时间，减轻由受检者运动造成的运动模糊。

若X线管正常曝光，管电压、管电流和曝光时间三个参数不能超过设定值。因此，管电压越高，曝光时间越短。而曝光时间缩短可减少呼吸、心脏搏动及人体移动造成的运动模糊。

4. 减轻X线机的负荷，延长X线管的使用寿命。

X线高千伏摄影中毫安秒降低，高速电子撞击靶物质的量减少，X线管的寿命延长。此外，高速电子撞击靶物质的量减少，产生的X线量减少，有利于受检者保护。

5. 曝光宽容度提高，有利于管电流和曝光时间等摄影条件的选择。

曝光宽容度简单理解就是胶片能够重现的人体内组织的影像密度范围。X线高千伏摄影相对普通摄影能获得层次更丰富的影像，使人体内更多组织的影像显示在胶片上。

X线高千伏摄影能增加诊断范围，以胸部后前位片为例，肺野可见度增加。在常规胸片上肋骨约遮盖肺部面积的60%。X线高千伏摄影时，肋骨与肺组织的吸收差异变小，被肋骨遮盖的肺野均能显示，肺纹理显著增多。X线高千伏摄影对纵隔肿瘤、支气管肿瘤及矽肺的诊断也有特殊价值。

（二）缺点

散射线增多，影像的灰雾度增加，影像的对比度下降。实施X线高千伏摄影必须在X线管窗口使用厚滤过板和使用高比值滤线栅。选择厚滤过板是为了吸收低能射线，减少光电效应；使用高比值滤线栅是为了吸收人体产生的散射线，降低影像产生的灰雾，从而获得高质量的图像。

（三）摄影设备要求

1. X线机：最高管电压输出值不低于125kV，功率不小于20kW。

2. X线管及窗口过滤：旋转阳极，焦点不大于1.2mm，窗口总过滤2.5～3.5mm铝当量。

3. 滤线栅：栅密度不小于40线/厘米，栅比不小于10∶1，栅焦距180cm，规格与胶片匹配。

4. 增感屏及暗盒：一般使用中速增感屏，增感屏无污点，增感屏分辨率不低于5～6线对/毫米，增感屏和胶片接触紧密，暗盒不漏光。

5. X线胶片：一般使用通用型（手显、机显）胶片，提倡使用适合胸部摄影的专用胶片；蓝色片基；本底灰雾D_{min}小于0.20；规格：356mm×356mm（14in×14in）或356mm×432mm（14in×17in）。

6. 电源：电源应符合X线机的额定要求；X线机需独立供电，不与动力电器共用电源；电源电压波动范围在±10%之间。

（四）摄影技术要求

1. 准备及体位要求：受检者应将胸壁紧贴摄影架，双脚自然分开，双臂内旋，使肩胛骨尽量不与肺野重叠；焦-片距为180cm；调整X线管位置，中心线在第六胸椎水平；曝光应在充分吸气后屏气状态下进行；以后前位胸片为常规检查，若诊断和鉴别诊断需要，可加做侧位、斜位、体层摄影或CT检查等。

2. 摄影条件：根据X线机的具体情况使用120～140kV进行胸部摄影；根据胸厚确定曝光量，一般使用2～8mAs，曝光时间不超过0.1秒；摄影时应参考过去的胸片调整摄影条件。

3. 暗室技术：暗室必须符合工作要求；对于放置洗片机的暗房，墙壁一般为暗色，并装有若干个暗红色洗片灯，洗片时需要关闭其他光源，预防胶片的二次曝光。确保有足够的空间放置洗片机和操作行走，地面有快速的排水地漏和防滑措施，周围桌角椅角有防碰撞设计，以保证工作人员在暗房内的工作环境相对安全。暗房照明灯建议采用渐亮/可调灯，防止开灯时过亮损伤眼睛。墙壁上的开关面板要合理设计，方便黑暗环境下开关电源。插座面板防潮防溅，防止漏电跳闸。除此之外，着重强调以下几个因素。

（1）通风：由于显影、定影药液具有一定的酸腐气味，所以建议暗房每小时换气量达 10 个房间体积，这样能有效减少洗片机药液槽的结晶，减少划痕现象；另外也能减少电子元器件的腐蚀，防止设备金属部分生锈，延长洗片机的使用寿命。

（2）温湿度：暗房的温度要求范围为 10～24℃，温度过高会导致药液温度降不下来，温度过低则会导致药液升温过慢，会有异常报警出现。相对湿度要求 30%～80%，相对湿度过高胶片烘干会粘连，相对湿度过低容易产生静电感光。建议使用温湿度计监测，能保证洗片机的稳定运行，减少故障。建议在预建暗房时考虑空调控制系统，保证暗房内的温湿度能够达标。

4. 人工手洗：原则上要求恒温定时，药液温度应控制在 20～25℃，显影时间 3～5 分钟。定影要充分，流水冲洗要彻底。应使用合格的专用安全灯。及时更换显影液和定影液。

5. 自动洗片机：为保证胸片质量，有条件时应尽量采用自动洗片机，并严格按照自动洗片机要求的操作规程进行。由于洗片机的药液具有一定的酸碱性、腐蚀性、挥发性，所以必须对洗片机进行周期性的维护保养，才能确保洗片的效果最佳，同时也能大大延长洗片机的使用寿命。

二、DR胸片

（一）设备要求

1. 高频逆变高压发生器：最大输出功率大于或等于 20kW，逆变频率大于或等于 20kHz，输出电压40～150kV。

2. 旋转阳极球管：标称焦点值，小焦点小于或等于 0.6，大焦点小于或等于 1.3。

3. 带有滤线栅、自动曝光控制（automatic exposure control，AEC）和探测野的立位摄影架。

4. 平板探测器：有效探测面积大于或等于 365mm×365mm（14in×14in），像素尺寸小于或等于 200μm，像素矩阵大于或等于 2048×2048。

5. 滤线栅：管电压在 90～125kV，选择栅比 10∶1～15∶1，栅密度 34～80 线/厘米。

（二）摄影要求

1. 摄影体位：胸部后前立位，受检者应将胸壁紧贴摄影架，双脚自然分开，双臂内旋，使肩胛骨尽量不和肺野重叠。

2. 源像距（source image distance，SID）为 180cm，使用小焦点。

3. 调整球管位置，中心线在第六胸椎水平。

4. 采用自动曝光控制（特殊情况下可采用手动曝光）。
5. 摄影电压：100～125kV，曝光时间小于 100 毫秒。
6. 曝光应在充分吸气后屏气状态下进行。
7. 防护屏蔽：标准防护。

（三）图像处理要求

1. 在摄影前，宜根据尘肺胸片质量要求设定图像处理参数。
2. 图像处理应在生成医学数字成像和通信标准（digital imaging and communications in medicine. DICOM）格式的影像文件之前进行，不允许对 DICOM 格式的影像文件进行图像处理。
3. 不应使用降噪、边缘增强等图像处理技术。
4. 应保留图像处理原始数据。

（四）DR 胸片医用胶片打印

1. 打印应遵循质量控制（QC）程序，符合 DICOM 的灰阶图像显示标准。
2. 打印的胸片胶片应与肺等大，不应放大或缩小。

第九章　肺正常组织学解剖

一、肺的生理解剖结构

肺位于胸腔内，纵隔两侧，左右各一，借肺根和肺韧带与纵隔相连。肺似半圆锥体（一尖、一底、两面、三缘），肺上端钝圆，称为肺尖，向上经胸廓上口突入颈根部，底位于膈上面，朝向肋和肋间隙的面称为肋面，朝向纵隔的面称为内侧面，内侧面中央的支气管、血管、淋巴管和神经出入处称为肺门。这些出入肺门的结构被结缔组织包裹在一起，称为肺根。左肺由斜裂分为上、下两个肺叶，右肺除斜裂外，还有一水平裂将其分为上、中、下三个肺叶。肺是以支气管反复分支形成的支气管树为基础构成的。

肺裂可能不完全，使肺叶之间有肺实质融合，也可以有额外肺裂和肺叶。

两肺纵隔面中部的凹陷，称为第一肺门，有主支气管、肺动静脉、支气管动静脉、淋巴管和肺丛等出入。各肺叶的叶支气管和肺血管的分支或属支等结构出入肺叶处，称为第二肺门。X线胸片上肺门影是肺动脉、肺静脉、支气管及淋巴组织的总和投影。肺根为出入肺门各结构的总称，外包以胸膜。肺根的主要结构的位置关系有一定规律：由前向后为肺上静脉、肺动脉、主支气管和肺下静脉；自上而下，左肺根为肺动脉、主支气管、肺上静脉和肺下静脉，右肺根为上叶支气管、肺动脉、中下叶支气管、肺上静脉和肺下静脉。此外，两肺门处尚有数个支气管肺淋巴结。两肺根前方有膈神经和心包膈血管，后方有迷走神经，下方有肺韧带。右肺根前方尚有上腔静脉、部分心包和右心房，后上方有奇静脉勾绕。左肺根上方尚有主动脉弓跨过，后方有胸主动脉。肺门结构见图 9－1。

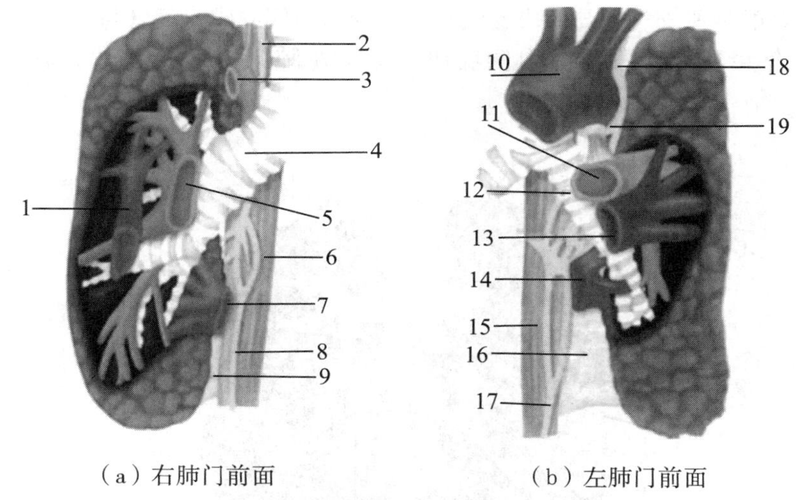

（a）右肺门前面　　（b）左肺门前面

图 9-1　肺门结构

注：1. 右肺上静脉；2. 右迷走神经；3. 奇静脉；4. 右主支气管；5. 右肺动脉；6. 食管；7. 右肺下静脉；8. 右迷走神经；9. 肺韧带；10. 主动脉弓；11. 左肺动脉；12. 左主支气管；13. 左肺上静脉；14. 左肺下静脉；15. 食管；16. 肺韧带；17. 左迷走神经；18. 左迷走神经；19. 左喉返神经。

肺由肺实质和肺间质构成，表面覆以胸膜脏层。肺实质主要包括肺内各级支气管和肺泡，肺间质是肺内血管、淋巴管、神经和结缔组织的总称。主支气管进入肺反复分支，越分越细，呈树枝状，称为支气管树。主支气管是气管的一级分支，肺叶支气管为二级分支，肺段支气管为三级分支。临床上做气管镜检查时，在气管、主支气管和叶支气管腔内，可见到主支气管、叶支气管和段支气管的开口。每一肺叶支气管及其所属的肺组织为一个肺叶。每一肺段支气管及其所属的肺组织为一个支气管肺段，简称肺段。肺段呈锥形，尖朝向肺门，底朝向肺表面。肺段内有段支气管、肺段动脉和支气管血管支伴行（图 9-2）。肺段间有少量结缔组织和段间静脉通行，收集相邻肺段的血液，是肺段切除的标志。

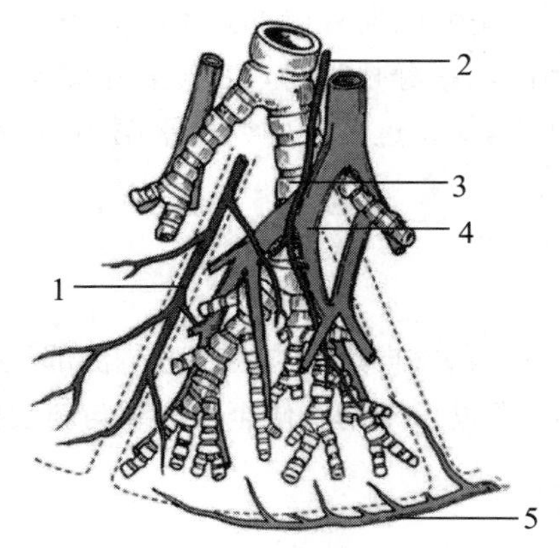

图 9-2　肺段内及肺段间结构

注：1. 段间静脉；2. 支气管动脉；3. 肺段支气管；4. 肺段动脉；5. 胸膜下静脉。

左肺上叶的尖段支气管与后段支气管、下叶的内侧底段支气管与前底段支气管常共干，故肺段合并为尖后段或前内侧底段，这样左肺只有 8 个肺段。肺段支气管见图 9－3。

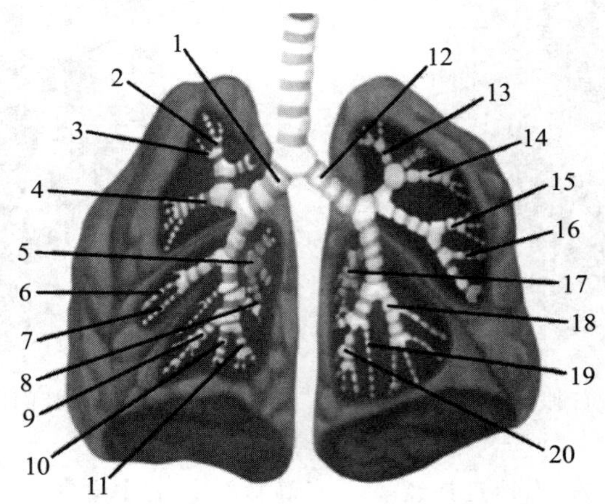

图 9－3　肺段支气管

注：1. 右主支气管；2. 尖段支气管；3. 后段支气管；4. 前段支气管；5. 背段支气管；6. 外侧段支气管；7. 内侧段支气管；8. 内基底段支气管；9. 前基底段支气管；10. 外基底段支气管；11. 后基底段支气管；12. 左主支气管；13. 尖后段支气管；14. 前段支气管；15. 上舌段支气管；16. 下舌段支气管；17. 背段支气管；18. 前内基底段支气管；19. 外基底段支气管；20. 后基底段支气管。

二、肺的体表投影

（一）肺的前界、下界

肺的前界几乎与胸膜前界一致，仅左肺前缘在第 4 胸肋关节高度沿第 4 肋软骨急转向外至胸骨旁线处弯向外下，呈略凸向外侧的弧形线，下行至第 6 肋软骨中点续为肺下界。两肺下界较胸膜下界稍高，平静呼吸时，在锁骨中线与第 6 肋相交，在腋中线越过第 8 肋，在肩胛线与第 10 肋相交，近后正中线处平第 10 胸椎棘突。小儿肺下缘比成人约高一肋。

（二）肺裂

左、右肺斜裂为自第 3 胸椎棘突向外下方，绕过胸侧部至锁骨中线与第 6 肋相交处的斜线。右肺水平裂为自右第 4 胸肋关节向外侧至腋中线与斜裂投影线相交的水平线。

（三）肺根

肺根前方平对第 2～4 肋间隙前端，后方平第 4～6 胸椎棘突高度，在后正中线与肩胛骨内侧缘连线中点的垂直线上。

三、血管

肺的血管有肺血管和支气管血管。肺血管为功能性血管，肺循环的肺动脉、肺静脉参与气体交换。支气管血管为营养性血管，体循环的支气管动脉、支气管静脉供给氧气和营养物质。肺循环见图 9-4。

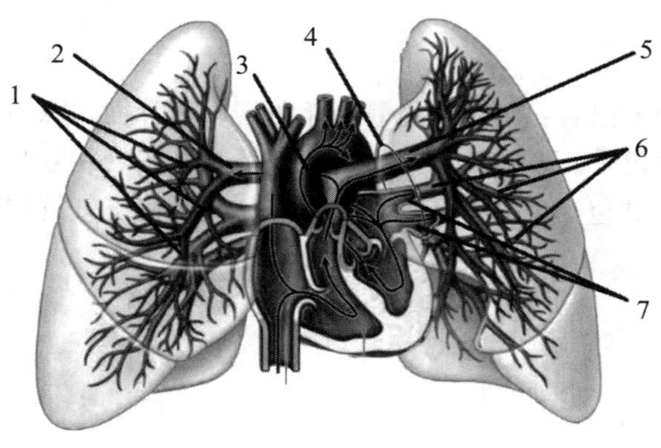

图 9-4 肺循环

注：1. 右肺动脉；2. 肺叶动脉和肺段动脉；3. 肺动脉干；4. 肺门（有肺根通过）；5. 左肺动脉；6. 肺叶静脉和肺段静脉；7. 左肺静脉。

（一）肺动脉

肺动脉平第 4 胸椎高度。肺动脉干分为左、右肺动脉。右肺动脉较长，经奇静脉弓下方入右肺门；左肺动脉较短，经胸主动脉前方入左肺门。两者在肺内的分支多与支气管的分支伴行。

（二）肺静脉

肺静脉左、右各两条，分别为上肺静脉和下肺静脉，其在肺内的属支分为段内静脉和段间静脉，段间静脉收集相邻肺段的血液。左上、下肺静脉分别收集左肺上、下叶的血液；右上肺静脉收集右肺上、中叶的血液，右下肺静脉收集右肺下叶的血液。上、下肺静脉分别平第 3、4 肋软骨高度注入左心房。

（三）支气管动脉

支气管动脉又称为支气管支，有 1～3 支，起自胸主动脉或右肋间后动脉，与支气管的分支伴行入肺，分布于各级支气管、肺动脉、肺静脉、肺淋巴结、肺实质和脏层胸膜等。

（四）支气管静脉

肺中的静脉一部分汇集成支气管静脉，出肺门，左侧支气管静脉注入半奇静脉，右侧支气管静脉注入奇静脉或上腔静脉。另一部分则汇入肺静脉的属支。肺动脉和支气管动脉的终末支之间存在吻合，共同分布于肺泡壁，使体循环和肺循环互相交通。肺动脉狭窄或栓塞时，吻合支可扩大，支气管动脉则会代偿肺动脉，参与气体交换。在慢性肺疾病，压力较高的支气管动脉血液可经毛细血管前吻合分流至肺动脉，以代偿供应通气差或膨胀不全的肺区，但可加重肺动脉高压。

四、淋巴引流

肺有浅、深两组淋巴管：浅组淋巴管位于脏层胸膜深面，深组淋巴管位于各级支气管周围。肺泡壁无淋巴管。浅、深两组淋巴管主要在肺门处相互吻合，回流入支气管肺门淋巴结。肺的淋巴结包括支气管肺门淋巴结和位于肺内支气管周围的肺淋巴结。

呼吸生理与结构功能

第十章　呼吸系统的结构

第一节　呼吸道

呼吸道是气体传导的通道，由鼻、咽、喉、气管、支气管、叶支气管、段支气管、亚段支气管、细支气管、终末细支气管等组成，常以喉环状软骨下缘分界，分为上呼吸道和下呼吸道。上呼吸道包括鼻、咽、喉。下呼吸道包括气管、主支气管、叶支气管、段支气管、亚段支气管、细支气管、终末细支气管、呼吸性细支气管、肺泡、肺泡囊等，共 24 级分支。从鼻到终末细支气管部分是气体传导呼吸道，从呼吸性细支气管到肺泡囊部分是气体交换呼吸道。

一、鼻

鼻是呼吸道的起始部位，也是嗅觉器官，结构上分为外鼻、鼻腔、鼻旁窦三部分。外鼻以鼻骨和软骨为支架，覆盖皮肤和少量皮下组织，起始部分为鼻前庭，覆盖有皮肤，其余部分分为呼吸部和嗅觉部，内衬黏膜。鼻中隔将鼻腔分为左、右两部分，气体经鼻腔和后鼻孔直通鼻咽部。部分人群的鼻中隔具有一定的偏斜度。鼻腔黏膜为假复层柱状纤毛上皮，包含杯状细胞、黏液腺、浆液腺和混合型腺体等。鼻黏膜血供丰富，当鼻黏膜充血膨胀时，接触面积也明显增加，因此在经鼻气管插管时，很容易损伤出血，尤其是血供最丰富的鼻中隔前下部。

二、咽

咽为呼吸道与消化道的共用通道，呈漏斗形，上宽下窄、前后略扁。咽的前壁不完整，从上往下有鼻后孔、咽峡、喉口，分别与鼻腔、口腔、喉腔相通，因此咽自上而下可分为鼻咽部、口咽部、喉咽部三部分。鼻咽部位于鼻腔后方，与鼻后孔相连，蝶骨与枕骨基底部为上界，软腭与扁桃体为下后界，为呼吸的主要通道。鼻咽部有丰富的淋巴组织，发生炎症肿胀时容易引起呼吸道阻塞。口咽部位于口腔后方，上经咽峡与鼻咽部相通，下与喉咽部相连。口咽部外侧壁有扁桃体并分布有成群淋巴样组织。喉咽部位于喉的后方，上皮组织自喉咽部至环状软骨之后形成食管。

三、喉

喉既是呼吸通道，也是发音器官，由软骨和喉肌组成。喉向上开口于喉咽部，向下与气管相接。喉腔由会厌软骨、甲状软骨、环状软骨以及成对的小角软骨、杓状软骨、楔状软骨构成，其间有关节、喉肌、韧带等相连接。喉肌属于横纹肌，包括环甲肌和成对的环杓后肌。喉腔的上部为会厌，自舌根向喉的后上方延伸。在正常情况下，呼吸时会厌开放，吞咽时会厌收缩，将喉顶部关闭，避免食物进入呼吸道。当会厌部活动发生障碍时，异物易侵入气道。因此，会厌部在保持呼吸道通畅、避免异物侵入方面起着重要作用。喉腔侧壁上、下分别有一对向腔内突出的黏膜皱襞，下方为声襞（声带），左、右声带之间的裂隙称为声门裂，随呼吸而舒缩，是喉腔最狭窄的部位。

四、气管和支气管

气管上端起自环状软骨下缘，下端至纵隔内的气管分叉，平均长度 10～13cm，一半在颈部，居于颈中线、食管前方，一半在胸内，通过结缔组织固定于上纵隔，因主动脉弓稍向右偏。支气管包括左、右主支气管及其以下多级分支。

（一）主支气管

气管在第 5 胸椎水平分叉，分为左、右主支气管。右主支气管较左主支气管短、粗、陡，由 3～4 个软骨环组成，长 1.0～2.5cm，直径为 1.22cm，与气管中线夹角为 25°～30°。基于这些形态特点，吸入异物时易从右主支气管进入右侧支气管树，尤其是右下叶，因此吸入性病变发生率以右侧偏多。左主支气管由 7～8 个软骨环组成，长约 5cm，直径小于 1.22cm，与气管中线夹角为 40°～50°，较为细长。左、右主支气管之间的角度对临床有着重要的指导意义，角度过小提示一侧主支气管可能受压偏移，角度过大提示分叉下淋巴结可能肿大。主支气管与血管、神经、淋巴管一起经肺门入肺内。

（二）支气管树

右主支气管 2cm 处分出右上叶支气管，横径 8～10mm，长轴与右主支气管长轴夹角几近直角，右上叶支气管在其外上方约 0.9cm 处分为尖段支气管（B1）、后段支气管（B2）、前段支气管（B3）。右主支气管向下为中间支气管，长 0.8～2.0cm，分出中叶支气管，再分为外侧段支气管（B4）和内侧段支气管（B5）。右主支气管主干往下延伸为下叶支气管，再分为背段支气管（B6）、内基底段支气管（B7）、前基底段支气管（B8）、外基底段支气管（B9）和后基底段支气管（B10）。

左主支气管距离隆突约 3cm 处分出左上叶支气管，左上叶支气管较右上叶支气管长，开口部位较右侧低约 2.5cm，长度为 1.0～1.5cm，向前外侧方走行分出上、下两支支气管，上支再分为尖后段支气管（B1+B2）、前段支气管（B3），下支分为上舌段支气管（B4）和下舌段支气管（B5）。左主支气管再下行即为下叶支气管，左下叶支气管向后外侧分出背段支气管（B6）后，又分出前内基底段支气管（B7+B8）、外基底段支气管（B9）和后基底段支气管（B10）。

段支气管分为亚段支气管，再依次分为细支气管、终末细支气管等，越分越细，直至肺泡，类似树木分支，所以称为支气管树。

（三）气体传导呼吸道的结构特点

气管和支气管管壁的组织结构相似，由内向外分为黏膜、黏膜下层和外膜。黏膜主要由柱状纤毛上皮细胞组成，杯状细胞散在其间，两者的比例为 5∶1。每个柱状纤毛上皮细胞的顶端都长有 200 根左右纤毛和近百根微绒毛，每根纤毛由两根长 6～7μm 的纤丝构成。黏液和浆液铺衬在气道黏膜表面，加上气道纤毛上皮细胞的纤毛，形成黏液纤毛毯，总厚度 5～7μm，纤毛以 22 次/秒的频率、12～14mm/min 的速度向喉部拍击样摆动，推动黏附有异物微粒的黏液向咽喉部移动，将进入气道的大部分有害颗粒和病原体排出呼吸道。正常情况下，杯状细胞每日分泌黏液 10～100mL，若直接刺激，则黏液分泌将明显增多。柱状纤毛上皮细胞与杯状细胞下的间隙中散在分布有不规则排列的基底细胞和中间细胞，由此形成假复层上皮细胞。当柱状纤毛上皮细胞、杯状细胞受到损害时，可由黏膜上皮层的基底细胞和中间细胞分化、化生加以代替。随着气管不断分支、变细，柱状纤毛上皮细胞逐渐变得矮小，到细支气管时仅为一层纤毛细胞，杯状细胞极少，基底细胞和中间细胞逐渐消失。而在气管分叉的隆突部和一些次级分叉部，鳞状上皮细胞则代替了柱状纤毛上皮细胞。黏膜下层为一疏松的结缔组织层，它与固有膜之间无明显的分界线，其内含有丰富的黏膜腺与浆液腺，腺体导管呈壶腹状，开口于管腔，将分泌物直接排向黏膜表面，分泌物主要为酸性多糖和中性多糖，还含有球蛋白、白蛋白、抗体、溶酶体和转移因子等成分，具有一定的非特异性免疫功能。腺体分泌黏液受迷走神经支配，乙酰胆碱可使黏液腺的分泌增多，阿托品则使黏液腺的分泌减少。支气管发生炎症时，腺泡增多，腺体增大，黏液的分泌也明显增加。外膜由透明软骨和肌纤维组织组成。气管软骨呈 C 形马蹄状，缺口位于背侧，经平滑肌纤维束和结缔组织连接而成膜壁。平滑肌收缩可使气管管径变小。4～5 级以下的小支气管，其软骨被不规则的软骨片代替，随着小支气管逐渐向外围延伸，软骨片也逐渐减少，细支气管的上皮中存在着一种无纤毛而有浓染颗粒的细胞，即 Clara 细胞，其具有分泌功能，与生成肺泡表面活性物质有关。

第二节　肺及相关结构

一、肺

肺是具有弹性的海绵状器官。肺的表面覆盖着相互移行的两层胸膜，内层为脏层胸膜，紧贴肺表面，外层为壁层胸膜，两层之间为胸膜腔，内有浆液，可减少呼吸时两层胸膜之间的摩擦。肺的生理解剖结构参见第九章的相关内容。

二、肺泡

肺泡是进行气体交换的场所，由肺泡壁、毛细血管壁及其间质组织构成。成人的肺泡有3亿～4亿个，直径为0.25mm，总面积可达40～80㎡，是终末细支气管总横截面积（180cm²）的2000～4000倍，是气管横截面积（2.5cm²）的16万～32万倍。

肺泡与肺泡囊、肺泡管（或呼吸性细支气管）相通，相邻肺泡之间彼此紧密相连，其连接部即肺泡管或肺泡隔。相邻的肺泡壁间有直径0.010～0.015mm的小孔，称为肺泡孔或科恩孔（Kohn pore）。小孔呈圆形、卵圆形或不规则裂隙状，有助于邻近肺泡的侧支通气，起到平衡或代偿作用。细支气管的上皮组织可构成直径为0.02～0.03mm的交通支，即Lamber管道，直接通达邻近肺泡，提供侧支通气，在维持肺泡通气方面起着重要作用。

肺泡内表面覆盖一层上皮细胞，分为Ⅰ型和Ⅱ型肺泡上皮细胞。Ⅰ型肺泡上皮细胞主要为扁平细胞，其基底膜与邻近的毛细血管内皮基底膜融为一体，形成气－血屏障。气－血屏障允许肺泡腔与毛细血管血流之间进行气体交换，同时阻止其他液体从血管渗入肺泡腔。Ⅰ型肺泡上皮细胞的细胞数约为Ⅱ型肺泡上皮细胞的一半，但是覆盖了肺泡总面积的95%。Ⅱ型肺泡上皮细胞占肺泡总面积的5%，每个肺泡有5～8个Ⅱ型肺泡上皮细胞，是Ⅰ型肺泡上皮细胞的前体细胞，主要功能是分泌肺泡表面活性物质，如二棕榈酰卵磷脂（DPL），这些物质能降低肺泡表面张力，维持肺泡的稳定性，防止肺泡在呼气末期塌陷。另外，还有肺泡巨噬细胞和Ⅲ型肺泡上皮细胞（又称刷细胞）。肺泡巨噬细胞由血液内单核细胞迁移至肺泡间隔后演变而来，具有吞噬、清除异物功能。Ⅲ型肺泡上皮细胞是极为少见的肺泡上皮细胞，功能目前尚未明确。

三、肺循环和支气管循环

呼吸系统的血液供应包括肺循环和支气管循环。肺循环由肺动脉干及其分支、毛细血管和肺静脉组成，回心静脉血流经肺循环在肺内进行气体交换。因此，肺循环的动脉、静脉是气体交换的功能血管。支气管循环的支气管动脉、静脉，起着营养肺、气道和胸膜的作用。肺循环和支气管循环之间有动脉－动脉和静脉－静脉吻合支互相交通，起互相调节、互相平衡的重要作用。

（一）肺循环的动脉和静脉

1. 肺动脉：起源于右心室动脉圆锥，肺动脉主干在主动脉弓下、气管分叉前分为左、右肺动脉。左肺动脉直径1.8～2.1cm，它在左上叶支气管上方行进。当左肺动脉分出上叶动脉、右肺动脉分出肺动脉前干后即为左、右中间动脉，中间动脉再分出中叶动脉和舌叶动脉，即为基底动脉，分布到下叶基底部。肺动脉与相应的支气管伴行并逐渐分支，越分越细，直至终末小动脉在呼吸性细支气管、肺泡管和肺泡囊壁层分派出极多分支而构成肺泡毛细血管网。肺泡间隔内毛细血管网由流入毛细血管和毛细血管网两部分组成。流入毛细血管是指动脉和静脉之间的粗网，毛细血管网是在肺泡周围形成的细网，两者的面积非常巨大，十分有利于肺泡与血液之间的气体交换。毛细血管壁散布有外膜细胞，内皮细胞上有肌纤丝分布，故毛细血管网起着控制和调节毛细血管内血流量的作用。

2. 肺静脉：肺静脉起自肺泡和胸膜毛细血管网的远端，逐渐汇聚成小静脉，穿行于肺小叶间隔，集合于肺门左、右两侧的肺静脉，形成上、下肺静脉，最后汇入左心房。肺动脉具有低压、低阻特性，流动的是静脉血。肺静脉无瓣膜，不与肺动脉伴行，流动的是动脉血。

（二）支气管循环的动脉和静脉

1. 支气管动脉：左支气管动脉两支常从胸主动脉腹侧、气管分叉处分出；右支气管动脉有 1～2 支，常起始于右第 3 肋间动脉，也可从右锁骨下动脉、乳内动脉或左支气管动脉分出。支气管动脉进入肺内与周围结缔组织相连，伴行支气管分支，至终末细支气管的远端，构成毛细血管丛。毛细血管丛为呼吸性细支气管水平以上的肺组织提供营养，而远侧的肺小叶则是由肺动脉来支配血供和营养。支气管动脉在支气管壁外膜组织中形成滋养动脉丛，部分分支穿过支气管壁肌层组织，进入黏膜下层，形成滋养黏膜的毛细血管丛。这一部分毛细血管丛再返回到黏膜肌层外，形成支气管外膜的静脉毛细血管丛，并流入肺静脉。

2. 支气管静脉：有三组。一组是在呼吸性细支气管水平形成支气管静脉丛，流入肺静脉；一组是支气管和周围组织的静脉丛，形成支气管肺静脉，流入肺静脉；一组是隆突、叶、段等支气管壁的静脉丛，构成支气管静脉，经奇静脉、半奇静脉或肋间静脉到达腔静脉，汇入右心房。前两组支气管静脉经肺静脉注入左心房的血液占来自支气管动脉血液的 2/3，第三组占 1/3。

四、胸廓

胸廓由胸骨、肋骨、胸椎和肋间肌等组成，呈无尖顶类锥形体。正常人的胸廓左右径要比前后径大 1/4 左右。严重肺气肿病人的胸廓会因为肺过度膨胀而呈桶状胸。

胸骨在胸廓前方正中位置，由胸骨柄、胸骨体和剑突构成。肋骨共 12 对，第 1～7 肋经肋软骨与胸骨连接，第 8～10 肋经肋软骨在前方衔接，第 11～12 肋被称为浮肋，其前端游离于腹壁肌组织。肋骨与椎体、横突构成双关节，使肋骨颈有较大旋转度。肋间隙有肋间外肌、肋间内肌、肋间最内肌。在肋骨下缘沟内分布有肋间神经和血管。胸廓的底部是膈肌。以上结构使胸廓具有足够的坚硬度可保护胸廓内各种重要器官。胸廓具有一定的活动性，在神经的支配下有规律地提动肋骨，同时使膈肌收缩和下降，可扩大胸腔容积，增加胸膜腔负压，此特性有利于肺扩张，使回心血量增加，维持正常的呼吸和循环。

五、胸膜

胸膜是浆膜组织，由结缔组织覆盖鳞状上皮细胞组成。胸膜分为脏层胸膜和壁层胸膜，脏层胸膜覆于肺表面和叶间裂，壁层胸膜覆于胸壁内层、膈上部和纵隔表面，在肺门处会合围成了一密闭胸膜腔，并从肺门向下延伸形成双层胸腹皱襞的肺韧带来固定肺脏位置。胸膜顶端在锁骨上方 2.5cm，下界可到第 12 肋下缘。在胸膜腔底部，肋胸膜与膈胸膜会合形成肋膈窦。脏层胸膜和壁层胸膜之间有少量浆液可减小摩擦，起润滑作用。脏层胸膜的血供主要来自支气管动脉，还有一部分来自肺动脉分支；壁层胸膜的血供则主要来自肋间动脉分支。

正常情况下，肺泡弹性回缩力和表面张力使肺回缩，支气管壁平滑肌收缩使气道缩小和缩短，造成胸膜腔压力低于大气压，呈负压状态。胸膜腔负压是维持正常呼吸的必要条件。

六、纵隔

纵隔位于胸腔中间偏向左侧位置，间隔左、右胸腔，内有心脏和心包、大血管、气管、食管、迷走神经、胸导管、淋巴结及周围结缔组织等。上方接胸廓上口，下方抵膈肌，前方邻胸骨，后方依胸椎。以胸骨角和第 4 胸椎体下缘平面为界，纵隔可分为上纵隔和下纵隔。下纵隔又可依据心脏位置划分为前纵隔、中纵隔和后纵隔。中纵隔内包含心脏和心包、大血管、支气管等，最为重要。

七、呼吸肌

呼吸肌由常规呼吸肌和辅助呼吸肌两大部分组成。常规呼吸肌由吸气肌和呼气肌组成，吸气肌是由膈肌、肋间外肌、肋间内肌的软骨部分组成，呼气肌由硬骨间的肋间内肌组成。辅助呼吸肌也是由吸气肌和呼气肌组成，但此处的吸气肌由胸大肌、胸小肌、斜角肌、胸锁乳突肌、胸锯肌的一部分组成，而呼气肌由腹肌组成。

膈肌形如钟罩，间隔胸腔和腹腔，由外周肌肉和中心腱膜构成。肋部是膈肌的最大起点。三部分之间有三角形的空隙，即胸肋三角和腰肋三角，比较薄弱，是膈疝好发部位，也是胸膜腔感染、腹膜腔感染易于互相蔓延之处。中心腱膜位于膈的中央部，向上凸起，是一光滑坚韧的腱膜，由腱纤维束错综交织而成。

肋间外肌位于肋间隙外面，受肋间神经支配。肋间外肌和膈肌构成主要的呼吸肌，对维持正常呼吸发挥重要作用。

肋间内肌由胸骨向后至肋骨角，自肋骨角后移的腱膜为后肋间膜。

辅助呼吸肌为具有辅助吸气作用的腹壁肌，包括腹直肌、腹内斜肌和腹外斜肌，起辅助呼气作用。

第十一章　呼吸的相关概念

在新陈代谢过程中，机体的组织细胞需要从外界摄取氧气（O_2）并排出二氧化碳（CO_2）。机体与环境之间的气体交换称为呼吸。

呼吸有三个环节：外呼吸、气体运输、内呼吸。外呼吸是在肺部进行的环境与血液之间的气体交换，由肺通气和肺换气组成。气体运输包括通过血液循环把肺泡的氧气运输到各组织细胞，并且把组织细胞产生的二氧化碳运输到肺。内呼吸是组织细胞与血液之间的气体交换。呼吸全过程见图 11-1。

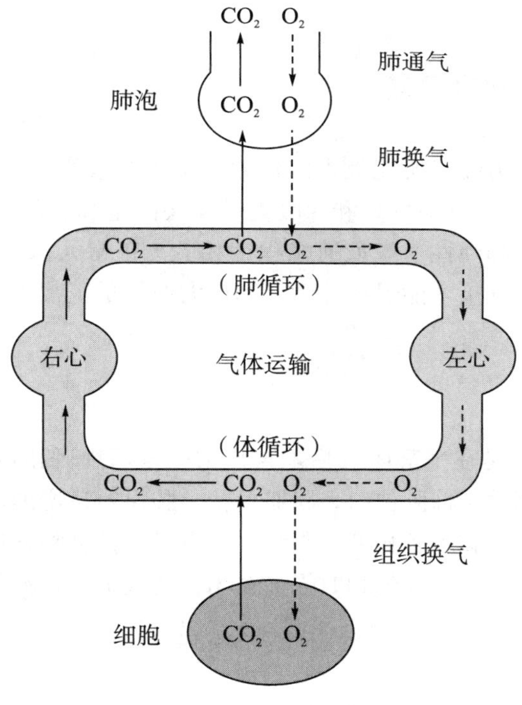

图 11-1　呼吸全过程

第一节　肺容量的相关概念

肺容量（lung volumes）是肺内容纳的气体容量，是呼吸道与肺泡容量的总和，其大小会随呼吸运动发生变化。

一、潮气量

潮气量（TV）指在平静呼吸时，每次吸入或呼出的气量。正常成人潮气量为400～500mL（10mL/kg），75％来自膈肌运动，25％来自胸廓肋间肌收缩。潮气量受性别、年龄、体表面积、机体代谢情况、呼吸习惯、运动锻炼与情绪等因素影响，并与延髓呼吸中枢有关。潮气量与呼吸频率决定每分钟通气量，潮气量减少，就需要加快呼吸频率来保证通气正常。

二、补吸气量和深吸气量

在平静吸气后，用力吸气所能吸入的最大气量为补吸气量（IRV），潮气量和补吸气量组成深吸气量（IC）。补吸气量和深吸气量反映的是肺和胸廓静态时的最大扩张程度，与吸气肌力量、胸肺弹性、气道通畅程度相关。正常人深吸气量占肺活量的 75％左右，需要足够的深吸气量才能保证肺活量和最大通气量正常。

三、补呼气量

补呼气量（ERV）是在平静呼气后，再用力呼气所能呼出的最大气量。补呼气量与呼气肌力量和体位相关。仰卧位时，膈肌上抬，肺血容量增加，补呼气量较站立位时明显减少。肥胖、妊娠、腹膜腔积液（腹水）等也可引起补呼气量降低。阻塞性通气功能障碍病人，由于细支气管在呼气相时提前关闭，气道陷闭，补呼气量也会降低。

四、肺活量

肺活量（VC）是深吸气后最大呼气所能呼出的气量，由深吸气量和补呼气量组成。年龄、性别、身高、体重、胸廓结构、呼吸肌强度、职业和体力锻炼等因素都会影响肺活量。因此，肺活量有很大个体差异性，在临床判断时需要以实测值占预计值的百分比作为衡量指标。分级标准：肺活量占预计值百分比大于或等于 80％，正常；60％～79％，轻度降低；40％～59％，中度降低；小于 40％，重度降低。

五、残气量和功能残气量

残气量（RV）是在深呼气后肺内剩余的气量。功能残气量（FRC）是在平静呼气后肺内所含的气量，由补呼气量和残气量组成。

残气量与功能残气量都反映了肺泡静态膨胀度，作用是稳定肺泡气体分压，减少通气间歇对肺泡内气体分压的影响。

残气量与功能残气量过大或过小，都会降低换气功能。若两者过大，则吸入的新鲜空气被肺内过量的功能残气稀释，造成肺泡气氧分压降低，二氧化碳分压增高；若两者减小，肺泡内氧和二氧化碳浓度随呼吸周期的波动变大，在呼气时肺泡内没有充分的气体与肺循环血液进行气体交换，形成静动脉分流。

六、肺总量

肺总量（TLC）是在深吸气后肺内所含的总气量，由肺活量和残气量组成，或由深吸气量和功能残气量组成。

肺部或胸廓限制性疾病如肺浸润性病变、肺不张、肺水肿、肺间质纤维化、气胸、胸膜腔积液（胸水）以及神经肌肉疾病都可导致肺总量减少；阻塞性疾病如支气管哮喘、肺气肿等的病人肺活量正常或降低，但残气量增高，因而肺总量增加。临床上常用残气量占肺总量百分比（RV/TLC%）来判断有无肺气肿以及肺气肿的程度，但在判断时必须将残气量绝对值的增加和RV/TLC%的增高相结合，并参考病史资料和气体肺功能检查结果。肺总量和RV/TLC%会随着年龄的增长而增大。

第二节　肺通气的相关概念

肺通气是指肺泡与外环境进行气体交换的过程。通气功能与肺和胸廓规律性扩张和收缩、呼吸肌的节律性舒张、呼吸中枢的调节作用相关。

一、通气动力

气体进出肺是由推动气体流动的动力克服阻止气体流动的阻力实现的。呼吸肌的收缩运动引起胸廓的扩大和缩小，是肺通气的原动力。一吸一呼产生通气。吸气时，肺随胸廓的扩张而被动扩张，使肺泡内压低于大气压，空气流进肺；呼气时，胸廓和肺缩小，肺泡内压高于大气压，空气呼出体外。呼吸运动是由呼吸肌收缩、舒张引起的胸廓的节律性扩大和缩小运动。平静呼吸时，吸气是由呼吸肌的收缩活动所致，是主动的；呼气不是由呼吸肌的收缩所致，是被动的。深呼吸时，吸气和呼气都是主动的。

（一）呼吸肌

呼吸肌是肺通气功能的动力泵。呼吸肌含有红肌纤维（又称慢收缩抗疲劳纤维，即Ⅰ类纤维）和白肌纤维（又称快收缩纤维，即Ⅱ类纤维）。快收缩纤维又分为快收缩耐疲劳纤维（ⅡA类纤维）和快收缩快疲劳纤维（ⅡB类纤维）。在膈肌，Ⅱ类纤维占50%，ⅡA类纤维和ⅡB类纤维各占25%。

在一定范围内，呼吸肌纤维的初长度与产生的张力成正比，处于最佳初长度时，能产生最大收缩力。如在残气位，吸气肌处于最佳初长度，产生的吸气力量最大；在肺总量位，呼气肌处于最佳初长度，所产生的呼气力量最大。力量-速度关系曲线反映了呼吸肌收缩速度与产生的力量成正比。刺激频率-速度关系曲线表示在高频电刺激时呼吸肌产生的张力较低频电刺激时产生的张力大。因此，呼吸肌肌力与肌纤维初长度、收缩速度和刺激频率都有关系，与呼吸肌的整体协调性也有关系。

（二）呼吸中枢

呼吸中枢控制和调节呼吸肌节律性舒张收缩运动正常进行，主要表现为大脑皮质对呼吸的控制和调节，以及脑干呼吸中枢对自主呼吸节律的控制和调节。

1. 大脑皮质能控制呼吸频率、节律和幅度。控制随意呼吸的冲动由大脑皮质的运动区与运动前区发出，经由皮质脊髓束下传。

2. 呼吸中枢是在中枢神经系统中产生和调节呼吸运动的神经细胞群。

（1）延髓控制呼吸的基本节律。分布在孤束核的吸气神经元放电产生吸气，分布在疑核、后疑核的呼气神经元放电产生呼气。

（2）脑桥头端背侧部为呼吸调整中枢，促进吸气向呼气转化；脑桥的网状巨细胞核处为长吸中枢，促进呼气向吸气转化。呼吸调整中枢与长吸中枢起完善呼吸节律的作用。

3. 脊髓是呼吸中枢与呼吸肌之间神经联系的通路，从呼吸中枢发出的运动神经纤维在髓白质中下行，直至脊髓的运动神经元并支配呼吸肌。由大脑皮质脊髓束下传的随意控制系统与由脑干下传的不随意控制系统的传导通路是分开的。

（三）呼吸的神经反射调节

冷、热、痛觉、肌肉及关节的本体感受刺激等都能通过神经反射调节造成呼吸改变。常见的呼吸神经反射如下。

1. 呼吸肌的本体感受性反射：呼吸肌本体感受器传出冲动引起反射性呼吸变化。肋间肌和膈肌含大量肌纤维及少量肌梭，肌梭内含本体感受器。当肌纤维受牵拉时，肌梭内的本体感受器产生冲动，经脊神经背根传到神经中枢，再通过脊髓前角γ运动神经元传递到肌梭，并通过脊髓前角α运动神经元传递冲动到肌纤维引起呼吸肌收缩。当气道阻力增加时，呼吸肌负荷增大，肌梭感受器受刺激产生的冲动更加强烈，最终引起呼吸肌收缩力增强来克服增大的气道阻力。

2. 肺牵张反射：肺扩张或缩小引起的呼吸反射。当吸气引起肺充气扩张时，位于支气管和细支气管的肺牵张感受器兴奋，将冲动沿迷走神经传入纤维传入延髓呼吸中枢，兴奋Ⅰβ神经元，抑制Ⅰα神经元，从而促使吸气转换为呼气。当呼气引起肺缩小时，肺牵张感受器所受的刺激减弱，使传入冲动减少，解除对吸气中枢的抑制，使呼吸中枢再次兴奋，产生吸气。由此可见，肺牵张反射是一种负反馈调节机制，能协同脑桥呼吸中枢，调节呼吸的频率与深度，完善呼吸节律。

在正常情况下，肺牵张反射的作用较弱。若发生肺充血、肺水肿，肺的顺应性下降，对气道产生较大的机械性牵拉，使肺牵张感受器兴奋增强，发出更强的冲动，抑制吸气的深度，从而使呼吸变得浅快。

3. 防御性呼吸反射：常见的有咳嗽反射、喷嚏反射、反射性呼吸暂停等。在机械性或化学性刺激下，呼吸道黏膜上皮内的感受器沿迷走神经将兴奋传入延髓后，经传出神经将冲动传至声门及呼吸肌，引起咳嗽反射。鼻黏膜上的感受器受到刺激后，冲动沿三叉神经传入脑干呼吸中枢，使悬雍垂（腭垂）下降，舌根压向软腭，气流从鼻腔冲出，清除鼻腔内刺激物，称为喷嚏反射。反射性呼吸暂停是冷空气或氨等刺激性气体引起呼吸道黏膜内的感受器冲动，导致声门反射性关闭与支气管平滑肌收缩而造成呼吸暂停。

（四）呼吸的化学性调节

动脉血的氧分压（PaO_2）、二氧化碳分压（$PaCO_2$）、pH 值等发生改变时，通过刺激中枢化学感受器或外周化学感受器进行通气调节，使 PaO_2、$PaCO_2$、pH 值恢复到相对稳定状态。

1. 中枢化学感受器：位于延髓表面腹外侧。$PaCO_2$ 升高刺激中枢化学感受器增强通气，但 $PaCO_2$ 进一步增高则会呈现中枢性呼吸抑制。中枢化学感受器对脑脊液中 H^+ 的浓度改变更敏感，当 $PaCO_2$ 增高时，CO_2 会通过血－脑屏障进入脑脊液，与水结合会使脑脊液中 H^+ 浓度增加，刺激中枢化学感受器，最终引起呼吸加深、变快。

2. 外周化学感受器：位于颈动脉体和主动脉体。颈动脉体在颈总动脉和颈内外动脉的分叉处，主动脉体则是分布于颈总动脉、左右锁骨下动脉、主动脉和肺动脉之间的分散的细胞群。$PaCO_2$ 升高刺激颈动脉体或主动脉体，刺激传导至延髓呼吸中枢引起呼吸增强。血液中 H^+ 浓度升高也能使颈动脉体化学感受器兴奋，引起呼吸增强。PaO_2 主要通过刺激外周化学感受器对通气产生调节作用，但只有在低于 60mmHg 时才能增加通气量。

二、通气阻力

呼吸系统阻力根据部位可以分为气道阻力、肺组织阻力、胸廓阻力。气道阻力和肺组织阻力组成肺阻力。肺阻力和胸廓阻力组成呼吸总阻力。呼吸系统阻力根据物理特性可以分为弹性阻力、黏性阻力、惯性阻力，三者合称呼吸总阻抗。

在呼吸运动时，肺与胸廓变化产生的弹性阻力大约消耗呼吸肌做功的 70%左右，其余约 30%做功消耗在非弹性阻力上，而非弹性阻力的 80%～90%属于气道黏性阻力，惯性阻力与肺组织等的黏性阻力比较小。

（一）肺和胸廓的弹性阻力

肺和胸廓都属于弹性组织。在功能残气位时，胸廓因弹性回缩力向外扩张产生肺泡内负压，而肺又因弹性回缩力向内收缩产生肺泡内正压。胸廓弹性回缩力和肺弹性回缩力在这个时候处于平衡状态，方向相反，大小相等。功能残气量约占肺总量的40%，从功能残气位开始吸气，肺弹性回缩力产生的肺泡内正压增大，当吸气量达肺总量的67%时，胸廓弹性处于自然中间状态，当吸气量超过67%时，胸廓弹性回缩力方向与肺弹性回缩力相同，两者共同构成肺扩张的阻力。从功能残气位开始呼气，胸廓弹性回缩力产生的肺泡内负压增大，同时肺弹性回缩力产生的肺泡内正压减小。

1. 肺泡表面张力：肺弹性阻力的主要影响因素。肺泡表面张力由肺泡内气体与肺泡表面活性物质构成。肺泡表面张力使肺泡有萎缩的趋势，Ⅱ型肺泡上皮细胞会产生表面活性物质，降低肺泡表面张力，以防止肺泡塌陷。

肺泡表面活性物质是主要由二软脂酰卵磷脂（DPPC）和表面活性物质结合蛋白构成的复杂脂蛋白混合物，约60%为二软脂酰卵磷脂，约10%为表面活性物质结合蛋白。二软脂酰卵磷脂和表面活性物质结合蛋白都是由Ⅱ型肺泡上皮细胞合成并释放的。二软脂酰卵磷脂又称二棕榈酰卵磷脂，合成释放后在肺泡的气液平面垂直排列形成单分子层，其密度随肺泡的舒缩而改变。表面活性物质结合蛋白的主要作用是维持二软脂酰卵磷脂的分泌、清除、再利用以及功能等。肺泡表面活性物质的生理意义：①维持肺泡稳定性。②减少肺间质和肺泡内组织液的生成，防止肺水肿。③降低吸气阻力，减少吸气做功。

根据Laplace定律，肺泡回缩力与肺泡半径成反比，即肺泡越小，肺泡回缩力越大。若肺泡表面活性物质总量不变，肺容量越大，单位面积所含表面活性物质相对越少，因此肺泡表面张力越大，肺泡回缩力也越大，吸气时肺泡就不会过度膨胀；肺容量越小，肺泡体积越小，单位面积所含表面活性物质相对越多，因此肺泡表面张力越小，肺泡回缩力也越小，呼气时肺泡就不会过度塌陷。基于以上原理，气体吸入后在肺内分布较为均匀，以此维持肺泡相对稳定性。

2. 顺应性：外力作用下弹性组织的可扩张性。顺应性是弹性阻力的倒数，弹性阻力越大，组织越不易扩张，顺应性越小；弹性阻力越小，组织越容易扩张，顺应性越大。肺顺应性在临床上常被用来间接反映弹性阻力大小。顺应性可用单位压力变化时引起的单位容积变化来表示，单位为L/cmH_2O。

$$\text{顺应性}（C）=\frac{\text{容积变化值}（\Delta V）}{\text{压力变化值}（\Delta P）}$$

肺顺应性表达公式：

$$\text{肺顺应性}（C_L）=\frac{\text{肺容积变化值}（\Delta V_L）}{\text{经肺压}}$$

胸壁顺应性表达公式：

$$\text{胸壁顺应性}（C_{CW}）=\frac{\text{肺容积变化值}（\Delta V_L）}{\text{经胸壁压}}$$

总顺应性表达公式：

$$总顺应性（C_R）=\frac{肺容积变化值（\Delta V_L）}{经胸廓压}$$

$$经胸廓压=经肺压+经胸壁压$$

即：

$$\frac{1}{C_R}=\frac{1}{C_L}+\frac{1}{C_{CW}}$$

经肺压是使肺扩张和收缩的压力，相当于肺泡内压与胸膜腔内压的差值。经胸壁压是胸壁扩张或压缩的压力，相当于胸膜腔内压与胸壁外大气压的差值。经胸廓压是胸壁及肺扩张和压缩的总压力，相当于肺泡与胸廓外大气压的差值。

肺顺应性分为静态顺应性和动态顺应性两种。静态顺应性是呼吸周期中暂时阻断气流时肺的顺应性，反映出肺组织的弹性阻力。动态顺应性是呼吸周期中气流不断被阻断时肺的顺应性，反映了肺组织的弹性阻力和肺组织受气道阻力的影响。顺应性的频率依赖性可反映小气道的功能。

正常成人的胸廓顺应性常数与肺顺应性相同，约为 0.22L/cmH_2O。肺顺应性在肺间质纤维化、肺水肿、肺不张和肺泡表面活性物质减少的情况下降低，临床表现为呼吸困难。肺顺应性会在肺气肿的情况下升高。

（二）气道阻力

气道阻力是气流通过气道时的摩擦阻力，是单位气体流量的压力差，单位为 cm H_2O/（L·s）。表达公式：

$$气道阻力=\frac{气道外压-肺泡压}{流量}$$

气道阻力受气道内径、气道长度、气流速度、气流形式、气体物理特性等因素影响。

气流形式可分为层流和涡流，两者也可同时存在形成混合气流。呼吸气流的形式主要由涡流系数（NR）决定，涡流系数 $NR=\frac{2\rho V}{\pi\mu r}$，其中 ρ 是气体质量，V 是流量，μ 是气体黏度系数，r 是气道半径。由此可知，涡流系数与气体质量、流量成正比，与气体黏度系数、气道半径成反比。当 NR 小于 2000 时为层流，当 NR 大于 2000 时开始形成涡流。

在层流情况下，气道中的气体流动表达式为：

$$\Delta P=\frac{8\mu l}{\pi r^4}V$$

式中，ΔP 是气道两端的压力差，μ 是气体黏度系数，l 是气道长度，r 是气道半径。当流量一定时，气道阻力（$\Delta P/V$）与气体黏度系数、气道长度成正比，与气道半径的 4 次方成反比。

在涡流情况下，气道中的气体流动表达式为：

$$\Delta P=\frac{K\rho l}{\pi r^4}V^2$$

式中，ΔP 是气道两端的压力差，K 是常数，ρ 是气体质量，l 是气道长度，r 是气道半径。气道阻力与气体质量有关，与气体黏度系数无关。

气流在大气道中流动速度较快，易形成涡流；进入周围小气道后，总横截面积变大，流量变小，则易形成层流；而在支气管分叉部位，则是层流和涡流的混合气流。

在正常情况下，气道阻力呼气时略高于吸气时，吸气时气道阻力约为 1.23 cmH_2O/（L・s），呼气时气道阻力约为 1.27cmH_2O/（L・s）。

（三）惯性阻力

惯性阻力是气流在流动、变速和转向时因气流和组织惯性产生的对运动的阻力。平静呼吸状态下，呼吸频率低，气流缓慢，因而惯性阻力较小，可忽略不计。

三、肺通气功能的评估

肺通气功能可以通过多个指标来评估。

（一）肺容积

基本肺容积有 4 种，互不重叠，总合为肺总量。

1. 潮气量：呼吸过程中，每次吸入或呼出的气体量。正常成人平静呼吸时潮气量为 400～600mL，运动时潮气量增加。

2. 补吸气量：平静吸气末再尽力吸气所能吸入的气体量。正常成人补吸气量为 1500～2000mL。

3. 补呼气量：平静呼气末再尽力呼气呼出的气体量。正常成人补呼气量为 900～1200mL。

4. 残气量：最大呼气末滞留于肺中不能再呼出的气体量。正常成人残气量为 1000～1500mL，只能使用间接测量法测量。

（二）肺容量

肺容量指由肺容积中两项或两项以上构成的合气体量。

1. 深吸气量：平静呼气末再做最大吸气能吸入的最大气体量。深吸气量是潮气量和补吸气量之和，是衡量最大通气潜力的重要指标。

2. 功能残气量：平静呼气末肺内滞留的气体量。功能残气量是残气量和补呼气量之和，正常成人约 2500mL。其主要生理作用是缓冲呼吸过程中肺泡氧分压和二氧化碳分压的变化。

3. 肺活量：尽力吸气后肺内能呼出的最大气体量。肺活量是潮气量、补吸气量和补呼气量之和。正常成年男性约 3500mL，女性约 2500mL。其主要反映肺一次通气的最大能力。

4. 时间肺活量：一次最大吸气后再尽力尽快呼气，在一定时间内能呼出的气体量。其反映肺通气的动态功能，测定时要求以最快速度呼出，反映肺通气阻力的变化。时间肺活量是评价肺通气功能的较好指标，比肺活量更能反映肺通气。

5. 肺总量：肺所能容纳的最大气体量。肺总量是肺活量和残气量之和。成年男性约 5000mL，女性约 3500mL。

（三）通气量

1. 每分钟通气量（VE）：每分钟呼出或吸入的气体量，是潮气量与呼吸频率的乘积。

静息状态下，正常人每分钟通气量在 5～8L，男性约 6.6L，女性约 5.0L。肺的通气储备功能很大，很多肺功能明显受损的病人在静息状态下每分钟通气量无明显变化，只在通气功能严重受损或通气调节障碍时，每分钟通气量才会发生变化。临床中观察每分钟通气量时，限制性肺疾病表现为浅快呼吸，阻塞性肺疾病呼吸则相对深缓，而在发作期呼吸则会变得浅快。

2. 肺泡通气量（V_A）：静息状态下肺泡内进行的有效气体交换的每分钟通气量。部分气体滞留在气体传导呼吸道中，如口腔、鼻腔、气管、支气管等，这部分气体属于无效通气量，被称为解剖无效腔通气量。还有部分气体进入肺泡，但因肺泡血流不足无法进行有效气体交换，这部分气体称为肺泡无效腔通气量。解剖无效腔与肺泡无效腔统称为生理无效腔。

$$V_A = (V_T - V_D) \times RR$$

式中，V_T为潮气量，V_D为生理无效腔通气量，RR 为呼吸频率，即肺泡通气量等于每分钟通气量减去生理无效腔通气量。

肺泡通气量反映了真正有效的通气量，其大小因人而异，一般为 3.0～5.5L。生理无效腔通气量和潮气量的比值一般为 0.13～0.40。每分钟通气量降低或者生理无效腔增大都会导致肺泡通气量不足，引起肺泡氧分压降低，二氧化碳分压增高。每分钟通气量固定不变时，深慢呼吸的生理无效腔比浅速呼吸小。潮气量大，呼吸频率小，可有效提高肺泡通气量。

3. 最大通气量（MVV）：在单位时间内以最深最快的呼吸得到的最大通气量，通常以每分钟计算，与肺容量、气道阻力、胸肺顺应性以及呼吸肌有关。正常人的最大通气量应大于或等于预计值的 80%，在预计值 60%～79%范围内为轻度降低，在 40%～59%范围内为中度降低，小于 40%为重度降低。

4. 用力肺活量（FVC）：深吸气至肺总量位，然后快速呼气直至残气位，测得的肺活量称为用力肺活量，同时测定第一秒用力呼气量（FEV1）、第二秒用力呼气量（FEV2）、第三秒用力呼气量（FEV3），即 1、2、3 秒时间内呼出的气量。

正常人 FVC 与 VC 接近，但阻塞性肺疾病病人用力呼气时由于胸膜腔内压增高，小气道提早闭合，导致 FVC 小于 VC。

临床主要用 FEV1 占 FVC 的百分比（FEV1/FVC%）和 FEV1 占预计值的百分比（FEV1%）两项指标来评价通气功能障碍。阻塞性疾病 FEV1/FVC%降低，曲线坡度平坦。限制性病变 FEV1/FVC%正常或增高，曲线陡峭。这两种通气功能障碍可导致 FEV1 值下降。

气道反应性测定包括支气管舒张试验、支气管激发试验，常用FEV1的变化来观察气流阻塞的存在和气流阻塞的可逆程度。

5. 呼气流量峰值（PEF）：用力呼气时最大的流量。

$$\text{PEF 昼夜波动率} = \frac{\text{日内最高 PEF} - \text{日内最低 PEF}}{1/2(\text{同日内最高 PEF} + \text{同日内最低 PEF})} \times 100\%$$

临床上通过PEF来观察气道阻力变化，有助于了解哮喘、慢性阻塞性肺疾病的病情变化。哮喘病人PEE昼夜波动率一般大于或等于15%，慢性阻塞性肺疾病一般小于15%。

（四）通气功能障碍评价

通气功能障碍可分为阻塞性通气功能障碍、限制性通气功能障碍、混合性通气功能障碍三种类型。临床上需结合病史资料与肺功能各项测定指标综合分析。

1. 阻塞性通气功能障碍：气流受限或气道狭窄引起的通气功能障碍。常见于：①上呼吸道疾病，如咽喉部肿瘤；②气管和支气管疾病，如支气管哮喘、慢性阻塞性肺疾病、气管肿瘤、气管狭窄、闭塞性细支气管炎；③阻塞性肺气肿。

2. 限制性通气功能障碍：肺扩张受限所引起的通气功能障碍。常见于：①肺间质病变，如弥漫性肺间质纤维化、间质性肺炎、肺水肿、矽肺、肺肉芽肿、白血病与淋巴瘤的肺部浸润病变；②肺实质病变，如肺肿瘤、肺囊肿、肺不张、大叶性肺炎；③肺叶切除术后；④胸膜病变，如胸水，以及胸廓改形术后积液、气胸、广泛胸膜肥厚；⑤胸壁病变，如胸廓畸形、强直性脊柱炎；⑥神经肌肉病变，如脊髓灰质炎、重症肌无力、格林－巴利综合征；⑦胸腔外病变，如膈疝、气腹、腹水、腹部巨大肿瘤、肥胖症等。

3. 混合性通气功能障碍：气流阻塞与肺扩张受限因素同时存在所引起的通气功能障碍，可表现为以阻塞为主或以限制为主。阻塞性和限制性病变并存时即可表现为混合性通气功能障碍，可见于结节病、肺结核、支气管扩张、肺气肿等。

第十二章　肺换气与组织换气

肺换气是肺泡与肺毛细血管血液之间进行的气体交换。组织换气是血管血液与组织细胞之间进行的气体交换。

第一节　概述

气体交换的过程是指气体在动力作用下通过跨膜或非跨膜方式克服阻力从起点转移到终点的过程。

一、结构基础

气体交换的结构基础是呼吸膜（即肺泡膜），包括表面活性物质层和肺泡液体层、肺泡上皮层、上皮基膜层、组织间隙层、毛细血管基膜层、毛细血管内皮细胞层。呼吸膜的厚度平均为0.6μm，正常成人双肺呼吸膜总面积约为$70m^2$。肺泡毛细血管内流动的血量为60～140mL，假设肺泡毛细血管血量为140mL，将这140mL平均分布于$70m^2$呼吸膜面积，理论上的呼吸膜厚度只有1～2μm。由此可见，血液与肺泡之间气体交换所需的时间极短。红细胞的直径为6～8μm，肺泡毛细血管直径为5μm，略小于红细胞直径。

二、气体扩散

气体无论处于何种状态，气体分子都在不断进行无定向运动，气体扩散便是指气体分子从压力高处向压力低处转移的过程。肺换气和组织换气都是以这种方式进行的。单位时间内气体扩散的容积为气体扩散速度，其影响因素有以下几点。

1. 气体分压差：混合气体中的某一种气体产生的压力即为该气体的分压。两区域间的分压差是气体扩散的动力，分压差越大，扩散越快。

2. 气体的分子量和溶解度：分子量小的气体扩散快。在其他条件相同时，气体扩散速度和气体分子量的平方成反比。当气体扩散发生在气相与液相之间时，扩散速度与在溶液中的溶解度成正比。

3. 扩散面积和距离：气体扩散速度与扩散面积成正比，与扩散距离成反比。

4. 温度：气体扩散速度与温度正相关。

第二节 肺换气

一、肺换气的过程

血液进入肺泡毛细血管前是静脉血，血液中的氧分压（PO_2）远低于肺泡气 PO_2，二氧化碳分压（PCO_2）大于肺泡气 PCO_2。血液进入肺泡毛细血管后通过扩散与肺泡气之间进行气体交换，O_2 从肺泡气扩散到毛细血管血液中，CO_2 从毛细血管血液中扩散到肺泡气。血液流出肺泡时便已从静脉血变成了动脉血，血液中的 PCO_2 从 46mmHg 降到 40mmHg，PO_2 则从 40mmHg 升高到 100mmHg，与肺泡气压基本保持相同水平。这个过程中，扩散距离很短而扩散面积很大，气体交换也极快，仅需 0.3 秒左右即可达到平衡状态，而血液流经肺泡毛细血管通常只需 0.7 秒左右，因此当血液流经肺泡毛细血管全长 1/3 ～ 1/2 时便已经完成了气体交换。由此可知，肺换气有很大的储备能力。肺换气和组织换气过程见图 12－1。

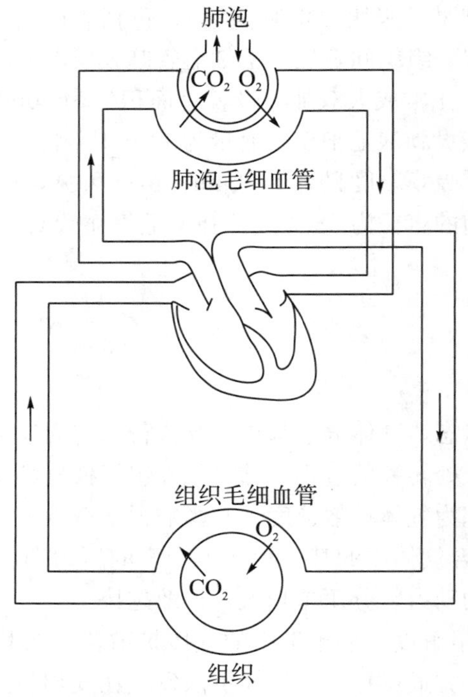

图 12－1 肺换气和组织换气过程

二、影响肺换气的因素

肺换气的动力是气体分压差，扩散速度受扩散面积、扩散距离、温度、气体的分子量、溶解度等因素的影响。

（一）呼吸膜的厚度

气体交换时气体是跨过呼吸膜进入血液中的，气体扩散速度与呼吸膜的厚度负相关，呼吸膜越厚，单位时间内交换的气体量便越少。由前述内容可知，呼吸膜虽然有6层组织结构，但其很薄，几乎等于红细胞与肺泡气的距离，因此 O_2 和 CO_2 不用经过血浆层便可进入血液或肺泡，扩散距离短、速度快。某些疾病会使呼吸膜增厚或扩散距离增加，导致肺换气效率降低。所有会引起呼吸膜病变的疾病都会影响肺换气，但引起呼吸道病变的疾病不一定会影响肺换气，呼吸道病变会影响肺通气，只有当肺通气变化引起肺泡气体分压变化时才会影响肺换气。

（二）呼吸膜的面积

气体扩散速度与呼吸面积正相关。正常成人的两肺约有3亿个肺泡，总面积可达 $70m^2$。在安静状态下，气体扩散的有效呼吸膜面积约为 $40m^2$，有相当大的储备面积。在运动状态下，肺泡毛细血管开放的数量和开放程度都会增加，扩散面积也会大大增加。

（三）通气/血流比值

通气/血流比值（V/Q）指每分钟肺泡通气量与每分钟肺血流量的比值。在安静状态下，正常成人的V/Q约为0.84。肺换气需要在适宜的V/Q下才能实现。肺换气依赖两个泵的协调配合：一个是气体泵，可实现肺泡通气，使肺泡气体得以不断更新，摄入 O_2，排出 CO_2；另一个是血流泵，将血液泵入肺血管，带来组织细胞产生的 CO_2，带走新摄取的 O_2。

V/Q增大，表示肺通气过度或肺血流量减少，即部分肺泡无法进行气体交换，使肺泡无效腔增大。V/Q减小，表示肺通气不足或血流过剩或两者同时存在，即部分静脉血流经无气体的肺泡后再回流进静脉，静脉中为动脉血，此时便发生了功能性动-静脉短路。因此，V/Q增大或减小都会影响有效的气体交换，导致人体发生低氧和 CO_2 潴留，以低氧为主，原因有以下几点：

1. 动、静脉血流之间 PO_2 差远大于 PCO_2 差。
2. CO_2 扩散速度比 O_2 快，不易潴留。
3. 动脉血 PO_2 下降和 PCO_2 升高时，可刺激呼吸，增加肺泡通气量，有助于 CO_2 的排出，但无助于 O_2 的摄取。

V/Q失调会增大无效腔和静-动脉分流。如果通气在比例上高于血流，即V/Q大于0.8，进入肺泡的部分潮气量不能与肺血流进行气体交换，造成无效腔增大；如果通气在比例上低于血流，即V/Q小于0.8，流经肺泡的混合静脉血没有进行气体交换就直接回流至左心房，结果产生静-动脉分流效应。V/Q 常通过测定无效腔量（V_D）、分流量（Q_S/Q_t）和肺泡气-动脉血氧分压差（$P_{A-a}O_2$）来间接反映。

肺血管栓塞、肺血流量减少和肺血管床破坏都会导致 V_D/V_T 增大，右至左分流的先天性心脏病、肺动静脉瘘、肺实变、肺不张、慢性支气管炎、支气管扩张等疾病，会导致分流增大，弥散功能减退、V/Q 失调、动-静脉分流等会导致 $P_{A-a}O_2$ 增大，所以 $P_{A-a}O_2$ 可综合反映换气功能。

V/Q 失调常见于以下情况：肺血管阻塞，如肺栓塞、肺血栓形成；气道阻塞，如阻塞性肺疾病、痰液潴留；肺扩张障碍，如肺水肿、肺充血、肺不张、肺炎、肺组织纤维化；肺泡毛细血管网破坏，如阻塞性肺气肿。

第三节　组织换气

组织换气与肺换气相似，不同的地方是组织换气是发生在液相递质之间的气体交换，细胞内氧化代谢的强度和组织血流量不同会造成扩散膜两侧 PO_2 差和 PCO_2 差不相同。保持组织血流量不变，氧化代谢增强，则组织液中的 PO_2 降低，PCO_2 升高；保持氧化代谢不变，使血流量增加，则组织液中的 PO_2 升高，PCO_2 降低。

在组织中，细胞进行有氧代谢会使用 O_2 而产生 CO_2，PO_2 可低至 4kPa（30mmHg）以下，PCO_2 可高达 6.7kPa（50mmHg）以上。动脉血流经组织毛细血管时，O_2 从血液向组织液和细胞扩散，CO_2 从组织液和细胞向血液扩散，使动脉血失去 O_2、得到 CO_2 而变成静脉血。

血液中 O_2 主要是和血红蛋白结合，这种结合是可逆的。在肺内，PO_2 升高，O_2 与血红蛋白结合形成氧合血红蛋白（HbO_2），将 O_2 运输到组织中；在组织内，PO_2 降低，O_2 与血红蛋白解离，O_2 扩散进入细胞供代谢所需。

CO_2 的化学结合方式有两种：一种是生成碳酸氢盐，大约占血液中总 CO_2 的 88%；另一种是生成氨基甲酸血红蛋白，约占血液总 CO_2 的 7%。

第四节　换气功能

一、肺通气分布

气体进入肺后需尽量均匀分布至每一个肺泡以保证肺换气功能正常。实际上，即使是正常人吸入的气体也存在分布不均的情况，包括时间上和空间上的不均。重力会造成胸膜腔内负压，有区域性差异。如直立位时，从残气位开始吸气，胸膜腔上部为负压，位于容积-压力曲线的陡直段，此时肺底部为正压，位于容积-压力曲线的平坦段，因此上肺区的肺泡首先表现为充气，且吸入气量明显大于下肺区。继续吸气至功能残气位，此时的上、下肺都位于容积－压力曲线的陡直段，所以上、下肺泡的扩张在时间和数量上基本同步。再吸气至肺总量位时，上肺区先进入容积－压力曲线的平坦段而中止充气，下肺区继续充气，则造成吸入气体分布不均。在空间上，直立位时上肺区肺组织通气量较下肺区少，从肺尖到肺底，通气量逐渐增大。某些疾病会造成肺部各区域气道阻力不同或肺组织顺应性不同，也会出现吸入气体的分布不均。

二、弥散功能

肺泡和肺泡毛细血管进行气体交换遵循的原则是气体从高分压向低分压移动，这是一种被动扩散。当肺泡毛细血管膜两侧的气体分压相差 1mmHg 时，每分钟通过该膜的气体量称为该气体的弥散量。O_2 从肺泡弥散进入肺泡毛细血管，CO_2 从肺泡毛细血管弥散到肺泡再排出体外。气体弥散量除以肺泡容量称为比弥散，其作用是排除肺容量对弥散量的影响。

（一）气体弥散的影响因素

1. 分子量：根据 Graham 定律，在相同温度下，气体的弥散速度与该气体分子量的平方根成反比，即：

$$\frac{O_2\text{ 的弥散速度}}{CO_2\text{ 的弥散速度}}=\frac{\sqrt{CO_2\text{ 分子量}}}{\sqrt{O_2\text{ 分子量}}}=\frac{\sqrt{44}}{\sqrt{32}}=1.2$$

由此公式可知，从分子量大小来看，O_2 的弥散速度比 CO_2 稍快。

2. 溶解度：温度 37°C、大气压为 760mmHg 时，1mL 水中所能溶解的气体毫升数。气体在液体中的溶解度是影响气体在液体中弥散的重要因素。根据 Henry 定律，在标准温度和压力下，气体溶于液体中的体积与该气体的溶解度成正比。CO_2 的溶解度为 0.592，O_2 的溶解度为 0.0244，所以 CO_2 的弥散速度比 O_2 快。

综合分子量与溶解度两个因素，O_2 和 CO_2 经过肺泡毛细血管膜的弥散率为：$\frac{O_2\text{ 弥散率}}{CO_2\text{ 弥散率}}=\frac{\sqrt{44}}{\sqrt{32}}\times\frac{0.0244}{0.592}=\frac{1}{20.6}$，即 CO_2 的弥散能力是 O_2 的 20 倍，所以一般不存在 CO_2 弥散功能障碍。

3. 肺泡毛细血管膜两侧气体分压差：促进气体弥散的动力，取决于肺泡和毛细血管中 PO_2 和 PCO_2。

4. 弥散面积：通气、血流相匹配的有效肺泡面积，不只是指肺泡膜的解剖面积。V/Q 失调会影响弥散面积。

5. 弥散距离：包括肺泡表面活性物质层、肺泡上皮细胞膜、基底膜和毛细血管内皮细胞膜、毛细血管血浆层、红细胞膜、红细胞内血红蛋白。任何因素引起弥散距离增加，都会导致弥散量减少。

（二）引起弥散功能障碍的因素

弥散量与肺泡膜的有效弥散面积和弥散距离关系最为密切，任何可引起有效弥散面积减少或弥散距离增加的疾病都可导致弥散量减少。肺组织切除或毁损、肺不张、区域性气道阻塞、区域性毛细血管阻塞等均会引起有效弥散面积减少，导致弥散量降低。而肺间质纤维化、结节病、肺泡细胞癌、石棉肺、铍中毒、肺水肿等会引起弥散距离增加，亦会导致弥散量减少。弥散量还与肺血容量、血细胞比容和血红蛋白浓度有关。

第十三章　血管

第一节　概述

体循环和肺循环中，动脉、毛细血管和静脉依次串联，它们的组织结构有所差异，生理功能也各不相同。

一、弹性贮器血管

主动脉、肺动脉主干及其发出的最大分支都属于弹性贮器血管。这些血管的特点是直径粗、管壁厚且富有弹性纤维，血管阻力小但弹性大。当左心室射血时，主动脉内压力升高，推动血液流动，同时使弹性贮器血管扩张增大容积。因此在射血期，左心室一次收缩射出的血量，一部分流入外周，一部分暂时储存在扩张的弹性贮器血管内。当主动脉瓣关闭时，左心室停止射血，扩张的弹性贮器血管回缩，维持主动脉内的压力，将射血期储存在弹性贮器血管中的血液继续向外周推送。同理，肺循环也有这样的过程。由此可见，弹性贮器血管起到使心室的间断射血变成血管系统内的连续血流的作用。

二、分配血管

分配血管是从弹性贮器血管到小动脉和微动脉之间的动脉系统。分配血管的作用是将血液输送到各气管组织。从弹性贮器血管到分配血管，管壁中弹性纤维成分逐渐减少，平滑肌逐渐增加。

三、毛细血管前阻力血管

管径很小的小动脉和微动脉对血流有很大阻力，小动脉特别是微动脉的阻力占循环系统总阻力的比例最大，因为它们处于毛细血管之前，所以被称为毛细血管前阻力血管。微动脉管壁富含平滑肌，其收缩和舒张活动很容易使血管直径和血流阻力发生变化，从而决定相应的气管供血作用。微动脉的直径大小还决定了后面的毛细血管压力。微动脉的平滑肌本来就有的紧张性收缩活动，被称为肌源性基础紧张，受到局部组织中的理化因素的影响，可通过改变局部毛细血管前阻力血管的直径来调节组织的血液供应。这一作用对于脑和心脏的供血至关重要。另外，微动脉的平滑肌收缩还受交感神经活动的影响。

毛细血管前括约肌位于真毛细血管的起始部，常有平滑肌环绕。它的收缩和舒张控制真毛细血管的关闭和开放，因而决定了某一时刻毛细血管开放的数量。毛细血管前括约肌实际上是微动脉末梢管壁上的平滑肌，属于毛细血管前阻力血管的一部分，但一般不受交感神经的支配，主要受局部理化因素控制。

四、交换血管

交换血管是真毛细血管，通透性高，血流速度慢，口径小，数量多，总截面积大，是血液和组织液进行物质交换的场所。

五、毛细血管后阻力血管

毛细血管后阻力血管由微静脉和小静脉组成，管径小，对血流有阻力。毛细血管后阻力血管在血管系统总阻力中占比很小，但其活动会影响毛细血管前阻力和毛细血管后阻力的比值，该比值决定了毛细血管压力以及体液在血管和组织间隙中的分配。

六、容量血管

容量血管指循环系统中的静脉，数量多，管壁较薄，易扩张，容量大。静脉系统在安静状态时可容纳循环血量总量的60%～70%。静脉的可扩张性大，较小的压力变化便可引起容积较大的变化。静脉的管壁平滑肌收缩受交感神经控制，收缩时压力变化不大，但回流心脏的血量会明显增加，使心脏泵出的血量增多。因此，容量血管在血管系统中起血液储存库的作用。

七、短路血管

短路血管是小动脉和小静脉之间的吻合支，使小动脉内的血液可直接流入小静脉。短路血管仅存在于身体的某些部分，如手指、足趾、耳廓等处的皮肤，受交感神经支配，与体温调节有关。

第二节 气体在血液中的运输

一、O_2 的运输

正常情况下，O_2 在血液中以物理溶解形式存在的量仅占血液总含量的 1.5%左右，而化学结合形式的 O_2 约占 98.5%。O_2 的化学结合形式是氧合血红蛋白（HbO_2），血红蛋白还参与 CO_2 的运输，因此血红蛋白在血液气体运输中具有极其重要的地位。

（一）氧和血红蛋白结合的特征

血红蛋白是运输 O_2 的主要工具，其与 O_2 的结合有以下重要特征。

1. 反应快，不需要酶的催化，是可逆的，受 PO_2 的影响，其反应方向由 PO_2 高低决定。血流流经 PO_2 高的部分，血红蛋白与 O_2 结合，形成 HbO_2；血液流经 PO_2 低的部分，HbO_2 迅速分解，释放出 O_2，成为去氧血红蛋白。

2. 血红蛋白中的 Fe^{2+} 是亚铁状态，所以 O_2 与血红蛋白的结合属于氧合反应，而不是氧化反应。

3. 1 分子血红蛋白可以结合 4 分子 O_2。正常成人的血红蛋白分子量为 64000～67000Da，1mol 血红蛋白能结合 4molO_2，因此 1g 血红蛋白可结合 1.34～1.39mL 的 O_2。100mL 血液中的血红蛋白所能结合的最大 O_2 量，称为血红蛋白氧容量。如果每 100mL 血液含血红蛋白 14g，则血红蛋白氧容量为 18.8～19.5mL。血液中的血红蛋白实际结合的 O_2 量，称为血红蛋白氧含量。血红蛋白氧含量与血红蛋白氧容量的百分比，称为血红蛋白氧饱和度。血液中 O_2 的物理溶解量极少，常忽略不计，因此血红蛋白氧含量、血红蛋白氧容量、血红蛋白氧饱和度分别被看作血氧含量、血氧容量和血氧饱和度。HbO_2 呈鲜血色，去氧血红蛋白呈蓝紫色。当血液中去氧血红蛋白含量超过 5g/100mL 时，皮肤、黏膜偏蓝紫色，称为发绀，常提示人体低氧状态。红细胞增多也可使去氧血红蛋白的含量超过 5g/100mL 而出现发绀，但此时人体不一定处于低氧状态。在严重贫血或一氧化碳（CO）中毒时，人体也会出现发绀，但却并不处于低氧状态。

4. O_2 和血红蛋白的结合或解离曲线呈 S 形，与血红蛋白的变构有关，无论是结合 O_2 还是释放 O_2，血红蛋白的 4 个亚单位之间都有协同效应，即 1 个亚单位与 O_2 结合后，其他的亚单位便易释放 O_2。

（二）氧解离曲线的含义

氧解离曲线表示血液 PO_2 与血红蛋白氧饱和度的关系，即在不同 PO_2 时 O_2 与血红蛋白的结合或解离情况。氧解离曲线呈 S 形，具有重要的生理意义。氧解离曲线见图 13-1。

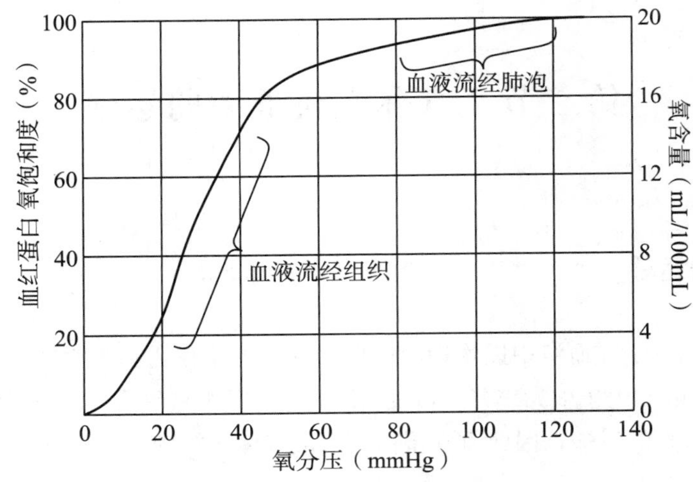

图 13－1　氧解离曲线

1. 氧解离曲线的上段：相当于 PO_2 在 8.0～13.3kPa（60～100mmHg）范围，是血红蛋白与 O_2 结合的部分。曲线较平坦，PO_2 在此范围时，对血红蛋白氧饱和度和动脉血携氧量的影响不大。当 PO_2 为 100mmHg 时，血红蛋白氧饱和度为 97%；当 PO_2 降至 60mmHg 时，血红蛋白氧饱和度为 90%，血液仍可结合足够的 O_2，保持较高的氧负载。因此，即使在高原、高空吸入气或肺泡气 PO_2 有所下降时，只要 PO_2 不低于 60mmHg，血红蛋白氧饱和度仍可保持在 90%以上，血液仍有足够的 O_2，不会发生明显的低氧。

2. 氧解离曲线的中段：相当于 PO_2 在 5.3～8.0kPa（40～60mmHg）范围，是 HbO_2 释放 O_2 的部分。曲线陡直，斜率大，血中 PO_2 的较小变化便可引起血红蛋白氧饱和度与血氧含量的明显变化，有利于 PO_2 较低的组织中动脉血释放 O_2。当氧含量低的静脉血流经肺时，PO_2 轻度升高，会使血红蛋白氧饱和度明显升高，流过肺的血液携带足够的 O_2。当 PO_2 等于 5.3kPa（40mmHg），即相当于混合静脉血的 PO_2 时，血红蛋白氧饱和度约为 75%，血氧含量约为 14.4%，意味着每 100mL 血液流经组织可释放 5mL 的 O_2。因此，临床上对慢性阻塞性呼吸系统疾病的低氧血症，常采用低流量持续吸氧的治疗方法。

3. 氧解离曲线的下段：PO_2 在 2.0～5.3kPa（15～40mmHg）范围，是曲线最陡的部分，反映 HbO_2 与 O_2 解离。PO_2 稍有变化便会引起血红蛋白氧饱和度大幅度变化。安静时外周组织的 PO_2 约为 40mmHg，对 O_2 运输能力的要求为 4～5mL/100mL。在活动加强时，组织中的 PO_2 可下降至 2kPa（15mmHg），HbO_2 进一步解离，血红蛋白氧饱和度降至更低的水平，因此这段曲线也可以反映血液中 O_2 的储备。

（三）影响氧解离曲线的因素

血红蛋白与 O_2 的结合和解离有很多影响因素，如温度、PCO_2、pH 值、2,3－二磷酸甘油酸等，影响结果主要表现为氧解离曲线位置的偏移，即血红蛋白对 O_2 的亲和力改变。氧解离曲线影响因素见图 13－2。

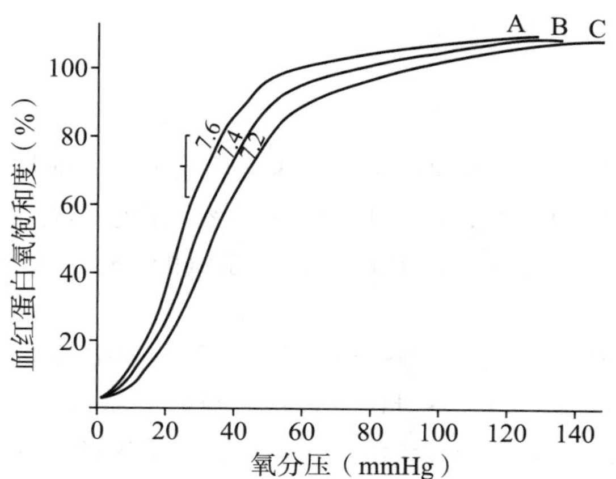

图 13－2　氧解离曲线影响因素

注：A 表示 PCO_2、2,3－二磷酸甘油酸和温度降低，pH 值增高时曲线向左上移位。B 表示正常。C 表示 PCO_2、2,3－二磷酸甘油酸和温度增加，pH 值降低时曲线向右下移位。

1. 温度的影响：温度升高时氧解离曲线右移，温度降低时氧解离曲线左移。组织代谢增强时产热增加，温度升高，氧解离曲线的右移有利于血红蛋白与 O_2 的解离，增加组织供氧以适应代谢的需要。

2. PCO_2 和 pH 值的影响：PCO_2 升高或 pH 值降低使血红蛋白与 O_2 的亲和力降低，氧解离曲线向右偏移。PCO_2 降低或 pH 值升高使血红蛋白与 O_2 的亲和力增高，氧解离曲线向左偏移。pH 值对血红蛋白与 O_2 的亲和力的影响称为波尔效应。波尔效应主要与 pH 值改变时血红蛋白的构型有关。PCO_2 可通过改变 pH 值间接影响血红蛋白与 O_2 的亲和力，也可通过 CO_2 与血红蛋白结合产生直接影响。波尔效应可促进肺泡毛细血管血液的氧合，也有利于组织毛细血管血液释放 O_2。在肺内，CO_2 从血液扩散进入肺泡，血液 PCO_2 降低，使氧解离曲线向左移，有利于血红蛋白与 O_2 的结合。在外周组织，组织代谢产生的 CO_2 扩散进入血液，血液 PCO_2 升高，使氧解离曲线向右移，有利于 HbO_2 解离提供 O_2。

3. 2,3－二磷酸甘油酸的影响：2,3－二磷酸甘油酸是红细胞无氧糖酵解的产物，能使血红蛋白与 O_2 的亲和力降低，氧解离曲线向右偏移。在低氧状态，红细胞内 2,3－二磷酸甘油酸增加，有利于血红蛋白向组织释放 O_2，可使人体适应低氧环境，但也可阻碍血红蛋白与 O_2 的结合，不利于 O_2 的运输。

4. 血红蛋白本身的性质：血红蛋白本身的性质也会影响与 O_2 的亲和力。例如，胎儿血红蛋白分子与 O_2 的亲和力高于成人血红蛋白，有利于胎儿从母体胎盘摄取 O_2。

5. CO：CO 与血红蛋白的结合点与 O_2 相同，且亲和力高于 O_2，约为 O_2 亲和力的 250 倍。因此肺泡气中存在 0.053％的 CO（PCO 为 0.4mmHg）时便可使血红蛋白氧饱和度下降至一半。空气中的 CO 分压（PCO）略高于 0.4mmHg（0.6mmHg 或 0.1％）便可致命。高压氧疗是治疗 CO 中毒的最有效方法。吸入高压纯氧可极大地提高血的 PO_2，促使 O_2 与血红蛋白结合，将结合在血红蛋白上的 CO 替换呼出体外。

二、CO_2 的运输

血液中的 CO_2 也有物理溶解和化学结合两种运输形式。血液中物理溶解的 CO_2 约占 CO_2 总运输量的 5%，化学结合的 CO_2 约占 95%。化学结合主要有碳酸氢盐和氨基甲酸血红蛋白两种形式，碳酸氢盐形式占总运输量的 88%，氨基甲酸血红蛋白形式占 7%。

从组织扩散入血的 CO_2 首先溶解于血浆，小部分溶解的 CO_2 缓慢与水结合生成 H_2CO_3，H_2CO_3 又分解成 HCO_3^- 和 H^+，HCO_3^- 与血浆中的 Na^+ 结合生成碳酸氢盐，H^+ 则被血浆缓冲体系缓冲，所以 pH 值无明显变化。溶解的 CO_2 也可与血红蛋白游离氨基反应，生成氨基甲酸血红蛋白，以这种形式形成的量极少，而动脉血与静脉血中的含量很接近，表示它对 CO_2 的运输作用不大。CO_2 在血液中的运输见图 13－3。

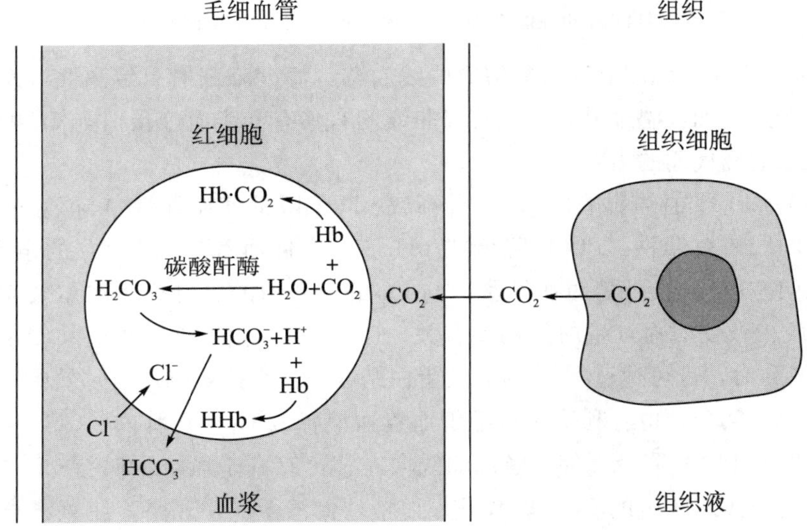

图 13－3　CO_2 在血液中的运输

而血浆中溶解的 CO_2 大部分扩散进入红细胞，在红细胞内以碳酸氢盐和氨基甲酸血红蛋白形式运输。

（一）碳酸氢盐

组织细胞代谢产生的 CO_2 扩散进入血液，溶解于血浆，溶解的 CO_2 大部分再扩散进入红细胞。红细胞内含高浓度的碳酸酐酶，在酶的催化下，CO_2 与 H_2O 结合生成 H_2CO_3，H_2CO_3 可解离成 HCO_3^- 和 H^+，使红细胞内 HCO_3^- 逐渐增加，红细胞膜对 HCO_3^- 和 Cl^- 有较高的通透性，细胞内生成的 HCO_3^- 小部分在红细胞内与 K^+ 生成 $KHCO_3$，大部分扩散进入血浆，与血浆中的 Na^+ 结合形成 $NaHCO_3$，同时血浆中 Cl^- 则进入红细胞，使红细胞内外保持电荷平衡，这种现象称为氯转移。红细胞膜对正离子通透性小，因此反应中产生的 H^+ 在红细胞内与血红蛋白可结合生成脱氧血红蛋白

（HHb），同时释放 O_2。可知，进入血浆的 CO_2 最后主要以 $NaHCO_3$ 的形式在血浆中运输。

在肺，血浆中溶解的 CO_2 首先扩散入肺泡，红细胞内的 HCO_3^- 和 H^+ 生成 H_2CO_3，碳酸酐酶又催化 H_2CO_3 分解成 CO_2 与 H_2O，CO_2 从红细胞扩散进入血浆，以碳酸氢盐形式运输的 CO_2 在肺内又解离成 CO_2 释出。

（二）氨基甲酸血红蛋白

进入红细胞内的 CO_2 一部分与血红蛋白的氨基结合生成氨基甲酸血红蛋白，这一过程无需酶的催化，迅速且可逆，调节的主要因素是氧合作用。HbO_2 与 CO_2 结合的能力较去氧血红蛋白小。在组织里，HbO_2 解离释放出 O_2，去氧血红蛋白与 CO_2 结合力强，结合的 CO_2 就多。在肺，HbO_2 生成增多，促使氨基甲酸血红蛋白解离释放 CO_2，扩散进入肺泡。

（三）二氧化碳解离曲线

二氧化碳解离曲线表示血液中 CO_2 含量与 PCO_2 之间的关系。血液中 CO_2 含量随 PCO_2 的上升而上升，几乎呈线性关系。与氧解离曲线不同的是，二氧化碳解离曲线接近线性，且没有饱和点。因此，二氧化碳解离曲线的纵坐标用浓度表示而不用饱和度。二氧化碳解离曲线见图 13－4。

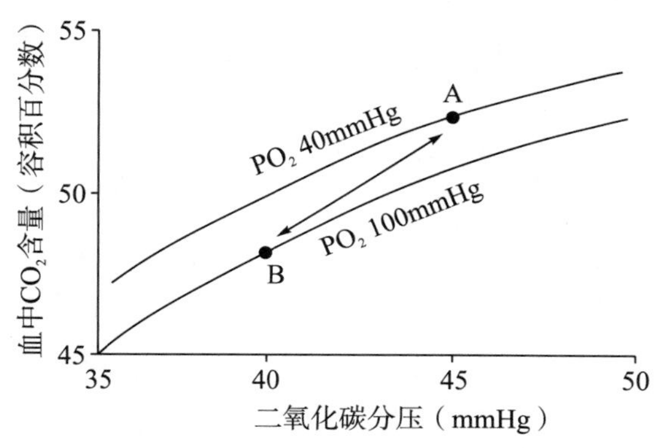

图 13－4　二氧化碳解离曲线

注：A 表示动脉血，B 表示静脉血。

外周组织 PCO_2 较高，血液流经外周组织后 PCO_2 及 CO_2 含量升高；肺泡气 PCO_2 较低，血液流经肺泡后 PCO_2 及 CO_2 含量降低。

（四）O_2 与血红蛋白的结合对 CO_2 运输的影响

O_2 与血红蛋白的结合促使 CO_2 被释放，称为 Haldane 效应。Haldane 效应：①血红蛋白与 O_2 结合后酸性增强，与 CO_2 的亲和力下降，使与血红蛋白结合的 CO_2 释放；②酸性的 HbO_2 释放出 H^+，与 HCO_3^- 结合成 H_2CO_3，H_2CO_3 再解离成 CO_2 和 H_2O。

在外周组织，血红蛋白与 O_2 解离，Haldane 效应促使血液对 CO_2 吸收，外周组织

PO_2 为 40mmHg，PCO_2 为 45 mmHg，血液 CO_2 含量为 52mL/ 100mL。在肺泡，由于血红蛋白与 O_2 结合，Haldane 效应促使血液释放 CO_2，血液 PO_2 升高到 100 mmHg，PCO_2 降低到 40mmHg，血液 CO_2 含量降低至 48mL/100mL。血液 CO_2 运输量为 4mL/100mL。如果没有 Haldane 效应，血液 CO_2 运输量则仅为 2mL/100mL。

第十四章　淋巴系统

对于尘肺，肺内外淋巴系统的改变十分重要。淋巴系统是静脉的辅助结构，由淋巴器官、淋巴管和散在的淋巴组织组成。

淋巴组织几乎遍布全肺。肺内淋巴小结位于支气管外周的各分叉处，分布可一直延伸到呼吸性细支气管。淋巴组织最远的集聚部位是呼吸性细支气管分为肺泡管的分叉处周围，通常是一些淋巴细胞集团。淋巴细胞集团一部分在壁内肌纤维的外面，一部分在其内面，表面被覆一层稀疏的上皮。这种排列关系很像咽扁桃体，具有重要的临床意义。这种淋巴组织在肺间质内起着最先过滤的作用，可使尘粒沉着，通常是各种尘肺的早期病损处。

体内淋巴液通常是由组织液形成。在血液循环过程中，血浆通过毛细血管壁进入细胞间隙，形成组织液，与细胞进行物质交换后，组织液可被重新吸收回毛细血管，也可透过毛细淋巴管，形成淋巴。正常情况下，血量和组织液量可以维持稳定。毛细淋巴管大致与毛细血管一样广泛分布在身体各部分。毛细淋巴管由盲端开始，汇合成毛细淋巴网、淋巴丛、淋巴管，最后集中到右淋巴导管和胸导管通到静脉。毛细淋巴管壁由单层扁平内皮细胞构成。这种内皮细胞更扁平，细胞之间有间隙，而且毛细淋巴管外无基膜，因此毛细淋巴管的通透性比毛细血管大。有些没有进入毛细血管的组织液进入毛细淋巴管再回到循环中。还有少量从毛细血管中漏出的蛋白质也经过毛细淋巴管再回到血液中。肺内最微小的肺泡壁结构是潜在的组织间隙。当早期或真性肺水肿时，肺泡内组织液蓄积会出现明显膨胀，因此可推测在呼吸运动的刺激下，至少有些肺泡毛细血管组织液有可能通过肺泡及肺泡管壁的组织间隙，最后到达淋巴管。在组织液产生过多的情况下（肺水肿），肺泡腔和气道均可作为液体运行的通道。

在胸膜深层和小叶间隔淋巴管的附近亦可见到小的淋巴组织中心，随着年龄的增加可稍有增大。这种增大的趋势与炭末沉着集聚引起的慢性炎症变化正相关。有时淋巴小结可变得很大，以致在 X 线片上出现阴影，甚至造成诊断上的错误。

第一节　胸部淋巴结

胸部淋巴结位于胸壁内和胸腔器官周围，分为胸壁淋巴结和胸腔器官淋巴结。

一、胸壁淋巴结

胸后壁和胸前壁大部分浅淋巴管注入腋淋巴结，胸前壁上部的浅淋巴管注入颈外侧下深淋巴结，胸壁深淋巴管注入胸壁淋巴结。

1. 胸骨旁淋巴结：引流胸腹前壁和乳房内侧部的淋巴，并收纳膈上淋巴结的输出淋巴管，其输出淋巴管参与合成支气管纵隔干。

2. 肋间淋巴结：多位于肋头附近，引流胸后壁的淋巴，其输出淋巴管注入胸导管。

3. 膈上淋巴结：位于膈的胸腔面，引流膈、壁层胸膜、心包和肝上面的淋巴，其输出淋巴管注入胸骨旁淋巴结和纵隔前后淋巴结。

二、胸腔器官淋巴结

（一）前纵隔淋巴结

前纵隔淋巴结又称为纵隔前淋巴结，与气管、支气管及肺有关的淋巴结位于上纵隔的前部和前纵隔内，在大血管和心包的前面，引流胸腺、心、心包和纵隔胸膜的淋巴，并收纳膈上淋巴结外侧群的输出淋巴管，其输出淋巴管参与合成支气管纵隔干。

1. 左群淋巴结：多位于主动脉弓的前上方及左颈总动脉和左锁骨下动脉起始部的前方，称为主动脉淋巴结。少数位于主动脉弓的前下方近动脉韧带处，称为动脉韧带淋巴结。左群淋巴结收纳左肺上叶及气管等的集合淋巴管，其输出淋巴管合成纵隔前淋巴干。

2. 右群淋巴结：位于上腔静脉前和左、右头臂静脉汇合部的前上缘，收纳气管等的集合管，接受右气管支气管上淋巴结的输出淋巴管。其输出淋巴管参与合成纵隔前淋巴干。

（二）后纵隔淋巴结

后纵隔淋巴结位于上后纵隔和下后纵隔内，在心包后方、胸段食管和胸主动脉前方和两侧，沿胸主动脉和食管排列，引流心包、食管和膈的淋巴，并收纳膈上淋巴结外侧群和后群的输出淋巴管，其输出淋巴管注入胸导管。

1. 食管旁淋巴结：该淋巴结群沿胸段食管的两侧分布，主要收纳胸段食管、心包后、肝左叶上部的淋巴，其部分汇入肋间降干，部分汇入气管旁淋巴结或气管支气管淋巴结。

2. 肺韧带淋巴结：该淋巴结群位于肺下静脉下方的肺韧带胸膜中，沿心包膈血管和膈神经分布。最大的淋巴结紧贴肺下静脉。此组淋巴结左侧较右侧常见，且与腹主动脉旁淋巴结相连，主要收纳两肺下叶基底部的淋巴。

（三）气管、支气管及肺有关的淋巴结

1. 肺淋巴结：位于肺叶支气管和肺段支气管分支夹角处，其输出淋巴管注入支气管肺淋巴结。

过去因为对支气管分段不清楚，曾将肺淋巴结和支气管肺淋巴结归成一类，现在通常将这两组淋巴结区分开来。肺淋巴结通常位于叶支气管的较大分支上，即段支气管及其分叉处，有时亦位于亚段的分叉处或胸膜的下方。叶淋巴结的命名则按段支气管的排列形式，如上叶各段淋巴结以 L_1、L_2、L_3 来表示。如果是段间的则以 $L_{1\sim2}$ 等来表示。

2. 支气管肺淋巴结：位于肺门处，又称为肺门淋巴结，其输出淋巴管注入气管支气管淋巴结。早年 Sukiennikow 发现此群淋巴结的位置部分在肺内，部分在肺外，故称为支气管肺淋巴结。这些淋巴结主要分布在支气管的分叉处，少数不在支气管分叉处的淋巴结，则称为淋巴结的结合链。后来 Souviere 发现沿支气管主要分支延伸的肺门淋巴结都是在各主支与肺的纵隔面之间，并将这些淋巴结归纳为前、后、上、下群。前群又分为静脉前结、动脉前结及支气管前结。肺门淋巴结的排列并不恒定，如命名烦琐则不易掌握，故采用支气管肺淋巴结这一命名是比较合理的。

3. 气管支气管淋巴结：位于气管与支气管相交的角内，是支气管肺淋巴结的延续，分别位于气管分叉的上、下方，输出淋巴管注入气管旁淋巴结，分为气管支气管上淋巴结和气管支气管下淋巴结，在此基础上还可以分别分为左、右两群。右侧气管支气管淋巴结数目一般为 1～3 个，多为 2 个。左侧气管支气管淋巴结在主动脉弓的下方，通常为 2～4 个，以 3 个居多，但不及右侧排列紧密，因有主动脉的关系，故手术时全切除往往不易。Rouviere 曾把气管支气管淋巴结中位置最高的贴近左喉返神经襻的淋巴结叫作喉返神经襻淋巴结。但根据该淋巴结所在的位置，作者认为包括在主动脉弓下淋巴结的范围内比较合适。当此淋巴结受病变侵犯时，常可波及左喉返神经而引起麻痹。左、右两群肺上叶的淋巴引流多数经气管支气管淋巴结而注入左、右气管旁淋巴结，而左侧还可经由喉返神经襻淋巴结到前纵隔淋巴结群。

（1）气管支气管上淋巴结：位于气管下部和左、右主支气管上方，其分布状况有所不同。左气管支气管上淋巴结位于主动脉弓凹面，较散在，有些淋巴结紧靠左喉返神经，有些淋巴结稍靠前方。肺动脉根部的前纵隔淋巴结群形成交通网，收纳左肺上叶的集合淋巴管，并接收左支气管肺淋巴结和隆突下淋巴结的输出淋巴管。其输出淋巴管汇入两侧的气管旁淋巴结。右气管支气管上淋巴结位于奇静脉弓内侧和右肺动脉上方。该淋巴结群是左、右肺重要的淋巴结群，其中右肺上叶的一部分集合淋巴管直接汇入此主淋巴结，其余部分肺的集合淋巴管均经支气管肺淋巴结和隆突下淋巴结汇入此结，其输出淋巴管主要汇入右气管旁淋巴结，一部分汇入纵隔前淋巴结。

（2）气管支气管下淋巴结：位于左、右主支气管起始部所形成的夹角内，即气管分叉下方，又称气管分叉淋巴结或隆突下淋巴结，收集两肺下叶、右肺中叶和右肺上叶下部的一部分集合淋巴管。其输出淋巴管汇入左、右气管支气管上淋巴结，部分输出淋巴管可直接汇入气管旁淋巴结（多为右侧）。隆突下淋巴结是左、右肺淋巴管共同汇入的部位，故两侧的肺癌均可累及此主淋巴结，并可经其输出管侵及右气管支气管上淋巴结

和气管旁淋巴结，即左肺的肿瘤可转移至右肺的局部淋巴结。

4. 气管旁淋巴结：沿气管排列，与纵隔前淋巴结和胸骨旁淋巴结的输出淋巴管汇合成支气管纵隔干。左、右支气管纵隔干分别注入胸导管和右淋巴导管。气管旁淋巴结呈链状分布于气管两侧及气管前方，分为上、中、下三群，数目一般为1～3个，三群之间互相交通。上群位于甲状腺下极后方，中群位于气管胸上段与无名静脉相交处附近，下群位于气管下段两侧，与气管支气管上淋巴结相连。右侧气管旁结位于气管前外侧，被上腔静脉覆盖，数目一般为2～4个，也可多至8个。左侧气管旁淋巴结一般1～3个，可多至6个。右侧气管旁淋巴结较左侧大而多，收纳两侧气管支气管上淋巴结及隆突下淋巴结的输出淋巴管，左侧气管旁淋巴结较稀少，主要收纳左气管支气管上淋巴结的输出淋巴管。

第二节　肺的淋巴管

一、概述

肺的淋巴管分为浅淋巴管和深淋巴管。

（一）浅淋巴管

浅淋巴管位于肺胸膜中，由脏层胸膜淋巴管网组成，胸膜下2～3mm的肺组织内的淋巴液汇集于此，数支淋巴管汇入支气管肺淋巴结。浅淋巴管因位置表浅，通过注射墨汁等色素染料的试验可直接观察，也可间接注射后通过放射摄影观察，所以很少有争议。浅淋巴管在纵隔面分布最为广泛，然后依次是肋面和隔面，在肺表面组成大小不等的不规则多角形网眼，其轮廓与次级肺小叶的周界基本一致。在肺组织标本注射染料时发现，在肺尖部注射的染料通常存留在单一的集合淋巴管内，并很快到达肺门，肺底部的胸膜下则可见到连接成网状的淋巴管，汇集成若干条集合淋巴管后向肺门方向引流，沿途可跨越斜裂引流邻近肺叶的淋巴，可单独注入支气管肺淋巴结，也可先与深淋巴管汇合，与深淋巴管构成广泛的网络状连接。据观察，肺各部浅淋巴管的管径及密度不全相同，如在肺的隔面，毛细淋巴管及淋巴管较粗，且较为密集，这可能与呼吸过程中肺各部淋巴管所处的状态及淋巴流速不同有关。

（二）深淋巴管

深淋巴管在肺泡管处形成淋巴丛汇集成淋巴管包绕支气管、肺动脉和肺静脉，再汇成主干向支气管肺淋巴结引流。深淋巴管可分为小叶间淋巴管和小叶内淋巴管，可以一直延伸到终末细支气管，甚至呼吸性细支气管及肺泡管。

1. 小叶间淋巴管：在小叶间结缔组织（小叶间隔）内有毛细淋巴管网，围绕肺小叶，发出的淋巴管主要汇入小叶间隔内静脉周围的淋巴管丛，一部分至肺动脉和支气管周围的淋巴管丛，在肺实质内走向肺门。

2. 小叶内淋巴管：小叶内毛细淋巴管网位于细支气管壁内，其最末梢部见于终末细支气管或呼吸性细支气管，而在肺泡壁则没有毛细淋巴管。在终末细支气管及呼吸性细支气管，毛细淋巴管网位于黏膜下层。有软骨的细支气管，除黏膜下层的毛细淋巴管外，在外膜还有一层毛细淋巴管网。黏膜下的毛细淋巴管较细，外膜的毛细淋巴管则稍粗，网较密集。黏膜下毛细淋巴管经过软骨之间注入外膜毛细淋巴管网；外膜毛细淋巴管网发出的淋巴管沿支气管吻合成丛，并与肺动脉及肺静脉周围的淋巴管丛相通。小叶内及小叶间的淋巴管都汇入支气管、肺动脉及肺静脉周围的淋巴管丛，在肺实质内走向肺门。

（三）浅、深淋巴管间的交通

浅、深淋巴管间通过以下途径相交通。

1. 胸膜下的浅毛细淋巴管网直接与小叶间及小叶内的毛细淋巴管网相通。据观察，这种吻合胎儿多于小儿，小儿多于成人。有学者曾研究认为肺内的淋巴流向与呼吸动作有关，在吸气时，肺内的一部分淋巴液可经肺深部的毛细淋巴管流至浅层毛细淋巴管网，然后再经浅层的淋巴管流向局部淋巴结；呼气时，由浅层毛细淋巴管网来的淋巴液也可经深部的淋巴管流向肺门。

2. 一部分浅淋巴管走入深部，与深部的淋巴管吻合，沿支气管、肺动脉及肺静脉走向肺门。

3. 浅淋巴管汇合成的集合淋巴管与深淋巴管汇合成的集合淋巴管，一部分在肺门处汇合，再注入局部淋巴结。

二、淋巴引流

（一）肺内淋巴引流

正常情况下，除紧贴脏层胸膜下面的深、浅淋巴管之间可自由交通外（此处的淋巴引流方向可以向外），深部淋巴引流的方向是向心的，深、浅淋巴管网最后均注入肺门淋巴结。肺内淋巴管的引流途径中，可见少量的瓣膜，多数为漏斗形或单瓣形。肺内淋巴管及其引流归纳如下：①间质－肺静脉系淋巴管，包括胸膜下的浅淋巴管，以及小叶间结缔组织内和肺静脉周围的深淋巴管。②支气管－肺动脉系淋巴管，包括支气管周围（即支气管外膜内及黏膜下）及肺动脉周围的深淋巴管。

1. 胸膜下淋巴管的引流见图 14－1。

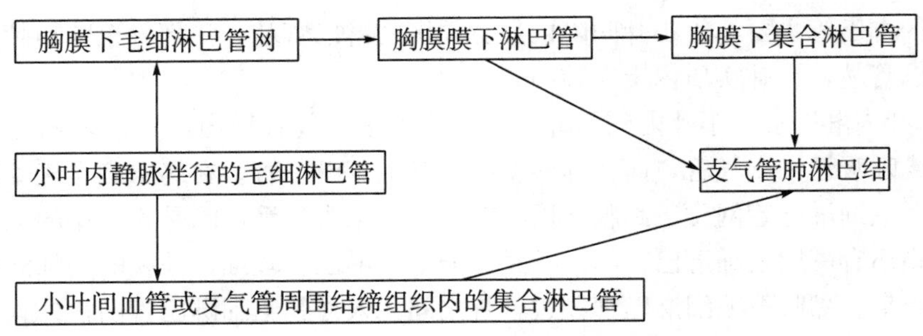

图 14－1　胸膜下淋巴管的引流

2. 小叶间淋巴管与肺静脉伴行淋巴管的淋巴引流见图 14－2。

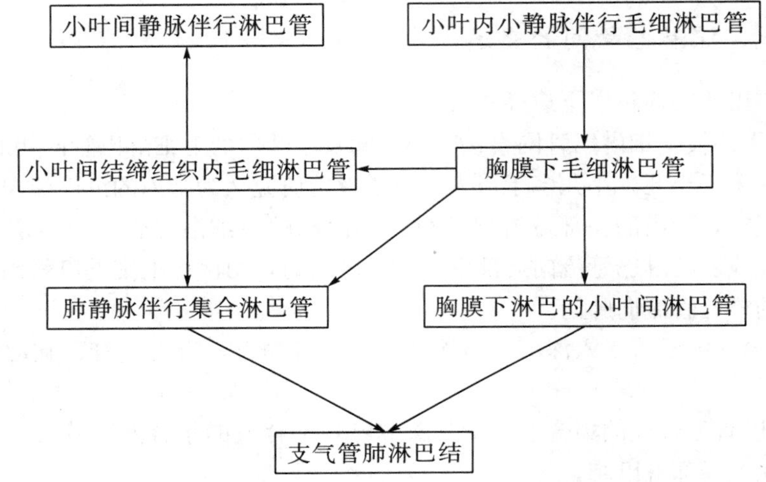

图 14－2　小叶间淋巴管与肺静脉伴行淋巴管的淋巴引流

3. 支气管周围和肺动脉周围的淋巴引流见图 14－3。

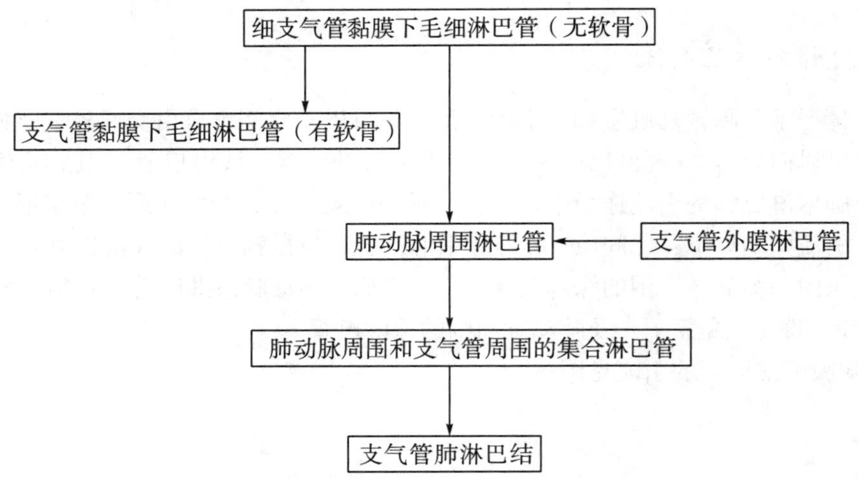

图 14－3　支气管周围和肺动脉周围的淋巴引流

在胸膜的脏、壁两层发生慢性粘连时，淋巴管可以横行而将肺与胸壁、膈肌或心包的淋巴管连接起来。如此，即可扩散到腋、胸骨、肋间以及胃等的淋巴结。还可能因为胸膜腔负压而出现逆行性引流。

（二）局部淋巴流向

肺的浅淋巴管收集胸膜脏层及肺浅部的淋巴液，汇合成的集合淋巴管，沿肺的表面走向肺门，注入局部淋巴结。肺的深淋巴管收集肺深部的淋巴液，合成的集合淋巴管沿支气管、肺动脉及肺静脉走行，经过肺实质内的肺淋巴结（在肺叶支气管和肺段支气管的分歧处），或直接走向肺门，注入各局部淋巴结。肺的浅部与深部的毛细淋巴管、淋巴管以及集合淋巴管之间可相互交通，即在肺的浅、深淋巴流向之间并无绝对的界限，所以在肺的局部淋巴结的记载中，不再具体区分浅淋巴管和深淋巴管。

右肺所有的淋巴管都向右支气管肺淋巴结及隆突下淋巴结、右气管旁淋巴结引流，左肺上叶下部（舌叶）和下叶经隆突下淋巴结向右支气管旁淋巴结引流，左肺上叶向左支气管肺淋巴结引流。而关于肺各部所注入的局部淋巴结，意见尚不一致。

关于各肺叶的淋巴回流途径，有研究者用颜料（主含普鲁士蓝）分别注入各肺段以观察流入淋巴结的情况，考虑临床医生多是按肺叶来分析问题，和肺叶不一致的分区在概念上易造成混乱，所以按肺叶分区来分析其淋巴流向。

1. 右肺的淋巴流向。

（1）右肺上叶：右肺上叶的集合淋巴管多注入右支气管肺淋巴结，或直接注入右气管支气管上淋巴结。右支气管肺淋巴结的输出淋巴管也多注入右气管支气管上淋巴结，一部分至气管支气管下淋巴结。

1）尖段：注入右气管旁淋巴结群中最下面的一个淋巴结，Rouviere 曾将此淋巴结叫作奇静脉（下）淋巴结，通过该淋巴结向上到右气管旁淋巴结。

2）后段：部分到奇静脉（下）淋巴结，部分到气管叉淋巴结（隆突下淋巴结）。

3）前段：多数到奇静脉淋巴结，有时也到前纵隔淋巴结，偶可至左气管旁淋巴结。

（2）右肺中叶：右肺中叶的集合淋巴管经过支气管肺淋巴结，或直接注入右气管支气管上淋巴结及气管支气管下淋巴结。

1）外侧段：部分注入中叶和下叶之间的叶间下淋巴结，然后向上到隆突下淋巴结或奇静脉淋巴结，少数可至左气管旁淋巴结。

2）内侧段：淋巴回流同外侧段。

（3）右肺下叶：右肺下叶的集合淋巴管多经过右支气管肺淋巴结或直接注入气管支气管下淋巴结。气管支气管下淋巴结的输出淋巴管主要至右气管支气管上淋巴结和右侧的气管旁淋巴结。右肺下叶底部的一部分集合淋巴管注入肺韧带淋巴结。该淋巴结的输出淋巴管向下注入腰淋巴结，肺癌有可能经此途径累及腹部器官。

1）背段：多数到隆突下淋巴结，少数至右气管旁淋巴结，偶可见到肺韧带淋巴结。

2）基底段：基底段的淋巴管主要通过叶间下淋巴结注入隆突下淋巴结，有时也到肺韧带淋巴结。个别也有到上、中叶间的叶间上淋巴结。

2. 左肺的淋巴流向。

(1) 左肺上叶：左肺上叶上部的集合淋巴管多经过支气管肺淋巴结或直接注入位于主动脉弓前上壁的主动脉弓淋巴结和主动脉弓前下壁的动脉韧带淋巴结（均属于纵隔前上淋巴结)。左肺上叶下部的集合淋巴管经过左支气管肺淋巴结或直接注入左气管支气管上淋巴结及气管支气管下淋巴结。

1) 尖段：深淋巴管均注入左气管旁淋巴结，仅个别至隆突下淋巴结。浅淋巴管注入动脉导管（韧带）淋巴结，再向上到前纵隔淋巴结。

2) 后段：到左气管旁淋巴结及主动脉下淋巴结（动脉导管淋巴结)。

3) 前段：深淋巴管通过喉返神经淋巴结到左气管旁淋巴结，浅淋巴管向上至前纵隔淋巴结。罕见到隆突下淋巴结。

4) 舌段：来自上舌段和下舌段的浅淋巴管注入浅纵隔淋巴结。深淋巴管或通过舌段支气管下方的叶间下淋巴结到隆突下淋巴结，或向上到左支气管旁淋巴结。

(2) 左肺下叶：左肺下叶的大部分集合淋巴管经过左支气管肺淋巴结或直接注入气管支气管下淋巴结和左气管支气管上淋巴结。左肺下叶底部的一部分集合淋巴管注入肺韧带淋巴结。肺韧带淋巴结的输出淋巴管向下注入腰淋巴结。

1) 背段：此段的淋巴管部分到左气管旁淋巴结，部分到隆突下淋巴结。偶见左、右气管旁淋巴结之间有连接。

2) 基底段：三个基底段的淋巴管或沿左主支气管的下缘，或通过叶间下淋巴结注入隆突下淋巴结。未发现有到肺韧带淋巴结的。

肺的局部淋巴结及其引流示意图见图 14-4。

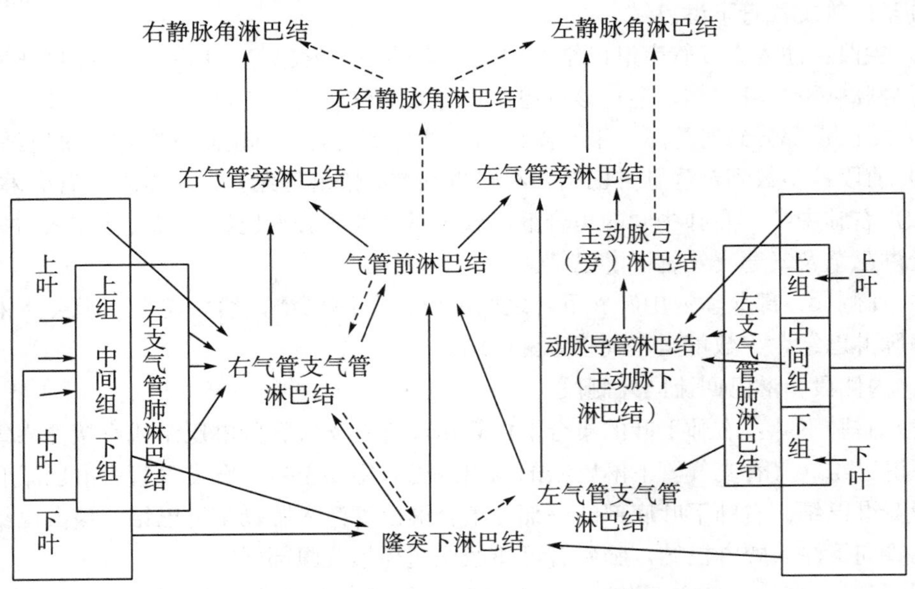

图 14-4 肺的局部淋巴结及其引流示意图

第三节 胸导管

胸部淋巴结多汇入支气管纵隔干，然后引流至胸导管或右淋巴导管，部分邻近胸导管的肋间淋巴结和纵隔后淋巴结也可直接注入胸导管。

胸导管起自乳糜池，经膈的主动脉裂孔进入胸腔后纵隔，在胸主动脉和奇静脉之间上行，至第5胸椎平面斜行向左，沿食管左缘与左纵隔胸膜之间上行至颈部，注入左静脉角。胸导管可分为5型：①正常型（单干型）最多见。②双干型，以两干起始，在纵隔中上行时合为一干。③分叉型，在腹部以单干起始，入纵隔后分为两支，分别注入左、右静脉角。④右位型，始终位于胸主动脉右侧，注入右静脉角。⑤左位型，始终沿胸主动脉左侧上行，汇入左静脉角。

第十五章　胸膜腔

胸膜腔是胸膜的脏、壁两层在肺根处相互转折移行所形成的一个密闭的潜在腔隙，由紧贴于肺表面的胸膜脏层和紧贴于胸廓内壁的胸膜壁层构成，左右各一，互不相通。腔内没有气体，仅有少量浆液，可减少呼吸时的摩擦，腔内为负压，有利于肺的扩张，有利于静脉血与淋巴液回流。呼吸时肺可随胸壁和膈的运动扩张或回缩。正常时听不到胸膜摩擦音。胸膜腔内压力低于大气压，称为胸膜腔负压，有利于正常呼吸，如一侧胸壁穿孔或肺破裂，空气进入胸膜腔便形成气胸，导致肺萎缩阻碍呼吸。

胸膜腔的某些部位并未被肺充满，而留有一定的间隙，称为胸膜隐窝（胸膜窦），位于相邻壁层胸膜反折处。

肋胸膜与膈胸膜反折移行处称为肋膈隐窝（肋膈窦），左右各一，呈半环形，是最大的胸膜隐窝，深吸气时也不能完全被肺充满，其深度可因呼吸而有所变化。站立位时，因其位置最低，胸膜腔积液常聚于此。

左侧肋胸膜移行于左纵隔胸膜，在相当于肺的心切迹处，形成肋纵隔隐窝，较明显。吸气时也不为肺所填充，此处的心包与胸壁之间仅隔以胸膜。此外，因心尖突向左，致使左侧膈胸膜与纵隔胸膜移行反折处尚有很小的膈纵隔隐窝（膈纵隔窦）。

壁层胸膜反折线中胸膜前界和下界最具实用意义。胸膜前界是肋胸膜前缘与纵隔胸膜前缘之间的反折线。两侧上端均起自胸膜顶，向下达胸骨角后方，在正中矢状面彼此靠拢，直至第 4 肋软骨，两侧又分离。左侧偏向外，斜行经过第 4 肋间隙、第 5 肋及肋间隙至第 6 肋软骨处转为下界。在第 5 肋间隙沿左胸骨线进行心包穿刺有穿破胸膜的危险。右侧继续下降，在剑胸结合的后面接续下界。左、右胸膜前界未完全靠拢，留有两个三角形间隙，在胸骨角以上的，称为上胸膜间区，内有胸腺及脂肪；在第 4 肋软骨以下的，称为下胸膜间区（心包区），此处心包直接与胸壁相贴，称为心包裸区。胸膜下界是肋胸膜下缘与膈胸膜之间的反折线。左侧自第 6 肋软骨后方开始行向外，右侧始于平剑胸结合处。此后两侧基本相同，都经过 4 个点，即锁骨中线与第 8 肋的交点、腋中线与第 10 肋的交点、肩胛线与第 11 肋的交点、骶棘肌外缘与第 12 肋的交点，最后在正中矢状面约平第 12 胸椎棘突根。胸膜下界在胸骨和第 12 肋两处，可低于胸廓下界。右侧胸膜下界略高于左侧胸膜下界。

左、右胸膜前界在胎儿多为分离型，出生后随呼吸功能发展逐渐接近、靠拢，至老年两侧前界多为重叠型。

脏层胸膜动脉由支气管动脉和肺动脉供给，静脉与同名动脉伴行，淋巴液注入支气管肺淋巴结，神经来自肺神经丛。

壁层胸膜动脉由支气管动脉、胸廓内动脉、肋间动脉及膈上动脉供给，静脉与同名动脉伴行。胸膜顶的淋巴液汇入锁骨上淋巴结，其余部分注入胸骨旁淋巴结及肋间后淋巴结，此外膈胸膜、纵隔胸膜的淋巴液引流到纵隔淋巴结，而膈胸膜的淋巴液还通过膈至腹腔的主动脉外侧淋巴结。肋间神经分布于肋胸膜及膈胸膜周围部，膈神经分布于纵隔胸膜及膈胸膜中央部。壁层胸膜尤其是肋胸膜对痛觉敏感，胸膜炎症时，可引起明显疼痛。

在胸膜内可见胸膜浅淋巴管网（丛），且在下叶胸膜内尤其明显，并形成不规则的多面形环，相当于肺小叶的轮廓。穿过环的是一些更小的交通支。有些则形成初级小叶的界限。胸膜内的淋巴管网广泛交通，有些阻断的地方是瓣膜所在处。

肺游离缘，尤其是下叶的游离缘可见相邻胸膜面之间的疏松结缔组织小叶间隔。间隔内的淋巴管紧贴间隔旁肺泡。这些间隔内的淋巴管沿小叶间静脉而行，但彼此之间是隔开的，并在肺表面与胸膜的淋巴管网广泛交通。静脉周围淋巴管网的深部接收静脉壁和支气管树分叉处的支气管周围淋巴管的属支。

壁层胸膜有浅、深两组淋巴管网。浅网位于胸膜间皮的下方，且较致密；深网位置更深，由不同口径的淋巴管组成。浅、深网之间有吻合连接。壁层胸膜淋巴管有三个走向：①沿胸廓内血管行走，注入上胸骨淋巴结；②沿交感神经干行走，注入上纵隔淋巴结；③向下穿过膈肌，注入腹腔淋巴结。

脏层胸膜的淋巴管则通过外周的肺表面引流到支气管肺淋巴结，也可以从胸膜下淋巴管回流到肺内的深淋巴管去。

胸膜腔内的吸收主要发生在两个胸膜部位，纵隔胸膜是吸收物质最重要的地方，肋胸膜次之。

肺韧带内有连接肺与纵隔的淋巴管，肺肿瘤可经由肺韧带内的淋巴管转移到纵隔淋巴结。肺深淋巴管内的物质也可通过纵隔淋巴管走向对侧，如临床上某些疾病或肿瘤的蔓延可以从一侧肺到另一侧肺。胸膜腔淋巴液最后引流到右淋巴导管及胸导管。

壁层胸膜的感觉由脊神经的躯体感觉神经传导，对机械性刺激敏感。膈神经分布于胸膜顶、纵隔胸膜和膈胸膜中央部，肋间神经分布于肋胸膜和膈胸膜周围部。当壁层胸膜因炎症或肿瘤等受刺激时，痛觉可沿膈神经向颈、肩部放射，或沿肋间神经向胸、腹壁放射。

脏层胸膜的感觉由肺丛的内脏感觉神经传导，对牵拉刺激敏感。

正常胸部X线与CT表现

第十六章　正常胸部 X 线表现

正常胸部 X 线影像是胸腔内、外各种组织和器官重叠的影像，熟悉各种正常及变异的 X 线表现是胸部影像诊断的基础。常规拍摄胸部正位［后前位，图 16−1（a)］和胸部侧位［图 16−1（b)］。

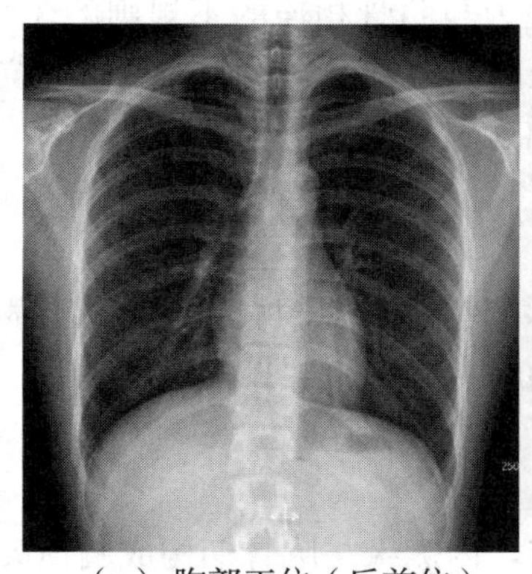

（a）胸部正位（后前位）

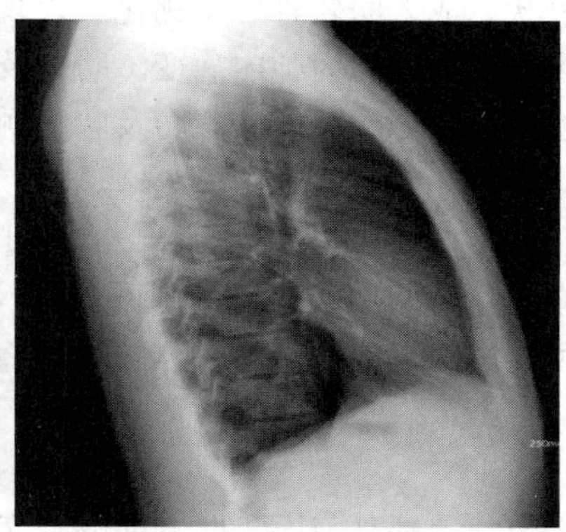

（b）胸部侧位

图 16−1　胸部 X 线

第一节　胸廓

正常胸部的影像包括软组织和骨骼，正常胸廓应两侧对称。

一、软组织

1. 胸锁乳突肌：位于胸骨柄及锁骨胸骨端，斜向后上止于乳突，形成外缘锐利、均匀致密的阴影。

2. 锁骨上皮肤皱褶：位于锁骨上缘与锁骨平行的 3～5mm 宽的薄层软组织影，是锁骨上皮肤及皮下组织的投影。

3. 胸大肌：多见于肌肉发达的男性，于两侧肺野中外带可形成扇形致密影，下缘锐利，呈斜线与腋部皮肤皱褶续连。两侧胸大肌影可不对称。

4. 乳房及乳头：女性乳房重叠于两肺下野，形成下缘清楚、上缘不清且密度逐渐变淡的半圆形致密影，轮廓清晰，其下缘向外与腋部皮肤续连。乳头在两肺下野相当于第 5 肋间处，形成小圆形致密影，多见于年龄较大女性，多两侧对称。

二、骨骼

（一）肋骨

在正位影像上，可见肋骨后段呈水平向外走行，前段自外上向内下斜行，同一肋骨前后端不在同一水平，一般第 6 肋骨前端相当于第 10 肋骨后端的高度。前段肋骨扁薄，没有后段肋骨的影像清晰。第 1～10 肋骨前端有肋软骨与胸骨相连，因软骨不显影，肋骨前端呈游离状。成人肋软骨可见钙化，表现为与肋骨相连的不规则的斑片状、条状、斑点状致密影，不要误诊为肺内病变。肋骨及肋间常被用作胸部病变的定位标志。肋骨有多种先天性变异，如颈肋、叉状肋及肋骨融合。

（二）胸椎

正位影像上除第 1～4 胸椎可清晰显示外，其余胸椎均与纵隔重叠，显示欠佳，有时胸椎横突可突出于纵隔影之外，与肺门重叠时易误诊为肿大淋巴结。

（三）锁骨

锁骨位于两肺上部，与第 1 肋骨前端相交，内侧缘与胸骨柄构成胸锁关节。在正位影像上锁骨位于两肺上野，外端与肩峰形成肩锁关节，内端与胸骨柄形成胸锁关节，两侧胸锁关节应对称显示，否则为摄影体位不正。锁骨内端下缘有时可见半月形凹陷，称为“菱形窝”，为菱形韧带附着处，边缘不规则时，易误诊为骨质破坏病变。

（四）胸骨

胸骨由胸骨柄、胸骨体及剑突构成，胸骨柄与胸骨体交界处向前突出，称为胸骨角，相当于第 2 肋骨的前端。在正位影像上，胸骨与纵隔影像几乎完全重叠，显示较困难，仅胸骨柄两侧外上角可突出于纵隔影。在侧位影像上胸骨可以显示全貌，呈薄片状影像。斜位摄影可以避开胸椎和纵隔的重叠影来显示胸骨正位全貌。摄影位置略有偏斜尤为常见，有时会误认为气管旁淋巴结增大或肺内病变。

（五）肩胛骨

肩胛骨位于两肺野外上方，呈三角形。在标准摄影胸部后前位片上，一般应摄影于肺野之外，如上肢旋转不够可能重叠于肺野的上外侧，呈平行带状影，不可误认为胸膜肥厚。有时体位原因导致未能将肩胛骨完全旋出肺野，肩胛骨内侧与肺野外带重叠，不要误诊为胸膜病变。青少年肩胛骨下角可出现二次骨化中心，不要误诊为骨病变。

第二节　胸膜

正常胸膜是一层薄而光滑的浆膜，一般在普通X线片上不显影。包裹肺及叶间的部分为脏层，与胸壁、纵隔及膈肌相贴者为壁层，两者之间为潜在的胸膜腔。胸膜反折处X线与胸膜走行平行时，叶间胸膜斜裂和水平裂有时可显示，显示为细线状致密影。

一、斜裂

斜裂在侧位影像上可以显示。右侧斜裂表现为自后上第4、5胸椎水平斜向前下方的细线状致密影，在前肋膈角后2～3cm处与膈肌相连，与膈面约成50°角。左侧斜裂起点位置较高，在第3～4后肋端水平，与膈面约成60°角。

二、水平裂

水平裂又称为横裂，位于右肺上叶和中叶之间，在正、侧位影像上均可显示，表现为从腋部第6肋骨水平向内止于肺门外1mm处的横行细线致密影，正位片上从肺门角水平向外走行，侧位片上自斜裂中点水平向前走行达前胸壁。

第三节　肺

一、肺野

在胸部正位影像上两侧肺表现为均匀一致透明的区域称为肺野。在深吸气时肺内含气量增多，透光度增高，呼气时则透光度降低。为了方便明确病变的部位，通常将两侧肺野分为上、中、下野和内、中、外带共九个区域。横向的划分：分别在第2、4肋骨的前端下缘画一水平线，将肺野分为上、中、下三个野。纵向的划分：分别将两侧肺纵行分为三等份，将每侧肺野分为内、中、外三个带。此外，习惯上将第1肋骨圈外缘以内部分称为肺尖区，锁骨以下至第2肋骨圈外缘以内的部分称为锁骨下区。肺野的分区示意图见图16-2。

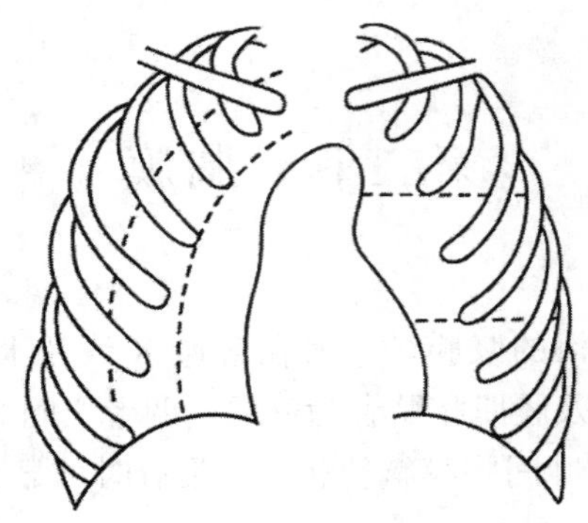

图 16－2 肺野的分区示意图

注：右侧示内、中、外带，左侧示上、中、下野。

引自：韩萍，于春水. 医学影像诊断学［M］. 4 版. 北京：人民卫生出版社，2017.

二、肺门影

肺门影是指肺动脉、肺静脉、支气管和淋巴组织在 X 线片上的总和投影（图 16－3）。胸部正位影像上，肺门位于两肺中野的内带区域，一般左肺门较右侧高 1～2cm。两肺门均可分为上、下两部，右肺门上、下两部之间相交形成一钝的夹角称为右肺门角，相交点称为右肺门点，右侧显示较清晰。左肺门上部由左肺动脉弓形成边缘光滑的半圆形影，下部由左下肺动脉及其分支构成，大部分被心影遮挡。在胸部侧位时，两侧肺门大部分重叠呈“逗号”形。右肺门略偏前，前缘为上肺静脉干，后上缘为左肺动脉弓，“逗号”拖长的尾巴由两下肺动脉干构成。

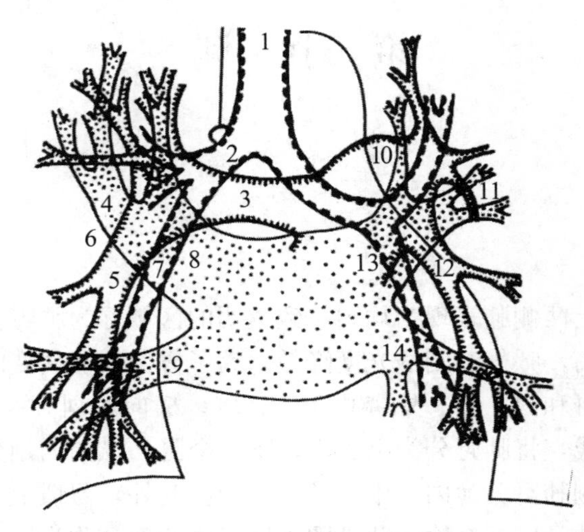

图 16－3 肺门影及肺门结构

注：1. 气管；2. 右主支气管；3. 右肺动脉；4. 下后静脉干；5. 右下肺动脉；6. 肺门角；7. 中间支气管；8. 右上肺静脉；9. 右下肺静脉；10. 左肺动脉弓；11. 舌叶动脉；12. 左下肺动脉；13. 左上肺静脉；14. 左下肺静脉。

引自：夏瑞明，刘林祥. 医学影像诊断学［M］. 3 版. 北京：人民卫生出版社，2014.

三、肺纹理

在胸部正位影像上从肺门向肺野外延伸，呈放射状分布的树枝状影，称为肺纹理。肺纹理由肺动脉、肺静脉、支气管、淋巴管及少量的间质组织构成，其中主要是肺动脉分支。肺动脉纹理影分支逐渐变细，分支呈锐角放射状走行，至肺野外带几乎不能辨认。而肺静脉纹理影密度较淡，分支不甚均匀，角较大，呈水平状走行肺外带，不能辨认。正常情况下肺野肺纹理比上肺野多且粗，右下肺野肺纹理比左下肺野多且粗。

四、肺叶

肺叶由 2～5 个肺段组成。肺叶是解剖学概念，肺野是影像学概念。在胸部正位影像上，叶间胸膜可以分辨肺叶，一般都不能完整地显示肺叶的界限，但可以推断肺叶的大概位置。它由叶间胸膜分隔而成，右肺分为上、中、下三叶，左肺分为上、下两叶。在胸部正位影像上，上叶下部与下叶上部重叠，中叶与下叶下部重叠。在侧位影像上，上叶位于前上部，中叶位于前下部，下叶位于后下部，相互不重叠。副叶是由副裂深入肺叶内而形成的，属于肺叶的先天变异，常见的有奇叶、下副叶（心后叶）等。

五、肺段

肺段由多数的肺小叶组成。肺段呈圆锥形，尖端指向肺门，底部朝向肺的表面，肺段之间无明显的边界。每个肺段有其单独的肺段支气管，肺段的名称与其相应的支气管名称一致。右肺上叶分为尖段、后段和前段，中叶分为外侧段和内侧段，下叶分为背段、内基底段、前基底段、外基底段和后基底段；左肺上叶分为尖后段和前段，舌叶分为上舌段和下舌段，下叶分为背段、前内基底段、外基底段和后基底段。各肺段在其相应的肺叶中占据较为固定的位置，熟悉其位置有助于在临床工作中诊断病变的具体解剖位置。各个肺段的 X 线解剖示意图见图 16－4。

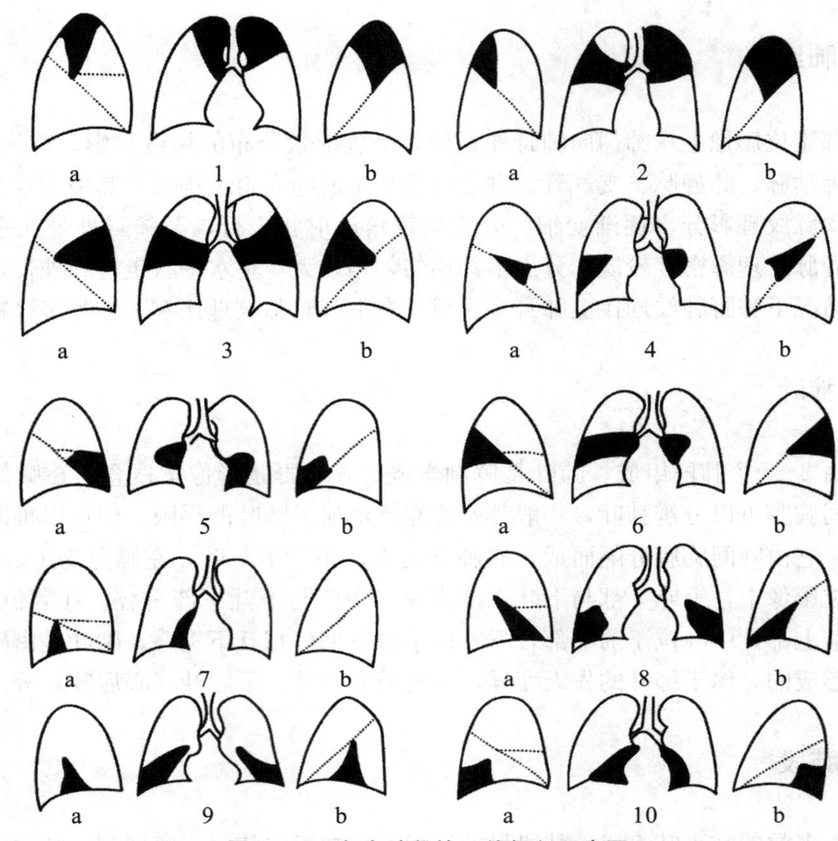

图 16-4 各个肺段的 X 线解剖示意图

引自：韩萍，于春水．医学影像诊断学［M］．4 版．北京：人民卫生出版社，2017．

第四节 气管和支气管

一、气管

在胸部正位影像上，气管位于上纵隔中部，呈低密度影，上缘相当于第 6～7 颈椎水平，起于喉部环状软骨下缘，下界相当于第 5～6 胸椎水平，分为左、右主支气管。气管长 10～13cm，宽 1.5～2.0cm，气管分叉处称为气管杈。气管的位置和长度可因躯体的位置和活动而受到影响，在吸气时分叉部向下移动约一个椎骨，并向腹侧离开脊柱约 2cm，深吸气时分叉角度变小。

二、支气管及分支

躯体姿势位置、胸腔形态和膈的高度不同，气管的分叉角度也不同。成人分叉角度为55°～65°，小儿分叉角度为70°～80°。气管在分叉处有左、右两支主气管。右主支气管分为上、中、下三支，较左主支气管短粗，长1.9～2.6cm，外径1.2～1.5cm，走行较陡直，与中线的夹角为22°～25°，从第5胸椎体水平经右肺门入右肺。左主支气管分为上、下两支，较右主支气管细长，长4.5～5.2cm，外径0.9～1.4cm，与中线夹角为35°～36°，从第5胸椎体水平经左肺门入左肺。左、右肺各肺叶段支气管的分支名称见表16－1。

表16－1　左、右肺各肺叶段支气管的分支名称

右肺		左肺		右肺		左肺	
上叶	1尖段	上叶	上叶	下叶	6背段	下叶	5下舌段
	2后段		1+2尖后段		7内基底段		6背段
	3前段		3前段		8前基底段		7+8前内基底段
中叶	4外侧段		舌叶		9外基底段		9外基底段
	5内侧段		4上舌段		10后基底段		10后基底段

引自：韩萍，于春水．医学影像诊断学［M］．4版．北京：人民卫生出版社，2017．

第五节　纵隔

位于左、右纵隔胸膜之间的所有器官、结缔组织和结构统称为纵隔。其中包括心脏、大血管、食管、胸腺、气管、主支气管、神经组织、淋巴组织及脂肪组织等。成人的纵隔位置稍偏向左侧，其形态上宽下窄，前短后长。胸骨及部分软骨为前界，脊柱胸段为后界，两侧的纵隔胸膜向上至胸廓上口，向下至膈。

纵隔在解剖上从第4胸椎椎体下缘水平处（胸骨角平面），分为上纵隔与下纵隔，其中下纵隔又以心包为界，分为前纵隔、中纵隔、后纵隔。解剖学常用这种分法，称为纵隔四分法，纵隔的分区有助于判断纵隔病变的来源和性质。在临床医学影像学上以胸骨角平面和肺门下缘平面为界将纵隔分为上、中、下三部分，又以心包、心脏和出入心脏的大血管为界，将每部分分为前、中、后三区，一共九区，这种分法叫作纵隔九分法，可以帮助临床医学影像学对纵隔器官疾病定位。

纵隔四分法、纵隔九分法见图16－5。

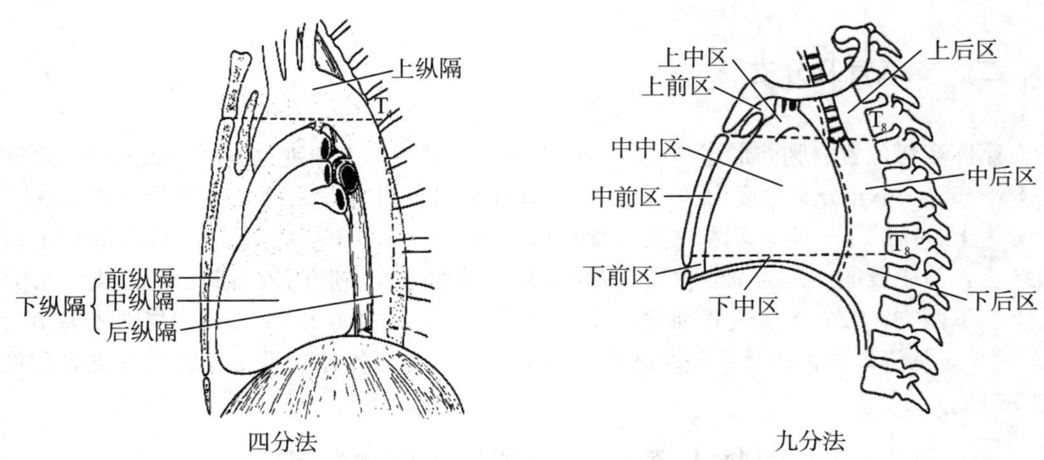

图 16-5 纵隔四分法、纵隔九分法

引自：韩萍，于春水. 医学影像诊断学［M］. 4 版. 北京：人民卫生出版社，2017.

第六节 横膈

横膈由薄层肌腱组织构成，呈圆顶状，分为左、右两叶。横膈位于第 9、10 后肋水平，相当于第 6 前肋间隙，通常右膈比左膈高 1～2cm。胸部正位影像上，两侧横膈均呈圆顶状，偏向内侧和前方，前高后低，内侧高、外侧低。膈内侧与心脏形成心膈角，外侧与胸壁形成尖锐的肋膈角。在侧位影像上，横膈前端与前胸壁形成前肋膈角，后胸壁明显向后、下倾斜，形成后肋膈角，位置较低而深。右膈前部与心影重叠部分，形成密度较高的阴影，易误认为肺中叶实质病变。

平静呼吸状态下，横膈运动两侧大致对称，运动幅度为 1.0～2.5cm，深呼吸时可达3～6cm。当局部发育较薄弱或张力不均时，向上呈一半圆形凸起，称为局限性膈膨升，多发生于前内侧，右侧较常见，深吸气时明显，为正常变异。诊断困难时，可行进一步检查以便鉴别诊断。在深吸气状态下，横膈可见数个弧形凸起呈波浪状，称为“波浪膈”，由膈肌附着于不同的肋骨前端，在深吸气时受肋骨的过度牵引所致，不要误诊为胸膜病变。

第十七章　正常的肺部CT表现

胸部的组织复杂，有含气的肺组织、脂肪组织、肌肉组织及骨组织，因受重叠干扰，肺门区、纵隔区、肋膈窦区等部位的病变在传统的X线上难以显现，而计算机体层成像（CT）可以更清晰地显示肺内结构，故在胸部断层影像学中最为常用。CT能实现人体某个断面图像的分辨率高，无断面以外组织结构干扰。CT增强检查还可以对血管、心脏和其他结构进行清晰显示。这些组织的密度差异很大，其CT值的范围广，所以在观察胸部CT时，至少需要用两种不同的窗宽和窗位，分别观察肺野与纵隔，有时还需采用骨窗，以观察胸部骨骼的改变。随着医学影像技术的发展，非螺旋CT已被淘汰，近年来多层螺旋CT已经普及。胸部常用的扫描方法有普通扫描、高分辨率CT扫描（high-resolution CT，HRCT）、螺旋CT重建图像、气管支气管树成像、CT仿真内镜支气管成像（CT virtual endoscopy，CTVE）、CT肺功能成像、CT肺血管造影（CT pulmonary angiography，CTPA）、CT灌注成像（CT perfusion imaging，CTPI）、低剂量CT（low-dose CT，LDCT）等。

第一节　胸壁

胸壁由骨骼、肌肉组织、脂肪组织等组成，在CT纵隔窗可显示上述结构，需要用骨窗来发现骨骼病变。

前胸壁的外侧有胸大肌与胸小肌覆盖，其间有脂肪层，在女性胸壁前可见乳房结构，CT可以显示胸壁的肌肉、血管和腋窝内的丰富的脂肪淋巴结，女性胸壁前方有乳房影，其内的腺体组织在脂肪影衬托下呈树枝状或珊瑚状致密影。胸部CT检查同时可见多根肋骨的部分断面，有助于肋骨肿瘤的诊断。螺旋CT三维重建还能立体显示出胸部骨骼，观察具体病变部位。第8～9肋骨上方的侧胸壁为前锯肌包绕肋弓走行。肩胛骨在前锯肌背侧，肩胛骨前方可见肩胛下肌。肩胛骨下方背阔肌覆盖前锯肌，肩胛骨背侧的外侧为小圆肌，内侧为冈下肌，肩胛骨外侧可见大圆肌和背阔肌前后并列。肩胛骨周围的肌间无脂肪层，各肌肉不能分开者居多。胸大肌、胸小肌和肩胛下肌间为富含脂肪组织的腋窝。后胸壁肌肉包括脊柱两旁的背阔肌、外侧的斜方肌、内侧的大小菱形肌以及肩胛提肌、肩胛下肌、冈下肌等。胸椎在CT影像上可分辨为椎体、椎管、椎弓、椎板、横突、棘突、小关节和黄韧带。胸骨柄呈前凸后凹的梯形，胸骨体呈长方形，胸骨剑突多呈三角形致密影。肋骨从椎体两侧发出，由后上向前下斜行，故在 CT 横断面上可同时显示多根肋骨的部分断面。

第二节 胸膜

胸膜包括被覆胸廓内面、纵隔、横膈的壁层胸膜及包裹肺叶的脏层胸膜。由于正常胸膜薄，这些部位胸膜在 CT 上均不能单独显示。肺门部右侧在肺动脉叶间肺门部，左侧在肺动脉弓肺动脉叶间肺门部，叶间胸膜分斜裂脏层胸膜和水平裂脏层胸膜。在层厚 1cm 扫描影像上，斜裂与水平裂断层呈直线走行，至凸面向前向侧胸壁走行的带状。除上端外，斜裂呈线形影者少见，而多呈透明至密度高的带状影。这是因为部分容积效应的影响。斜裂的上端平第 4～5 胸椎，左侧较右侧稍高。所以能发现胸膜小结节和肿块，有助于诊断转移瘤和间皮瘤。肺门上部右侧斜裂的内侧端在胸椎与中间段支气管之间。左侧胸椎与主动脉弓后部之间呈直线形状，至后方呈凸面形状并向后外侧走行达后胸壁。叶间胸膜在普通 CT 扫描时呈无肺纹理的“透明带”，而在薄层扫描时呈高密度的线状影，纵隔窗不能观察到叶间胸膜。叶间裂的 CT 表现见图 17－1。

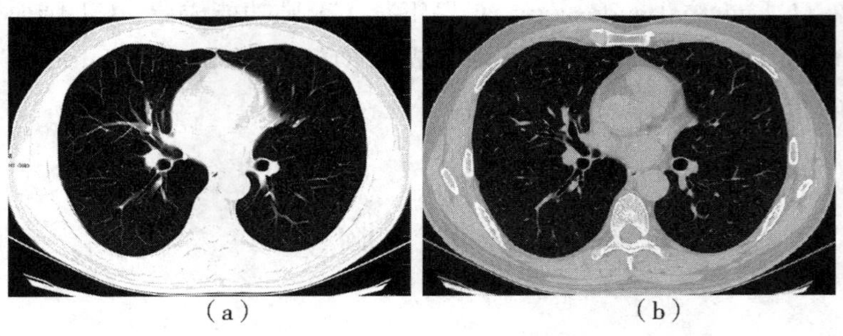

（a）　　　　（b）

图 17－1　叶间裂的 CT 表现

注：（a）为普通 CT 扫描，两侧斜裂表现为无肺纹理的“透明带”；（b）为 HRCT 扫描，右水平裂为椭圆形无肺纹理的“透明带”，两侧斜裂为高密度线状影。

第三节 肺

CT 平扫时双侧肺野均表现为对称性低密度影，其中在肺窗可见由中心向外围走行的高密度肺血管分支影，由粗变细，即肺纹理。上下走行或斜行的血管影表现为圆形或椭圆形的断面影。肺动脉与同级别的支气管相伴走行，两者的断面直径相近。两侧主支气管、叶支气管、段支气管与部分亚段支气管表现为管状或条状的含气低密度影，可作为判断肺叶和肺段位置的标志之一。

肺门分为右肺门和左肺门，肺门影主要由肺动脉、肺叶动脉、肺段动脉以及伴行的支气管与肺静脉构成。在 CT 纵隔窗图像上可以清晰显示出肺血管、支气管及周围软组织等。HRCT 扫描可以显示次级肺小叶中央的小叶核、终末细支气管及其伴随的小叶中央动脉，小叶核距小叶间隔或胸膜约 10mm。HRCT 扫描不能显示小叶间隔，因为正常的小叶间隔很薄。肺间隔间质增生时可显示出肺内网状影，肺静脉走行于内，末梢走向可判断小叶间隔。

肺叶由叶间裂、肺叶支气管及伴行动脉来确定位置。肺段与肺段之间没有明确的分界。肺段是根据肺段支气管及伴随的血管位置及其走行来确定位置的。肺段支气管及其伴随的肺动脉位于肺段中心，而肺段静脉位于相邻肺段之间。

第四节　气管和支气管

正常气管壁较薄，位于中线或稍偏右侧，自上而下向后略倾斜。右主支气管短而粗，左主支气管细而长。CT 扫描层面上，平行时在肺窗上气管呈明显条形低密度影，垂直时呈圆形影，斜交时呈卵圆形低密度影。在 CT 纵隔窗上，可清楚显示气管、周围大血管及淋巴结的结构界限。气管上部呈环形，下面部分接近气管隆突部呈卵圆形，中部可呈马蹄形；前壁凸，后壁缺少软骨呈扁平状，儿童以圆形为主。老年人气管环状软骨可出现不规则的高密度影，在水平面上部分气管的右侧后壁直接与肺相邻，此处气管壁厚度如超过 4mm 视为异常。所有 CT 图像层面上，气管均位于食管的前方或稍右。在胸腔内，气管右侧壁与纵隔胸膜反折相接，于气管右半部的后方与食管的右外侧壁之间有一潜在间隙，称为气管后窝，由肺所充填。气管、支气管根据管径粗细，在 CT 图像上表现为大小不等的环状影或平行线影，通过肺窗更能清楚地观察肺野内的细小支气管，4～6 级以下细小支气管不能显示。如观察主支气管的形态特点，可以通过 CT 图像后处理三维重建或多平面重建显示出主支气管的长轴形态。另外，厚层可显示肺段支气管和肺叶支气管，薄层可显示亚段支气管。正常支气管的 CT 肺窗图像见图 17－2。

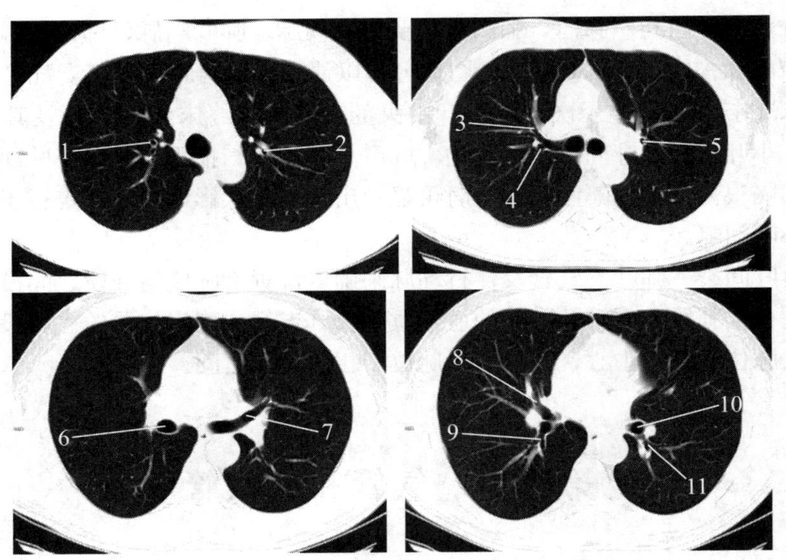

图 17－2　正常支气管的 CT 肺窗图像

注：1. 右上叶尖段支气管；2. 左上叶尖后段支气管；3. 右上叶前段支气管；4. 右上叶后段支气管；5. 左上叶尖后段支气管；6. 右中间段支气管；7. 左舌叶支气管；8. 右中叶支气管；9. 右下叶背段支气管；10. 左下叶支气管；11. 左下叶背段支气管。

第五节　纵隔

对于纵隔内的结构显示，CT 明显优于普通 X 线片。主要通过 CT 纵隔窗来观察纵隔内的结构，可以显示纵隔内的食管、气管和支气管、心脏、大血管等。正常的淋巴结短径小于 10mm，在 CT 图像上偶尔也可以显示为点状影。纵隔间隙包括胸骨后间隙、血管前间隙、气管前间隙、隆突下间隙、膈脚后间隙。胸骨后间隙前方是胸骨，后方主要为脂肪和结缔组织，与血管前间隙相延续，两侧是纵隔胸膜。血管前间隙前方与胸骨后间隙相延续，后方为上腔静脉、升主动脉、主动脉弓及其分支和肺动脉等，两侧为肺组织。气管前间隙前方为纵隔大血管，向上达胸廓上口，向下至气管隆突。位于胸廓上口的血管前间隙有胸腺，在青春期以前显示为软组织密度，在纵隔内可以衬托各结构。纵隔病变平扫与增强后扫描的 CT 值可以鉴别纵隔内病变性质。纵隔的分区方法有多种，常用的三分法将纵隔分为前纵隔、中纵隔、后纵隔三部分。

1. 前纵隔：位于胸骨后方，心脏大血管之前，较为狭窄，主要有胸腺组织、淋巴组织、脂肪组织和少量疏松结缔组织，此外还有自心包连于胸骨上端和剑突的上、下胸骨心包韧带。胸腺位于上纵隔血管前间隙，分为左、右两叶，形似箭头，边缘光滑或呈波浪状。10 岁以下胸腺外缘多隆起，10 岁以上胸腺外缘常凹陷，20～30 岁外缘平直或凹陷，密度稍低于肌肉，30～40 岁胸腺密度明显降低。青春期后其逐渐退化，60 岁以上几乎被脂肪组织所代替，仅见细纤维条状结构。

2. 中纵隔：为下部最宽阔部分，是心脏、主动脉及气管所占据的部位。中纵隔包括气管与支气管、心脏、大血管及其分支、膈神经及喉返神经、迷走神经、淋巴结等。在CT水平面上心脏四腔的位置关系：左心房位于心脏后上方，右心房居右，右心室居前，左心室位于前下偏左。在左、右心膈角区有时可见三角形心包脂肪垫影。淋巴结主要随气管和支气管分布，主要有气管支气管淋巴结、气管旁淋巴结、支气管肺淋巴结、奇静脉淋巴结、隆突下淋巴结等。CT可显示正常淋巴结，直径多小于10mm。一般前纵隔淋巴结较多，隆突下淋巴结较大。CT不能显示纵隔内的神经组织。

3. 后纵隔：为食管前缘之后，胸椎前及椎旁沟的范围。后纵隔内有胸主动脉、食管、胸导管、迷走神经、内脏神经、奇静脉、半奇静脉及淋巴结等。

纵隔结构主要通过CT纵隔窗观察，见图17－3。

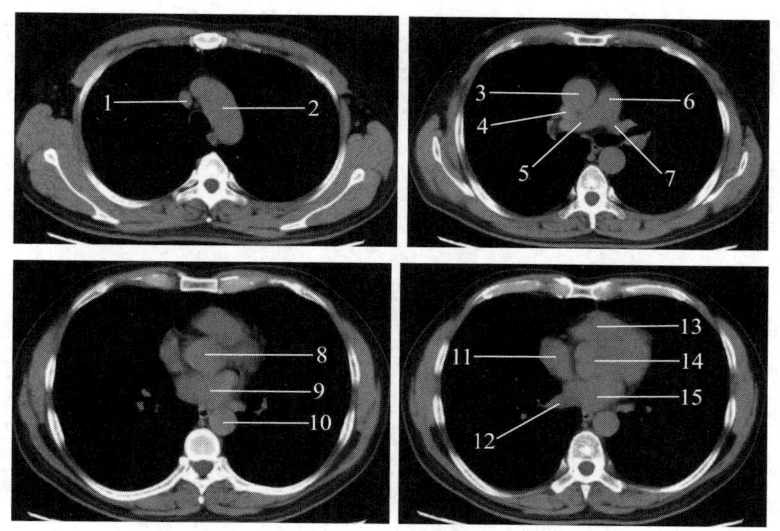

图17－3 正常纵隔的CT表现

注：1. 上腔静脉；2. 主动脉弓；3. 升主动脉；4. 上腔静脉；5. 右肺动脉；6. 主肺动脉；7. 左肺动脉；8. 升主动脉；9. 左心房；10. 降主动脉；11. 右心房；12. 左下肺静脉；13. 右心室；14. 主动脉瓣；15. 左心房。

第六节 横膈

横膈位于胸腹部之间，为肌性圆顶状结构，由于紧贴心脏和肝、脾等器官，其组织密度与相邻器官相似，而且，心脏的运动干扰了横膈水平部分的清晰成像，因而横膈大部分圆顶在CT平扫时难以显示。在所有层面，肺与胸膜相邻并位于膈肌之外，而腹部器官和周围脂肪则位于横膈的中央侧。周围走行较为垂直的膈肌，当其内表面有丰富脂肪衬托时显示清晰。在冠状面、矢状面重建图像上，横膈呈凸向上的圆顶状，下面为腹部内结构。在增强CT扫描时，因肝、脾增强比膈肌更明显，故后者可明确显示。当深吸气时，肋骨抵制面的部分肌束由于明显短缩而变得相当显著，有时类似腹膜异常，不要误诊为腹膜肿瘤病变。

横膈前部附着于剑突与两侧肋骨上，比较光滑，呈波浪状、凹面向后的弓状软组织影。横膈的后下部形成两侧膈肌脚，横膈后下部因走行方向比较垂直，附着于腰椎上部。右侧附着于第 1～3 腰椎的前外侧面，左侧附着于第 1～2 腰椎的前外侧面，并与弓形韧带相连接。膈脚后间隙内有主动脉、奇静脉和半奇静脉、胸导管和淋巴结。在 CT 图像上，显示为椎体两侧弧形软组织影，有时右侧较厚。

肺部基本病变影像学表现与临床

第十八章　大阴影和小阴影

一、定义

尘肺是在职业活动中长期吸入的生产性矿物性粉尘在肺内潴留而引起的以肺组织弥漫性纤维化为主的疾病。小阴影（small opacity）主要指在X线胸片上，肺野内直径或宽度不超过10mm的阴影。小阴影按其形态分为圆形和不规则形小阴影两类。大阴影（large opacity）主要指在X线胸片上，肺野内直径或宽度大于10mm的阴影。小阴影聚集（small opacity aggregation）指X线胸片上，肺野内出现局部小阴影明显增多并聚集成簇的状态，但尚未形成大阴影。胸膜斑（pleural plague）指在X线胸片上，肺野内除肺尖部和肋膈角区以外出现的厚度大于5mm的局限性胸膜增厚，或局限性钙化胸膜斑块，一般由长期接触石棉粉尘引起。

密集度（profusion）指一定范围内小阴影的数量。密集度划分为四大级，每大级再划分为三小级，即四大级十二小级分类法。肺区（zone of lung）指在X线胸片上，将肺尖至膈顶的垂直距离等分为三，用等分点的水平线将左右肺野分为上、中、下三个肺区，左右共六个肺区。

二、影像学表现

1. 圆形小阴影（图18－1至图18－4）：以英文字母p、q、r表示。p：直径最大不超过1.5mm；q：直径大于1.5mm，不超过3mm；r：直径大于3mm，不超过10mm。

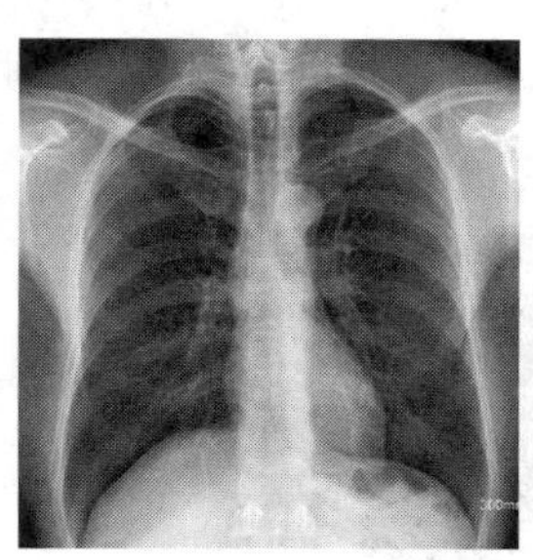

图18－1　p影

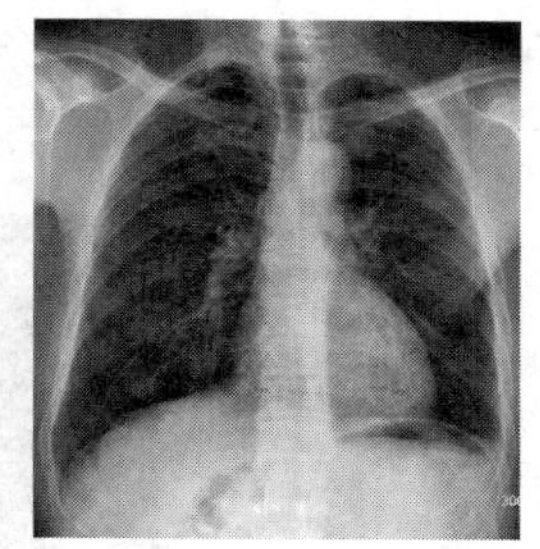

图18－2　q影

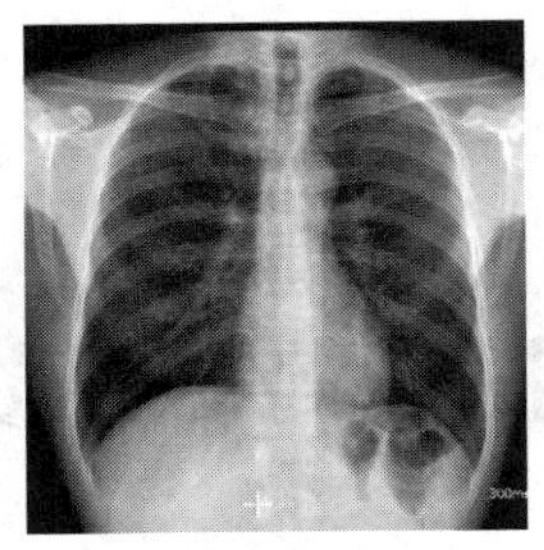

图 18－3　r 影

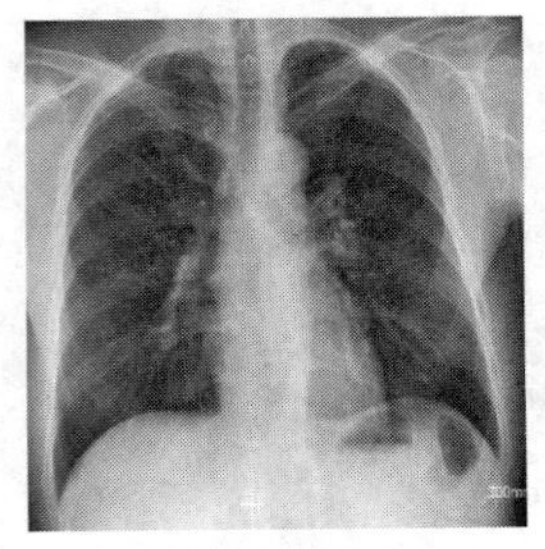

图 18－4　pq 影

2. 不规则形小阴影（图 18－5 至图 18－8）：以英文字母 s、t、u 表示。s：宽度最大不超过 1.5mm；t：宽度大于 1.5mm，不超过 3mm；u：宽度大于 3mm，不超过 10mm。

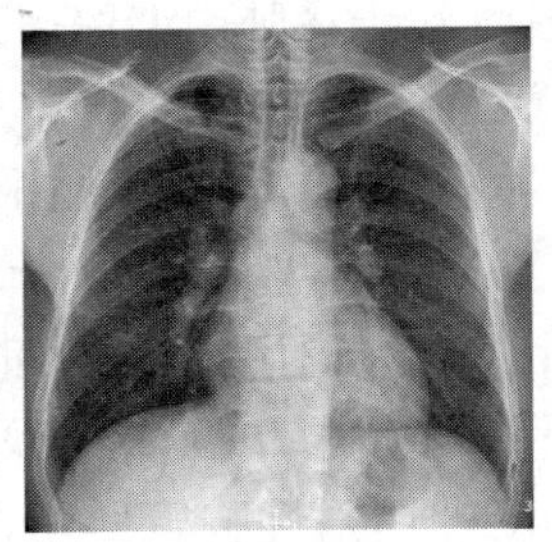

图 18－5　s 影、p 影

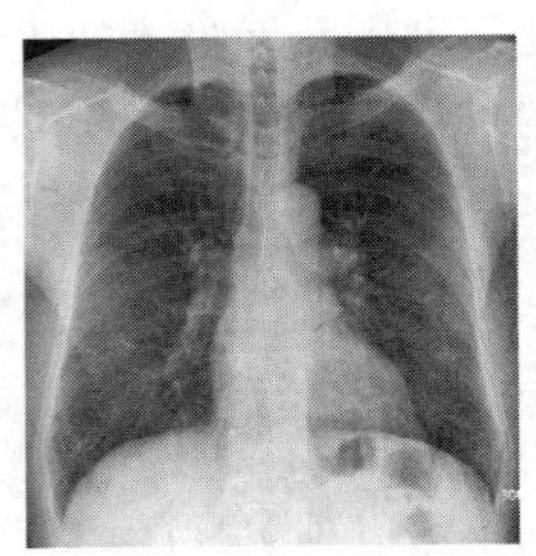

图 18－6　s 影、t 影

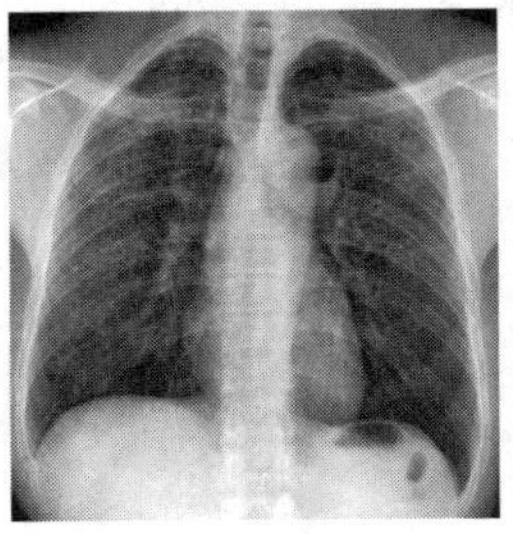

图 18－7　q 影、t 影

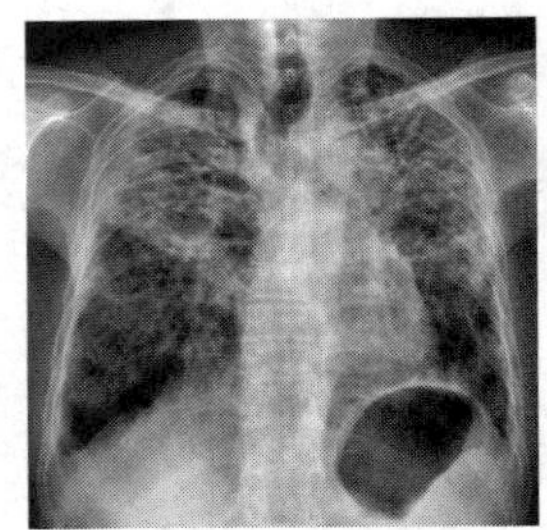

图 18－8　t 影、u 影

3. 大阴影（图 18－9）：大阴影为单发和多发的圆形、椭圆形阴影，典型的表现呈“八”字形排列，双侧对称，周围可见条索影，可伴灶周肺气肿。大阴影常见于双肺尖、下叶背段。

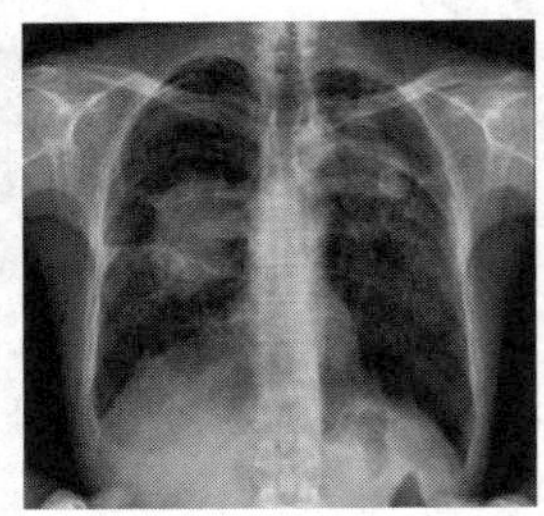

图 18－9　双肺内中带融合形成分布对称的大阴影

第十九章　肺气肿

一、定义

肺气肿（emphysema）又被称为阻塞性肺气肿（obstructive emphysema），是呼吸系统里最为常见的慢性炎症性疾病。肺气肿是终末细支气管，包括呼吸性细支气管、肺泡管、肺泡囊和肺泡因多种原因而引发弹性减退，过度膨胀、充气和肺容积增大并同时伴有气腔壁结构破坏的病变。肺气肿多由长期吸烟、大气污染、吸入粉尘，以及慢性反复呼吸道感染诱发的慢性支气管炎进一步发展而来，也可能受遗传因素的影响。

二、影像学表现

（一）X 线表现

局限性阻塞性肺气肿：一叶或一侧肺透亮度增加，肺纹理稀疏，横膈和纵隔的位置是否改变，取决于肺气肿的范围。支气管内异物者可见呼气与吸气时纵隔摆动。

弥漫性阻塞性肺气肿：①胸廓呈桶状，肋骨走行变平，肋间隙变宽；横膈低平并可呈波浪状，活动度明显减弱。②两肺野透亮度增加，可见肺大泡。肺纹理稀疏变细，肺野中外带肺纹理可消失。③心影狭长。

弥漫性阻塞性肺气肿 X 线表现见图 19－1。

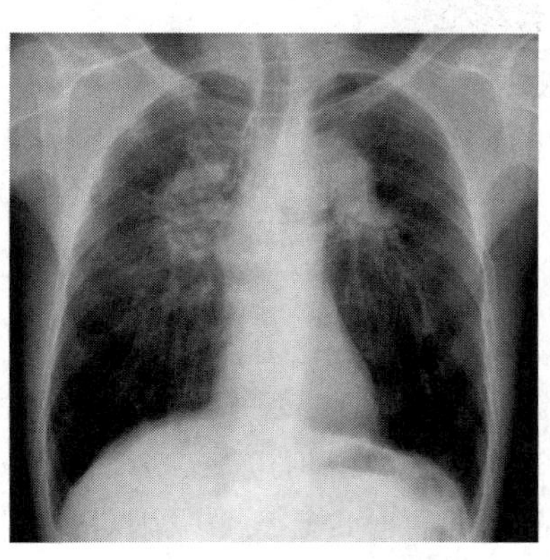

图 19－1　弥漫性阻塞性肺气肿 X 线表现

（二）CT 表现

CT 表现类似 X 线胸片，且显示肺气肿征象更灵敏。此外，CT 检查还可分辨出不同病理类型的肺气肿。肺气肿在病理上分为小叶中心型肺气肿、全小叶型肺气肿、间隔旁型肺气肿和瘢痕旁型肺气肿四种类型。小叶中心型肺气肿表现为小圆形低密度区，位于小叶中央。全小叶型肺气肿表现为广泛密度减低区，肺血管影变细、稀疏。间隔旁型肺气肿表现为胸膜下局限性低密度区，一般为 1cm 以下。肺大泡为较大的含气空腔，为小叶中心型肺气肿及全小叶型肺气肿融合所致。小叶中心型肺气肿、全小叶型肺气肿及间隔旁型肺气肿常见于慢性支气管炎、支气管哮喘及各种因素导致的肺间质纤维化等。瘢痕旁型肺气肿为肺间质纤维化及瘢痕病变周围异常扩张的含气腔隙，常见于肺结核纤维化病灶的周围。在 CT 上，特别是在 HRCT 上可见小叶间隔增厚、胸膜下线、蜂窝状改变及磨玻璃影像，这些征象不是慢性支气管炎者独有，可见于其他原因或特发性间质性病变者（图 19－2 至图 19－5）。

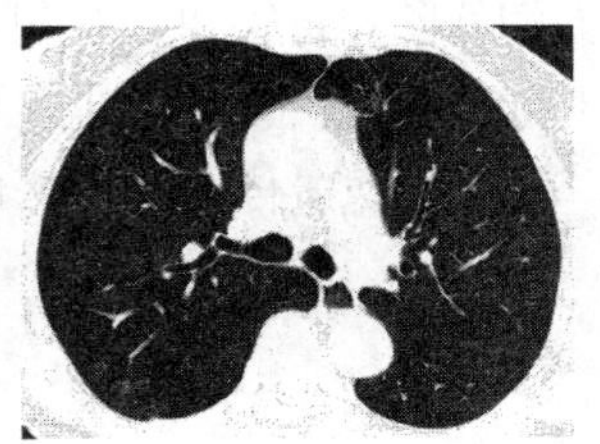

图 19－2　横断面肺窗

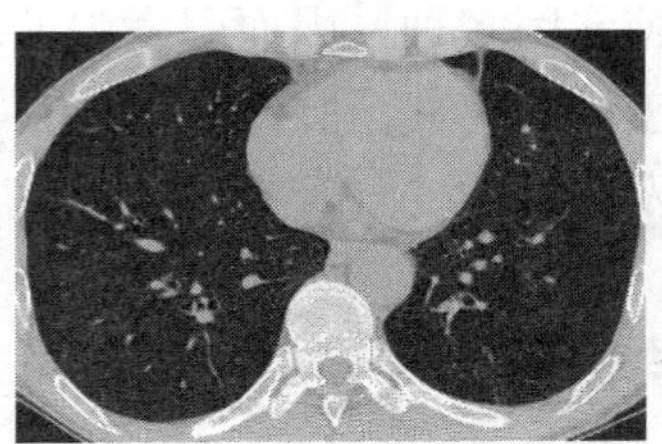

图 19－3　横断面 HRCT

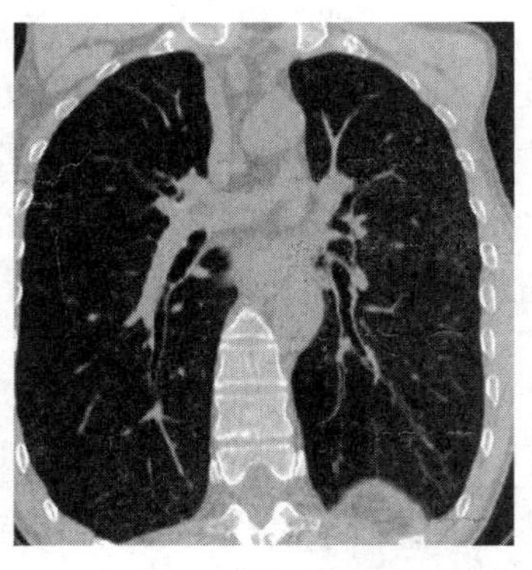

图 19－4　斜冠状面 HRCT

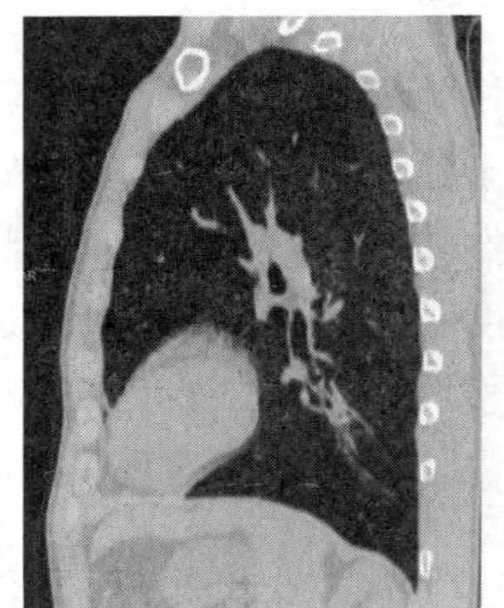

图 19－5　矢状面 HRCT

三、临床表现

慢性支气管炎久治不愈，反复急性加重使气道阻力增加，可逐渐发生阻塞性肺气肿。早期可无明显症状而被忽视，随着病情进展，劳动时出现呼吸困难、气促，且日益加重，以致轻度活动受限，甚至静息时也感到呼吸困难。合并呼吸道感染时，支气管分泌物增多，痰液呈脓性、变稠，使气道阻塞加重，胸闷气促也随之加重。感染控制后，症状可有所缓解，但反复急性发作后症状难以缓解，可出现低氧血症、二氧化碳潴留，最终导致Ⅰ型呼吸衰竭。病人不能平卧，出现发绀、疲乏、纳差、体重减低、劳动力丧失，进而发展至明显的慢性肺源性心脏病右心功能不全的症状或清晨头痛、白天嗜睡、夜间失眠等早期肺性脑病的症状。

第二十章　肺实变与肺不张

一、定义

肺不张泛指肺组织展开得不完全，达不到其正常状态，体积缩小，其中气量降低或无气，其壁似松弛的小囊贴合在一起，但也可能含有分泌物、出血性物质或者已发生纤维硬变等。肺不张常由气道通气障碍引起，使得空气不能进入肺野，里面原有的空气又被吸收，肺泡萎缩、塌陷。

神经节缺失，自主神经功能紊乱的失弛缓性支气管引发支气管梗阻或扩张，继发肺不张、肺气肿。肺组织中的不随意肌如收缩过度，将会产生肺不张，而松弛过度则会产生肺气肿，这种情况可无机械性的支气管梗阻。此外，胸肌紧张性丧失、横膈肌松弛及肺组织受压等，都可引起肺不张。

肺不张不一定是无气，存在一定量气体的有“不完全性肺不张”“透明型肺不张”“混合型肺不张”等。反之，肺无气不一定是肺不张，比如大叶性肺炎肝硬化期，肺泡内充满了分泌物，不含气体。

气腔实变指气腔内的气体被细胞、蛋白质、液体以及其他物质取代。实变在X线、CT上的特征性表现为一个或者两个以上均质实变影，肺实质被掩盖，肺体积不变或略微变小。均匀密度影且不掩盖肺血管则称为磨玻璃密度影。磨玻璃密度影可因气腔部分充填形成，通常提示存在间质异常。

二、影像学表现

肺部体积缩小、含气减少从而导致病区对比度降低、密度增高。不张肺叶的肺纹理消失或聚拢，叶间裂向不张区移位，患侧胸廓凹陷和肋间隙变窄，纵隔、气管、心脏向不张区移位。

1. 一侧肺不张：为一侧主支气管完全性阻塞的后果，表现为患侧肺野呈均匀一致性密度增高影，胸廓塌陷，肋间隙变窄，纵隔向患侧移位，横膈升高，心缘及横膈影均不清楚，健侧肺出现代偿性肺气肿表现（图20－1、图20－2）。

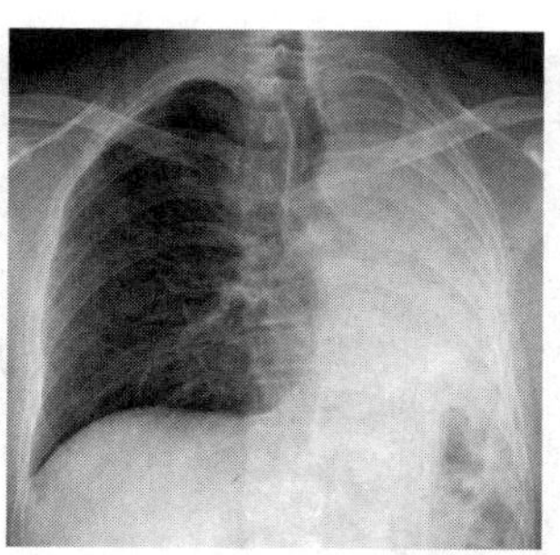
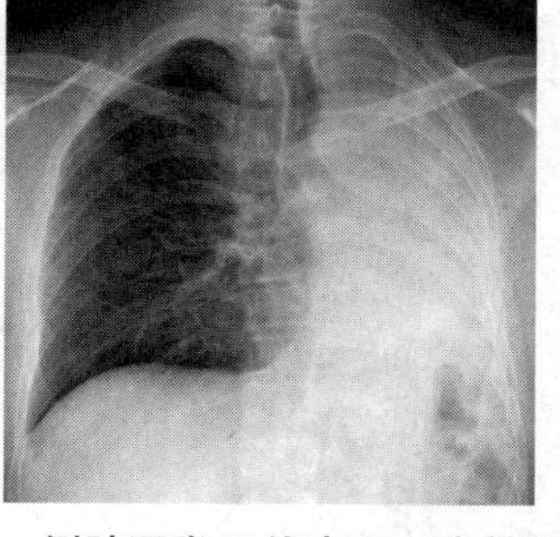

图 20－1　一侧肺不张 X 线表现（胸部后前位）　　图 20－2　一侧肺不张 X 线表现（胸部侧位）

2．肺叶不张：为肺叶支气管完全阻塞所致。由于肺叶形态、大小不同，不同肺叶不张有不同的表现。但其共同的 X 线表现为肺叶体积缩小，密度增高，肺血管、肺门及纵隔不同程度向患侧位移，邻近肺叶可出现代偿性肺气肿。

3．右肺上叶肺不张：右肺上叶区域大片密度增高影，当上叶体积显著缩小时，右肺上叶可构成小三角形高密度影，紧贴在右上纵隔旁，其尖端指向肺门，这种情况需要与奇叶或纵隔肿瘤相区别。水平裂向上移位，呈隆起向上、边缘清晰的弧形阴影。右肺中、下叶出现代偿性肺气肿（图 20－3）。

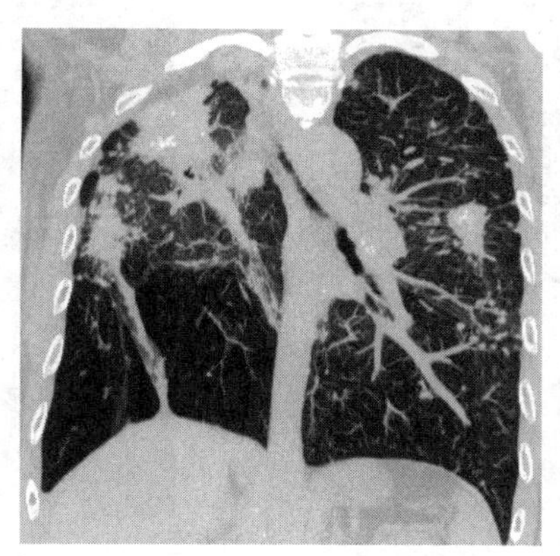

图 20－3　右肺上叶肺不张伴融合团 CT 表现

4．右肺中叶肺不张：右肺中叶密度增高，上下缘变锐利，位于水平裂的下方，水平裂向下移位，斜裂向上向前移位（图 20－4）。心脏、纵隔可以不移位。上叶及下叶可能出现代偿性肺气肿。胸片后前位上，呈现右肺下野内带呈底向右心缘的三角形阴影，右心缘不清晰。侧位胸片呈底向前胸壁尖向肺门的三角形阴影，右心缘不清晰，前弓位更为清晰。

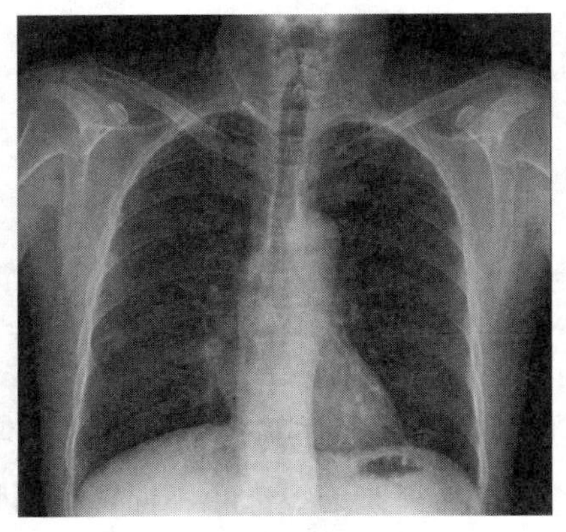

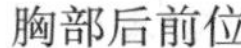
胸部后前位

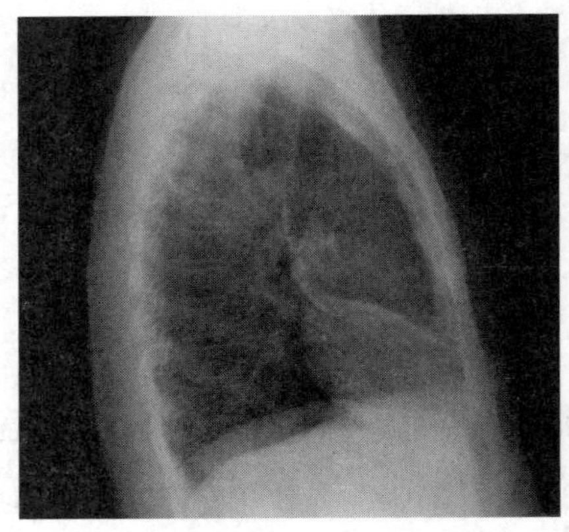

胸部侧位

图 20－4　右肺中叶肺不张 X 线表现

5. 右肺下叶肺不张：右肺下叶密度增高、体积变小，右心膈角处呈现高密度影，右膈升高，右肺门下移，心影向右侧移位（图20－5、图 20－6）。右肺上叶及中叶出现代偿性肺气肿。

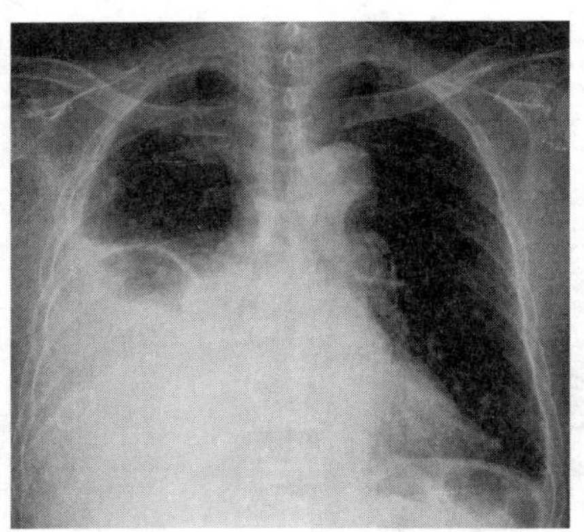

图 20－5　右肺下叶肺不张 X 线表现（胸部后前位）

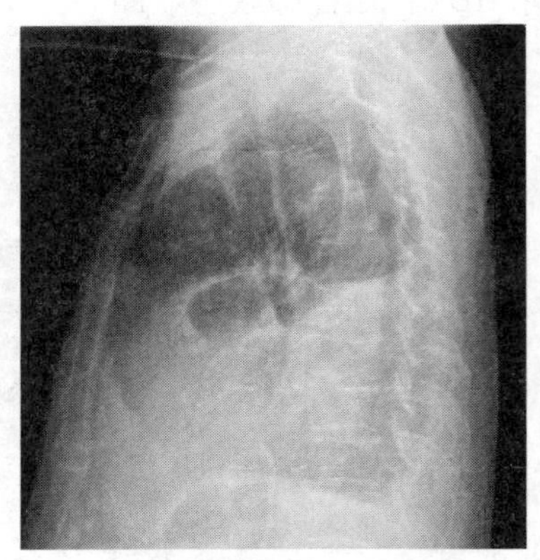

图 20－6　右肺下叶肺不张 X 线表现（胸部侧位）

6. 左肺上叶肺不张：左肺上叶肺野区大片状高密度阴影，无气肺叶向前胸壁、向上移位，其后缘的斜裂明显前移，呈弧形塌陷。下叶出现代偿性肺气肿，其背段可到达肺尖区，且在胸部后前位片上显示为左上肺野上部密度高、下部密度低的大片状阴影（图 20－7）。左肺上叶肺不张在胸部侧位片上显示清楚。CT 肺窗显示为左肺上叶体积缩小，呈楔形改变；纵隔窗显示为纵隔旁不规则软组织影（图 20－8、图 20－9）。

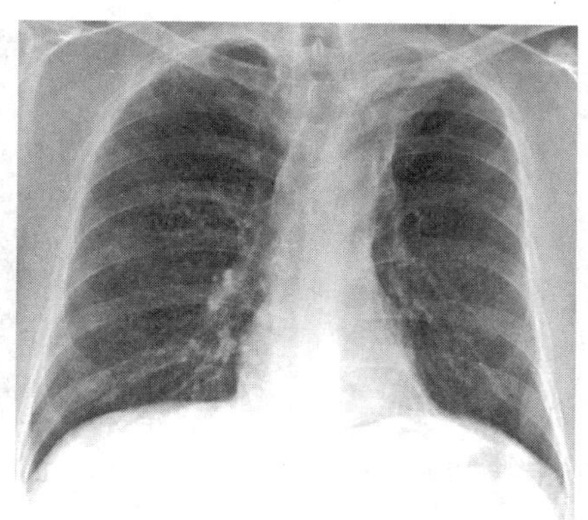

图 20-7　左肺上叶肺不张 X 线表现（胸部后前位）

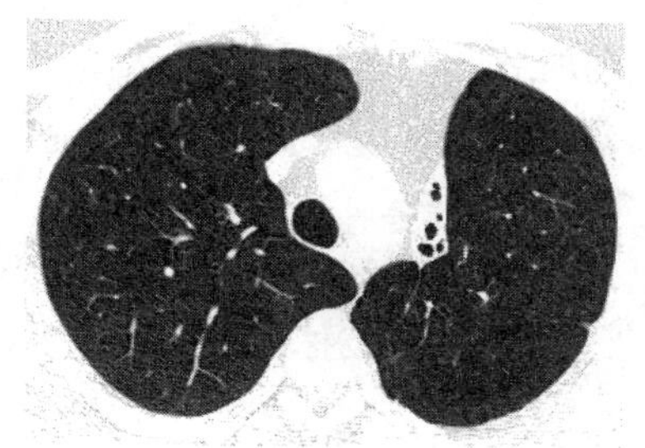

图 20-8　左肺上叶肺不张 CT 表现（肺窗）

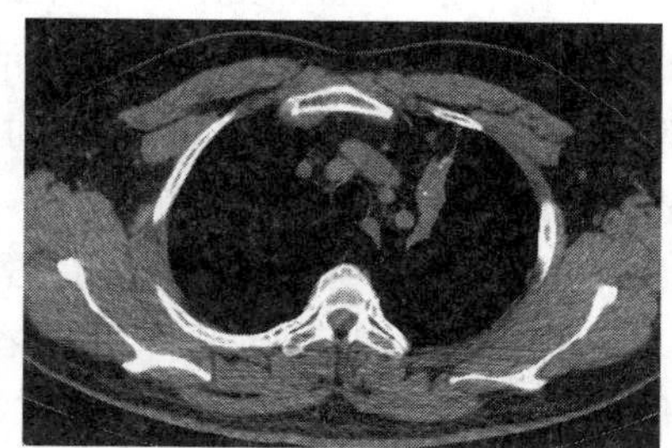

图 20-9　左肺上叶肺不张 CT 表现（纵隔窗）

7. 左肺下叶肺不张：左肺下叶体积变小，不张的左肺下叶向后向内移位至脊柱旁沟区，肺门向下向内移位，左膈上升，心影移位至不张侧。左肺上叶出现代偿性肺气肿。左肺下叶肺不张形成的密度增高影在胸部后前位片上因被心脏阴影遮盖而显示不清，在胸部侧位片上呈现为胸部后下方的三角形密度增高影。CT 肺窗显示为左肺下叶体积缩小，呈楔形改变，并向后内方移位至脊柱旁；纵隔窗显示为降主动脉旁斑片状软组织影（图 20-10、图 20-11）。

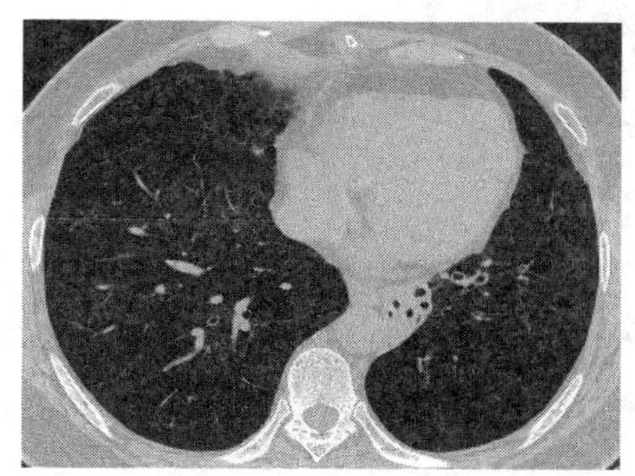

图 20-10　左肺下叶肺不张（HRCT）

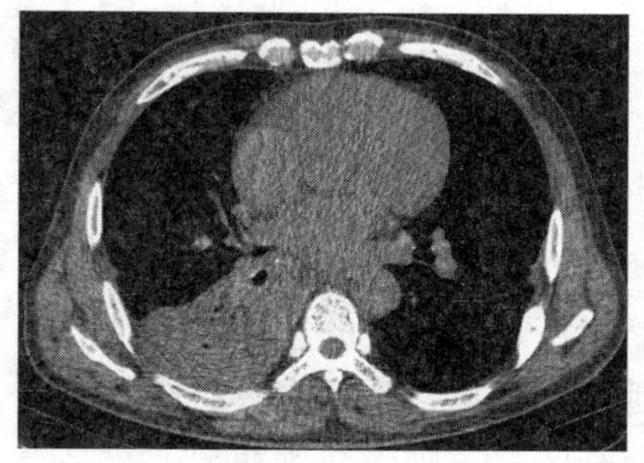

图 20-11　左肺下叶肺不张 CT 表现（纵隔窗）

8. 肺段不张：表现为尖端朝向肺门的三角形密度增高影，其相邻的肺段可能出现代偿性或阻塞性肺气肿，相邻的叶间裂向不张一侧移位（图 20-12、图20-13）。诊断肺段不张时，需要熟悉各肺段的解剖位置，并且还需要了解每个肺段不张收缩时部位的改变。

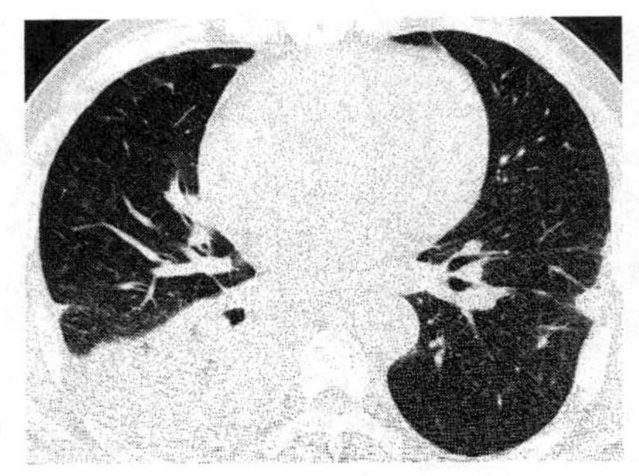

图 20－12　右肺下叶后基底段、外基底段不张 CT 表现

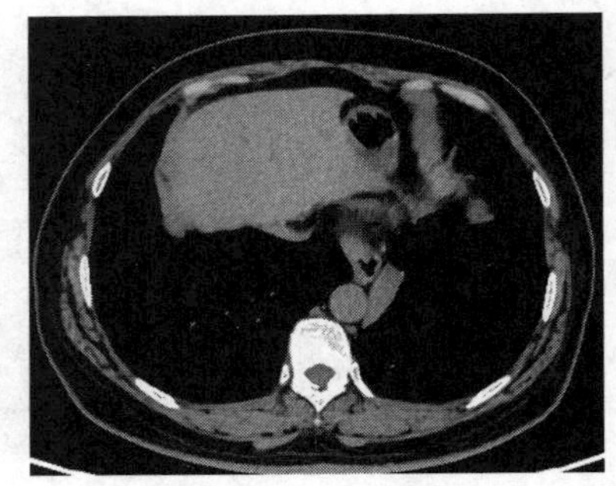

图 20－13　右肺下叶大片状软组织影（CT）

9. 盘状肺不张（plate-like atelectasis）：为肺的亚段肺不张，常发生在膈穹窿上方的肺野。这种肺不张一般被认为由横膈活动受限减弱所致，引起该部位呼吸障碍，导致分泌物阻塞支气管。常见原因为膈下脓肿、腹部炎症、腹部占位性病变或肝、脾大导致横膈抬高等。

盘状肺不张多见于一侧或者双侧肺野底部，呈现为 2～6cm 长、条状或盘状密度增高影，多在膈上，呈横行或斜行，不会在叶间裂穿行。不张的密度增高影随呼吸运动而移动，但位于前弓位和后倾时消失（图 20－14）。

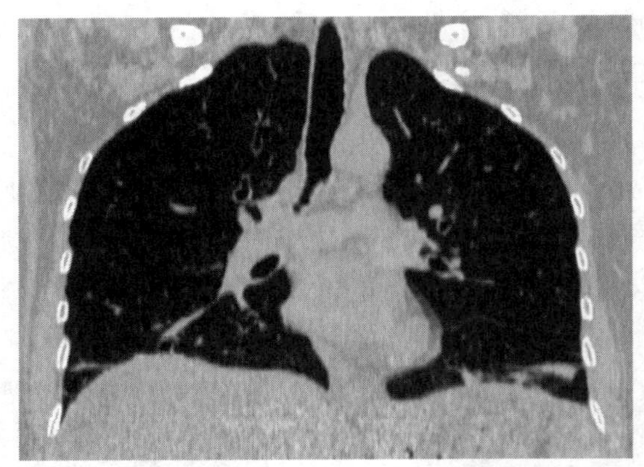

图 20－14　盘状肺不张 CT 表现

实变在胸片上通常表现为单发或多发均匀致密影，肺血管阴影被掩盖。肺体积无变化或略微变小。实变的边缘通常不清晰，除非实变位置紧邻胸膜。边界不清晰是由于实变蔓延至邻近正常肺组织，造成气腔部分充填。含气支气管在实变区域常可见。如果支气管完全闭塞，则无法观察到含气支气管（如肿瘤远端）或血液充填支气管（如肺梗死）以及炎性分泌物（如支气管肺炎）。

三、临床表现

肺不张在临床上大多数都有一些表现。急性大块性肺不张病人可突然出现急迫的呼吸困难、咳嗽、胸痛、心悸，有的甚至出现发绀等，见于支气管异物以及术后。慢性大块性肺不张病人因机体产生适应性代偿性改变，症状不太明显，甚至可无症状，有的癌性肺不张就可能出现这种情况。

在体格检查时，一侧全肺不张，体征显著，患侧胸廓扁平，呼吸运动微弱或消失，气管向患侧移位，心尖搏动向患侧移位。病变区叩诊浊音，听诊呼吸音消失或者出现支气管呼吸音。叶以下的肺不张，上述症状较轻，上叶、下叶肺不张可导致气管或心脏向患侧移位。中叶肺不张则症状不明显。

肺不张虽然临床上根据体征、症状可以拟诊，但是大多数病例还是需要依靠 X 线检查与 CT 检查做出诊断。对叶以上的肺不张、压缩性肺不张、盘状肺不张等，普通透视照片常可明确，甚至还可以查明大部分病例的病因。大部分肺段不张可在普通 X 线检查下明确诊断，但是一部分须 CT 检查等才能确定是否为肺不张。症状不典型或有合并症重叠混淆者，诊断较复杂。

第二十一章　肺结节和肿块

一、定义

肺结节为边界清楚、孤立的、圆形的、直径小于或等于 3cm 的肺部病变。肿块是指直径在 3cm 以上的病变。X 线胸片和 CT 发现的孤立性肺结节和肿块，其鉴别诊断的疾病很多，其中 95%的病灶可归为以下三类：恶性肿瘤（原发性或转移性）、良性病变（肿瘤性或非肿瘤性）、炎性肉芽肿（结核和真菌）。良性肺结节与肿块多见于肺腺瘤、结核球、肺错构瘤、炎性假瘤等。其周边多有包膜，生长缓慢，X 线胸片与 CT 显示边缘清晰光滑，偶分叶，少有毛刺。结核球内常可见钙化、裂隙或新月样空洞，周围可见卫星灶。早期周围型肺癌多表现为肺内结节，中、晚期肺癌多表现为肺内肿块。肺结节和肿块的病因学和影像学表现见表 21－1。

表 21－1　肺结节和肿块的病因学和影像学表现

病因学		影像学表现
先天性病变	支气管囊肿	CT 表现为水样密度
	肺动静脉畸形	圆形、椭圆形或轻度分叶状，CT 可显示供血动脉和引流静脉
感染	肺结核	主要发生于双肺上叶及下叶背段
	组织胞浆菌病	常见病，常钙化
	球孢子菌病	常见于流行区，常形成空洞
	棘球蚴病	CT 表现为水样密度
	肺脓肿	CT 可见空洞或中央低密度区
	局灶性（圆形）肺炎	成人较儿童少见，常边缘不清楚
炎症	韦格纳肉芽肿	孤立性肺结节少见
	类风湿结节	坏死性类风湿肺结节常多发
	机化性肺炎	常边界不清
	类脂性肺炎	边界不规则，CT 可见局灶性脂肪密度影
尘肺	进展性纤维化	通常位于肺门旁，两侧分布较对称，上叶为主

续表21－1

病因学		影像学表现
肿瘤性病变	肺癌	光滑，分叶状，常见边缘毛刺征
	错构瘤	少见，易表现为分叶状边缘，60%在CT上可见脂肪密度区，爆米花样钙化为典型表现，但少见
	转移瘤	除肉瘤以外，孤立性转移少见，常表现为光滑边缘

二、肺结节和肿块常见X线与CT征象

1. 分叶征：结节边缘呈细小深分叶或锯齿状，状如桑葚。病理基础为肿瘤自身生长速度不均等，肿瘤生长遇到的阻力不同，小叶间隔纤维性增生限制肿瘤生长。

2. 毛刺征：结节边缘呈浓密的短细毛刺，僵硬，状如绒球。病理基础为肿瘤的恶性生长方式，肿瘤周围间质反应。

3. 空泡征：CT表现为肺结节内连续数个层面上的直径1mm至数毫米的小泡状或轨道状空气样低密度影。病理基础为肿瘤内残存的肺泡或小支气管。

4. 支气管血管集束征：CT表现为一支或数支肺小血管受牵拉向病灶聚拢移位，在病灶处中断或贯穿病灶，累及的血管可为肺动脉或肺静脉。

5. 病灶的胸壁侧小片状浸润：病理基础为小支气管阻塞引起的炎症或肺不张。

6. 增强后改变：肺结节或肿块呈轻、中度均匀强化或不均匀强化（CT值增加15～20HU），部分结节可呈内缘不规则的环状强化。

三、肺结节影像学表现

判断病灶的良恶性通常需要结合临床和影像学表现。需要注意的是，该结果不是病理结果。影像诊断包括结节大小、生长时间、出现钙化或脂肪以及病灶的边缘特征。CT在病灶检出和诊断上均明显优于X线胸片，特别是多层螺旋CT的出现，使肺结节的检出率和评价水平显著提高。多层螺旋CT可单次屏气采集薄层图像，获得容积数据，并可用肺结节的计算机辅助手段使之可视化。使用薄层扫描使肺结节评价得到优化，图像可以进行多平面重建（MPR）和最大密度投影（MIP）重建。在大多数病例中，肺结节的CT评价采用胸部容积薄层扫描。有些病例需行CT、MRI增强扫描和正电子发射计算机断层显像（PET）。

（一）大小

恶性孤立性肺结节的似然比估测为：肺结节直径小于1cm，约为0.5；直径1.1～2.0cm，约为0.75；直径2.1～3.0cm，约为3.5；直径大于3cm，约为5.0。需要注意的是，肺癌的似然比受年龄和吸烟史等因素的影响。

（二）大小的变化

由于癌症生长不受控制，肺结节的增大须考虑恶性，而不增大则恶性可能性很小。但一些良性肿瘤如错构瘤和结节型组织胞浆菌病的肺结节可以增大。而一些细支气管肺泡癌的肺结节可生长缓慢。一个结节增大不是指导治疗的唯一因素。小结节病灶大小的细微改变可能不易被察觉，对于存在这样结节的病人应继续观察。

倍增时间可比直径增加提供更加准确的肺结节评价。倍增是指体积而非直径。假设一个结节是球形，直径增加 1 倍，意味着体积增加至原来的 8 倍。测量倍增时间至少需提供两次胸片或 CT，病灶大致是球形，且直径至少取两层测量值的平均值。

（三）钙化

钙化是良性结节最可靠的征象。良性钙化的四种形式：弥漫性钙化、同心圆性（层状）钙化、中央性钙化和爆米花样钙化。弥漫性钙化和同心圆性（层状）钙化通常提示肉芽肿。小的中央性钙化，最常见于肉芽肿性病变（通常是结核和组织胞浆菌病），也可见于一些错构瘤。爆米花样钙化是错构瘤的特征性表现。以上良性钙化很少见于恶性肿瘤。然而肺结节或肿块内出现偏心性钙化，代表腺癌实质中合并钙化的肉芽肿，须谨慎诊断。

低千伏胸片较高千伏胸片更容易发现肺结节内的钙化，CT 比 X 线胸片更容易发现肺结节内的钙化。

恶性肿瘤中的钙化出现在以下几种情形：①从鉴别诊断的角度，仅见于周围型肺癌吞噬钙化的肉芽肿，钙化常常为偏心性；②转移性骨肉瘤中类骨质的骨形成或转移性软骨肉瘤中恶性软骨的钙化；③偶见原发性肺癌伴基质骨化；④ 巨大肺癌钙化。薄层 CT 上 5%～10%的肺癌可见钙化，其中绝大多数肿瘤直径在 3cm 以上。在大肿块中的钙化可以是点状、粗短杆状或无定形状，可表现为中央性、周围性或弥漫性分布。这与沙粒瘤小体形成、肿瘤坏死的营养不良性钙化、合并以往局灶性炎性肉芽肿或病灶内部支气管软骨钙化有关。

薄层 CT 扫描是评价肺结节内钙化的最佳方法。在薄层 CT 上可见的钙化灶，CT 值常达到或超过 400HU。若无局灶性钙化，病灶 CT 值达到或超过 200HU 可看作存在钙化。需要强调的是，只有肺结节直径小于或等于 3cm，出现中央性钙化或同心圆性（层状）钙化才可认为是良性病变的可靠征象。

（四）脂肪密度影

在薄层 CT 上，边缘光滑的肺结节出现脂肪（－30～－120HU）密度影可诊断为错构瘤。类脂性肺炎的 X 线胸片和 CT 表现包括单发或多发性肺结节和肿块，可为局灶性，也可为融合实变区，平均 80%的病例中，CT 可显示病灶内局灶性脂肪密度影。

（五）水样密度

CT 上水样密度加上薄壁或不可见的囊壁可诊断为囊性病变。鉴别诊断包括支气管源性囊肿、先天性囊性腺瘤性畸形、棘球蚴囊肿和充满液体的肺泡。仅约 50％的支气管囊肿在 CT 上表现水样密度。

（六）支气管充气征

在薄层 CT 上，支气管充气征和细支气管充气征在肺腺癌较良性结节中更常见。未阻塞的气道常表现为扭曲和扩张（图 21－1）。

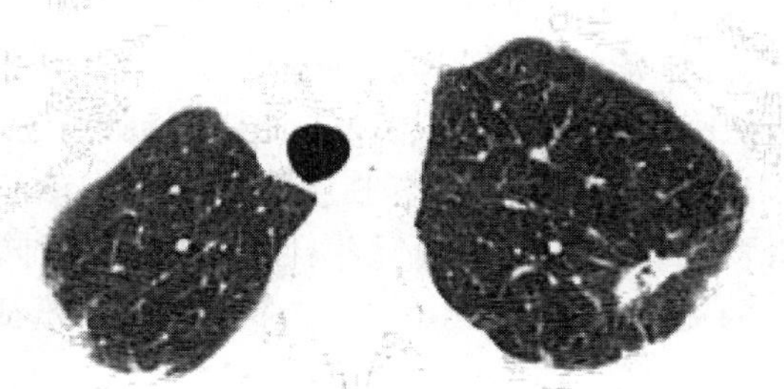

图 21－1　支气管充气征

（七）空泡征

CT 上可见肺结节内圆形或椭圆形直径小于或等于 5mm 的低密度区，尤其在薄层 CT 上更易发现（图 21－2）。相关的病理表现显示为透亮影，代表未阻塞的气道、气道扩张或者局灶性肺气肿。

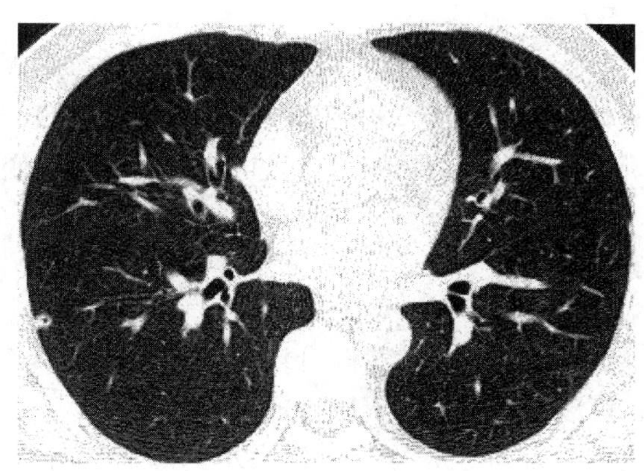

图 21－2　空泡征

（八）局灶性结节性磨玻璃密度影

局灶性结节性磨玻璃密度影或实变影的鉴别诊断范围广泛，包括局灶性细菌、真菌和病毒性肺炎，机化性肺炎，类脂性肺炎，不典型腺瘤样增生，细支气管肺泡癌，腺癌和原发性肺淋巴管瘤。

已经证实在 CT 上含有实性成分的混合密度磨玻璃密度肺结节较纯磨玻璃密度肺结节的恶性可能性大。纯磨玻璃密度的直径小于 1cm 的孤立性肺结节可以是缓慢生长的细支气管肺泡癌，但一般不可能是侵袭性腺癌。然而，以磨玻璃密度成分为主但中央为软组织密度的结节可能是肺癌，最常见的是腺癌。以实性成分为主的结节与以磨玻璃密度成分为主的结节相似，更倾向于恶性肿瘤。

（九）CT 晕征

CT 晕征指磨玻璃密度影环绕肺结节。该表现首先在免疫缺陷病人的血管侵犯性曲霉菌病中报道，可见于各种真菌或病毒感染（曲霉菌、念珠菌、毛霉菌、巨细胞病毒、疱疹病毒）、肿瘤（腺癌、细支气管肺泡癌、转移性血管肉瘤、卡波西肉瘤）、血管炎（韦格纳肉芽肿）和机化性肺炎。磨玻璃密度的晕征可能由出血导致（如侵袭性曲霉菌病）或由炎性过程中较低密度的渗出或肿瘤，或细支气管肺泡癌附壁生长所致。

尽管鉴别诊断范围广泛，CT 晕征结合临床症状对影像诊断有高度提示作用。例如，一个无症状吸烟者发现磨玻璃密度影环绕实性肺结节提示肺癌，最常见于腺癌。对于严重中性粒细胞减少的免疫缺陷病人，一个或多个结节伴晕征提示血管侵袭性曲霉菌病。

（十）结节与肺交界面的特征

实性肺结节和邻近肺的交界面可以是毛刷样或光滑的。毛刺提示恶性，影像－病理对照显示，毛刺反映了周围肺实质纤维化的存在，癌症直接浸润至邻近肺实质或局部淋巴管蔓延。

（十一）结节强化

有研究表明，薄层 CT 上测量肺结节强化方式对区分良恶性结节具有重要价值。这些研究结果显示，静脉注射对比剂后，不强化和强化少于 15HU 高度支持良性诊断，从临床的角度，这些研究的最大价值在于为良性可能的非钙化病变的随访提供支持。

四、肿块的影像学表现

与实性结节相同，肿块内钙化不能排除肿块为恶性。肿瘤中的钙化可为点状、粗短杆状或无定形状，分布可以是中央性、周围性或弥漫性。

肺癌发生空洞的概率约为 10%，尽管任何大小的肿瘤都有可能发生空洞，但绝大多数发生在直径 3cm 以上的肿块。最常见的组织学类型是鳞状细胞癌。绝大多数空洞内表面不规则，这是因为大小不等的肿瘤组织结节向空洞内延伸和形成许多肿瘤内的片状坏死区。空洞为中心性或偏心性，直径在 1～10cm。空洞在影像上表现为肺内含气腔隙且壁厚超过 1mm。在绝大多数病例中空洞是因病灶中心坏死并引流形成的，部分液性物质通过与病灶相通的气道排出。空洞的影像学表现提示病变产生的原因，尤其是鉴别疾病良恶性。有鉴别意义的影像学表现包括空洞壁厚度、内表面（不规则或光滑）、有无内容物和内容物的性质、病变的数量以及病变多发时形成空洞的病灶数量。

急性肺脓肿、原发性和转移性肺癌、韦格纳肉芽肿的空洞壁常较厚，而慢性感染性疾病，如球孢子菌病的空洞壁较薄。空洞壁的厚度评价在鉴别良恶性病变中具有重要作用。

肺癌空洞的内表面常呈结节状，肺脓肿内壁毛糙，其他病变绝大多数空洞内表面光滑。如果空洞内有内容物，通常为脓液或部分液化坏死的肿瘤，常表现为平整光滑的气液平面，无特征性放射学特点。有时特征性空洞内容物强烈提示特定的疾病。例如，空洞内真菌球，形成可移动肿块，还有棘球蚴囊肿破裂，包膜塌陷，漂浮在液体表面，并形成特征性“水上浮莲征”。

有些空洞性病变以孤立性为特征，如原发性肺癌、急性肺脓肿和创伤后肺脓肿；其他空洞性病变以多发性为特征，如转移性肺癌、韦格纳肉芽肿和脓毒栓子。

五、多发肺结节和肿块

直径大于1cm的多发结节鉴别诊断包括先天性疾病（如动静脉畸形）、感染（如多发肉芽肿、化脓性栓塞）、炎症过程（如韦格纳肉芽肿）和肺转移瘤，超过95%的病例为肺转移瘤或感染。

至少80%～90%的多发肺转移瘤病人曾患胸外肿瘤或临床表现倾向于原发肿瘤。多发肺转移瘤的影像学表现可从类似粟粒的弥漫性微小结节到边界清楚的大肿块。结节可大小一致，表示同时起源的一批转移瘤；或者结节大小不同，提示起源于不同时期的转移瘤。在CT上，肺转移瘤常发生于肺外带1/3，尤其是下肺野胸膜下区。直径小于2cm的结节常为圆形，且边界清楚，也可表现为其他形状，大的结节常有分叶，边缘不规则。边缘不规则常见于转移性腺癌，偶见于结节被周围磨玻璃密度影环绕，该征象最常见于血管丰富的肿瘤或肿瘤出血，如血管肉瘤，但也可见于结肠黏液癌转移。肺转移瘤的空洞发生率约为4%，最常见于鳞状细胞癌转移，原发部位在男性常为头颈部，女性常为宫颈。尽管转移性空洞少见，空洞也可发生于转移性腺癌和转移性肉瘤。转移性病变钙化罕见，且几乎均发生于骨肉瘤、软骨肉瘤或滑膜肉瘤。

多发结节的另一常见病因为肺部感染。多发结节可见于脓毒栓子、结核、组织胞浆菌病、球孢子菌病和隐球菌病。肺结核的多发肺结节由结核的支气管内播散或粟粒样播散所致。组织胞浆菌病和隐球菌病通常单发结节直径小于3cm，或多发结节直径小于1cm。

脓毒栓子最常见于静脉吸毒者和免疫缺陷病人中心静脉置管后。脓毒栓子常表现为多发结节和楔形肺野周围阴影，直径为1～3cm，常有空洞。结节的分布以肺野周围和下肺为主。在水平面CT扫描上，通常可见血管通向结节，称为“供血血管征”。但多平面和最大密度重建图像显示大多数病人的肺动脉是环绕肺结节走行的，看似进入肺结节的血管常为结节的引流肺静脉。

对于免疫缺陷病人，多发肺结节的病因可为侵袭性曲霉菌病、念珠菌病和巨细胞病毒性肺炎。血管侵袭性曲霉菌病的特征为多发大小不等结节，直径在几毫米至3cm。结节在胸片上边界不清楚，CT上有磨玻璃密度环，该环是由肺出血所致。在特定的临床环境中，严重中性粒细胞减少症病人合并发热，该征象提示血管侵袭性曲霉菌病。但是该征象不是特异性的。多发肺结节的其他病因包括念珠菌病、巨细胞病毒性肺炎、卡波西肉瘤、韦格纳肉芽肿和转移性血管肉瘤。念珠菌病和侵袭性曲霉菌病的多发肺结节表现相似。巨细胞病毒和疱疹病毒性肺结节直径常小于 1cm。最常见的引起多发结节的血管疾病是先天性动静脉畸形，常见于 Osler－Weber－Rendu 综合征病人。在 X 线胸片上，动静脉畸形表现为边界清楚、分叶的圆形或类圆形结节，直径范围在数毫米到数厘米，CT 表现为特征性的粗大供血动脉和引流静脉。

多发结节和肿块也见于炎性过程，包括韦格纳肉芽肿、Churg-Strauss 综合征和风湿性关节炎的渐进性坏死性肺结节。韦格纳肉芽肿常伴有直径在数毫米到 10cm 的结节和肿块，结节的分布是随机的，大约 50％可见空洞。Churg-Strauss 综合征的常见表现包括一过性双肺斑片状磨玻璃密度影或实变区，偶尔可形成多发边界不清的单侧和双侧肺结节，结节很少有空洞。风湿性结节是风湿性关节炎少见的表现。它们可以为单发或多发，直径范围在数毫米到 5cm，边界清楚，以肺野周围分布为主。风湿性肺结节常见于发生皮下结节的病人，并且其增长和缩小与关节炎的活动性成正比。

第二十二章 空腔与空洞

一、空腔的定义

空腔（air-containing space）是指肺内生理腔隙的异常扩张。空腔壁较空洞壁薄，一般为1mm左右。空腔见于先天性肺囊肿和肺大泡。金黄色葡萄球菌引起的肺气囊也属于空腔病变。这些病变均为单发或多发。在病变部位上，先天性肺囊肿可发生于肺的任何部位。肺大泡好发于肺尖和胸膜下。肺大泡的壁较先天性肺囊肿薄，有时部分肺大泡壁显示不清。空腔内多数情况仅为气体。当合并感染时可出现气液平面。肺囊肿合并感染时，周围肺组织炎症可能会形成厚壁，有时类似急性肺脓肿。肺囊肿内有结节或球形影像考虑为合并曲菌球。囊壁局限增厚或有壁结节应怀疑癌变表现。

肺大泡合并感染：肺大泡周围肺组织实变，表现为片状或肺实变影内有圆形透亮区或合并气液平面，类似肺脓肿。鉴别诊断时应注意肺大泡易发生在肺尖、肺底及肺外带，在病变周围及对侧具有肺大泡及肺气肿影像。炎症吸收后复查可证实。

肺囊肿合并感染：多见于儿童。肺囊肿壁增厚，有液平面，周围有片状阴影。炎症吸收后可证实肺囊肿的诊断。

肺囊肿恶变：很少见，表现为肺囊肿的薄壁上出现局限性增厚及结节。

肺隔离症：注入对比剂常规CT检查，80%可显示供血动脉，螺旋CT血管成像具有较好的诊断效果。

卡氏肺孢子菌肺炎：肺内囊性病变发生率为10%～34%，经治疗后囊性病变吸收。

淋巴管肌瘤病：为多发囊性病变，直径2～5cm，壁薄，肺内弥漫分布。

二、空洞的定义

肺空洞（lung cavity）：肺部病变中心组织发生坏死，液化坏死物经引流支气管排出后，空气进入其内而形成。洞壁一般厚1mm以上，直径大于5mm。

肺部空洞病变以肺结核、肺脓肿、肺癌最多见，尘肺、肺霉菌病、肺转移瘤少见，寄生虫、类风湿结节、肉芽肿性病变、血管性病变、淋巴瘤及组织细胞病等罕见。

周围型肺癌的空泡征：需与小空洞鉴别。CT多平面重建如能显示该低密度影是小支气管断面，可与空洞鉴别。

三、影像学表现

（一）X 线表现

1. 虫蚀样空洞：又称无壁空洞，为大片坏死组织内形成的空洞，洞壁为坏死组织，在大片密度增高影内可见多发性边缘不规则虫蚀状透明区，见于干酪性肺炎。

2. 薄壁空洞：洞壁厚度在 3mm 以下，呈圆形、椭圆形或不规则的环形，多见于肺结核、肺脓肿，肺转移瘤也可见薄壁空洞（图 22－1）。

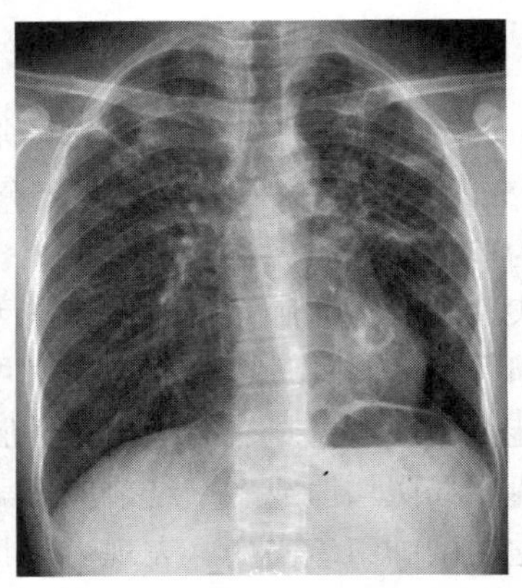

图 22－1　薄壁空洞 X 线表现

3. 厚壁空洞：洞壁厚度超过 3mm。空洞周围有高密度实变区，内壁光滑或凹凸不平，可见于肺脓肿、肺结核及周围型肺癌。肺脓肿的空洞壁外面为边缘较模糊片状阴影，空洞内多有气液平面。结核性空洞壁外面整齐清楚，空洞内常无或仅有少量液体。周围型肺癌的空洞壁外面呈分叶和毛刺状，洞壁内面凹凸不平，有时可见壁结节（图 22－2、图 22－3）。

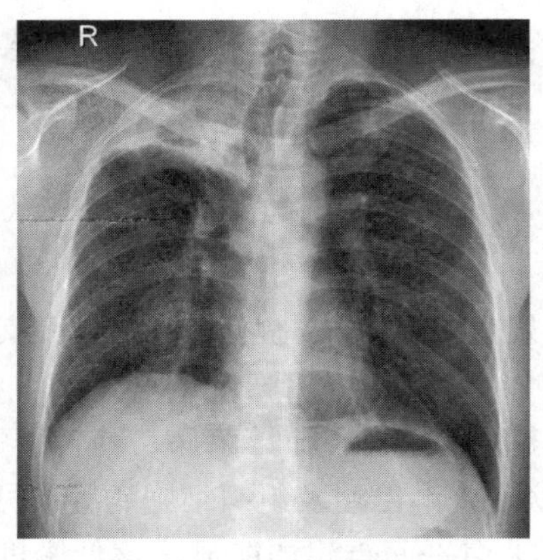

图 22－2　厚壁空洞 X 线表现（胸部后前位）

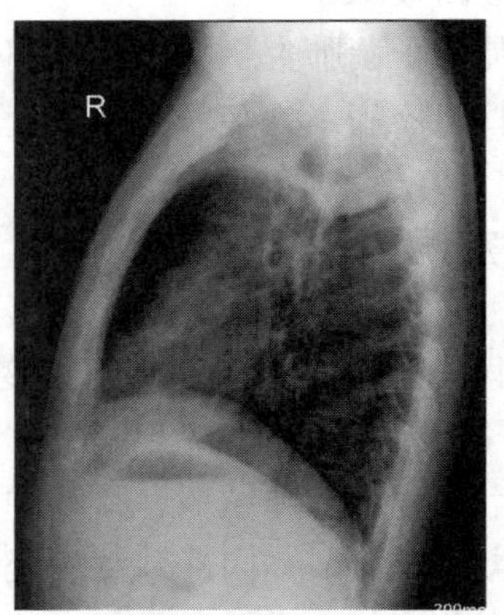

图 22－3　厚壁空洞 X 线表现（胸部侧位）

4. 空腔：构成空腔的壁薄而均匀，合并感染时，腔内可见气液平面，空腔周围亦可见实变影（图 22－4）。

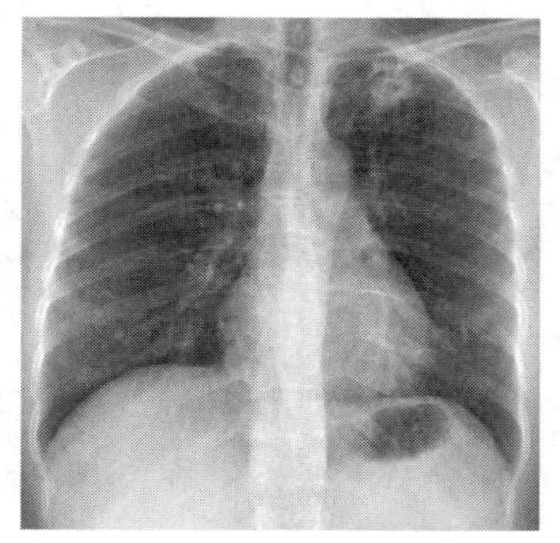

图 22－4　空腔 X 线表现

（二）CT 表现

1. 空洞：CT 上观察空洞病变应当注意以下内容。①空洞的洞壁：薄壁空洞多见于肺结核，内壁光滑，外缘清晰且壁厚薄一致。薄壁空洞偶见于肺癌，内壁可见小结节。厚壁空洞如外壁不规则或呈分叶状，内壁凹凸不平或呈结节状，多为癌性空洞，也可见于干酪物质尚未完全排出的结核性空洞或急性期的肺脓肿。②空洞的内部：空洞内有气液平面见于急性肺脓肿。空洞内有球状物见于曲菌球，曲菌球与洞壁之间形成半月形空气影，称为空气半月征。③空洞的周围：结核性空洞周围多可见纤维条索影、结节状或斑片状卫星病灶以及与肺门相连的支气管壁的增厚。癌性空洞有时可见支气管狭窄或阻塞，可见阻塞性肺炎征象（图 22－5、图 22－6）。

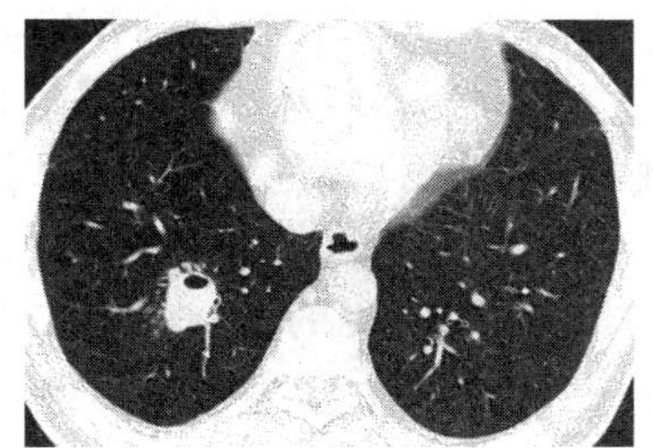

图 22－5　右肺下叶空洞 CT 表现

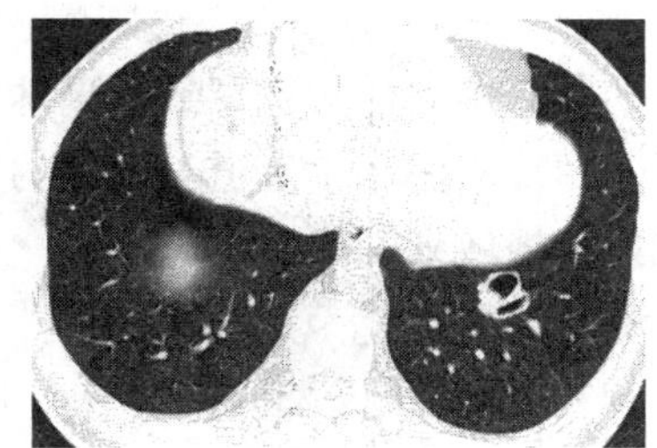

图 22－6　左肺下叶空洞 CT 表现

2. 空腔：壁厚一般在 1mm 以下，均匀，内外缘光滑，可有气液平面（图 22－7）。

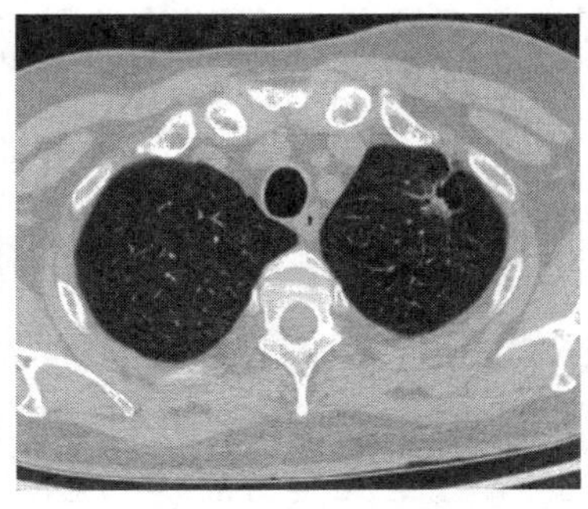

图 22－7　空腔 CT 表现

第二十三章　纵隔淋巴结病变

一、定义

纵隔淋巴结短径大于10mm，被认为是淋巴结肿大。淋巴结肿大的鉴别诊断主要取决于肿大的淋巴结的位置，处于中纵隔还是位于肺门、血管前间隙以及后纵隔。纵隔淋巴结肿大常见的原因有淋巴瘤、转移瘤、肉芽肿性感染和结节病。

纵隔病变以霍奇金淋巴瘤和非霍奇金淋巴瘤为主。纵隔淋巴结肿大也可见于白血病病人，特别是慢性淋巴细胞白血病病人。霍奇金淋巴瘤是纵隔淋巴瘤常见的类型之一。通常高达85%的霍奇金淋巴瘤病人在纵隔淋巴结肿大时会影响血管前间隙、气管旁间隙、肺门以及气管隆突下淋巴结。大约有10%的病人淋巴结病变可延伸至肺部当中。非霍奇金淋巴瘤（40%～50%）相对于霍奇金淋巴瘤（85%）在胸腔中不常见。通常非霍奇金淋巴瘤病人更常见血管或气管前间隙单组淋巴结受累。

约30%的支气管肺癌病人诊断时已有纵隔淋巴结肿大，最为常见的是中纵隔淋巴结肿大。肺外恶性肿瘤转移导致纵隔淋巴结肿大较为少见。纵隔淋巴结转移最有可能来源于头部、颈部、泌尿生殖道、乳腺的原发性恶性肿瘤和恶性黑色素瘤。这些转移经常伴淋巴或血行播散到肺部。

有60%～90%的结节病病人会累及纵隔淋巴结。最为常见的是肺门和右支气管旁的淋巴结肿大。在无中纵隔淋巴肿大时，前纵隔淋巴结肿大以及后纵隔淋巴结肿大少见。

Castleman病（巨大淋巴结增生症）可影响纵隔淋巴结，但有报道累及肺、胸膜和胸壁。在胸腔外的多个部位（包括子宫颈、肠系膜、腹膜后淋巴结和脾）也有报道。虽然它的病因和发病机制尚不清楚，但较多学者认为，它是对一种不明的介质产生少见的淋巴结反应，这种介质最有可能具有病毒的性质。

二、影像学表现

大多数情况下，X线检查怀疑纵隔或肺门异常时，通常需要做水平面成像。淋巴结可能由脂肪分隔或者融合成巨大肿块。CT或MRI可用于评估病变的位置和范围。在影像学上的鉴别诊断受病人的年龄、有无全身症状、免疫状态和淋巴结肿大特点的影响。例如，对于无全身症状的年轻人，双侧对称的肺门及纵隔淋巴结肿大最有可能提示结节病。对于有全身症状的病人或存在不对称的淋巴结肿大，应该怀疑有淋巴瘤或转移瘤存在的可能。典型纵隔淋巴结通常边界清楚。淋巴结边界不清和邻近脂肪间隙模糊等炎症以及纤维化反应，提示存在严重的感染、纤维性纵隔炎或侵袭性肿瘤。点状钙化灶最为常见的原因为肉芽肿性感染（如结核、组织胞浆菌病），也可见于矽肺病人或者转移性成骨肉瘤以及黏液腺癌病人。淋巴结结核病、真菌感染、支气管肺癌转移和淋巴瘤是最常见的，在静脉注射对比剂后表现为淋巴结强化。单一组肿大的纵隔淋巴结明显强化为 Castleman 病的一个特征。

CT 具有较高的空间和密度分辨率，正常淋巴结在 CT 图像上呈圆形、椭圆形或三角形软组织密度影，常因其与周围脂肪比衬而清晰显示，增强扫描时淋巴结常呈均匀强化。

第二十四章　胸膜腔病变

第一节　胸膜腔积液

一、定义

正常人的胸膜腔内有微量液体，在呼吸运动中起润滑作用。各种原因导致胸膜腔内液体产生增多或吸收减少，即可产生胸膜腔积液。胸膜腔积液又称为胸水，以胸膜腔内病理性液体积聚为特征。胸膜腔积液可分为漏出性胸膜腔积液和渗出性胸膜腔积液。

二、影像学表现

（一）X线表现

1. 游离积液：通常积存在胸膜腔最低的位置，可以随体位的改变而自由移动、重新分布的积液。胸膜腔负压、液体的重力、肺的弹性回缩力、液体的表面张力是液体在胸膜腔内分布的主要影响因素。如肺组织的某一部分有病变，则导致肺的弹性回缩力减小与肺不张，该处的积液会增加，形成不典型分布的游离积液（图24−1）。

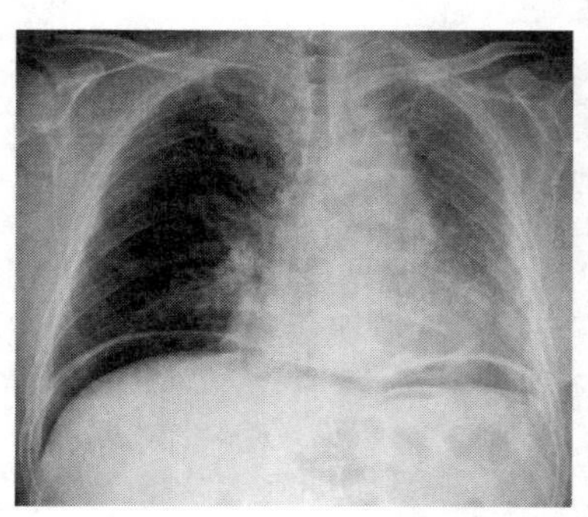

图24−1　游离积液X线表现

（1）少量胸膜腔积液：游离胸膜腔积液首先堆积在胸膜腔底部，当胸膜腔积液大于

200mL 时，则可能超出肺底。由于后肋膈角位置最低，则首先填充后肋膈角，其次是外侧肋膈角，最后是前肋膈角。胸膜腔积液为 300mL 左右时，后前位 X 线检查时肋膈角变钝，呈一小凹面，在 X 线透视下病人向一侧倾斜式转动身体时可清晰看见液体，病人深呼吸时，可清晰地看见液体随呼吸而上下运动，在患侧卧位水平照射时，液体则沿胸壁内缘形成带状均匀密度增高影（图 24－2、图 24－3）。

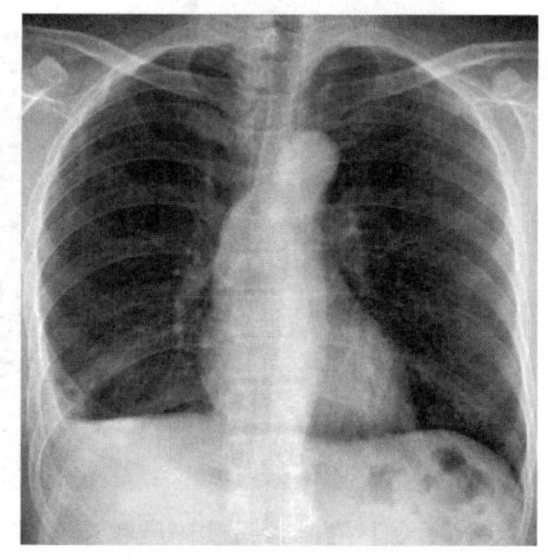

图 24－2　少量胸膜腔积液 X 线表现（胸部后前位）

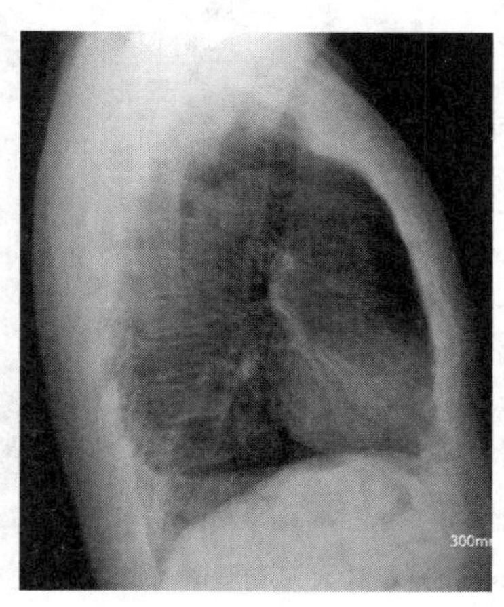

图 24－3　少量胸膜腔积液 X 线表现（胸部侧位）

（2）中量胸膜腔积液：胸膜腔积液量达到 500～1000mL，液面遮住整个膈面时，可视为中等积液量。在肺与胸膜腔间的表面张力作用下，液体沿肺边缘上升，呈围绕胸部的圆锥形，下部宽、上部薄。液体影的密度上浅下深、外高内低，上缘呈凹面向上的半月形影，切线位摄影沿胸壁可见一带状影。平卧时，液体会在胸膜腔内散开，平铺于胸膜腔背侧，此时肺野密度普遍增高（图 24－4）。患侧肋间隙变宽，纵隔、心脏可向外位移。

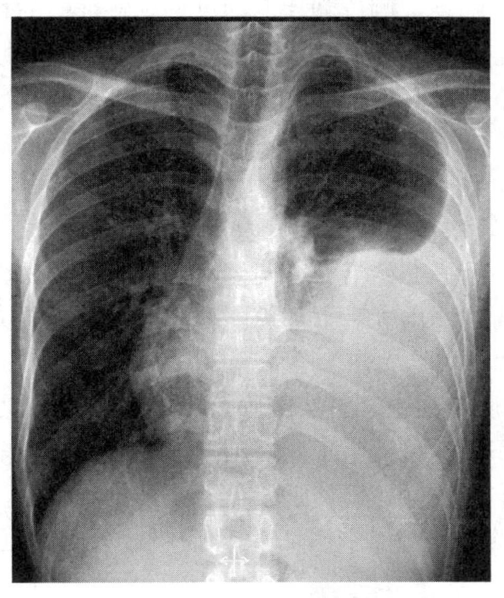

图 24－4　左肺中量胸膜腔积液 X 线表现

(3) 大量胸膜腔积液：胸膜腔积液大于1000mL时，液面内上缘超过肺门角位置。存在大量胸膜腔积液时患侧肺野密度均匀增高，仅见肺尖部为透亮区。肋间隙变宽，纵隔、心脏向对侧位移，横膈降低（图24－5、图24－6）。

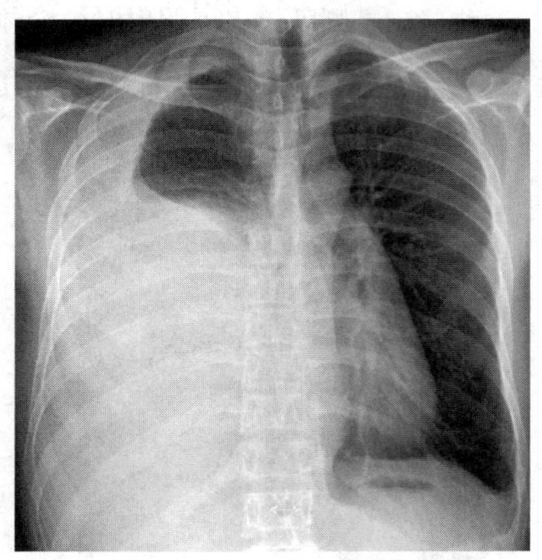

图24－5　右肺大量胸膜腔积液X线表现（胸部后前位）

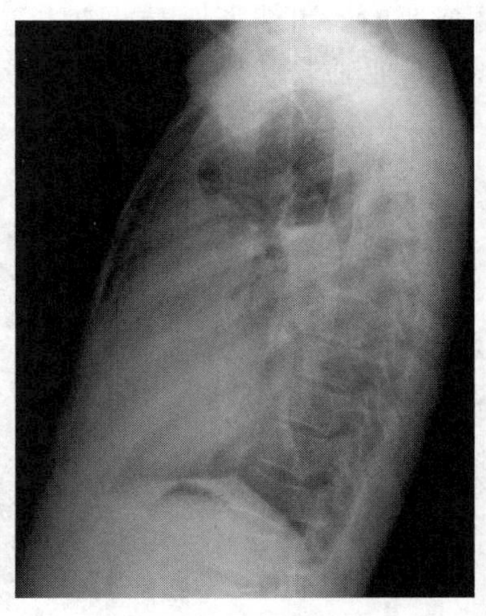

图24－6　右肺大量胸膜腔积液X线表现（胸部侧位）

2. 肺底积液：胸膜腔积液位于肺底与横膈之间又称为肺底积液，右侧较为常见。积液向上挤压使得肺下缘呈圆顶状，很似“膈影”，随深呼吸上下移动。正常的膈顶最高点位于内侧1/3处，如“膈影”最高点在外侧1/3处，应采用卧位透视摄片，这时肺下缘的积液将迅速扩散。患侧肺野密度均匀升高，真正的膈肌影再现。当积液位于左肺时，立位见胃泡与“膈影”距离增大（一般小于1cm），此时应考虑肺底积液的存在。

3. 叶间积液：局限在水平裂和斜裂内的积液称为叶间积液。水平裂叶间积液处于水平面上方，因而在正位胸片、侧位胸片上均可见到特征性的积液形态，表现为横向的梭形阴影。斜裂叶间积液因正位摄影时斜裂不在水平面上，故在后前位胸片上不易诊断，需增摄侧位片，才能显示其特征性的积液形态，表现为自后上向前下的倾斜梭形阴影。叶间积液可单独存在，还可和游离积液并存，当游离积液进入叶间裂内时呈现底向胸膜的三角形阴影。

4. 纵隔积液：积液堆积在纵隔旁腔隙内，处于纵隔膜与脏层胸膜之间，称为纵隔积液。上纵隔积液从肺门上方开始沿脊柱两侧呈带状影向肺野内凸出。前下部纵隔积液可沿心缘至肺门部向肺野内凸出。后下部纵隔积液表现为横膈为底、顶向肺门的三角形阴影。

5. 包裹性积液：胸膜炎症中，脏层胸膜、壁层胸膜粘连会使积液局限在胸膜腔的某一位置，称为包裹性积液，可发生于侧后胸壁，还可发生于前胸壁，胸下部比上部好发。当切线位摄影时，包裹性积液呈现为一半圆形向肺野凸出影，基底为胸壁，呈“D”形影，其上缘和下缘与胸壁成钝角，又称为胸膜外征，证明非肺内病变。其边缘清晰，密度高且均匀（图24－7）。

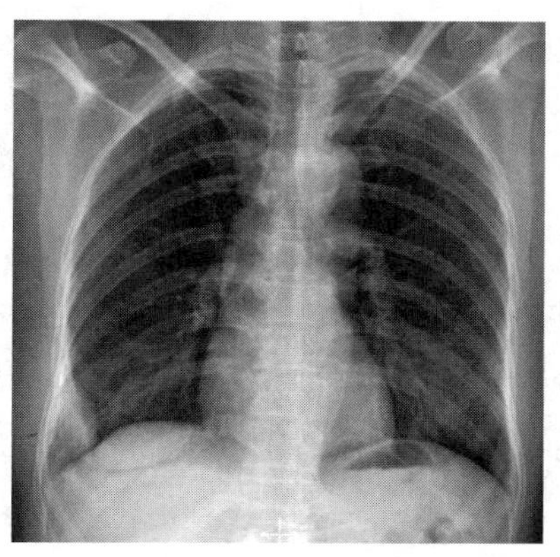

图 24－7 包裹性积液 X 线表现

（二）CT 表现

1. 游离积液：CT 纵隔窗上，少量积液表现为后胸壁内缘与胸壁平行一致的弧形窄带状液体样密度影，边缘光滑整齐，俯卧位检查可见液体分布于前胸壁下。中量积液表现为后胸壁内缘新月形的液体样密度影，密度均匀，边缘整齐，局部肺组织轻度受压。大量积液时则整个胸腔为液体样密度影占据，肺被压缩于肺门呈软组织影，有时很像肿块，其内有时可见支气管影。纵隔向对侧移位。横膈附近胸膜腔积液与腹膜腔积液（腹水）的鉴别：①横膈征，当腹水或胸腹水存在时，横膈有时可显示为弧形线状影，该线状影内侧的液体为腹水，外侧的液体为胸膜腔积液。②膈脚移位征，胸膜腔积液积聚在膈脚与脊柱间，可使膈脚向前外侧移位，而腹水积聚在膈脚的前外侧，可将膈脚推向后内侧。常以对侧做比较。③界面征，腹水直接贴着肝脾，故腹水与肝脾的交界面清楚，而胸膜腔积液和肝脾之间隔有横膈，因此胸膜腔积液与肝脾的交界面模糊。④裸区征：肝的后部直接附着后腹壁，而没有腹膜覆盖，属于裸区，该区阻断腹膜腔致腹水不能达到脊柱右侧，而右侧胸膜腔积液则可聚集于脊柱右侧。

2. 包裹性积液：CT 纵隔窗上，包裹性积液表现为自胸壁向肺野突出的液体密度影（图 24－8），基底宽而紧贴胸壁，与胸壁的夹角多成钝角，边缘光滑，邻近胸膜多有增厚，形成胸膜尾征。局部肺组织可受压。

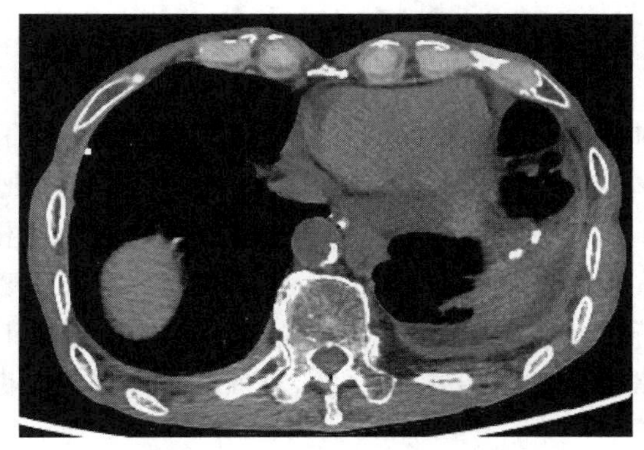

图 24－8 包裹性积液 CT 表现

3. 叶间积液：为叶间少血管区内片状或带状稍高密度影，有时呈梭状或球状高密度影。积液量多时可呈肿块状，其两端的叶间胸膜常有增厚。病变位于叶间裂的位置，呈液体密度，诊断多可明确。

三、临床表现

炎性胸膜腔积液可引起发热、胸痛等症状。大量胸膜腔积液时，肺、纵隔受压后会引起胸闷、气促。肋骨骨折或胸部外伤史常伴有损伤性胸膜腔积血。

第二节　气胸、液气胸

一、定义

空气进入胸膜腔内称为气胸（pneumothorax），由壁层胸膜和脏层胸膜破损导致。如胸壁贯穿伤使壁层胸膜破损，称为外伤性气胸。肺大泡和肺气肿病人在剧烈咳嗽、排便等过程中，由于胸膜腔内压力上升，肺泡和脏层胸膜破损而产生气胸，称为自发性气胸。为了达到治疗和鉴别诊断的目的，将气体引入胸膜腔内，称为人工气胸。手术、穿刺或肺部活检时气体进入胸膜腔内，称为医源性气胸。肺结核以及其他肺部感染性病变使脏层胸膜破损，也可引发气胸。

当气体和液体同时存在胸膜腔内时，称为液气胸。胸部外伤、术后以及胸部穿刺后均会产生液气胸，肺结核、肺脓肿等病变引起支气管－胸膜瘘时也可能发生液气胸。引发液气胸时，腔内液体可为血性、脓性以及渗出性液体。

二、影像学表现

（一）X 线表现

肺被空气压缩向肺门而萎缩，萎缩的程度与空气对胸膜腔的压力有关，如开放性气胸、张力性气胸时，胸膜腔内的压力可大于或等于大气压，空气把肺完全压缩，肺不张的密度与其相似。气胸的部位没有肺纹理，透光度显著增加。大量积气的同时可伴有纵隔向对侧移位，横膈向下移位，气胸时空气大多堆积在胸膜腔外围，少量积气时，气胸区呈带状、线条状，呼气时较为明显，气胸区的宽、窄程度取决于空气在胸膜腔内有多少（图 24－9）。当胸膜腔积液与积气并存时可见气液平面形成，即液气胸（图 24－10、图 24－11）。

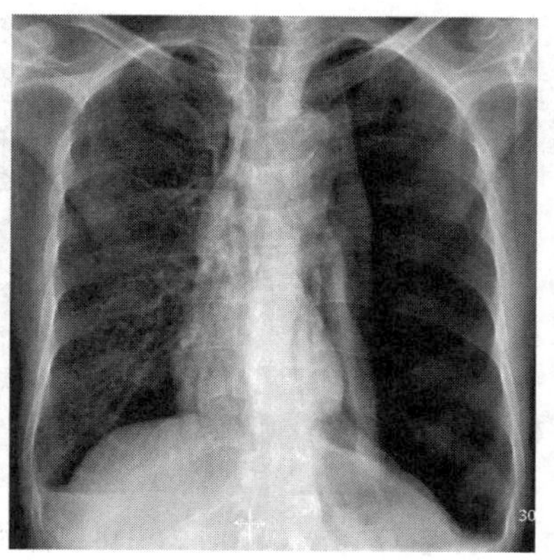

图 24－9　左侧大量气胸 X 线表现

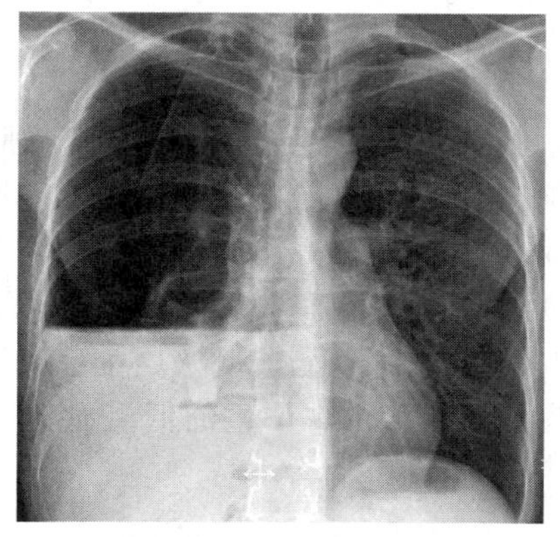

图 24－10　右侧大量液气胸 X 线表现（胸部后前位）

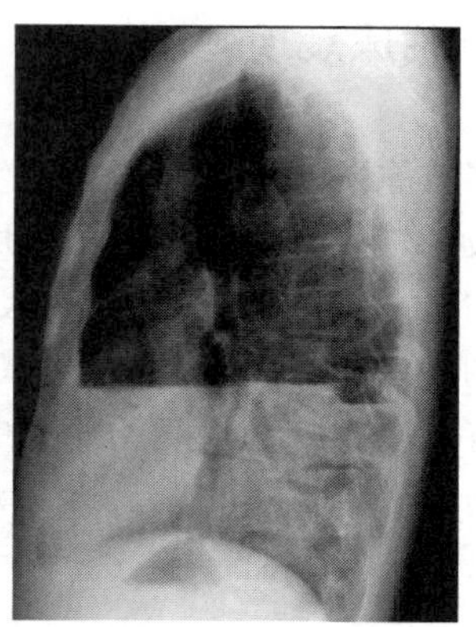

图 24－11　右侧大量液气胸 X 线表现（胸部侧位）

（二）CT 表现

气胸在 CT 肺窗上表现为肺外侧带状无肺纹理的透光区，其内侧可见弧形的脏层胸膜呈细线状软组织密度影，与胸壁平行。依胸膜腔积气量多少，肺组织有不同程度的受压萎陷，严重时整个肺被压缩至肺门成球状（图 24－12）。液气胸可见明确的气液平面及萎陷的肺边缘（图 24－13、图 24－14）。

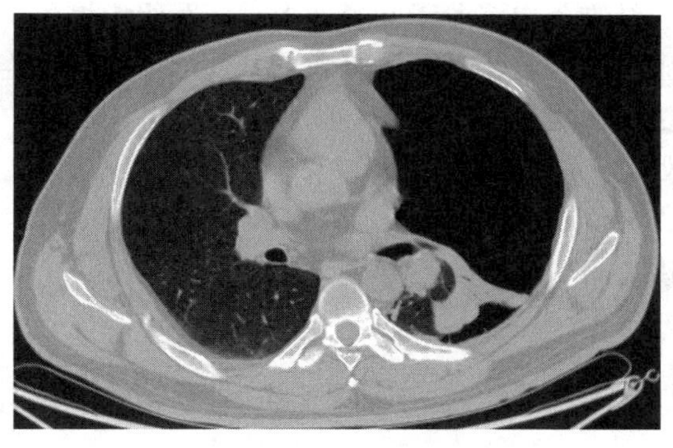

图 24－12　左侧大量气胸 CT 表现

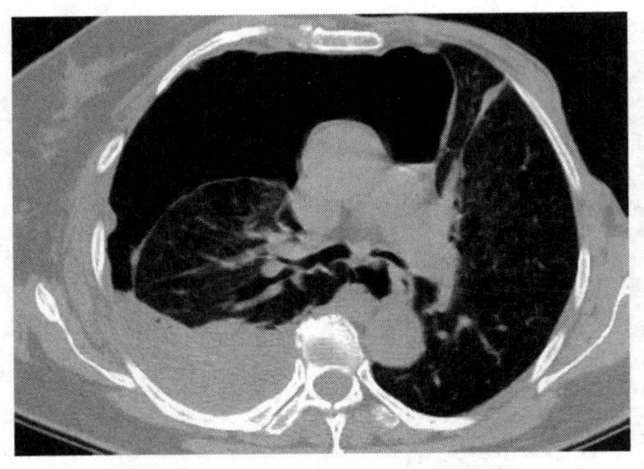

图 24－13　右侧大量液气胸 CT 表现（肺窗）

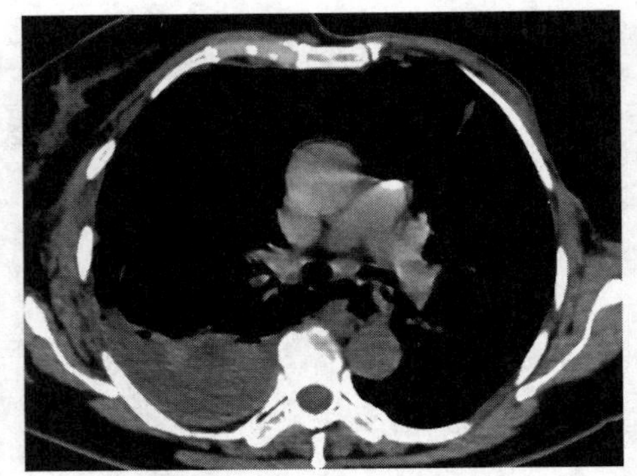

图 24－14　右侧大量液气胸 CT 表现（纵隔窗）

三、临床表现

大多数原发性自发性气胸发生于病人休息时。所有病人会有同侧胸膜炎样胸痛以及急性呼吸困难。胸痛可极微弱也可很严重。即使气胸未经治疗以及未吸收，症状通常可在 24 小时内消失。少量气胸病人（小于一侧胸廓体积的 15%）体检可正常。大量气胸病人的胸壁运动减少，“硬币测试”阳性，震颤减少或患侧呼吸音减弱以至消失。

在有潜在的肺部疾病的病人中，继发性自发性气胸总会伴有呼吸困难且通常比较严重，即使只有少量气胸。大多数病人有同侧疼痛，还可出现严重的低氧血症以及低血压，并可能危及生命。

第三节　胸膜增厚粘连

一、定义

炎性纤维素渗出、纤维蛋白沉着于胸膜面上、肉芽组织增生、外伤出血机化、恶性肿瘤浸润均可导致胸膜增厚。若相对两层胸膜粘着便形成胸膜粘连。胸膜粘连可发生于壁层胸膜和脏层胸膜之间，也可发生于脏层胸膜间，如叶间胸膜，两层壁层胸膜间粘连好发于壁层胸膜反折处。

二、影像学表现

（一）X 线表现

局限性胸膜增厚粘连好发于胸膜腔下部，表现为肋膈角变钝以及膈面毛糙或呈幕状粘连。胸膜顶增厚常见于肺尖结核后，表现为肺尖顶部的拱形影，下缘不光整，呈小刺状伸入肺野内。叶间胸膜增厚时要与肺不张鉴别。纵隔胸膜增厚粘连时，纵隔毛糙不平，可见尖刺样影向胸腔内凸起。广泛胸膜增厚粘连时，切线位可见胸廓内缘及肺野之间带状高密度影，贴附在胸壁上。患侧肋间隙变窄，胸廓塌陷，肋膈角闭锁，膈顶变平，膈抬高，膈运动减慢，纵隔向患处移位，肺野密度升高（图 24－15）。

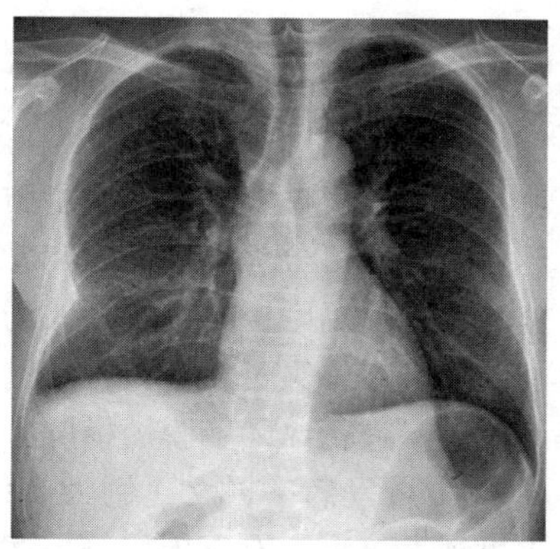

图 24－15　胸膜增厚粘连的 X 线表现

（二）CT 表现

胸膜增厚粘连与钙化（图 24－16）：胸膜增厚为沿胸壁的带状软组织影，厚薄不均匀，表面不光滑，与肺的交界面多可见小的粘连影。胸膜增厚达 2cm 及纵隔胸膜增厚均提示恶性病变。胸膜粘连常与胸膜增厚同时发生，广泛的粘连导致胸廓塌陷或肺被牵拉，并影响呼吸功能。胸膜钙化多呈点状、带状或块状的高密度影，其 CT 值接近骨骼。钙化多见于结核性胸膜炎，也见于脓胸及胸膜腔出血后机化。

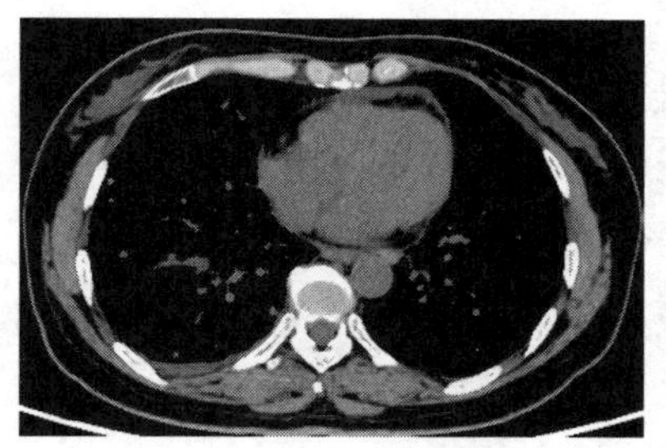

图 24－16　胸膜增厚粘连与钙化的 CT 表现

三、临床表现

由于胸膜增厚是一个慢性过程，所以临床上一般无症状或者症状轻微。广泛的胸膜增厚患者，可有患侧胸部不适、胸廓塌陷等。

第四节　胸膜肿块

一、定义

原发性胸膜肿瘤不多见，主要有间皮瘤、纤维瘤、脂肪瘤和血管瘤等。其中良性肿瘤有纤维瘤、脂肪瘤和血管瘤。间皮瘤可分为良性肿瘤和恶性肿瘤。

间皮瘤的生长方式主要分为两种：局限性和弥漫性。局限性又分为良性和恶性，弥漫性为恶性。该病既可发生于壁层胸膜，又可发生于脏层胸膜，而后者较为多见。胸膜间皮瘤可发生在胸膜腔的任何位置，包括纵隔胸膜、横膈胸膜以及叶间胸膜等。该病可发生在任意年龄，好发于40～70岁，发病率男女比例为3∶1。有文献显示，有石棉接触史以及有机纤维粉尘接触史可诱发该病，有石棉接触史病人的胸膜间皮瘤的发病率远远高于无接触史者。

二、影像学表现

（一）原发性胸膜肿瘤

X线表现：X线胸片有时仅见胸膜腔积液，局限性病变较大时可以显示突入肺野的结节或肿块，瘤底部一般较宽平，贴附于胸膜上。

CT表现：局限性胸膜纤维性肿瘤可见于胸膜的任何部位，多见于肋胸膜，多呈类圆形，密度均匀，偶可见钙化及出血坏死，边缘光滑锐利，与胸膜可成锐角或钝角相交，少数带蒂。增强检查多呈均匀一致的强化。弥漫性胸膜间皮瘤表现为胸膜较广泛的结节或不规则状增厚，厚度常超过1cm，甚至达2cm以上；以胸膜腔下部受累多见，常累及纵隔胸膜和叶间胸膜；多伴胸膜腔积液，有些病例可见纵隔淋巴结肿大、椎体或肋骨破坏征象。

（二）胸膜转移瘤

X线表现：X线胸片难以发现小的转移病灶，若胸膜腔积液量多，则可掩盖病变。

CT表现：可仅见大量胸膜腔积液而无明显结节性病灶，部分病例可见胸膜处多发散在的结节，或不规则结节状增厚，同时可见纵隔内淋巴结肿大。增强检查可见结节明显强化。

三、临床表现

（一）原发性胸膜肿瘤

局限性胸膜纤维性肿瘤可无临床症状，胸膜间皮瘤可表现为胸痛（多为剧痛）、呼吸困难、咳嗽，部分病例可出现肺性肥大性骨关节病。

（二）胸膜转移瘤

临床主要表现为持续性胸痛，且呈进行性加重，多伴有胸膜腔积液而感到胸闷及呼吸困难。

尘肺诊断和治疗

［根据《职业病分类和目录（2013年）》］

第二十五章 煤工尘肺

第一节 概述

煤工尘肺（coal worker's pneumoconiosis，CWP）是指煤矿工人长期吸入生产环境中粉尘所引起的肺部病变的总称。在煤矿开采过程中工人可分别接触不同类型的粉尘，包括煤尘、煤矽混合尘和矽尘。部分学者认为，煤矿工人一般没有固定的岗位，煤尘中所含二氧化硅的致病作用比煤尘更为重要，所谓煤肺，实际上不过是一种轻型煤矽肺。但后来的相关研究表明，长期持续吸入煤尘可以引起肺组织纤维化，浓度越高、持续时间越长，越容易引起煤工尘肺，并且接触粉尘时间越长、浓度越大，发病时间越短、病情越重。临床中常见煤工尘肺在 20 年以上才发病，而且发展较为缓慢，对病人影响也相对较轻，尤其和矽肺这种发展较快的尘肺对比。根据煤矿工人接触煤尘中二氧化硅的含量，可将粉尘分为煤尘、煤矽混合尘和矽尘。当煤尘中的二氧化硅含量大于 18%时，发生的尘肺为矽肺；当小于 18%时，则为煤矽肺或煤肺；当小于 5%时，称为单纯性煤工尘肺。不同地区、矿区、煤层的煤矿成分差别较大，含煤量不高的煤层煤质量较差，通常含有大量岩石和其他矿石，二氧化硅含量高，难以确定粉尘的性质。煤矿相关职业的尘肺发病率中，煤矽肺最高（约为 88%），矽肺次之（约为 11%），而单纯性煤工尘肺约为 1%。在某些地区，设备相对落后，发病率较高，通常在地方煤矿表现较明显，这些煤矿的工人平均患病率高于设备及防护高的煤矿。不同矿区间的患病率可有较大差异。

第二节 发病机制

煤工尘肺的发病机制仍不完全清楚，目前较为认同的发病机制是煤尘通过呼吸道进入肺内后，大部分由于呼吸道阻碍被排出体外，少数煤尘被肺巨噬细胞吞噬进入肺泡腔内，然后进入周围间质，并沿淋巴管分布，当淋巴通道阻塞时，煤尘便存留在间质内，形成尘细胞灶。肺组织对煤尘有很强的清洁功能，但是如果大量的煤尘颗粒进入呼吸性细支气管及肺泡，超过肺组织清除能力，吞噬了煤尘的巨噬细胞可长期停留在远端呼吸性细支气管或肺泡内，刺激肺组织发生炎症反应，长期便可导致呼吸性细支气管及肺泡管的狭窄、阻塞，支气管管壁平滑肌和弹力纤维能力减弱，肺功能受损。煤矽肺则是在最初的病灶上出现煤矽肺结节，周围纤维组织增生形成煤矽尘纤维灶，继发肺间质改变。支气管管壁平滑肌和弹力纤维能力减弱会导致其他肺泡代偿，形成肺气肿。肺气肿和煤尘沉积重合相关，与尘肺结节无关，但细支气管周围发现大量煤尘，使细支气管壁的支撑功能消失，即平滑肌和弹力纤维稳定性丧失，在呼气时细支气管塌陷，导致细支气管狭窄和肺气肿。巨噬细胞吞噬煤尘进入淋巴管，若数量较大会导致淋巴管阻塞。煤尘导致纤维化灶及肺气肿是煤肺的主要病理变化，也是煤肺的特征性病变。但一般来说，煤肺病变的纤维化程度较矽肺轻，但部分煤尘中二氧化硅含量较高时纤维化程度则会加重。由于煤工尘肺容易发生肺气肿，因此肺功能减退较明显。

第三节　病理改变

煤工尘肺根据二氧化硅吸入含量分为单纯性煤工尘肺和煤矽肺。其病理类型可分为三类。

一、单纯性煤工尘肺

单纯性煤工尘肺的病理类型属于尘斑型尘肺。肉眼观肺呈黑色，但质地较软，尘斑多在细支气管周围聚集，由于工人接触煤尘时间长，煤尘也会位于肺间质和小叶间隔内，煤斑直径1～4mm，边界清楚、对称，一般在双上肺聚集，持续发展可融合成片，煤尘灶和肺气肿是煤工尘肺的两个特征性病理变化。煤尘和尘细胞位于切面、胸膜下，肺组织内出现间质、纤维增生，形成纤维化灶。煤尘、巨噬细胞、成纤维细胞和少量胶原纤维形成的间质增生较疏松。大部分的煤尘会被自身的防御系统清除，当吸入的煤尘超出自身清除能力时，煤尘便会在细支气管周围沉积，形成尘斑。支气管平滑肌弹力减弱，代偿下降，管腔扩张。镜检见煤斑位于扩张的支气管腔周围，由大量巨噬细胞吞噬煤尘细胞组成，其中交织大量网织纤维及少数胶原纤维。煤斑分布于双上肺，双下肺也会有少量煤斑，吞噬煤尘的巨噬细胞体积增大。而沉积于胸膜下和肺小叶间隔的尘细胞会形成黑线。当煤尘中含有二氧化硅时可有煤矽肺结节形成。其为胶原纤维构成的结节，胶原纤维伴有玻璃样变，一般小的煤矽肺结节周围有许多尘细胞、成纤维细胞、网状纤维环绕形成同心圆。不典型者增生的胶原纤维核心则形态不规则，尘细胞分布也没有规律。少数煤斑可融合成大块纤维化改变。

二、复杂煤工尘肺

复杂煤工尘肺是由单纯性煤工尘肺发展而来，最终出现进行性大块纤维化

（progressive massive fibrosis，PMF），由肺内结缔组织增生包裹煤尘构成，通常这类煤矽肺结节胶原纤维少，多位于上后部分，中央出现空洞，为液化坏死排出后形成。另外，有的融合病灶是由大量的煤矽肺结节融合形成的，主要见于二氧化硅含量较高的煤矽肺结节中，周围胶原纤维牵拉肺组织，周围结构牵拉收缩常伴有周围肺大泡或肺气肿形成，从而出现相关代偿性改变，如肺动脉高压、右心室肥厚和心力衰竭等。煤矽肺结节的特点是紧密排列的胶原纤维构成结节的核心，其外是一厚层尘细胞和纤维组织，纤维累及周围肺泡间隔，形成突出于肺表面的黑色结节。

三、大块纤维化

煤工尘肺持续发展融合，可形成大块纤维化，与接触煤尘的时间、浓度直接相关。煤工尘肺大块纤维化形态不规则，周围肺组织牵拉收缩，可发生炎症反应，周围肺气肿、肺大泡形成。大体上，肺实质呈黑色，质地坚硬，中心容易发生坏死，伴有黑色稀薄液体。镜下：大块病变为粗大的胶原纤维束不规则构成，交错分布，容易发生透明性变，融合团内小支气管扭曲，管壁不规整，管腔代偿性扩张，血管壁也不光整，甚至闭塞，因此这类病人容易并发肺动脉高压。大块纤维化周围肺组织内伴有煤尘颗粒。大块纤维化病人容易合并肺结核，痰中可查到抗酸杆菌。总的来说，这类病人肺功能低下，死因常为肺源性心脏病（肺心病）导致的心力衰竭。煤工尘肺病人少数也可形成类风湿尘肺，通常这类结节体积较大，可达到 20mm，融合病灶体积更大，结节呈黄色—黑色—乳白色的多层同心圆排列，轮廓清楚，空洞和钙化的发生也较常见。

第四节　临床表现

一、症状

本病发展缓慢，早期煤工尘肺病人多半没有临床症状，随着病人年龄的增长及尘肺病变的进展，逐渐出现呼吸道症状，常在接尘后 10 年才发展成壹期煤工尘肺。早期呼吸道症状较轻，有咳嗽、咳痰等。晚期症状加重，可咳出黑色黏液状痰，当出现大块纤维化时可合并肺气肿，病人肺功能受损严重。

二、体征

早期体征不明显，有鼻炎等。后期可出现肺气肿、桶状胸、杵状指、发绀等，胸部叩诊可出现过清音，听诊呼吸音减弱。晚期重症病人有端坐呼吸，并发呼吸道感染时可听到湿啰音及哮鸣音。病人出现肺组织纤维化、肺气肿，导致肺循环障碍，发生肺源性心脏病，最后致使心肺功能衰竭。

三、肺功能测定

早期肺功能无明显降低，晚期肺组织弹性减弱/肺气肿、肺大泡，肺功能损害严重。

四、合并症

（一）肺部感染

煤工尘肺病人局部和全身免疫力下降，容易导致肺部感染，出现呼吸困难，咳嗽、咳痰，双下肺闻及湿啰音。呼吸系统反复发生炎症最为常见。粉尘刺激呼吸道，导致黏膜损伤，呼吸道的粉尘净化能力下降。肺组织纤维化导致支气管扭曲，病人通气功能不足，防护力降低，容易发生肺内感染。

（二）肺结核

煤工尘肺容易合并肺结核，尘肺的分期越高，合并肺结核的可能性越大。机体免疫力降低，结核分枝杆菌（结核杆菌）不能被巨噬细胞吞噬消灭，反复生长繁殖，机体中T细胞减少，肺组织由于肺组织纤维化，血管、支气管扭曲变形，肺组织免疫力下降，局部肺组织缺血，抵抗结核分枝杆菌能力减弱。部分研究显示，患煤工尘肺的工人合并肺结核的发生率要比相同工作环境中不患煤工尘肺的工人高7倍以上，比普通人高10倍以上，而且用药后效果也不好，容易恶化。

（三）慢性肺源性心脏病

煤工尘肺病人常发生慢性肺源性心脏病。由于尘肺破坏肺组织，通气/血流比例失调，局部或广泛的肺气肿使肺内压升高，肺毛细血管床减少，肺组织纤维化严重，血管牵拉、扭曲，肺血管压力增大，供血能力下降，从而并发肺动脉压升高，右心室增大。另外，纤维化牵拉支气管也会导致气管狭窄，常见炎症反复发生，合并慢性支气管炎。此外，长期慢性缺氧也会导致血液黏稠，循环阻力增大。

临床表现与心功能有关。肺动脉压增高，右心肥大，合并肺气肿时胸廓呈桶状，肋间隙较宽，叩诊呈过清音或鼓音，呼吸音减弱。当肺部感染时，心功能进一步下降，出现呼吸困难、心悸、心律增快，严重者可出现缺氧、二氧化碳潴留、呼吸性酸中毒进而导神经系统症状，如头痛、语言障碍等。

（四）气胸

气胸通常病情发展迅速，危及病人生命，诊断不及时或误诊可造成严重后果，应十分重视。煤工尘肺病人肺组织纤维化，周边肺组织代偿性肺气肿、肺大泡，肺大泡破裂导致气胸发生。胸膜纤维化后可牵拉胸壁，也可导致气胸。通常气胸的发生原因为肺内压力升高，如在感染时常发生咳嗽，用力咳嗽，肺内压升高，肺大泡破裂进入胸膜腔内形成气胸，其他原因有负重、便秘、呛咳等。临床表现与气胸发生的快慢、类型，胸膜腔气体的量及肺组织的压缩程度相关。少量气胸、缓慢发生，则临床症状较轻甚至没有症状，在常规体检或其他身体不适检查中才发现。通常尘肺病人的气胸由于胸膜纤维化的发生常呈局限性，量也较少，因此临床症状不明显。但晚期病人有明显肺气肿、肺大泡，如果多个肺大泡破裂会产生大量气胸，压缩肺组织，病人突发胸部剧烈疼痛，可向背部、肩部放射。临床中一侧肺体积被压缩 30％时，病人会出现呼吸困难，如果气胸量逐渐增加，肺体积压缩加重，呼吸困难加重，严重者会窒息死亡。合并出血时会出现休克症状。当进行胸腔引流时可能会发生另一侧气胸，临床上也应该注意。

（五）类风湿尘肺

类风湿尘肺的典型表现：病人有确切的尘肺病史，也有类风湿关节炎的诊断（临床症状、实验室检查及影像学检查）。影像学表现为两肺多发类圆形结节，大小 0.5～5.0cm，极少数为单发。分布特点为在外带、下肺多，边缘清楚，密度较均匀，结节的变化较快，如快速出现或快速消失，部分结节也会发生融合，并可发生不规则空洞或钙化，因为煤工尘肺合并肺结核常见，因此也常误诊为肺结核。临床诊断较困难，应结合各方面检查综合诊断。

（六）肺癌

肺癌为煤工尘肺比较多见的合并症，严重损害煤工尘肺病人的身体健康。煤工尘肺合并肺癌病人症状缺乏特异性，不具有典型性。煤工尘肺病人最常见的并发症是呼吸道感染和肺气肿，咳嗽、咳痰、呼吸困难等在平时也比较常见，因此早期肺癌容易与上述改变混淆，临床也因此漏诊。应为煤工尘肺合并肺癌病人尽早开展临床治疗。煤工尘肺合并肺癌的病理类型主要是鳞癌，腺癌也比较常见。煤工尘肺合并肺癌的病灶大多处于右肺，常存在纵隔淋巴结侵犯现象，多累及肺门和隆突，部分出现胸膜转移现象。因此当煤工尘肺病人出现咳嗽、咳痰加重，间断性咯血，刺激性干咳时，应进行影像学检查，排除煤工尘肺合并肺癌的可能性。煤工尘肺合并肺癌大多出现进行性呼吸困难、发绀，咳出白色黏稠痰液，常具有部位性呼吸音较低现象，多数能够闻及哮鸣音、湿啰音，部分存在杵状指。要注意行 CT 检查、纤维支气管镜检查、痰液的组织细胞学检查、经皮肺部穿刺活检等来确诊。当煤工尘肺合并肺癌时，结合病人自身情况，一般治疗与单独肺癌治疗原则相似，如果煤工尘肺病人年龄大，存在原发病，全身营养状况不良，再加上肺部毁损性破坏，机体免疫力低下，无法接受手术治疗，放疗、化疗也不能耐受，则最终的治疗效果差，预后欠佳。

第五节　影像学表现

一、X线表现

（一）单纯性煤工尘肺

单纯性煤工尘肺X线表现为双肺多发小阴影，多呈圆形或近似圆形，部分呈不规则形，长径和宽径不超过10mm，此为本病的特征X线表现（图25－1）。在高千伏胸片上，小阴影为点状稍高密度影，早期密度浅淡，形态不规则，其间可伴有钙化。目前部分国外文献报道小阴影多分布于肺中、下野，但在国内部分相关研究显示为上中肺野多见，呈散在分布，随着时间推移，病情加重，可延伸到肺野的其他区域，同时小阴影的密度增高，体积也会增大，可形成结节灶、斑片状灶（图25－2）。当合并肺结核时，结节边界不清、模糊，伴有周围合并斑片状影、结节内小空洞。临床中应注意鉴别，必要时结合实验室检查及CT检查。有部分文献报道，在脱离粉尘环境后，肺内的小阴影没有进展甚至密度降低、数量减少。在合并严重肺气肿时小阴影也会减少。

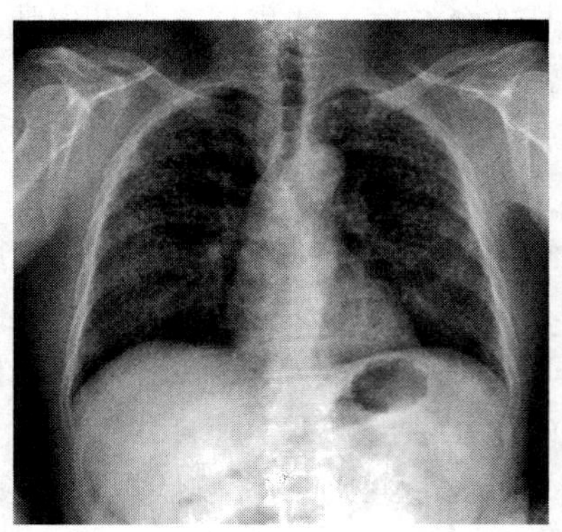

图25－1　高千伏胸片（1）

注：职业史，接触井下煤矿粉尘7年余。可见双肺野弥漫多发小阴影，边界较清，分布均匀，诊断为壹期煤工尘肺。

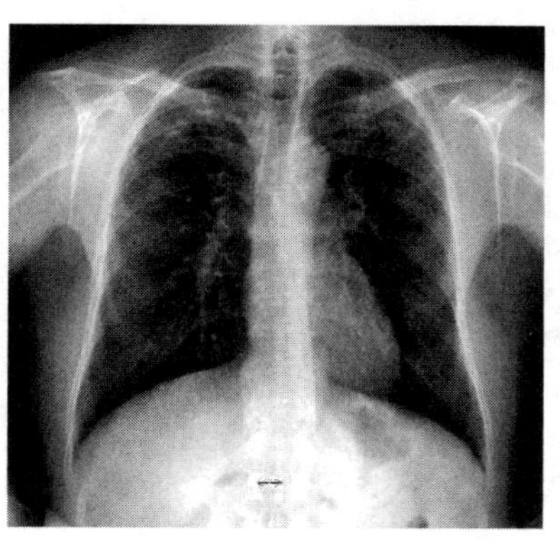

图 25－2　高千伏胸片（2）

注：职业史，接触井下煤矿粉尘约 30 年。可见双肺野弥漫多发小阴影，中、上肺野较明显，双肺上野小阴影有融合趋势，诊断为贰期煤工尘肺。

在 X 线诊断分型中，我国煤工尘肺大部分阴影为 p 影（约占 4/5），q 影则占1/4左右；而在西方部分发达国家，其研究显示煤工尘肺阴影以 q 影为多，约占一半。这可能与作业时防护程度、设备先进程度等有关。另外，年龄、工龄等也会影响小阴影的形态。40 岁以下的煤工中以 p 影多见，q 影少见，而年龄较大者则相反，r 影在 40 岁以下的煤工中很少见。

（二）复杂煤工尘肺

复杂煤工尘肺由单纯性煤工尘肺发展而来，一般要 5 年以上，X 线检查见肺纹理增粗，同时伴有肺纹理紊乱，部分病人肺透亮度降低，肺内形成大阴影，这些大阴影是从小阴影发展演变形成，通常短径超过 10mm，周围的小结节密集度逐渐减小，密度逐渐增大，大阴影周围见条索影，牵拉周围肺组织，形成肺大泡或肺气肿征象，通常大阴影位于两肺上野，分布对称，可超过肺段和肺叶，当周围纤维收缩牵拉后，可形成瘢痕性萎陷，肺门向大阴影方向牵拉移位（图 25－3）。大阴影周围可发生瘢痕旁型肺气肿、双下肺代偿性肺气肿或肺大泡。随着病情加重，肺气肿也越发明显，常常并发肺大泡。复杂煤工尘肺病人通常肺门增宽，密度增高，淋巴结增大，边界较清，这类淋巴结常伴有钙化，主要为尘细胞在肺门淋巴结堆积、崩解引起纤维增生，淋巴结增大，正常肺门角消失。肺门淋巴结呈蛋壳样钙化表现。当合并肺结核时，融合大阴影内见不规则空腔形成，边界模糊，周围见斑片状影，这时需要结合 CT 检查及实验室检查。

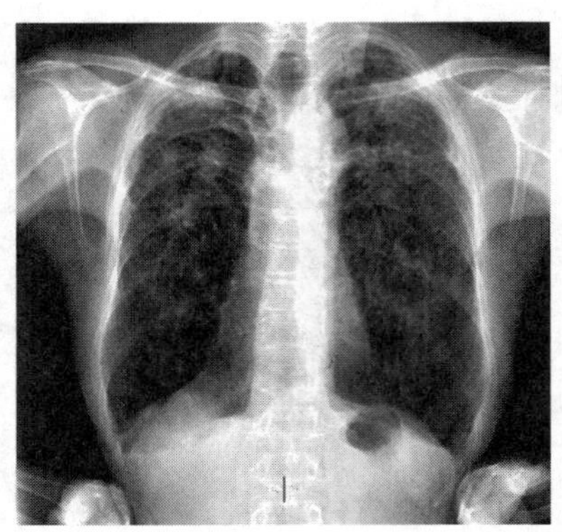

图 25－3　高千伏胸片（3）

注：职业史，接触井下煤矿粉尘约 25 年。双肺纹理增强，肺野透光度不均匀增高，多个肺区弥漫小阴影，双肺上野融合形成分布对称的大阴影，灶周气肿，周围见条索影，双肺门牵拉上移，气管右移，双侧胸膜增厚。

二、CT 表现

早期单纯性煤工尘肺 CT 表现多为肺弥漫性小结节影，直径为 2～5mm，呈类圆形，边界清晰，以中、下肺为主，靠近背侧的肺组织较多，煤工尘肺粟粒状小结节多于两肺中、下叶逐渐向上侵犯，也可先出现于中、上肺叶逐渐向下发展，在肺门区内中带分布更多（图 25－4）。双肺弥漫分布小结节，大小不均，通常小结节直径小于 10mm，形状多不圆整，边缘欠锐利。

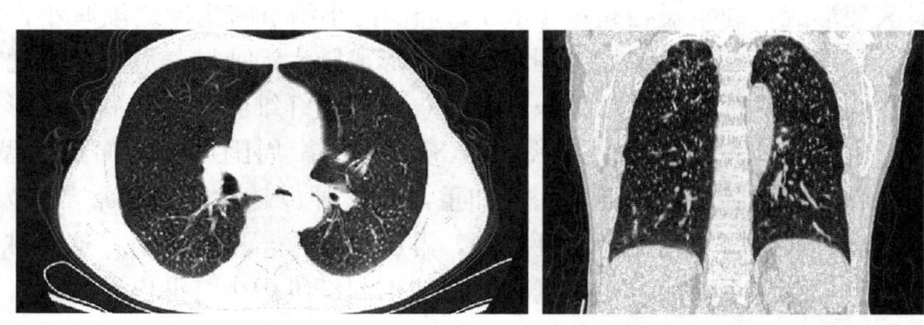

图 25－4　CT 表现（1）

注：职业史，接触煤矿粉尘 20 年。双肺弥漫多发小结节影，边界较清楚，分布基本对称，双肺上叶、下叶靠近后背段较明显。

随着病程进展，双肺支气管血管束增粗、增多、扭曲、变形、中断和部分纹理消失，出现网织纹理，最先出现于近肺门处，细网织纹理间有泡性肺气肿镶嵌，形如蜂窝，其直径 1～2mm，进而出现于胸膜下区，此种细网织纹理改变为本病主要的特征之一。胸膜下区可见小叶间隔增厚。由于增生的条状纹理扭曲、变形，相互交织而成粗网状影，并掺杂少量细网状影，其间可见散在粟粒状细小高密度结节，肺叶密度稍增高，呈磨玻璃状改变而模糊不清，此为早期煤工尘肺的重要 CT 征象，而在 X 线胸片上显示不及 CT。随着病情进展，小结节融合成块状，通常短径大于 10mm，融合团逐渐增大，呈块状纤维化、融合团，伴瘢痕性肺气肿。融合团内可见点状、斑片状钙化，坏死或空洞。密度较一般软组织密度病变高，CT 值一般在 50～100HU。融合团可呈椭圆形或不规则形，边缘见长毛刺、条索影，对称性分布于双肺上叶近肺门处，一般与肺门相连，灶周可见气肿，纤维条索会牵拉支气管，致使支气管扭曲、管腔变窄，并常合并炎症导致管壁增厚，小支气管可狭窄、闭塞，有时块状纤维化内会出现中心坏死，进而形成空洞，周围肺纹理扭曲，也常伴有小结节形成。其他表现包括肺门密度增高，结构紊乱，双肺门及纵隔内可见多发增大淋巴结，内见钙化（图 25－5 至图 25－7）。这类尘肺可见胸膜增厚粘连及钙化，胸膜增厚粘连发生率与煤工尘肺的严重程度成正比，大部分病人肋膈窦处胸膜增厚粘连。

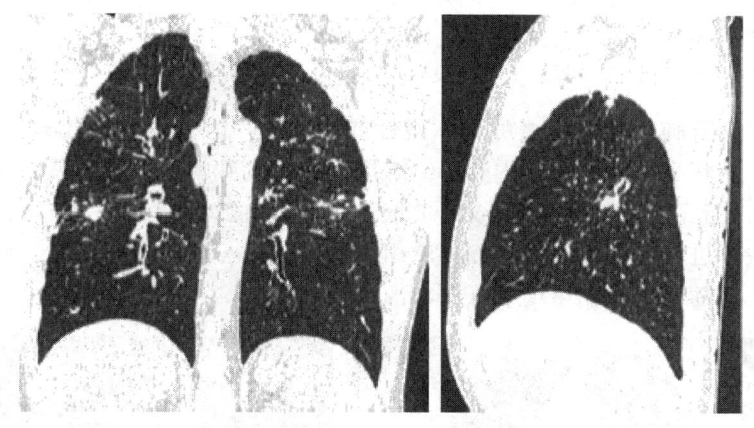

图 25－5　CT 表现（2）

注：职业史，接触煤矿粉尘 19 年。双肺弥漫多发小结节影，边界较清楚，冠状面及矢状面可见双肺上叶、下叶背段部分融合成较大结节。

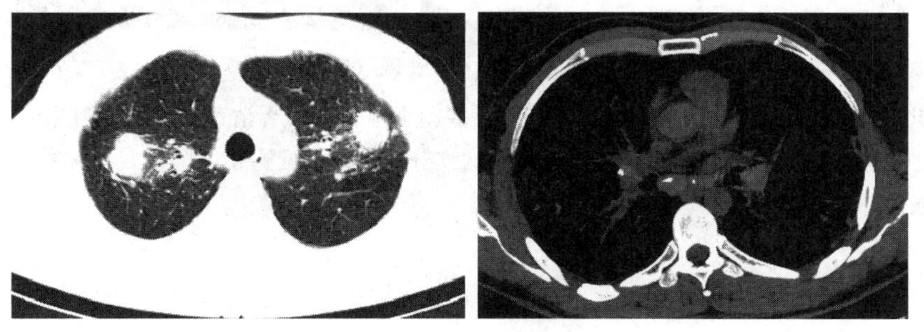

图 25－6　CT 表现（3）

注：职业史，接触煤矿粉尘 27 年。双肺纹理增多、紊乱，肺野透光度增强，双肺可见分布对称稍高密度软组织影，其内可见钙化，边缘见纤维条索影，融合团周围多发结节影。纵隔窗示双肺门、纵隔多发增大淋巴结，多数淋巴结伴钙化。双侧胸膜增厚粘连。

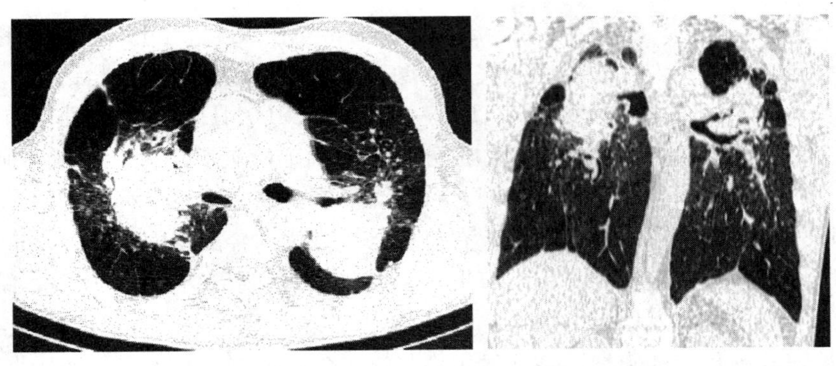

图 25－7　CT 表现（4）

注：职业史，接触煤矿粉尘 28 年。双肺纹理增多、紊乱，肺野透光度增强，肺结构扭曲，双肺可见分布对称稍高密度软组织影，靠近肺门，边缘见纤维条索影，融合团周围多发结节影。冠状面示融合团主要位于双肺上叶，部分累及下叶背段。

双肺通常会有肺气肿改变，可呈弥漫性或局限性，融合团周围出现肺大泡或肺气肿，多散在于网状高密度融合团内和小结节周围，肺气肿常随病程进展而加重。当合并感染时，在 CT 上可表现斑片状影或磨玻璃影。而合并肺癌时则呈结节或肿块状改变，需与融合大块影进行鉴别，通常肺癌呈软组织密度影，一般不合并钙化，周围见小毛刺征或浅分叶征，随访中短期可增大（图 25－8）。

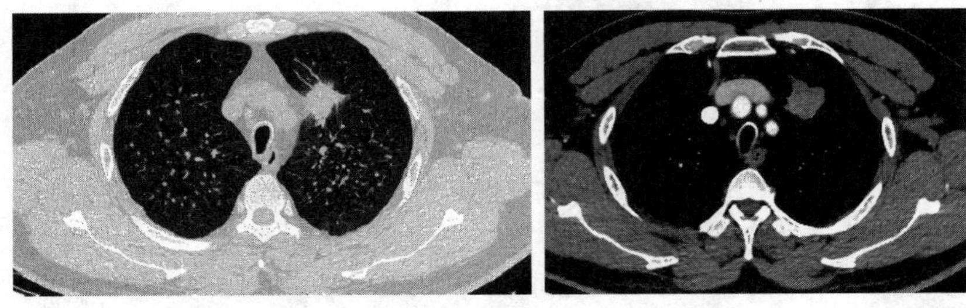

图 25－8　CT 表现（5）

注：职业史，接触煤矿粉尘 15 年。双肺弥漫多发小结节，边界清楚，左肺上叶尖后段见分叶状软组织密度肿块，边缘见毛刺，肿块与邻近纵隔胸膜分界不清，见胸膜凹陷征，增强扫描轻－中等强度不均匀强化。

第六节　诊断和鉴别诊断

临床中很多非职业性疾病的 X 线胸片的表现与煤工尘肺相似。尘肺的诊断需要根据可靠的生产性粉尘接触史。煤工尘肺是长期吸入煤尘所致的以肺部间质病变为主的疾病，也是我国危害比较严重的职业病之一，即使如今煤矿生产设备水平、工人防护意识已经极大提高，但发病数仍不少。根据国家职业卫生标准，煤工尘肺的诊断标准总结归纳如下：①有明确的煤矿粉尘接触史；②现场职业卫生学调查报告；③职业健康监护资料及流行病学资料；④以技术质量合格的 X 线后前位胸片为诊断依据；⑤尘肺各期的临床表现。诊断中也应该逐步提高对煤工尘肺的 X 线表现的认识，对于相似影像学表现的病变应结合其他检查加以鉴别。对相似病例的 X 线表现做进一步鉴别诊断，使煤工尘肺诊断更加明确，为临床治疗及预防提供较为合理的科学依据。

单纯性煤工尘肺在 X 线后前位胸片上可见多发小阴影，需与以下有相似 X 线表现的疾病相鉴别：结节病、含铁血黄素沉着症、肺转移瘤、感染（各种病毒、细菌、霉菌）等。复杂煤工尘肺需要鉴别诊断的疾病主要为肺结核、肺癌、炎症等。

结节病通常 X 线表现为两侧肺门及纵隔对称性淋巴结肿大，淋巴结极少发生钙化，可伴有或不伴有肺内结节影，晚期肺内可呈斑片、大块状影，血管紧张素转换酶（ACE）升高，部分病人接受激素治疗可没有变化，无活动性的结节病 ACE 不会升高。血浆免疫球蛋白、碱性磷酸酶等也可作为参考。肺泡灌洗液中 T 细胞及其亚群的检查结果可作为诊断结节病活动性的参考。接受激素治疗后可在短期内缓解，通常无职业接触史。

急性粟粒性肺结核也容易误诊，这类肺结核表现为自上而下发生，X 线检查呈大小、密度、分布均匀的“三均匀”表现，密度较淡，边界模糊，亚急性与慢性病灶自上而下发展。煤工尘肺小结节多出现于两肺中、上野，呈散在分布，肺尖常不受累，通常结节密度较高，轮廓清晰。

尘肺小结节与支气管肺泡癌鉴别：支气管肺泡癌为两肺弥漫分布的结节灶，分布不均匀，肺门周围密集，结节大小不一，中央密度稍淡。尘肺结节与肺转移瘤鉴别：通常有原发肿瘤病史，结节密度较淡，低于尘肺结节密度。尘肺大结节与周围型肺癌的鉴别：尘肺大结节内常合并钙化，周围肺气肿或肺大泡形成，肺野其他地方可见多发结节，密度较高；周围型肺癌则不规则，边缘大多呈分叶状，可伴有细短毛刺。尘肺融合团多位于上肺，并且对称，边缘多发纤维条索，肺癌极少会出现在两侧，除非是肺内转移或多肺癌病灶。尘肺融合团与结核球的鉴别：尘肺大结节形态不规则，周围伴有肺气肿、肺大泡，一般不合并空洞；结核球密度高，多呈圆形或类圆形，一般直径在 2cm 以内，周围卫星灶常见，边缘模糊。

第二十六章　矽肺

第一节　概述

矽肺（silicosis）是由于长期吸入游离二氧化硅粉尘，以肺部广泛结节性纤维化为主的疾病，它是尘肺中最常见、发展速度最快，同时也是危害最严重的一种类型。

一、病因

1. 空气中二氧化硅浓度：空气中游离二氧化硅含量越高、浓度越大（粉尘浓度以 mg/m^3 表示），长期吸入后肺组织二氧化硅沉积越多，造成的危害越大。

2. 接触时间：矽肺发病时间长，发病时间一般为持续吸入二氧化硅 5 年以上，部分病人发病时间可大于 20 年。但如果病人吸入的游离二氧化硅浓度较高，持续 1～2 年即可发病，临床称为速发型矽肺。

3. 粉尘分散度：为粉尘颗粒大小的一个量度，小颗粒粉尘占粉尘颗粒比例高，则分散度大。一般大颗粒的粉尘粒子在空气中停留时间较短，直径大于 10μm 的粉尘颗粒，即使被口鼻吸入，大部分粉尘被气道阻留，很少能进入下呼吸道。稍小一些的粉尘颗粒，直径为 5～10μm，大多数也会被上呼吸道阻留。然而直径 5μm 以下的粉尘则具有重力小、空气中停留时间长等特征，容易经呼吸道吸入，并可进入肺泡。但直径 0.1μm 以下的粉尘颗粒则由于布朗运动，反而不容易进入机体。

4. 机体状态：粉尘通过鼻腔时，可被呼吸道表面分泌液、纤毛、鼻毛等阻留，少数粉尘即使进入气管、支气管，大部分也会被支气管黏膜上皮纤毛运动阻留，并随痰排出。部分粉尘颗粒会进入肺泡内，被肺泡巨噬细胞吞噬成为尘细胞，尘细胞或未被吞噬的游离粉尘颗粒可沿着淋巴管进入肺门淋巴结。病人如果有呼吸道病变，粉尘颗粒更容易进入肺泡内形成尘细胞。此外，年龄、健康状况、饮食等也会影响粉尘颗粒进入肺泡内，从而影响矽肺的发生发展。

二、职业接触

生产中能产生二氧化硅的工种都有可能引起矽肺，在我国主要有以下几种职业类型：

1. 相关矿业开采，如钨矿、铜矿、金矿、铅锌矿等，这些是我国矽肺发生的主要场地，其他含有石英的矿场，如煤矿、铁矿、镍矿、铀矿及非金属矿的岩石，也可能引起矽肺。现场工作的工种一般接触粉尘的时间最长，环境中粉尘浓度较高，矽肺发病可能性非常高。

2. 隧道工作（如风钻工、爆破工、运输工）接触粉尘较多，通常这类工种发病时间短，病情发展速度快。

3. 机械制造业，如铸钢车间内铸钢件的石英含量很高，生成、运输中容易接触粉尘，尤其清砂、整理工接触粉尘最多。这类病人具有发病率高、发病时间短、进展快、病情重等特点。

4. 建筑材料行业、石英石加工、钢铁冶炼制作等工种工作中也长期接触石英粉尘，特别是手工打磨工艺品、石雕。这类工种的特点是工作时间长、局部粉尘浓度高，通常发病时间短，危害较大，常引起速发型矽肺。

5. 一些行业如玻璃制品、陶瓷制作，在20世纪六七十年代矽肺发病率很高，由于相关工艺的提升、防尘措施加强，近年来矽肺的发生率明显降低。

三、矽肺的分类

（一）按发病速度分类

1. 慢性矽肺：临床最常见的类型，通常发病时间长、进展缓慢，接触的游离二氧化硅浓度低，一般发病时间为10～20年，虽然病情发展缓慢，但呈进行性发展，即使脱离粉尘环境，病变仍在继续发展。

2. 速发型矽肺：短期内持续吸入高浓度二氧化硅粉尘，经1～2年即可发病，这类病人发病重、时间短、危害大。

3. 晚发型矽肺：部分接尘者在接尘后高千伏胸片未发现确切异常，根据职业病诊断标准不能确诊尘肺，但在脱离粉尘多年后可被诊断为尘肺，称为晚发型矽肺或迟发型矽肺。在职业病诊断中，如有明确的职业病史，可考虑让病人随访。

（二）按病理形态分类

1. 结节型矽肺：大体标本上，两肺呈灰色，质地硬，表面及切面可见矽肺结节，稍隆起于肺表面，呈类圆形，大小为1～5mm。镜下矽肺结节见巨噬细胞及尘粒形成的尘细胞，周围可见纤维条索。

2. 弥漫性肺间质纤维化矽肺：为间质纤维化改变，小叶间质及间隔结构增生，肺泡、小血管、呼吸性细支气管周围及小叶间隔增生，纤维组织呈弥漫性，相互连接呈放射状、星芒状，肺泡容积缩小，有时形成大块纤维化，其间夹杂粉尘颗粒和尘细胞，肺结构牵拉、扭曲。

3. 矽性蛋白沉积：这种类型表现为肺泡腔内含有大量蛋白分泌物，周围伴有纤维增生，形成小纤维灶，周围可伴有矽肺结节。这类矽肺常见于短期内接触高浓度、高分散度的游离二氧化硅粉尘的工人。

4. 团块型矽肺：大体标本上，两肺体积缩小，边缘不光整，肺呈黑色或灰黑色，肺内见不规则大块纤维化，周围见条索，形态各异，质地硬，切面可见原结节轮廓、纤维条索，合并结核时大块纤维化内可出现薄壁空洞等病变。

5. 混合型矽肺：临床中多数矽肺病例，由于长期吸入粉尘并不均匀，因此常兼有结节型矽肺和弥漫性肺间质纤维化矽肺，难分主次，称为混合型矽肺。晚期通常呈大块纤维化改变。

第二节　病理改变

矽肺的基本病理改变是矽肺结节形成，随着病情的发展可见弥漫性肺间质纤维化改变及不规则大块纤维化，大体标本可见肺体积增大或缩小（伴有肺气肿或肺大泡时肺体积可增大），呈黑灰色，重量增加，质地较硬，通常伴有胸膜增厚粘连，切面双肺可见弥漫多发结节，直径为 0.2～0.4cm，通常沿肺纹理分布，边界清楚，小叶间隔增厚，周围见纤维条索，晚期可见单个或多个质地坚硬的矽肺融合团，通常双肺对称分布，多位于双肺上叶或下叶背段，内见多发钙化，也可并发结核形成空洞，通常伴有双肺门、纵隔淋巴结增大，质地坚硬。

病理组织切片可见到早期矽肺病灶为含尘巨噬细胞的细胞结节。慢性矽肺结节，中心和周围布满尘细胞，呈同心圆状纤维化。肺部大体标本可见双肺散在的硬结节，通常以上叶为主。肺门和支气管周围淋巴结肿大合并钙化。显微镜下，可区分矽肺结节是肺间淋巴结和肺实质。偏光显微镜下，硅质结节中心常可见双折射颗粒，但多数为硅酸盐而非二氧化硅（双折射性较弱）。在进行性大块纤维化中，矽肺结节融合，可形成直径1cm 以上的融合团，通常周围可见因炎症反应形成的纤维条索。矽性蛋白沉积的组织学特征类似于原发性肺泡蛋白沉积症，肺泡间隙充满颗粒状高碘酸希夫阳性脂蛋白物质，存在极少的胶原沉积和纤维化，如果伴有矽肺结节，则比其他类型的矽肺结节小。

第三节　发病机制

矽肺的发病机制有很多假说，如免疫学说、细胞因子学说、机械反应学说、基因学说等，但每种学说都未得到确切证实。部分学者认为，可吸入的二氧化硅粉尘会在远端气道沉积，各种体外和动物实验都集中在肺泡巨噬细胞如何与吸入的二氧化硅颗粒相互作用以及二氧化硅诱导的细胞毒性的影响。二氧化硅可以直接在新鲜的组织表面上产生活性氧（ROS），裂解颗粒表面或间接影响吞噬细胞。清道夫受体，尤其是在肺泡巨噬细胞中表达的具有胶原结构的巨噬细胞受体，似乎在识别和摄取二氧化硅方面发挥作用，IL－1信号通路和其他炎性细胞因子，如肿瘤坏死因子，在随后的炎症和纤维化中起着至关重要的作用。此外，caspase－1调节非常规蛋白质（如成纤维细胞生长因子－2）的分泌，可能在发病机制中发挥作用。随着二氧化硅诱导的细胞凋亡，摄入的二氧化硅被释放以引发另一个吞噬作用和炎症循环。在对二氧化硅的反应中，树突状细胞已显示出细胞活化并从肺泡迁移到肺实质中。通过调节NALP3炎症小体来调节二氧化硅诱导的炎症。在纤维化阶段分泌越来越多的IL－10和转化生长因子－β（TGF－β）。数据表明肺上皮细胞在肺部炎症中具有潜在作用，石英诱导的肺上皮细胞在体内和体外的促炎激活机制依赖于并独立于核因子－κB（nuclear factor－κB，NF－κB）。一项体外研究表明，TGF－β1可以诱导人支气管上皮细胞的上皮向间充质转化，并且这种作用被IL－1β增强。然而，TGF－β1和IL－1β在矽肺中的确切作用仍然未知。结晶二氧化硅导致吞噬体活跃膨胀，吞噬体不稳定，将其内容物释放到细胞溶质中。核苷酸结合域、富含亮氨酸的重复蛋白NALP3的激活导致其与细胞内衔接蛋白ASC结合，后者结合并激活pro－caspase－1，由此产生的活性酶复合物（NALP3炎症小体）激活有效的促炎细胞因子，如IL－1β和IL－18。二氧化硅对NALP3炎症小体的激活也需要还原型辅酶Ⅱ（NADPH），使氧化酶在颗粒吞噬作用和外排后产生活性氧。有研究表明，二氧化硅可能与膜相关蛋白相互作用，细胞内钾离子的浓度也影响其相互作用。Toll样受体（TLR）或IL－1受体对炎症小体的激活不是必需的。然而，巨噬细胞在体外对二氧化硅或石棉的反应中分泌IL－1β似乎是一个两步过程，因为需要脂多糖启动。清道夫受体似乎在二氧化硅的识别和摄取中起作用。这些细胞因子的协调及相互作用是非常精细的过程，至今仍在研究之中。

第四节　临床表现

一、症状

矽肺早期通常没有症状或有很轻微的自觉症状，部分单纯性矽肺病人经放射学检查偶然确诊，可能有咳嗽、胸痛等症状，可能是因为矽肺结节或相关的慢性阻塞性肺疾病引起的神经刺激，这类病人通常在低浓度暴露10年或更长时间后，形成慢性矽肺。这也是最常见的疾病形式，呼吸短促在后期比初期更常见，尤其是在进行性大块纤维化时。其他慢性矽肺病人可能会出现相关疾病，如肺结核和肺癌。而速发型矽肺除了呼吸困难和干咳，还可能出现全身症状，如发热、疲劳和体重减轻，呼吸衰竭和死亡通常在几个月内发生。部分病人可出现咯血，由炎症、肺结核导致，临床中应结合影像学检查及实验室检查进行鉴别，对症处理。

二、体征

早期矽肺多无异常体征，随着病情进展可合并慢性支气管炎或呼吸道感染，可听到呼吸音低沉或湿啰音。晚期可并发肺气肿、肺源性心脏病、气胸等，会出现发绀、肺部啰音、心脏杂音、颈静脉怒张等。

三、并发症

矽肺常见的并发症有感染，如结核病（肺内和肺外），以及其他分枝杆菌、真菌和细菌性肺部感染；气道疾病，如慢性阻塞性肺疾病、肺气肿、气胸、呼吸道感染、支气管扩张、肺源性心脏病（包括肺性脑病）、呼吸衰竭；恶性肿瘤，如肺癌、胃癌、食管癌和其他肿瘤（可能相关），矽肺病人患肺癌的风险显著增加；自身免疫性疾病，如硬皮病、类风湿关节炎；肾脏疾病，如慢性肾病等。

第五节　影像学表现

一、X线表现

X线胸片是诊断矽肺的主要方法。在单纯性矽肺中，X线表现为小圆形阴影，通常对称分布，双上肺较明显（图26－1）。

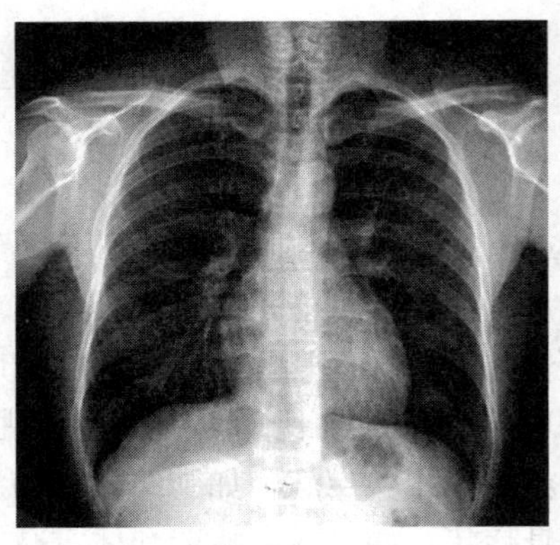

图26－1　高千伏胸片（1）

注：职业史，矿山打石5+年。双肺野弥漫多发小结节影，中、上肺野较明显，诊断为壹期矽肺。

一些病人有弥漫性肺间质纤维化改变，没有典型的结节。在进行性大块纤维化中，会出现大于1cm的结节。随着时间推移，结节融合成片状、不规则块状影，周围见多发条索影，肺结构扭曲、紊乱，这时双肺较小的结节可能会消失（图 26－2），这些大的纤维化肿块收缩，肺门结构被拉起，在外围和下肺区透光度增加，通常伴有肺大泡（图 26－3）。肺门和纵隔淋巴结常肿大，也可钙化，有时呈典型的蛋壳状。在结节病、硬皮病、淀粉样变性、组织胞浆菌病和芽生菌病中也报道类似的钙化，在临床中应注意鉴别。X 线胸片的灵敏度随着矽肺程度的增加而提高，但很大一部分根据组织学分类的中度或重度矽肺病人可能无法通过放射学检查诊断。目前数字胸部 X 线摄影已经取代传统的 X 线摄影，在最佳条件下和标准方法下，对小的尘肺结节的可视化似乎没有显著差异。

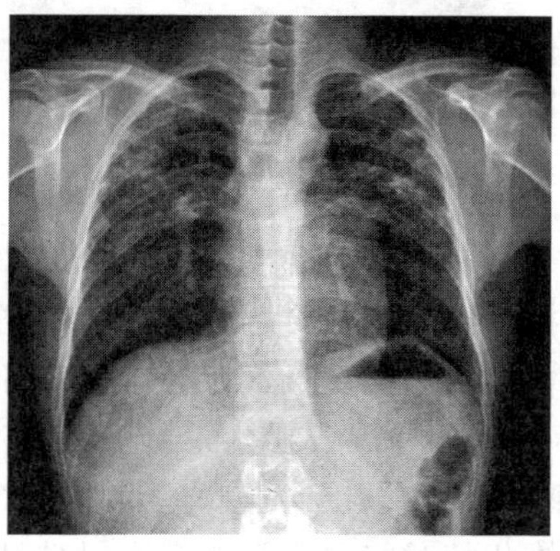

图 26－2　高千伏胸片（2）

注：职业史，隧道工 15 年。双肺野多发小结节影，双肺中、上野部分有融合趋势，呈斑片状阴影，诊断为贰期矽肺。

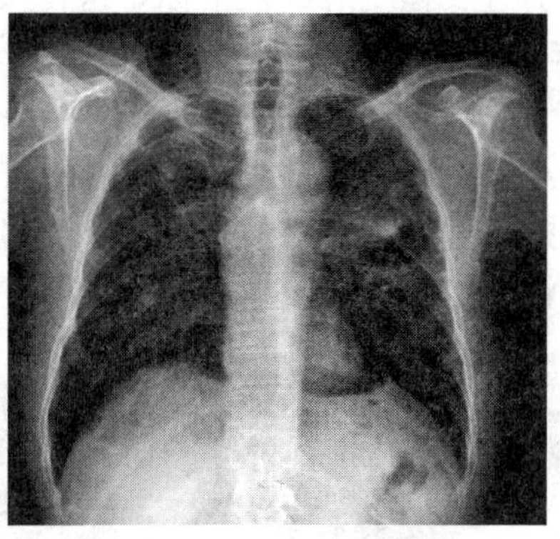

图 26－3　高千伏胸片（3）

注：职业史，矿山打石 30 年。双肺野透光度不均匀增高，双肺中野不规则大块阴影，灶周气肿，周围见条索影，双侧胸膜增厚，诊断为叁期矽肺。

二、CT 表现

相比传统 X 线摄影，高分辨率 CT 通常具有更高的一致性和更好的肺功能相关性。高分辨率 CT 的定性和定量参数可用于矽肺功能障碍的间接测量，它们与临床呼吸困难、气流阻塞、肺容量和扩散能力降低相关。早期表现为双肺弥漫多发小结节影，边界清楚，中、上肺较明显（图 26－4）。

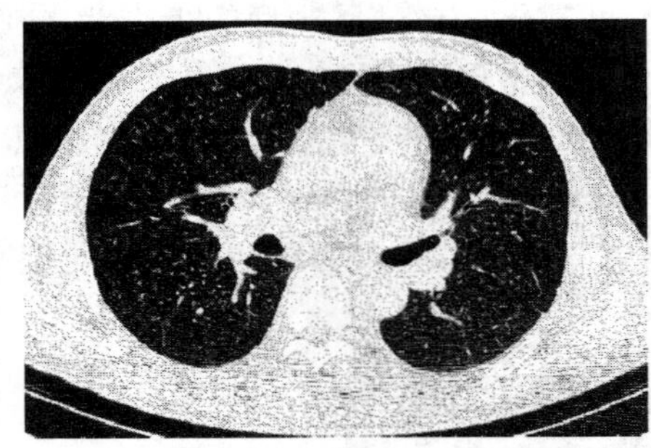
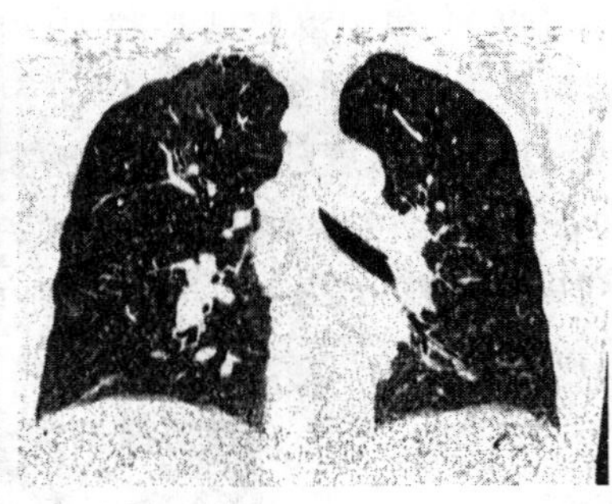

图 26－4　CT 表现（1）

注：职业史，隧道工 10 年。双肺弥漫多发小结节影，边界清楚，冠状面示双肺上叶较明显。

随着病情进展，结节融合成片状，周围见条索影（图 26－5），继续发展呈大块纤维化，灶周气肿，肺结构牵拉、扭曲，肺野透光度不均匀增加，胸膜增厚粘连、钙化，肺门及纵隔淋巴结增大、钙化，肺循环受阻，肺动脉压增高（图 26－6、图 26－7）。在 2007 年的一项研究中，12%的矽肺和混合粉尘尘肺病人在高分辨率 CT 上显示慢性间质性肺炎，3/4 具有特发性肺组织纤维化，尽管牵引性支气管扩张较少，胸膜下均匀衰减更多（病理学上与致密纤维化相对应，通常伴有大量硅结节），比特发性肺组织纤维化病人更随机分布纤维化。在另一项与二氧化硅暴露相关的慢性间质性肺炎的连续高分辨率 CT 变化的研究中，最早的异常包括仅限于肺底部的微弱磨玻璃影或仅粗大的网状影。粗糙度是慢性间质性肺炎进展程度的最佳指标，这种疾病最终会导致蜂窝状变化。在急性矽肺中，CT 常显示双侧斑片状实变和磨玻璃样混浊，类似于原发性肺泡蛋白沉积症，肺门淋巴结可明显增大。随着纤维化的开始，可能会在下叶观察到线性混浊以及许多软组织或磨玻璃密度的小叶中心结节，实变区域内的点状钙化是另一个特征。鉴别矽肺与肺癌时，除了观察肺癌的基本 CT 征象，还可以使用 MRI 进行鉴别，PET 有助于区分活动性炎症和肺癌与慢性变化。

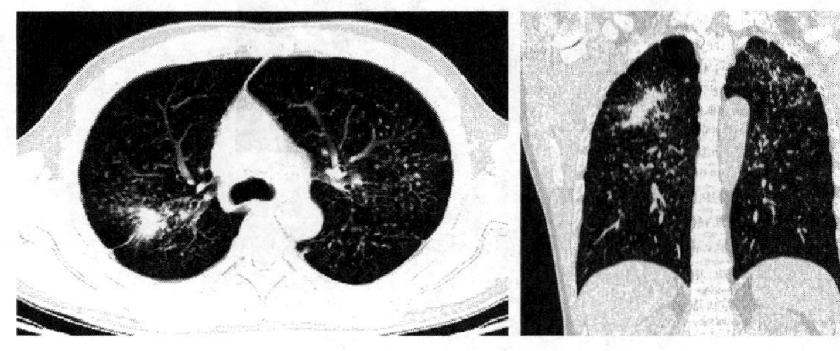

图 26－5　CT 表现（2）

注：职业史，矿山打石 15 年。双肺多发小结节，双肺上叶较多，右肺上叶部分融合成片状高密度影，周围多发条索影，左肺上叶结节呈融合趋势。

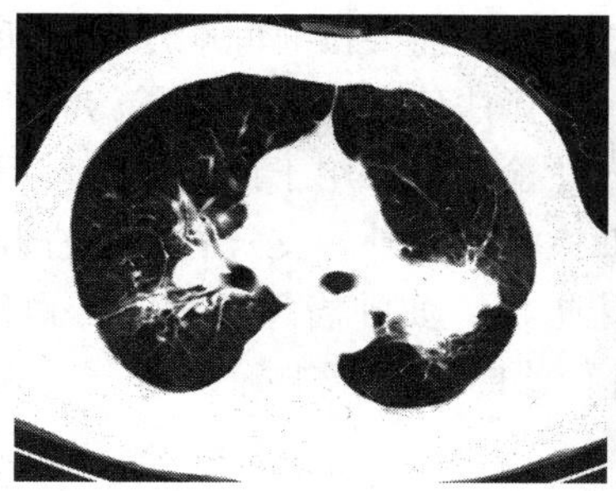
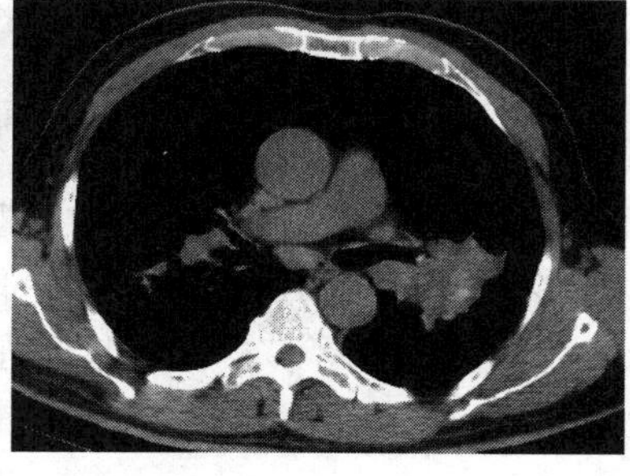

图 26－6　CT 表现（3）

注：职业史，矿山打石 18 年。双肺上叶近肺门处见大块纤维化，左肺较大，周围见条索影，双肺透光度不均匀增高，双肺另见多发小结节。纵隔窗示大块纤维化内见钙化，双肺门及纵隔内多发增大淋巴结，内见钙化，肺动脉干增宽。

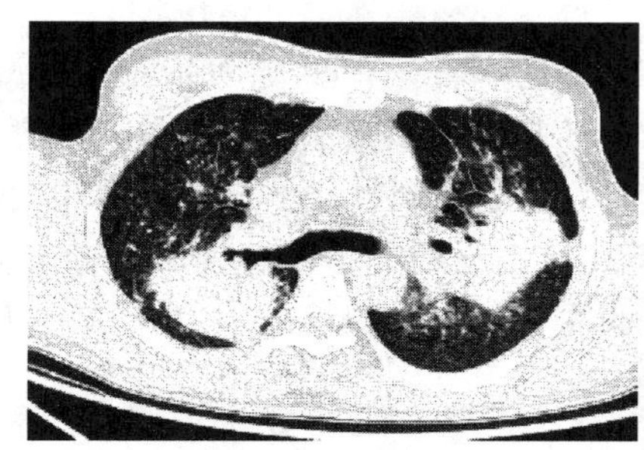
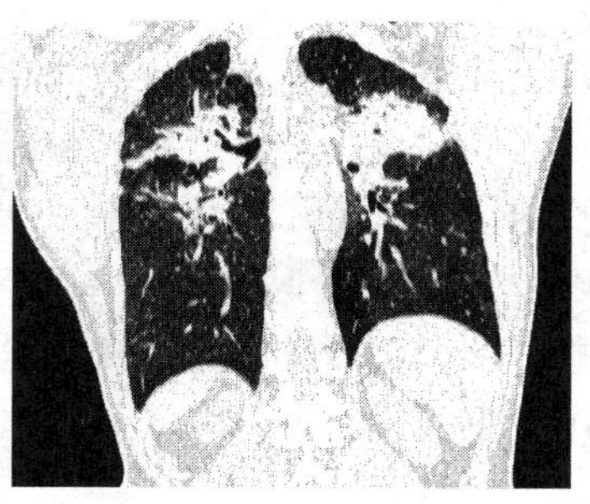

图 26－7　CT 表现（4）

注：职业史，隧道工 28 年。双肺上叶近肺门处见大块纤维化，内见支气管走行，支气管管壁不光整，管腔变窄，周围见多发条索影及小结节影，肺结构扭曲、紊乱，灶周气肿，双肺透光度不均匀增高，双侧胸膜增厚粘连。

第六节　诊断和鉴别诊断

一、诊断

矽肺的诊断通常依赖大量二氧化硅粉尘接触史和放射学特征，同时排除其他竞争性诊断，如粟粒性肺结核、真菌感染、结节病、特发性肺组织纤维化、其他间质性肺病和肺癌。职业性肺病的诊断依赖完整的职业病史，没有职业病史，如果没有典型的结节性病变，很容易漏诊矽肺。典型的 X 线表现及明确的相关粉尘接触史是诊断矽肺的依据，对大块纤维化具有早期识别价值。CT 检查分辨率较高，但无早期诊断价值，后期大块纤维化在 CT 中清晰可见，通常伴有钙化。在一个病理学系列研究中，多达 25％的因特发性肺组织纤维化转诊的肺活体组织检查遗漏了职业病因。在不明原因的影像学表现下，应考虑其暴露史，由于矽肺的潜伏期很长，因此需要按时间顺序记录所有从事的工作，并附上工作的详细信息和粉尘暴露估计。当无法确定相关职业暴露时，还应考虑潜在的环境或家庭暴露。肺活体组织检查等侵入性检查很少用于诊断矽肺，但可用于排除其他潜在可治疗的疾病或评估需肺移植的晚期疾病。此外，支气管镜检查和支气管肺泡灌洗可能有助于诊断矽性蛋白沉积。某些生化指标，如肿瘤坏死因子、血清磷酸酯酶、补体 C3、IgG、IgA、IgM 等，常在实验中进行诊断，但都未确切用于人体，辅助诊断意义不大。

二、鉴别诊断

（一）急性粟粒性肺结核

急性粟粒性肺结核以儿童、青少年多见，起病急，有明显的临床症状，如发热、乏力、盗汗、咳嗽、咳痰、咯血，可并发结核性脑膜炎和其他器官结核，如脊柱结核、肾结核、输卵管结核等。X 线胸片显示双肺野均匀分布粟粒状结节，密度和大小均匀，抗结核治疗效果较好，无职业接触史。其 X 线检查有时与矽肺也难以鉴别，可通过痰液涂片查到抗酸杆菌。而矽肺临床表现无全身中毒症状，结节在胸片上表现为密度较高，同时有职业接触史，临床鉴别并不困难。

（二）特发性肺组织纤维化

本病原因不明，通常表现为弥漫性炎症性疾病。双肺组织纤维化可能是炎性细胞侵犯肺泡壁和邻近的肺泡腔，造成肺泡间隔增厚和肺组织纤维化，小气道和小血管也可受累。本病起病隐匿，临床特点有进行性呼吸困难、Velcro 啰音、干咳、进行性低氧血症，有时也有发热、疲劳、关节痛和肌肉酸痛。其中 Velcro 啰音具有特征性，还可有杵状指和发绀等。X 线表现为结节分布呈弥漫性、散在性、边缘性，下肺野多于上肺野，通常两肺门无淋巴结肿大。双肺见结节影、网格影、蜂窝影，并可见肺气肿、肺大泡。本病特征性的表现为限制性通气功能障碍。组织病理学所见，早期为非特异性肺泡炎，晚期为广泛纤维化，双肺一般不会形成结节。根据以上临床特点，鉴别诊断不困难。

（三）结节病

结节病是一种原因未明的非干酪样坏死性上皮细胞肉芽肿炎症性疾病，累及全身多器官，常累及的器官是肺，其他有淋巴结、皮肤、关节、肝、肾及心脏等，大多预后良好。X 线表现为双肺及纵隔淋巴结肿大，多位于肺门周围，伴或不伴肺内网状、结节状改变，有时被误诊为矽肺。但通过胸部 CT 检查、内镜活检可鉴别，也可通过实验室检查鉴别，如血清 ACE 在急性期增加，血清白介素－2 受体（IL－2R）、可溶性白介素－2 受体（sIL－2R）在发生结节病时也会升高。

（四）含铁血黄素沉着症

含铁血黄素沉着症常见于风湿性心脏病二尖瓣狭窄者，反复发生心力衰竭，无职业病史，长期反复发作咯血、气促和不明原因的缺铁性贫血。含铁血黄素沉着于肺组织中，肺部 X 线检查显示典型的二尖瓣狭窄心，肺野对称性散布弥漫性结节样病灶，近肺门处较密，逐渐向外带消退。痰及支气管肺泡灌洗液中可查到吞噬含铁血黄素的巨噬细胞，病人往往伴有心脏病体征。

（五）肺泡微石症

病变进展缓慢，早期可没有任何症状。病人往往有家族史，多无粉尘接触史。X 线表现为双肺细砂状结节，通常小于 1mm，边缘较清，以肺门周围多见，但肺门影不大，肺纹理变化不明显。本病与家族遗传有关，有家族史，同胞兄弟姐妹中亦有相同疾病。支气管镜活检可以确诊。

（六）肺癌

较大的周围型肺癌与矽肺融合团鉴别：肺癌肿块常为单个，可在双肺各处发生，通常呈类圆形或不规则形，边缘有分叶、毛刺，血管集束征或支气管截断。病人早期无临床症状，有时咯血，纤维支气管镜或痰中可见癌细胞。矽肺融合团影常为对称性分布，双上肺或下肺背段多见，且常有周边气肿带，融合团内钙化多见，边缘多发纤维条索，双肺野可见弥漫性小结节。

第二十七章　石墨尘肺

石墨尘肺（graphite pneumoconiosis）是长期吸入石墨粉尘引起的以肺组织弥漫性纤维化为主的全身性疾病。石墨是一种用途广泛的非金属材料，具有耐高温、导热、导电、润滑、可塑和抗腐蚀等优良性能，可以用于日用品、钢铁、电力等产业，在日常生活中用途极广。其在生产和加工过程中可产生大量的石墨粉尘。石墨尘肺是我国法定的职业病之一，一般病人早期无明显表现，或者表现为轻微症状，随时间推移缓慢发展，有咳嗽、咳痰等症状，通常痰呈黑色，当出现合并症时也会出现相应的症状。当石墨粉尘中含有的二氧化硅小于5%时，造成石墨尘肺；而当石墨粉尘中二氧化硅浓度超过5%时，造成石墨矽肺。石墨尘肺的发病工龄为10年以上。

第一节　概述

一、石墨的种类及化学组成

石墨是结晶碳，用于铅笔、铸造衬里、油漆、电极和干电池等。细粉石墨也用作润滑剂。锡兰矿纯度可高达98%，能满足优质石墨用途的需求，如坩埚制造。石墨是自然界存在的单质碳，不同于原子晶体、金属晶体和分子晶体，石墨是一种过渡型晶体。石墨呈银灰色，表面具有金属光泽，排列为四层六角形的层状晶体结构。在同层的碳原子之间以 sp^2 杂化，形成共价键相连，每个碳原子与另外三个碳原子相连，六个碳原子在同一平面上形成正六边形的环，伸展形成片层结构。在同一平面的碳原子还各剩下一个p轨道，它们互相重叠，形成离域 π 键电子在晶格中自由移动，可以被激发，所以石墨能导电，传热性能好，表面具有金属光泽。石墨柔软，密度较相同的碳结构金刚石明显低，这与石墨层面之间距离大有关。

石墨的来源有两种：一是天然形成的；二是人工合成的，称为人造石墨。人造石墨纯度高，可达到99.9%以上。天然石墨多由煤层受岩浆的渗透、地壳变动、高温、高压变质而形成，在火成岩、沉积岩及变质岩中含量高。但不同地域，矿石的石墨含量差异很大，有的浓度较低，常含有较大量的游离二氧化硅（可达到一半）和其他矿物质。根据结晶形态及颗粒大小，石墨可分为晶质石墨和土状石墨，两种石墨各有优缺点：晶质石墨矿石品位低，但其质量好；而土状石墨虽然品位较高，但工业性能较差。石墨矿石经粉碎、筛选等加工处理后进行包装售卖。

天然石墨主要来自石墨含量高的矿场，分为鳞片石墨、土状石墨及块状石墨。一般开采出的石墨纯度低，需要挑选合适的矿石进行提炼，降低杂质含量后才能使用。天然石墨主要用于防火、耐高温、增加柔度、润滑剂及生活中常用的锂电池负极等。

在石墨制品中生产量最大的还是人造石墨，通常人造石墨制品用石油焦、沥青焦及炭黑作为原料，经过配料、混捏、成型、焙烧、高温热处理、加工等工序制作而成，部分石墨制品也会加入一些天然石墨。

人造石墨的种类多、用途广，有单晶石墨、多晶石墨，也有耐高温、隔热的热解石墨，而大多数人造石墨属于多晶石墨，可用于炼钢炉、矿热电炉、电机、精密铸造模具、电火花加工模具、导电体、抗腐蚀器材等，强度高、浓度高的人造石墨用于反应堆机构制作材料、导弹火箭等。

二、接触机会

工人在石墨的生产和使用过程中都可接触到石墨粉尘。天然石墨的生产过程一般包括矿产采集、加工、运输，早些年防护设施不完善导致采矿工人直接接触石墨粉尘，对健康危害较大。粉碎、选矿、脱水、烘干、过筛、包装等均会产生粉尘。在室内相对封闭的环境中石墨粉尘浓度较大。人造石墨也有相似的接触过程，生产过程中产生石墨粉尘，有的加工步骤粉尘浓度大，如提炼、包装等，这类粉尘质轻、分散度高，能在空气中长期悬浮，几乎都是呼吸性粉尘，危害大。这些年，由于相关设备升级及人们对尘肺的防护意识提高，生产中接触的粉尘浓度大大降低，发病率有所降低。

第二节　发病机制

石墨尘肺的发病机制目前尚不清楚，相关研究也是基于动物实验，对石墨粉尘能否导致肺组织纤维化也一直存在争议，有人认为石墨本身是不能导致肺组织纤维化改变的。关于石墨尘肺的性质，众说纷纭。Hudson 认为这是一种缓慢发展的矽肺。还有证据表明，纯碳尘可能会引起尘肺。Muller 描述了一个处理炭黑（主要成分为元素碳）21 年的病例，其上叶有大量纤维化。大多数实验研究都使用了大鼠，其中有的研究使动物接触含有二氧化硅的天然石墨，通过气管内置入或吸入石墨粉尘。实验的结果是异质的。对于纯石墨或接近纯石墨是否会导致肺组织纤维化，目前还没有一致的结论。这些实验并没有明确石墨尘肺的病因和发病机制。后来的研究表明，石墨中含有二氧化硅是肺组织纤维化的影响因素。20 世纪中期，部分学者使用直径小于 3μm 的约 35mg 石墨粉尘注入大鼠气管内，使其被动接尘 12 个月，但双肺未见网织纤维和胶原纤维的形成，因此，他们认为石墨粉尘本身不会导致肺组织纤维化。但后来有学者用 50mg 石墨粉尘（含游离二氧化硅 0.8%）使大鼠染尘，约半年后在肺中见到由组织细胞、淋巴细胞和多核异物巨噬细胞组成的肉芽肿，并且肺泡间隔增厚，淋巴结中未见纤维化病变，因此认为石墨粉尘导致肉芽肿病变和间质纤维化病变，是由石墨本身所致，而不是其中所含的游离二氧化硅粉尘所致。后来，多名学者对含不同量的二氧化硅的石墨粉尘的致病性进行了实验研究。国内有人采用石墨粉尘（含游离二氧化硅约0.4%）50mg进行大鼠染尘，被动接尘18个月后，肺泡间隔中有网织纤维增生，但始终未见胶原纤维形成，认为石墨粉尘对肺组织纤维化并无直接作用，游离二氧化硅含量与石墨尘肺组织纤维化改变有关。国外部分学者在纯石墨粉尘中加入不同量二氧化硅对老鼠进行染尘。结果显示，当使用纯石墨粉尘染尘时，机体只会出现异物反应性病变，并未见明显的纤维化病变，而含有不同剂量的游离二氧化硅石墨粉尘则可引起肺组织纤维化改变。因此其认为石墨尘肺中的纤维化是由粉尘中的游离二氧化硅导致的。

目前，一般认为石墨尘肺的发病机制与煤工尘肺相似，经呼吸道进入肺内的石墨粉尘被肺巨噬细胞吞噬，大部分随痰液排出体外，小部分经肺泡腔进入周围间质，并沿淋巴管移动，长期可阻塞淋巴通道，粉尘便停留在肺间质内，部分石墨粉尘滞留在呼吸性细支气管和肺泡里。巨噬细胞不能将石墨粉尘吞噬时，吞噬了石墨粉尘的巨噬细胞便滞留在呼吸性细支气管及肺泡里，含尘巨噬细胞可进入肺间质、呼吸性细支气管和小血管的周围，形成石墨粉尘细胞灶。病人尸检发现，肺内除有大量石墨尘粒，未见到二氧化硅颗粒。因此，石墨粉尘属于轻度危害的惰性粉尘。石墨粉尘中游离二氧化硅在致病中起到不可忽视的作用，晚期病灶周围可发生肺气肿或中心型肺气肿，肺病变的纤维化程度虽然通常不很严重，但是当二氧化硅含量较高时纤维化程度则会加重。

第三节　病理改变

石墨尘肺的病理改变国内外报告不多，其病理类型属尘斑型尘肺，大体所见酷似煤工尘肺。大体观察：石墨尘肺表面呈暗红色、黑色或黑灰色，尚光滑，并散在大小不等的黑色斑点，肺切面见到边界不规则、大小不等的黑色斑点。手触之有颗粒感，但不如矽肺结节坚硬，部分有坏死性空洞形成，内呈黑色，双肺呈轻度肺气肿。石墨尘肺肺气肿主要有两种类型，即小叶中心型肺气肿和全小叶型肺气肿，以前者多见。肺门及纵隔淋巴结呈黑色，触之较软，轻度增大和变硬。

显微镜下见到石墨粉尘和尘细胞的聚集，较多的石墨粉尘沉积在小支气管和附近小血管周围及肺泡腔内，以支气管旁的肺泡腔内尤为明显。石墨粉尘多以粉尘团样形式存在，称为石墨粉尘灶，粉尘灶大小不等，形状不一，分布呈单个或多个形式。粉尘灶与周围肺组织界限尚清楚，而相邻的粉尘灶之间有的分界不清。部分肺泡间隔变宽，并可见到散在的粉尘颗粒。早期以网状纤维为主，后期为小量或中等量胶原纤维呈索条状或不规则状。呼吸性细支气管的受累，引起管壁突起、裂开，管腔扩大、相通，当管壁退化时形成一个单一的管腔，形成小叶中心型肺气肿。如果病变继续发展，使呼吸性细支气管以远部分，包括肺泡管、肺泡囊、肺泡等扩张，即形成全小叶性肺气肿。肺间质改变，肺内血管周围分布有较多的石墨粉尘和粉尘细胞灶。由于石墨粉尘的作用，有的小血管周围纤维组织增生，管壁增厚，使有的管腔狭窄，以致闭塞。少数小动脉内膜显著增厚（常偏于管壁的一侧），使管腔变狭窄或闭塞，这种病变似乎是在小动脉内血栓形成的基础上产生的。

第四节　临床表现

石墨尘肺临床表现较轻，进展缓慢，可有咳嗽、咳痰等症状，通常痰呈黑色，有合并症时可出现相应症状和体征。阳性体征较少。部分病人以口腔、鼻咽部干燥为主，少数病人肺功能可有损害，主要表现为最大通气量和肺活量下降。当合并肺气肿和慢性气管炎时，病人会出现相应的临床症状，严重者可出现心肺功能不全。临床中需要将石墨尘肺与肺结核、特发性弥漫性肺组织纤维化、肺癌、肺含铁血黄素沉着症、肺泡微石症和外源性过敏性肺泡炎进行鉴别。

第五节　影像学表现

一、X线表现

双肺纹理增强紊乱，早期双肺中、下野出现影像学改变，表现与煤工尘肺相似。主要表现为不规则形阴影和圆形小阴影。壹期石墨尘肺：以p影为主，直径小于1.5mm，少量不规则小阴影，在此基础上出现密度较低的类圆形小阴影和不规则小阴影（图27－1、图27－2）。

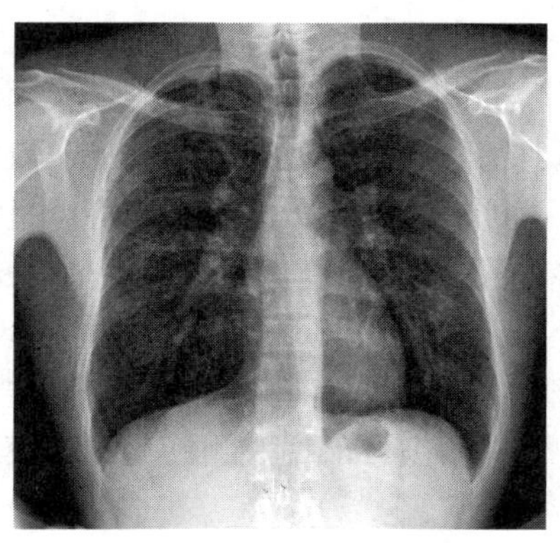

图27－1　高千伏胸片（1）

注：职业史，接触石墨粉尘7年。双肺弥漫多发浅淡小结节影，边界模糊，双肺中野近肺门处较明显，诊断为壹期石墨尘肺。

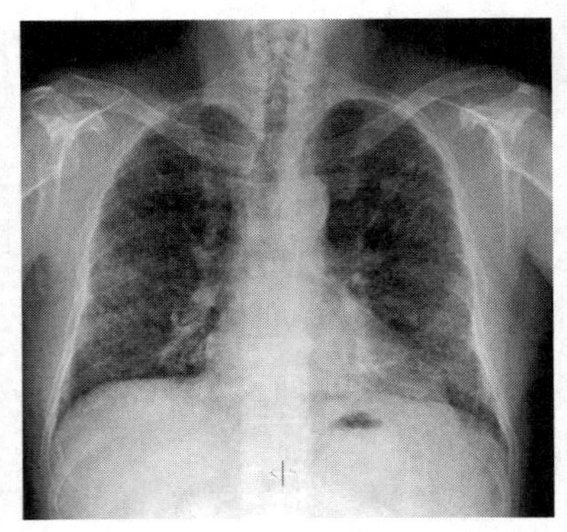

图 27－2　高千伏胸片（2）

注：职业史，接触石墨粉尘 30 年。双肺纹理增多，双肺弥漫多发小阴影，小叶间隔增厚，诊断为壹期石墨尘肺。

贰期石墨尘肺 X 线表现特点：以 q 影为主，有时可见到少量 r 影，可交织成网状阴影（图 27－3）。

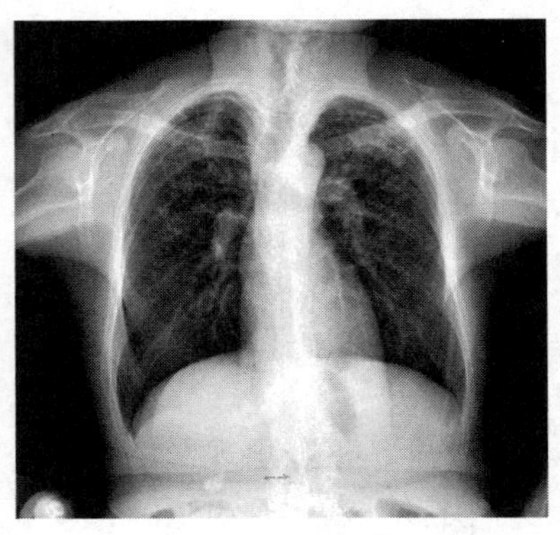

图 27－3　高千伏胸片（3）

注：职业史，接触石墨粉尘 25 年。双肺纹理增多，双肺弥漫多发小阴影，双肺上野融合成网状阴影，诊断为贰期石墨尘肺。

叁期石墨尘肺可见小阴影聚集融合并出现大阴影，大阴影直径大于 10mm，双侧对称呈“八”字形，胸膜增厚、钙化，但少见。早期多见于双肺中区的中外带，继而逐渐增多，扩展到双肺下区，也可扩至肺上区。此时，肺野可呈磨玻璃样改变。p 影密度稍低，但其边缘尚可辨认，多先见于双肺中、下区。少数病人胸片上还可见到 t 影或 q 影，很少发生大块融合团。部分病例可出现肺气肿征，表现为肺底或叶间的透明度增加。病人肺门结构紊乱，密度增高，可伴有肺门阴影明显增大。胸膜改变以两侧肋膈角变钝或胸膜粘连较为常见，个别病例可出现一侧钙化的胸膜斑。

二、CT 表现

早期 CT 表现多为双肺弥漫性或散在小结节影，为直径 2～10mm 的类圆形结节，边界清晰，最先累及双下肺背侧，小结节多于双肺中、下叶逐渐向上侵犯，也可先于肺中、上叶逐渐向下发展，在肺门区内中带分布更多。粟粒状高密度小结节大小不均，随着病情进展，可逐渐融合增大成大块纤维化，支气管血管束增粗、增多、扭曲、变形、中断和部分纹理消失，部分可见胸膜下区小叶间隔增厚，增生的条状纹理扭曲、变形，相互交织而成粗网状高密度影（图27－4），并掺杂少量细网状高密度影。大块纤维化伴瘢痕性肺气肿，可呈椭圆形或不规则形，可见粗长毛刺，边缘清晰，多见于双肺上叶近肺门处与肺门相连，灶周可见气肿，支气管扭曲，远端狭窄，部分可闭塞，近端代偿性扩张，支气管壁不规则增厚（图27－5），有时中心坏死可出现空洞，周围可见纹理扭曲、变形，周围可见密集的大小不一的小结节。其他表现：肺门及纵隔内可见淋巴结，密度增高，部分增大，可见胸膜增厚粘连及钙化，胸膜增厚粘连的发生率与石墨尘肺的严重程度成正比，大部分病人肋膈窦处胸膜增厚粘连。双肺通常会有肺气肿改变，可见弥漫性、局限性肺气肿，可于大块纤维化周围出现肺大泡或针尖大小的泡性肺气肿，多散在于网状高密度影内或周围，肺气肿常随病程进展而加重。当合并感染时，在CT上可表现斑片状影或磨玻璃影。而合并肺癌时则呈结节或团块状改变，需与大块纤维化融合相鉴别，通常肺癌呈软组织密度影，随访中短期可增大。

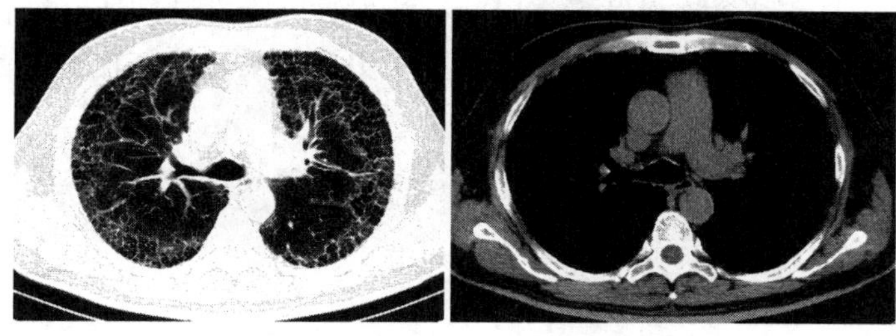

图27－4　CT表现（1）

注：职业史，接触石墨粉尘20年。CT示，双肺纹理紊乱，透光度增强，多发网状高密度影，小叶间隔增厚；纵隔窗示，纵隔淋巴结显示，肺动脉干增粗，双侧胸膜增厚。

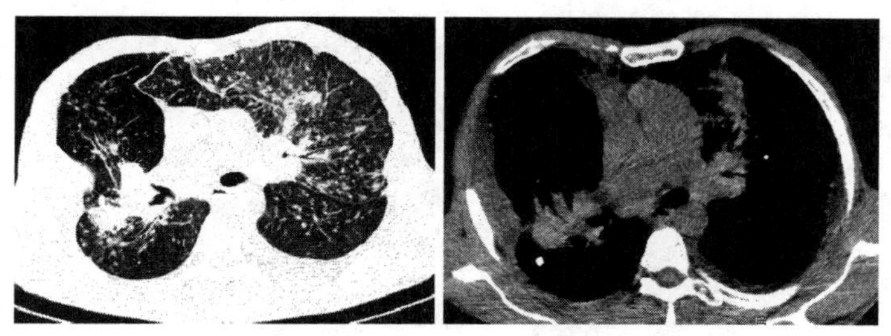

图27－5　CT表现（2）

注：职业史，接触石墨粉尘27年。肺野透光度加大，双肺稍高密度软组织块状影，周围弥漫结节影，小叶间隔增厚；纵隔窗示，右肺中、上叶部分肺组织实变、肺不张，肺动脉增宽，双肺门、纵隔部分淋巴结增大，双侧胸膜增厚。

第六节　诊断和鉴别诊断

石墨尘肺的诊断依靠确切的职业史和有关临床表现，符合高千伏X线胸片表现，以及根据病人详细的接触史并排除其他类似的肺部疾病。

类圆形小阴影与粟粒性肺结核的鉴别诊断：石墨尘肺有相关职业病史，双肺阴影边界清楚，且好发于双肺中、下背侧肺区，晚期可累及上肺。急性粟粒性肺结核结节的分布、大小及密度相对均匀；亚急性或慢性粟粒性肺结核则有渗出、纤维化及钙化存在，而且病变是由上肺至下肺。

大阴影与周围型肺癌的鉴别诊断：大部分结节容易与肺癌鉴别，少数融合成大阴影需与周围型肺癌加以鉴别。石墨尘肺大块纤维化病灶，其内可见斑片、点状钙化，周围有“伪足征”及气肿带。而周围型肺癌呈分叶状轮廓，边缘毛糙，多有短细毛刺影与之相连，并且随访中短期可增大，临床可有干咳、咯血等症状。

石墨尘肺还需要和肺含铁血黄素沉着症、特发性弥漫性肺间质纤维化、肺泡微石症和外源性过敏性肺泡炎等鉴别，结合临床相关病史及相关实验室检查，鉴别并不难。

第二十八章　炭黑尘肺

炭黑尘肺（carbon black pneumoconiosis）是尘肺的一种，是生产和使用炭黑的工人长期吸入较高浓度的炭黑粉尘引起的一种职业病。炭黑尘肺的发病工龄约 15 年。炭黑尘肺属碳系尘肺，1987 年我国卫生部等部门公布的《职业病名单》中就列有炭黑尘肺。

第一节　概述

炭黑为碳氢化合物如煤、天然气、重油、燃料油等在少量氧气条件下，经过不完全燃烧或受热分解而得的产物。炭黑为无定形结晶体，含碳 90%～99%，极少或不含其他物质，游离二氧化硅含量仅 0.5%～1.5%。炭黑为球形，粉尘粒径极小，直径小于 1μm，质轻，疏松，极易飞扬。炭黑表面能吸附一些碳氢化合物受热分解产生的复杂有机化合物，如羟基、醌基化合物及微量 3,4－苯并芘。炭黑主要用于橡胶工业，其次用于塑料、油漆、印刷油墨、墨汁、唱片、电极制造、颜料及冶金等工业。《工作场所有害因素职业接触限值　第 1 部分：化学有害因素》（GBZ 2.1—2019）指出炭黑粉尘时间加权平均容许浓度总尘为 $4mg/m^3$。纯净炭黑为无定形碳粒，但由于炭黑生产工艺、生产设备等因素影响，炭黑粉尘中可混有极少量氢、氧、氮、硫及钙、钠、镁等元素，还可混有极微量的游离二氧化硅。生产和使用炭黑的工人均可接触炭黑粉尘。炭黑生产过程中，特别是设备落后、防护度不高时，工作环境中炭黑粉尘浓度很高，筛粉、包装车间更加严重，可达数百毫克/立方米。虽然炭黑已是密闭化、自动化生产，但粉尘飞扬现象仍然存在。因此，炉前、回收、分离、加工和包装等工序的工人经常接触炭黑粉尘，长期吸入可形成炭黑尘肺。

对于炭黑粉尘的危害性，一种观点认为炭黑粉尘引起的肺部改变为“炭末沉着症”，即在脱离粉尘作业后通过廓清作用可使其逆转，故属良性尘肺。另一种观点认为炭黑粉尘可引起尘肺，近些年来国内外资料证实其属有害尘肺。Nau 在研究中证明接触炭黑粉尘是没有毒害的。在后来的研究中，Nau 发现当炭黑粉尘被实验动物全部吞下、吸入肺内和注射到体内时，并没有发现异常现象。但近年来炭黑尘肺的危害性已逐渐被承认。Miller 的研究认为炭黑粉尘可以引起单纯尘肺。日本宝来和佐野唇雄等通过病案尸检，证实炭黑尘肺由单纯炭黑粉尘所致。我国也有一些报道，如上海闸北、湖南邵阳、四川泸州及天津的炭黑厂通过调查分析，并观察X线胸片，认为炭黑粉尘对人体是有危害的，可以引起炭黑尘肺。

第二节 发病机制

炭黑尘肺的发病机制研究很少，资料不多，归纳起来主要有两种观点：一种认为炭黑粉尘是一种惰性粉尘，不具有细胞毒性作用，不引起尘肺。若发生肺组织纤维化，则仍归因于其中混杂有游离二氧化硅，或其他感染和免疫机制的结果。另一认为单纯炭黑粉尘大量入肺，即可引起肺组织发生异物炎症反应和机化、纤维化。现有资料报道，单纯尘肺和进行性大块纤维化可见于单纯接触炭黑粉尘、人造石墨和制造炭电极的工人，其粉尘中二氧化硅含量几乎可以忽略不计（0.1%以下）。有关肺组织内游离二氧化硅量的分析亦不支持第一种观点。这类尘肺的X线胸片所见病变程度与染尘时间和肺内粉尘滞留量相关，即染尘时间越长，肺内粉尘滞留量越大，则X线病变越显著。肺内粉尘滞留的绝对量在炭黑尘肺的发病机制上是最重要的因素。所以，近年来人们越加倾向于认为炭黑尘肺的病因主要是炭黑粉尘本身，而不是其中混杂的微量游离二氧化硅。有更多的人认为，炭黑尘肺、石墨尘肺、活性炭肺和煤工尘肺等都应视为独立的尘肺类型。

第三节 病理改变

炭黑粉尘极细小，吸入后弥散于全肺。炭黑粉尘曾被认为无生物活性，属惰性粉尘，对人体无害。国外20世纪50年代初、国内20世纪80年代初开始有炭黑生产工人X线胸片显示为尘肺改变的报告，陆续有炭黑尘肺病理个例和炭黑生产工人健康状况流行病学调查报告。病人在接触粉尘时通过呼吸道进入肺泡的细小尘粒由吞噬细胞吞噬成为尘细胞，尘细胞沿着血管周围的淋巴管运行，最终大部分尘细胞被引流到支气管、肺门淋巴结内。随着长时间接尘，源源不断的尘细胞随淋巴液播散到肺组织及胸膜，导致该部位的纤维化结节形成。

大体上，双肺膨大，表面呈浓黑色改变，切面肺组织亦呈黑色，有许多边界不规则的黑色小结节（直径在2～5mm），可见灶周气肿，有的较大结节中心形成含黑色泥样物空洞，部分肺不张。肺门和支气管淋巴结呈黑色，硬度不大，淋巴结可不增大。镜检见2～5mm粉尘灶分布于血管周围、间质内，大量粉尘沉积于巨噬细胞内，尘粒间虽伴有网状纤维增生，但胶原纤维量较少，较大结节多为肺泡内沉积粉尘伴机化，而其纤维化较明显，支气管肺门淋巴结内大量粉尘沉积，纤维化程度与肺内相同，大于5mm的结节由浓厚炭黑粉尘和胶原纤维组成，个别中心液化腔内见泥样炭黑粉尘、白细胞和坏死物，提示感染可能。支气管旁淋巴结呈纤维化和黑尘沉积，双下叶主要是单纯尘肺改变，其中可见肺泡壁增厚并融合成含炭黑粉尘的胶原组织，肺泡腔内及细支气管腔有大量含尘巨噬细胞。双肺和肺门淋巴结内、小血管和呼吸性细支气管周围有大量炭黑粉尘及尘细胞，其间可见少量胶原纤维。呼吸性细支气管周围可见灶性肺气肿、气管炎和显著肺气肿，部分学者认为炭黑尘肺病变血管周围和淋巴结内大量粉尘沉积、纤维化。部分病变肺表面呈灰黑色，重量增加，质坚韧，胸膜增厚粘连，切面两肺分布许多结节及间质纤维化，支气管－肺门淋巴结增大、变硬、粘连，胸膜下、肺小叶间隔、小血管及小支气管周围和邻近的肺泡隔有广泛的纤维组织增生，呈小片状或网状结构，通常合并矽肺。

相关研究表明，吸入的炭黑粉尘达到一定数量，超过机体净化能力时，可引起尘肺。炭黑尘肺病理类型为尘斑型尘肺，与石墨尘肺、煤工尘肺相似。病变以尘斑伴灶周气肿为主，通常弥漫性肺组织纤维化较轻，若反复并发肺部感染，则可发生重度肺组织纤维化。合并肺结核时，可见空洞形成。

第四节　临床表现

和煤工尘肺相似，早期症状和体征多数不明显，持续发展可发生气喘、咳嗽、咳痰等常见症状，但进展比较缓慢，发病时间通常大于 10 年，可有通气功能障碍、不同程度的肺气肿。炭黑尘肺病人若反复并发肺部感染，则症状、体征明显加重。

第五节　影像学表现

一、X 线表现

炭黑尘肺早期就有一般尘肺的肺纹理改变。双肺纹理广泛增多、增粗、扭曲、变形、中断，肺纹理改变的主要特点是增多而杂乱，且粗细不均，边缘毛糙，有的沿肺纹理有结节排列，同时纹理延伸到肺的外带，不规则形小阴影比较密集，尤其是肺中、下野中、外带，发生比较广泛，逐渐向双肺上区波及。双肺结节呈弥漫性分布，双肺中、下野较明显，随病情进展可分布于各个肺区。特点是结节细小、密度低，且边缘模糊，不如矽肺坚实（图 28－1），主要分布于双肺中、下野并且无融合趋势。

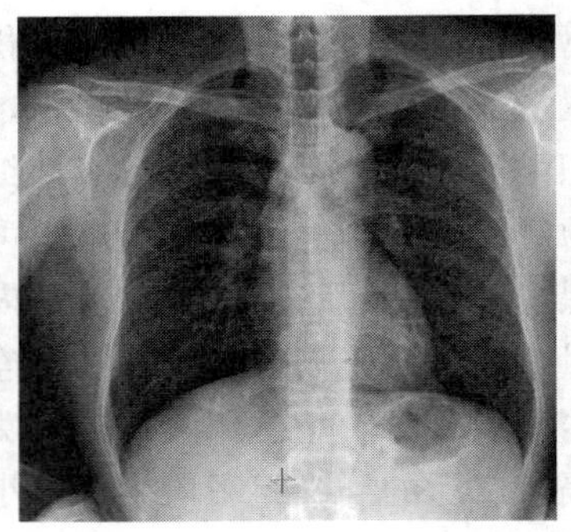

图 28－1　高千伏胸片（1）

注：职业史，铝厂接触炭黑粉尘 12 年。双肺弥漫多发小结节影，密度浅淡，边界模糊。

随着病灶发展，小阴影增大，形态不规则，周围见条索影（图 28－2），不规则形小阴影比正常肺纹理多而紊乱，与肺纹理的走行及粗细程度不一致，部分趋向水平式走行。少数合并矽肺可见大阴影形成（图 28－3）。若反复并发严重的肺部感染，也可形成大阴影，肺气肿和胸膜增厚常见，肺门结构紊乱、密度增大。

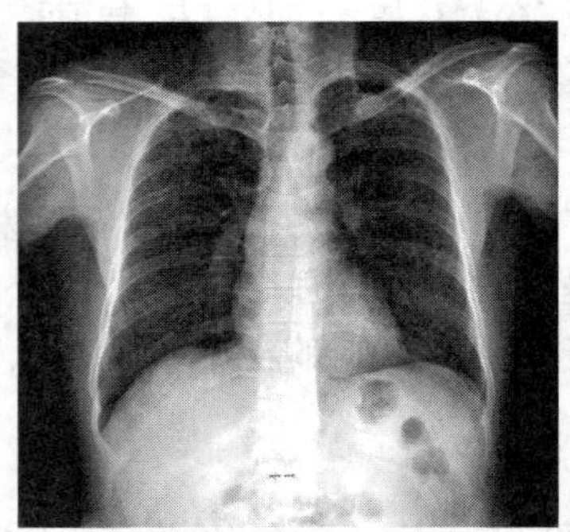

图 28－2　高千伏胸片（2）

注：职业史，接触炭黑粉尘 20 年。双肺弥漫多发小结节影，中、上野较明显，部分融合成片状阴影。

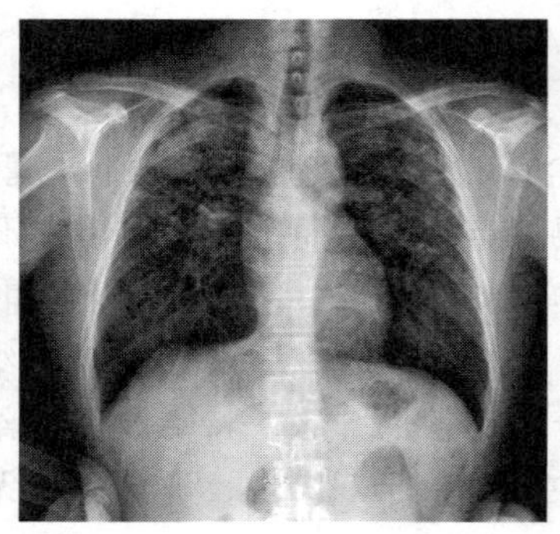

图 28－3　高千伏胸片（3）

注：职业史，接触炭黑粉尘 25 年。双肺上野见不规则大阴影，周围见多发条索影，肺纹理牵拉紊乱，透光度增强，大阴影周围多发小结节影，双侧胸膜增厚。

二、CT表现

双肺弥漫多发结节影，直径为2～5mm，多分布于中、下肺，密度稍高，边界较模糊，随着病情进展，结节逐渐向双上肺发展（图28－4），周围肺间隔可增厚，双肺呈局灶性肺气肿改变，合并感染时可见斑片状影及条索影，少数炭黑尘肺也可有大块纤维化形成（图28－5），但少见，不排除合并矽肺，亦可见到胸膜增厚或粘连以及肺门淋巴结增大、钙化。当合并肺结核时可见不规则实变，内见不规则空洞，痰培养能发现结核分枝杆菌。

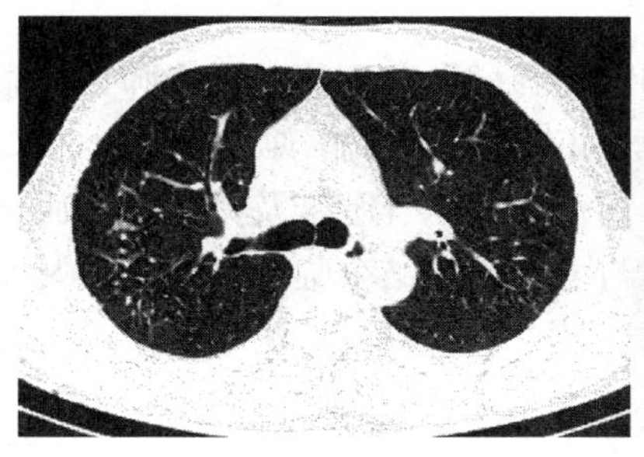
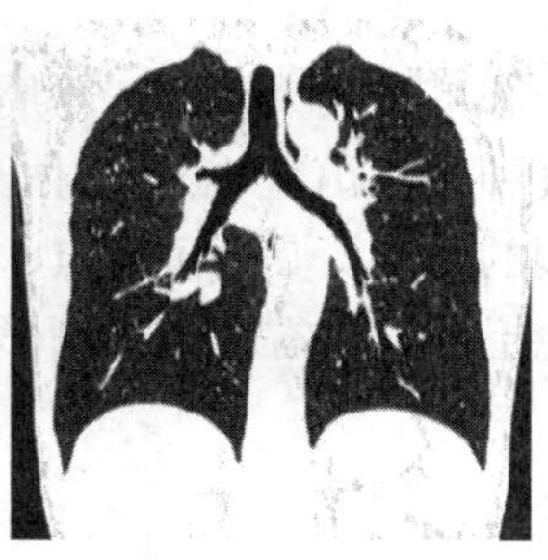

图28－4　CT表现（1）

注：职业史，接触炭黑粉尘7年。CT示双肺弥漫多发小结节影，冠状面示双肺中、上叶结节较多。

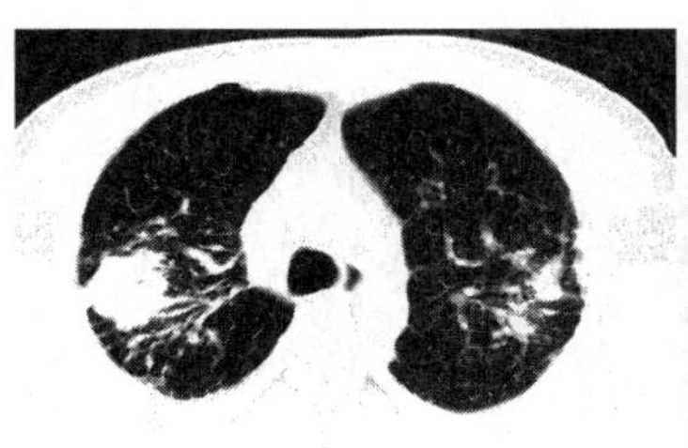
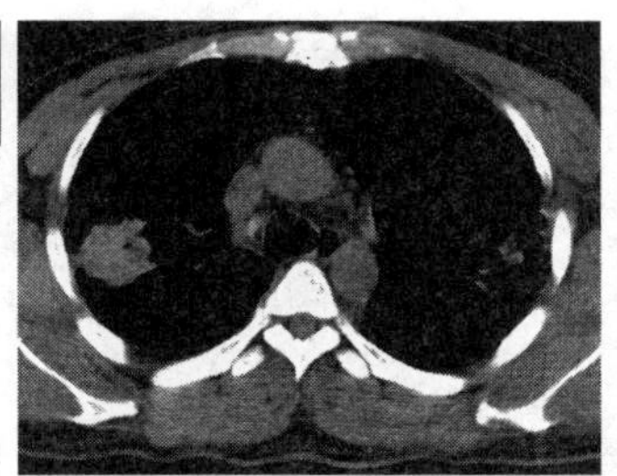

图28－5　CT表现（2）

注：职业史，接触炭黑粉尘25年。CT示双肺上叶不规则稍高密度块状影，内见钙化，周围见条索影，周围肺组织结构扭曲、紊乱，纵隔淋巴结增大、钙化，双侧胸膜增厚粘连。

第六节　诊断和鉴别诊断

炭黑尘肺的诊断应结合职业接触史，需要详尽可靠的炭黑粉尘接触史、有关的职业流行病学资料、本病的X线特征，同时参考动态观察资料和病人工作单位尘肺流行病学调查资料以及国家尘肺标准片。X线胸片能早期发现和准确显示尘肺所致的肺部细微病变的部位和形态特征。在明确职业性粉尘接触史的前提下，根据X线胸片表现可以确诊是哪种尘肺或缩小鉴别诊断范围。X线胸片可用于炭黑尘肺随访观察，精确评价肺内不规则形小阴影的范围和程度的变化。严格按照《职业性尘肺病的诊断》（GBZ 70—2015），对照标准片，确定尘肺的分期。依据炭黑尘肺X线特点以及临床症状、体征、实验室检查、肺功能测定和某些必要的特殊检查，进行合并症诊断和鉴别诊断及代偿功能诊断。生前未能明确诊断的，可尸检进行病理诊断。

类圆形小阴影与粟粒性肺结核的鉴别诊断：炭黑尘肺呈类圆形小阴影，通常分布于双肺中、下野，双上肺往往清晰。急性粟粒性肺结核具有“三均匀”特点，即分布、大小及密度均匀。亚急性或慢性粟粒性肺结核的特点是多种形态病变（渗出、纤维化及钙化）同时并存，病变位于双肺尖或下叶背段，一般合并不规则空洞。结合职业接触史及症状和体征有助于二者的鉴别。

少数炭黑尘肺可形成大阴影，与周围型肺癌的鉴别诊断：尘肺大阴影密度较大，周围有明显的肺气肿，多出现在双肺中、下区，常对称出现，大阴影的长轴常与后肋垂直，不受叶间裂的限制，其内可见点状钙化、周围气肿带及条索影。而周围型肺癌呈分叶状轮廓，边缘毛糙，多有短细毛刺影与之相连。结合临床相关病史及实验室检查，鉴别并不难。

第二十九章　石棉肺

石棉肺（asbestosis）是长期吸入石棉粉尘引起的以肺间质纤维化、胸膜斑形成和胸膜肥厚为特征性表现的尘肺疾病，可严重损害病人的肺功能。病人发病缓慢，但为进行性发展且不可逆。石棉肺病人多合并肺、胸膜恶性肿瘤，发病率明显高于正常人。石棉肺病人一般接触石棉粉尘 10 年左右发病，少数病人短期接触高浓度粉尘、自身防护差，可在 1 年左右便发病。开始表现为缓慢出现的气促，进行体力劳动时明显，但呈进行性发展，严重程度与吸入粉尘浓度和时间长短有关，伴有干咳，伴有恶性肿瘤时可有咯血等症状。

第一节　概述

一、石棉粉尘的特性

石棉亦称石棉纤维，为某些硅酸盐矿物的总称，富有弹性，呈纤维状，一般为绿黄色，分裂成絮时呈白色，表面有光泽，具有耐酸、耐碱、耐热、绝缘等特性。长纤维可用于制作石棉绳、石棉带、石棉布等，短纤维则用于制造石棉水泥制品、隔音材料、保温材料、绝缘材料等。工业上在开采和使用过程中会产生大量石棉粉尘，工人吸入后损害机体。

石棉分为温石棉、角闪石类石棉、叶蜡石石棉和水镁石石棉。在生活中使用最多的为温石棉，这也是自然界分布较广的石棉，为蛇纹石结晶类，纤维状。温石棉的主要成分为二氧化硅、氧化镁和结晶水，一般呈白色或灰色，半透明，硬度为 2.0～2.5，密度为 2.49～2.53g/cm^3。角闪石类石棉使用范围小于温石棉，包括青石棉、铁石棉、直闪石石棉、透闪石石棉、阳起石石棉等。有纤维结构的石棉具有抗酸性，抗腐蚀，绝缘性能好，可用于某些特殊材料的制作，而叶蜡石石棉、水镁石石棉抗折叠性及抗酸性能较差。石棉纤维的轴向拉伸强度大，但折皱时容易断裂。温石棉的耐碱性好，但耐酸性较差，这也是其特点之一。

石棉的这些特性决定了石棉在工业生产和民用中的广泛用途。在生产过程中人们会不同程度地接触石棉粉尘，其对环境的污染及对人群的危害也相当大。

二、接触机会

石棉具有特殊的理化性质，在生活中应用广泛。从事相关职业的工人均有职业接触机会，主要是石棉开采、加工及石棉相关制品生产及使用等。石棉开采主要是露天作业，采矿、选矿、运输等都是在通风良好的环境中进行，空气中石棉浓度和分散度低，危害相对较小。而石棉加工及石棉制品生产中需要将石棉粉碎、切割、磨光、剥离、钻孔、运输，会产生大量的石棉粉尘进入空气中，在相对密闭的环境中（如车间）会更加明显。相关从业人员吸入石棉粉尘后可形成石棉肺。

三、流行病学

中国石棉生产始于20世纪50年代初，产量逐渐增加，主要是温石棉。1996年后，人们逐渐认识到石棉对环境和健康的影响，加上进口量的增加，国内生产石棉总量下降，但需求并未减弱。2002年，中国宣布禁止角闪石类石棉的使用。石棉的大量使用促使人们对石棉进行研究。1927年，Cooke和McDonald首先提出石棉粉尘可被吸入肺内沉积形成尘肺，并对尘肺内出现的石棉小体做了详细描述，“石棉肺”首先被收录于医学文献中。因石棉种类不同，石棉引起的机体反应各异。工业中应用最广而医学上研究最多的是温石棉，其次是青石棉和铁石棉。

石棉粉尘的接触人员发病工龄各不相同，与工作环境中的粉尘浓度、自身的防护措施等密切相关。石棉肺的发病时间一般为10年左右，随着人们对石棉肺的认识加深，防护效率提高，石棉肺平均潜伏期有逐渐延长的趋势。我国报道的石棉肺发病工龄平均为22.07年。世界各国对石棉肺的诊断标准不同，因此发病率的统计结果难以比较。

第二节　病理改变

石棉肺的病理改变主要表现在肺和胸膜。石棉肺的早期病变主要来自实验动物活检和部分尸检材料。染尘动物病理检查可见粉尘开始出现在细支气管的远端（终末细支气管、肺泡管、肺泡腔内）并沉积，刺激细支气管远端炎症发生，呈斑点状改变，镜下呈细支气管肺泡炎，肺泡内巨噬细胞吞噬石棉尘粒沉积聚集，进而转变为异物巨细胞和成纤维细胞，在细支气管肺泡腔内有大量吞噬石棉粉尘的巨噬细胞聚集和慢性炎性细胞、纤维蛋白沉着，进而网状纤维及胶原纤维增生，肺泡管及肺泡壁纤维化，呼吸性细支气管、肺泡结构破坏，逐渐产生嗜银纤维和胶原纤维，即所谓的机化性肺泡炎。病变累及小叶周围结构，如小叶间隔、血管及胸膜，细支气管壁和肺泡被炎性细胞反复刺激而增厚，形成细支气管周围炎，累及血管、支气管周围小叶间隔和胸膜，引起肺间质纤维化。此时肺呈灰白色，质坚硬，切面肺组织结构消失，全肺形成粗细不等的纤维条索，交织呈网架状，并与残留扩大的细支气管共同形成蜂窝肺改变。随着病变进展，继发的肺萎缩和纤维化广泛出现具有相当的意义，由于小叶内局部病变向远端和周边蔓延，部分细支气管的闭塞往往伴随相应肺泡的萎陷和纤维化或上皮立方化，于晚期导致胸膜下区肺组织的广泛纤维性变和毁损，当其与增厚的胸膜融为一体时，再加上残留的厚壁小动脉和大量新生的血管网动静脉吻合支，囊样扩张的小支气管以及旺盛增生的淋巴样组织等即形成一种形状不定的胸膜下纤维化，为晚期石棉肺病变的一个突出的特点。

大体标本可见肺组织质硬，双侧胸膜增厚，密度增高，肺体积增大，重量增加，质地变实，晚期则肺体积缩小，硬度增加，双肺伴发不规则的纤维灶和灰白色的纤维网、纤维条索，严重时看不到肺组织的正常组织结构而呈蜂窝肺改变。其间见多发结节，双下肺较明显，双肺结节也称为石棉小体（含铁小体），长 20～150μm，粗 3～5μm，呈哑铃状或火柴样，蜂腰样或分节状物，当其退变崩解后，则成念珠样或油滴状碎片和颗粒，可见于巨噬细胞内外。石棉小体可单个或多发于肺泡内和细支气管腔壁及纤维化病灶之中，其数目的多少与石棉肺的病变程度并不一定成正相关。不同个体也有一定的差异。部分研究中观察到，不同动物肺内引入石棉粉尘后，石棉小体的形成有所不同，其中以豚、鼠和猴的肺容易形成石棉小体，而大白鼠肺内几乎不形成石棉小体，兔的肺不发生任何反应，这可能是由于不同动物肺组织反应性存在差异。关于石棉小体，以前人们认为石棉小体对石棉肺具有特异的诊断意义，而近年来的一种假说认为石棉小体仅意味着接触石棉粉尘或其他纤维粉尘，与石棉肺似乎毫不相关。我国学者认为在接触石棉粉尘的工人存在肺的弥漫性纤维性变时，石棉小体在病理上仍不失为一种辅助诊断的指标，特别是鉴别诊断的指标。

石棉肺大体标本通常伴有纤维性胸膜斑，胸膜增生性改变是石棉肺病变的另一特征，在胸膜普遍增厚的基础上，可以形成壁层胸膜和脏层胸膜之间局限性纤维斑，部分病人在双肺上仅表现为早期症状，但胸膜斑已经非常明显。胸膜斑可见于两侧或单侧，以双下肺基底段较明显，偶见于心包壁层。肉眼观察：高出表面，灰色或浅黄色，大小不均匀，边缘不规则，有时表面和周边呈结节状突起，有的可伴部分或大部分钙化，呈坚硬粒状，镜下为胸膜弹力层外无血管、无细胞的玻璃变胶原纤维层重叠所成，胶原纤维退变处可见钙盐沉着，胸膜斑表层偶见间皮细胞覆盖其深部，除少量粉尘沉积外，肉芽组织增生不明显，部分可见成纤维细胞、淋巴细胞和浆细胞，以及明显充血的血管和显著扩张的淋巴管，在胸膜斑内可找到石棉纤维或石棉小体。部分标本虽存在胸膜斑，但并无石棉肺病变，故认为单有胸膜斑不能确诊石棉肺，只意味着曾有石棉接触的可能。

一般认为接触石棉粉尘与胸膜斑之间存在因果联系，而且是胸膜斑形成最常见的原因，但并非唯一原因。观察到胸膜斑，而无明显石棉接触史，或在接触同种石棉纤维的矿工中胸膜斑的发生率显著不同，考虑存在其他因素的可能。对于胸膜斑形成以壁层胸膜占优势，并呈局限性而双下胸膜多见，原因尚不明确。部分研究者认为锐利石棉纤维扎进肺组织后借肺运动和重力作用而向下外移动，并穿过肺脏层胸膜而进入壁层胸膜，于局部受阻而产生纤维斑片，但没有实际性的证据。X 线检查发现有胸膜斑者其石棉接触史有的仅几年，但多数在 20 年左右，说明胸膜斑的形成极为缓慢。

少数文献报道尸检可见大块纤维化石棉肺，有的却报道石棉肺不会出现大块纤维化。近年来部分研究者报告了双肺大块纤维化，位置不固定。石棉肺大块纤维化又称为石棉瘤，无现成定义，形成原因可能是粗大密集的弥漫性纤维化条索融合压缩，胸膜下纤维化密切接触导致大片肺组织萎缩。

其他改变如下。①支气管：除支气管周围纤维化形成外，由于瘢痕性牵引和炎症作用于支气管壁，支气管扩张，特别是囊样小支气管扩张，纤维化区内常见，但多无支气管扩张的临床表现，有学者认为是石棉肺的固有病变。慢性支气管炎晚期病例基本都会发生。②血管：肺血管周围有石棉粉尘性纤维化并沿血管走行方向形成鞘状的粗大纤维条索。晚期，特别是在大块纤维化和胸膜斑内，可见由肺血液循环严重障碍所致的动脉壁肥厚，新形成血管网和动静脉吻合支形成。局部胸膜下区淋巴管扩张也十分显著。③淋巴结：一般不肿大或轻度肿大，这是由于石棉粉尘通过淋巴转运困难。但淋巴结内仍可有少许细粒石棉粉尘进入，与矽肺的淋巴结改变完全不同。晚期石棉肺病人可有石棉小体的碎片进入淋巴结的边窦内。

第三节　发病机制

石棉肺的发病机制目前尚未完全明了，主要有以下几种学说，其中免疫发病机制学说被大多数人认可。部分学者认为，Th17 细胞和调节性 T 细胞（regulatory T cell，Treg 细胞）在石棉肺的发生中起到重要作用，这类细胞会影响免疫反应，最终导致免疫失衡。细胞因子、趋化因子受体作为免疫反应的中介，激化上述免疫反应。当吸入石棉粉尘后，部分粉尘在肺泡、呼吸性细细支气管及间质内沉积，在因子受体的趋化诱导下机体产生 Th17 细胞，引起炎症反应，Treg 细胞的产生会减少 CXCR3 因子受体的作用，免疫因子 CD4+T 细胞应答减弱，Treg 细胞的增多会加强 CD8+细胞毒性，最终导致 T 细胞和 NK 细胞的杀伤活性增强。研究显示，石棉肺病人的血中的 CXCR3 因子、受体及干扰素－γ（IFN－γ）水平不同程度下降，而 IL－10 水平却升高。石棉肺病人分泌 IL－10、TGF－β 增多，都是由石棉粉尘影响 Treg 细胞功能导致的，而且 Treg 细胞可对叉头转录蛋白（forked transcriptional protein，Fox）中的 FoxP3 产生影响。Matsuzaki 等的研究结果显示，使用石棉粉尘干扰 MT－2 细胞后，FoxO1 mRNA 水平下降，当清除MT－2 细胞后，再使用石棉粉尘干扰，细胞凋亡、死亡减少，这表明 MT－2 细胞影响石棉肺的发展。Th17/Treg 细胞免疫能被石棉粉尘破坏，导致实验小鼠发生免疫反应。Maeda 等的研究结果显示，使用石棉粉尘干扰过的 MT－2 细胞可影响细胞中 CXCR3 趋化因子受体、IFN－γ、肿瘤坏死因子－α（TNF－α）和 IL－6，使得它们的分泌减少，而 IL－10 分泌却增加。在接触石棉粉尘的人群中，血清中 IL－6 和 TGF－β 水平均低于正常水平。这些研究表明，Th17/Treg 细胞免疫的发生对石棉免疫学反应起到至关重要的作用。

部分学者通过采取石棉制品工人的血样，测定 TNF－α 及其Ⅱ型受体基因，认为

TNF－α 及其Ⅱ型受体基因在石棉肺发病中发挥作用，含有 *TNF*－α 基因－308 位点（G/A）基因的石棉接触组分布频率显著高于其他不含有这个基因的石棉接触组，认为 TNFRⅡ基因携带者发生石棉肺的危险性为 G/G 型携带者的 4.44 倍，发生贰、叁期石棉肺的危险性为 6 倍，提示有 *TNF*－α 基因－308 位点基因与石棉肺的发生有关，甚至影响疾病的严重程度。

还有研究认为石棉肺的发生与 DNA 损伤有关。一般情况下损伤的 DNA 可被机体修复，但如果这一部分修复系统发生异常，则损伤的 DNA 不能被修复，影响细胞的复制、转录、翻译。而石棉肺的 *Cys/Cys* 基因型分布明显高于其他人。石棉 DNA 毒性作用主要影响活性氧（ROS）类，导致细胞利用障碍，使凋亡受体（FAS/FASL 等）的 DNA 修复能力改变，DNA 无法正常修复，最终 DNA 损伤、细胞凋亡。也有部分学者提出细胞免疫（cell-mediated immunity，CMI）及体液免疫（humoral immunity，HI）障碍，认为石棉肺病人细胞免疫及体液免疫不匹配，细胞免疫减弱，而体液免疫占据主导，在石棉粉尘刺激后只产生大量 IL－1，石棉作为催化剂，当机体遭受其他抗原攻击后，免疫反应发生，诱导细胞凋亡，细胞凋亡成为抗原，激活产生黏附分子（AM），活化辅助性 T 细胞（TH），引起非特异性免疫反应，产生 IL－1 等细胞因子，活化 T 细胞，然后释放淋巴因子，最终导致机体免疫调节紊乱，体液免疫增强，T 细胞监视功能降低，NK 细胞浓度下降。AM 还可通过毒氧产物、蛋白酶等损伤实质细胞，激活纤维因子，使肺发生炎症与纤维化。

第四节　临床表现

一、症状和体征

石棉肺发病与石棉纤维的种类、粉尘浓度及接触石棉粉尘的时间有关。发病时间较长，通常超过 10 年。发病缓慢，临床上可有气促、咳嗽、咳痰、胸痛等症状，石棉肺病人早期可无阳性体征，后期可出现明显呼吸困难、发绀、杵状指等，并出现肺源性心脏病等。石棉肺病人易并发呼吸道感染、自发性气胸、肺源性心脏病等。部分病人可合并肺结核，但发病率较矽肺低。石棉工人合并肺癌发病率较高，发病率与接触石棉的量有关系。

二、合并症

1. 肺气肿：晚期石棉肺可有相当程度的肺气肿，这与 X 线所见是一致的，但其程度远不如晚期矽肺那样严重，病理上很难见到气肿大泡形成，这可能与全肺弥漫性纤维网架形成和胸膜显著增厚，不利于形成气肿大泡有关。

2. 肺源性心脏病：由于全肺弥漫性纤维化伴相当程度肺气肿，特别是当合并肺内反复继发感染时，容易导致肺源性心脏病，并持续加重，反复心力衰竭发作。

3. 肺结核：早些年人们认为石棉肺合并肺结核的发病率高，目前似乎更倾向于二者相关不明显或至少远远不如矽肺与肺结核那样显著地相互促进。当石棉肺合并肺结核时，会加快纤维化病变的发展、连接和融合，甚至促进大块纤维化的形成。

4. 肺炎：石棉肺病人免疫力下降，容易增加感染风险。

5. 肺癌：石棉肺或石棉接触者肺癌发病率上升，仅有石棉接触而无石棉肺者肺癌发病率也比普通人群高 7～10 倍。肺癌以外周型腺癌为多，鳞癌也常见。

6. 恶性间皮瘤：普通人群的间皮瘤发病率为每年 100 万人中仅 1 例，而石棉接尘工人中，特别是接触青石棉者高达 10%。石棉肺病人死后尸检中胸膜间皮瘤发病率较普通人群高 20～30 倍。一般认为，胸膜间皮瘤发生于接触石棉，特别是青石棉、铁石棉 20 年以上。

7. 胃肠道癌：石棉肺病人胃肠道癌的发病率高于普通人 2～7 倍，可能与石棉纤维能穿过肠道黏膜而进入肠壁有关。

石棉肺是一种慢性进行性疾病，它的预后主要取决于接触的石棉种类、接尘剂量及有无合并症。中国石棉肺病人全死因分析表明，约 25%死于肺癌，7%～10%死于胸/腹膜间皮瘤，8%～9%死于消化道恶性肿瘤。

第五节　影像学表现

一、X 线表现

石棉肺的主要改变为网状阴影，早期好发于中、下肺野，呈细而稀的网状纹理，直径小于 3mm。双肺野不规则小阴影，一般为双侧，可表现为单侧，后期不规则小阴影与扭曲的肺纹理交织成网状阴影，其间夹杂少量细小浅淡的小点状阴影，密度低，不易观察（图 29－1）。一般右肺区较左肺区明显，随着病情进展，肺内纤维化程度加重，双肺上野出现不规则小阴影，逐渐发展可形成网状改变，后期累及全肺，呈粗大密集的网状阴影，可伴有蜂窝状影（图 29－2）。双肺野形成磨玻璃影，伴发无规律分布的细小点状阴影。纤维化的牵拉使之出现肺气肿。肺门结构紊乱、密度增高，肺纹理结构扭曲、减少。肺血管、支气管壁纤维条索牵拉，管腔变窄、阻塞，最终形成肺气肿、肺大泡。另外，石棉肺好发胸膜斑，不同部位有不同形态，如在侧胸壁的胸膜斑沿胸壁内缘走行，呈条带状。胸膜斑最常发生的部位在下叶侧胸壁和侧后壁，一般接尘 10 年后出现，亦有最短 3 年就出现的，胸膜钙化则要晚一些出现，可以表现为局限性，也可呈弥漫性改变，炎性渗出时可有胸膜腔积液。胸膜斑是石棉肺 X 线的特征性表现。上述三种改变可以单独存在，也可以合并发生。通常石棉接触者可仅有胸膜改变，或者胸膜改变和肺间质改变，而单独只有肺间质改变者则较少。许多学者认为胸膜改变往往要比肺实质异常出现得早。石棉肺病人同时出现单侧或双侧胸膜腔积液亦可见到。部分病人被误诊为结核性胸膜炎，经抗结核治疗不见好转，转来职业病医院才得以诊断。仅根据X线表现是较难鉴别的，必须参考临床表现有无结核中毒症状及痰液检查等方能明确诊断。

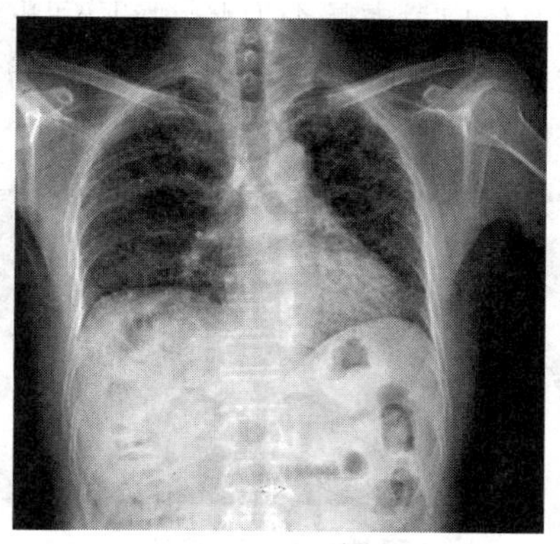

图 29－1　高千伏胸片（1）

注：职业史，接触石棉粉尘25年。双肺纹理增多、紊乱，透光度增强，小叶间隔增厚。

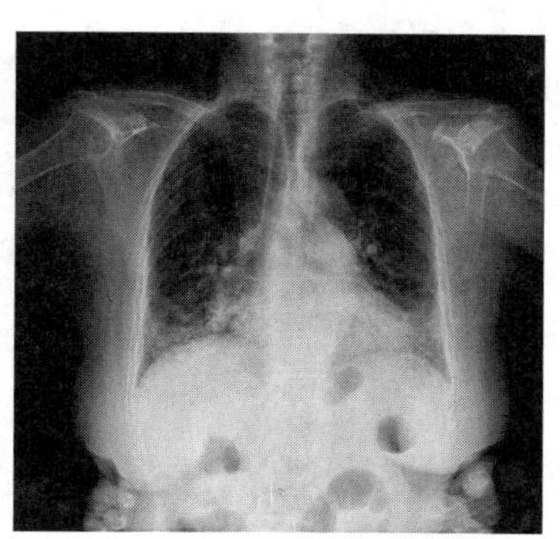

图 29－2　高千伏胸片（2）

注：职业史，接触石棉粉尘28年。双肺纹理增多、紊乱，小叶间隔增厚，双肺下野较明显。

二、CT表现

CT易于显示以下肺内病变。肺间质为主的病变：早期表现为双肺下部基底段多发点影，胸膜下小叶间隔增厚，较轻者也可见胸膜下线，表现为弧形改变。小叶内线影为胸膜下1cm处呈分支状，但不与胸膜面接触。随着病情进展，石棉肺肺内间质增厚加重，以线状及网状影为主（图29－3），这时应与一些间质病变相鉴别，如特发性间质性肺炎、间质纤维化、胶原血管疾病、药源性肺病、放射性肺炎等。肺纹理结构扭曲，双肺呈肺气肿表现。双肺部分节段不张。当肺内血管扭曲，局部管腔变窄时，肺血管压力增高，可发生肺源性心脏病，表现出肺动脉高压，继发右心室增大。胸膜斑是石棉肺的特征性改变之一，双侧或一侧胸膜增厚，胸膜斑密度高，可突向肺内，不累及邻近肺组织，边界清楚，呈光滑的条状或斑块状影。部分可见钙化，钙化形态不一。有研究表明，胸膜斑的发生发展较肺部纤维化早且较严重，并且胸膜增厚与肺损伤范围相关，胸膜越厚，肺损伤范围越大，肺功能损害越严重。CT 尤其是 HRCT 检出石棉所致肺实质及胸膜异常较 X 线灵敏。CT 可显示胸膜增厚，有炎性渗出时可出现胸膜腔积液，有石棉接触史的病人出现胸膜增厚还应考虑是否为恶性胸膜间皮瘤。合并肺癌时可表现为肺内不规则结节或肿块影，边缘见分叶或毛刺，短期随访可增大。纵隔淋巴结一般稍增大或变化不明显，后期可伴有钙化。

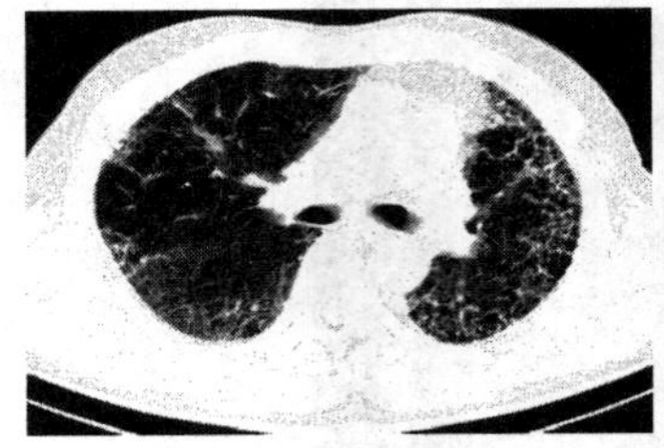
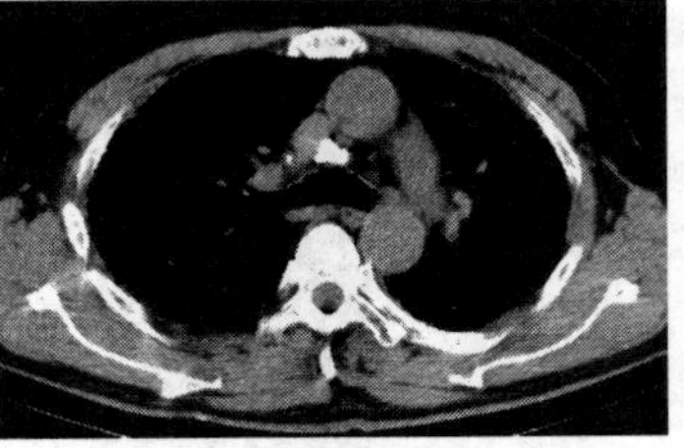

图 29－3　CT 表现

注：职业史，接触石棉粉尘 30 年。双肺多发网格状影及小蜂窝状影；纵隔窗示，纵隔内淋巴结钙化，双侧胸膜增厚粘连。

第六节　诊断和鉴别诊断

一、诊断

石棉肺的诊断原则和方法基本与矽肺相同，主要依靠石棉尘接触史与高千伏胸片，结合职业病史，排除其他非职业性疾病。但石棉肺又具有特殊性，即具有典型的肺部和胸膜的 X 线表现。故石棉肺的 X 线分期除与其他尘肺一样要考虑小阴影的密集度及有无大阴影外，还必须考虑胸膜斑的有无及其大小（长度）。接触石棉粉尘，高千伏胸片上显示胸膜斑是一种特征性改变。胸膜斑可作为石棉肺诊断的影像特征，应为石棉肺诊断的条件之一，但不能使用胸膜斑来确诊石棉肺，还要结合肺部表现。当肺部改变为“0+”时，若两侧胸壁有局限性胸膜斑，可定为“壹”；如肺部病变为“1+”，而胸膜改变涉及部分心缘膈面，使其变模糊，可定为“贰”；若肺内阴影未达到“3”的标准，但胸膜改变累及心缘，呈“蓬发心”，可定为“叁”。

二、鉴别诊断

（一）非石棉粉尘引起的肺间质纤维化疾病

类似石棉肺 X 线改变的肺间质纤维化疾病很多，其中主要有外源性过敏性肺泡炎、特发性肺间质纤维化、类风湿病、全身性红斑狼疮等，一些抗癌药物甚至长期大量吸烟也会引起肺间质纤维化改变。一般来说，和胶原性疾病的鉴别不困难，后者有特殊的临床表现和实验室检查所见。外源性过敏性肺泡炎多急性起病，病情进展快，有发热、进行性呼吸困难、体重下降、肺弥散功能严重损害等特点。药物引起的肺间质纤维化，病人通常没有相关职业病史。

而在有石棉接触史的工人中发生特发性肺间质纤维化，鉴别则是很困难的。X 线胸片或 CT 改变虽各有特点，如一般特发性肺间质纤维化可在中、上肺野首先出现不规则阴影，石棉肺则多在中、下肺野，累及上肺野较少，后期可累及，而且常伴有胸膜斑，可合并钙化，但两者都可有此表现，对鉴别诊断帮助不大。临床中应依靠确切的职业史和相应的流行病学资料。首先要根据职业史判断石棉相关工作的具体情况，如时间、防护程度、工作环境等，是否有引起石棉肺的可能性，而不仅仅是有“接触史”；其次是根据流行病学资料来判断患石棉肺的可能性，再结合临床及影像学表现做出鉴别诊断。

（二）胸膜改变

胸膜斑是石棉肺的特征性改变，是诊断石棉肺的重要佐证。某些疾病也会出现胸膜增厚、钙化，因此胸膜斑应与下列情况相鉴别：①过于肥胖者的胸膜下脂肪，典型的胸膜下脂肪密度较低，常双侧对称，肋膈角累及极少；②孤立性纤维瘤，通常呈圆形或椭圆形，单侧多见，边缘较光整；③结核性胸膜炎等感染也可导致胸膜增厚和（或）钙化，结核性胸膜炎一般为单侧性，如为双侧性，病变不对称，而且多累及肋膈角，结合相关感染病史、胸膜增厚的 CT 特点，能鉴别。

石棉肺可结合接触史及实验室检查。石棉作业工人痰中找到石棉小体，可提示石棉接触，但不能作为确诊石棉肺的依据。必要时可进行肺活体组织检查，石棉肺为弥漫性肺间质纤维化，取活体组织不论是胸壁针刺取材还是纤维支气管镜、胸腔镜等取材，均可取得有价值的资料。

第三十章　滑石尘肺

滑石尘肺（talcosis）是长期大量吸入滑石粉引起的弥漫性肺间质纤维化疾病，见于长期作业环境中含有滑石粉尘的工人，为我国法定职业病之一。

第一节　概述

滑石是一种次生矿物，含有石棉、直闪石、透闪石等，比例不相同。滑石软而细腻，一般呈块状、纤维状或放射状，形态不规则，颜色为白色或灰白色，如含有其他杂质也会呈现不同的颜色。滑石用途广泛，可用于耐火材料、涂料、雕刻、造纸等。职业性滑石粉尘接触主要有以下作业：

1. 滑石矿的开采、加工、贮存、运输和使用。从滑石场开采出的滑石矿，成分多种多样，可含有不等量的石英、方解石、白云石、透闪石等杂质。不同产地，其组成差别很大，中国、意大利等国滑石矿出产的滑石品位高、颜色好，无粗粒和杂质，可用于化妆品的生产；美国产的滑石则含透闪石较多，适用于涂料和陶瓷制作。

2. 滑石粉加工、耐火材料、造纸、橡胶、纺织、陶瓷、医药、农药载体、油漆、化妆品、雕刻、薄膜生产等工业部门工人可接触大量滑石粉尘。

3. 日常生活中可接触滑石粉尘，如各种香粉、婴儿爽身粉等家用化妆品，纸张或者某些食品的保存剂等。在医疗上常使用滑石粉，常见的如外科手术中橡胶手套上会涂有滑石粉，部分气胸病人可喷入滑石粉至胸膜腔内，促进胸膜粘连。

滑石尘肺一般病情进展缓慢，滑石尘肺病人通常工作大于10年，大部分发病工龄在20～30年，但也有部分病例报道发病工龄小于10年。滑石粉尘致病能力相对较弱，短期接触通常不会引起明显临床症状，脱离接触粉尘后，部分病人病情可缓慢进展，很少出现脱离粉尘后快速进展的报道。这些和相关从业人员接触滑石的浓度及自身免疫有关。

1896年，Thorel首先注意到了滑石粉尘与肺部疾病之间的关系。1935年，Dreesen等对美国佐治亚州的滑石矿厂的66名工人进行调查，结果发现在接触高浓度滑石粉尘后，有22人患尘肺，其中14人症状轻微，另外8人症状严重，无法从事体力劳动。美国纽约从事滑石相关职业的人员调查发现，长期（大于15年）接触高浓度滑石粉尘后，有71例滑石尘肺病人死亡，其中约22例死于尘肺，19例死于心脏病，15例死于肿瘤。在我国报告的滑石尘肺研究中，海城市滑石矿工人的滑石尘肺发病率为

1.0%～4.3%。广西医科大学报告某滑石粉碎车间工人滑石尘肺患病率为10.4%，测得车间的粉尘浓度为50.8～172.6mg/m^3，其中游离二氧化硅含量为12.3%～26.5%。各种研究显示，滑石粉尘导致的肺部疾病与滑石成分、接尘浓度及暴露时间有密切关系。一些滑石中含有石棉、二氧化硅等物质，对滑石尘肺发生、病变性质及发病率均有一定的影响。

部分研究人员也提出滑石粉尘致癌问题。Kleinfeld对纽约滑石矿工和粉碎工死亡原因进行分析，发现肺和胸膜恶性肿瘤的总死亡率比预期值高4倍。虽不能肯定滑石粉尘是这些肿瘤的原发诱因，但也不能排除滑石粉尘与其他易患因素共同致癌的可能性。

国内学者在研究中发现，实验动物在口服滑石后，不同的剂量与胃癌发病率存在关系，当剂量增加时胃癌的发病率会相应升高。部分研究通过给大鼠吸入滑石粉尘后，观察到吸入滑石粉的大鼠肺部产生了一系列反应，并形成了肉芽肿性炎症，炎性细胞周围可见上皮增生，肺间质增厚、纤维化改变，呼吸性细支气管大量巨噬细胞聚集，巨噬细胞内见滑石粉尘颗粒，吸入量越大，上述表现越明显。在吸入滑石粉尘后，实验性鼠（雌性和雄性）发生肾上腺良恶性嗜铬细胞瘤的概率均增大，这些滑石粉尘具有致癌活性。吸入滑石粉的大鼠主要出现的病变有肉芽肿性炎症、肺泡上皮增生、肺间质纤维化，导致肺功能下降，换气效率降低，反复刺激可导致支气管扭曲变形，支气管变窄，形成肺气肿。这些病变的严重程度与滑石粉尘暴露的时间明显相关。对于滑石粉尘的致癌性还需进一步研究，目前主要集中在动物实验阶段，存在很多局限性，结果可能产生误差，但部分研究显示，动物的会阴和阴道滑石粉暴露会诱发局部炎症，可能与相关区域的癌变有关。这些研究均显示，在动物中滑石粉尘与肿瘤的发生有一定关系，无论是呼吸系统、消化系统还是生殖系统，均有可能发生，致癌性也与粉尘暴露的时间、接触量及颗粒大小相关，但仍不能得出确切的结论。

滑石致癌是目前尚有争议的问题，由于滑石纯度不同，有的含有多种矿物纤维，因此研究结果极不一致，有待进一步深入研究。

另外，近年来国外陆续报道有药瘾者将含有滑石颗粒的口服麻醉药物或精神兴奋药物溶于液体，长期反复注入静脉，滑石颗粒广泛栓塞肺毛细血管而引起肺肉芽肿和视网膜病变。

第二节　发病机制

长期吸入滑石粉尘后，滑石粉尘反复被肺泡巨噬细胞吞噬和释放。研究者在光学显微镜下可观察到0.5μm以下的滑石粉尘，并认为这些滑石粉尘在滑石尘肺的发病上有重要意义。滑石粉尘引起机体免疫反应，导致细胞增生出现结节状纤维化、弥漫性肺间质纤维化和慢性炎性肉芽肿。滑石尘肺发生间质纤维化与石棉肺相似，粉尘主要聚集在呼吸性细支气管或肺泡周围，周围见网状纤维形成。在巨噬细胞内可见到有双折光的滑石粉尘。含有透闪石的纤维状滑石对人健康危害更大，致纤维化作用更强，它还会累及胸膜，导致胸膜增厚粘连，甚至胸膜斑，这可能与滑石中含有一定量的石棉粉尘有关。滑石粉尘还可阻塞淋巴管，导致肺门淋巴结增大。

第三节　病理改变

滑石尘肺不像矽肺有典型的矽肺结节形成，结节密度较高，部分滑石尘肺由于合并石棉粉尘，在肺内可见石棉小体。滑石尘肺通常伴有胸膜局限性增生、增厚，即胸膜斑，刺激机体发生炎症反应，周围见条索影，部分病人有肺气肿和肺不张。病理上包括以下三种类型。

1. 结节型：大体标本可见肺切面呈灰白色，肺内多发结节，分布全肺，但以肺中野近肺门处较重，少数结节可融合成大块纤维化，肺组织透光度增强。镜下见呼吸性细支气管及血管周围多发巨噬细胞聚集，周围见放射状纤维组织，肺泡间隔及弹力纤维被破坏。

2. 弥漫性肺间质纤维化：双肺呈灰色，肺结构紊乱，体积缩小，合并重度肺气肿、肺大泡，肺体积可增大，镜下见呼吸性细支气管周围的小叶间隔增粗、增厚，周围见放射状条索，肺泡壁巨噬细胞浸润，管壁增厚，肺内小动脉也会发生内膜炎等改变，也可伴发胸膜增厚粘连。

3. 变异性肉芽肿：大体标本可见肺内不规则团块，呈灰白色，周围见纤维条索，合并炎症时可有炎性细胞浸润。通常这种团块是可逆的，临床积极治疗后可缩小。镜下见肺肉芽肿由上皮样细胞、组织细胞和异物巨细胞等组成，异物巨细胞内含有滑石颗粒或星状包涵颗粒。巨噬细胞吞噬或包绕滑石颗粒或包涵颗粒，形成异物巨细胞。

以上三种病理类型可单独发生或混合发生，取决于粉尘组成及机体的免疫力。结节型可能由接触粉尘中含有二氧化硅或燃烧的滑石中的石英所致。弥漫性肺间质纤维化可由滑石中所含透闪石、直闪石引起，或由于在同一生产过程中，既使用滑石，也使用石棉等矿物质。变异性肉芽肿可能由滑石粉尘形成长时间免疫反应导致，也可能由叶片状滑石粉尘导致。

滑石尘肺常伴有胸膜增厚，多发生在侧胸壁胸膜，也可发生在膈肌腱部、纵隔和心包等处，胸膜密度增高，合并钙化，称为胸膜斑或滑石斑。

第四节　临床表现

早期无明显特殊改变，病情发展缓慢，后期可出现不同程度的呼吸道症状，如气促、咳嗽等。肺功能障碍以弥散功能障碍为主，晚期可合并肺气肿、肺结核或肺癌。呼吸道症状用激素治疗，病情可以缓解，合并肺结核、肺癌等情况应采取相应的治疗方式。

第五节　影像学表现

一、X线表现

滑石尘肺中的滑石成分不同，X线表现也不相同。较为纯净的滑石粉尘所致滑石尘肺在高千伏胸片上表现为双肺中野不规则小阴影，周围散在圆形小结节，结节通常直径为1～3mm，不规则小阴影以s影及t影多见，少数病例可出现3mm以上的结节，密度较淡，边界较清楚（图30－1）。随着病情进展，小阴影向双肺上野蔓延，密度增高，并可出现大阴影。滑石尘肺的大阴影典型表现为双肺上野近肺门处对称性高密度影（图30－2），周围见多发条索影，透光度增强，少数病例可单个出现，或位于肺下区，这要考虑合并感染或肿瘤的可能性。后期在侧胸壁可见到条状或片块状钙化，即为胸膜斑，部分也可发生在膈肌面、纵隔旁。滑石尘肺胸膜斑的发生比较常见。

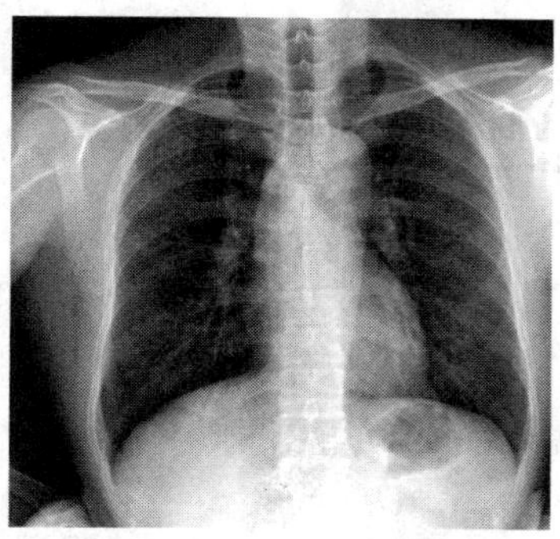

图30－1　高千伏胸片（1）

注：职业史，接触滑石粉尘12年。双肺弥漫多发模糊小结节影，密度较淡。

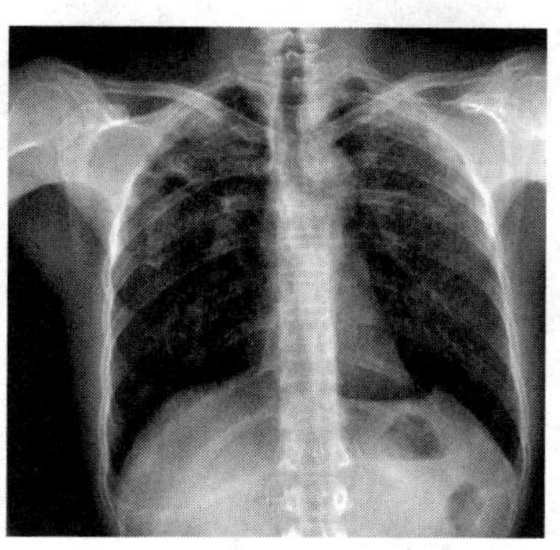

图30－2　高千伏胸片（2）

注：职业史，接触滑石粉尘10年。双肺弥漫多发模糊小结节影，双肺上野见片状密度增高影，周围见条索影。

二、CT 表现

早期滑石尘肺表现为双肺散在多发结节，直径为 0.2～0.5cm，边界较清楚，以中、下野较重，通常周围伴有条索影（图 30－3），可能与合并慢性炎症相关。随着病情进展，结节向双肺上野发展，部分表现为肺间质纤维化改变（图 30－4），单纯 CT 表现与其他肺间质病变不容易鉴别，应结合职业史。滑石尘肺可伴有纵隔及双肺淋巴结肿大，后期双肺结构紊乱，可出现对称性不规则块状纤维化，支气管壁不光整，肺野透光度不均匀增强，胸膜增厚粘连伴钙化（图 30－5），合并肺结核时会出现不规则空洞。CT 上也应该注意合并肺癌的可能性，滑石尘肺双肺多发结节，合并肺癌，特别是早期肺癌容易漏诊，因此在诊断时应该注意，随访时结节在短期增大或出现其他临床症状，应进一步检查排除肺癌的可能性。

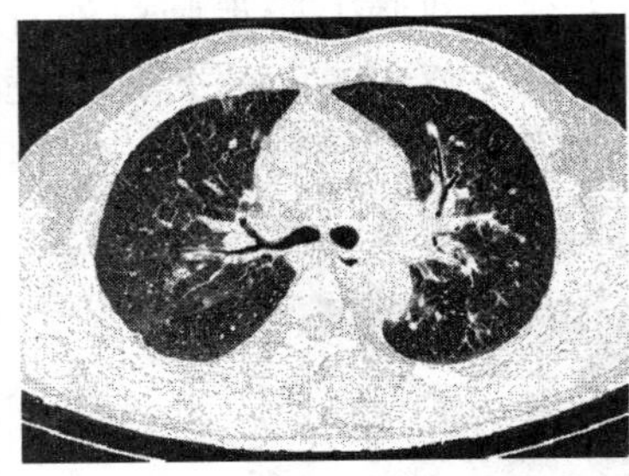
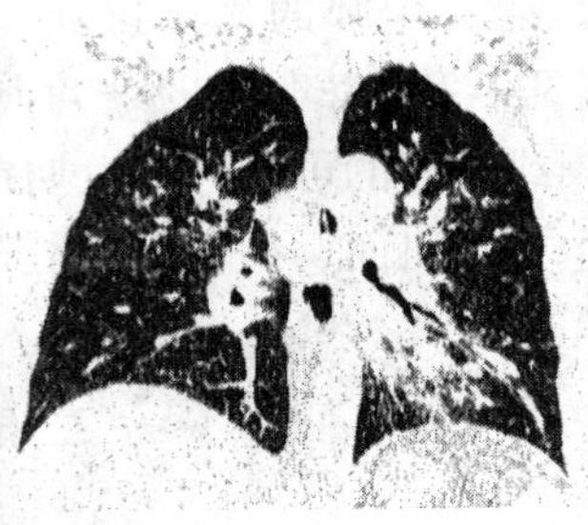

图 30－3　CT 表现（1）

注：职业史，接触滑石粉尘 10 年。双肺弥漫多发小结节影，边界较清楚，周围见条索影，冠状面示左肺下野合并感染。

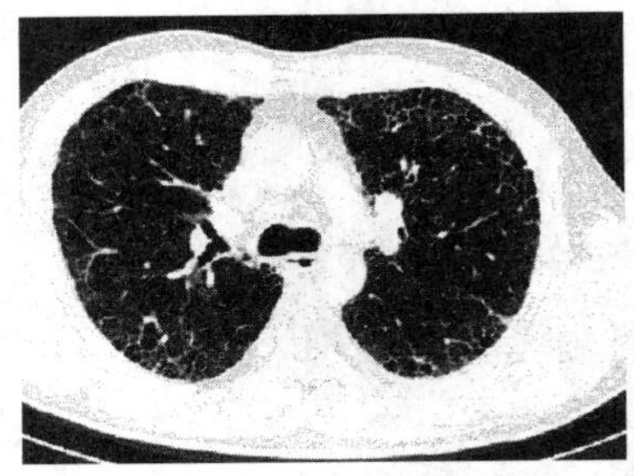
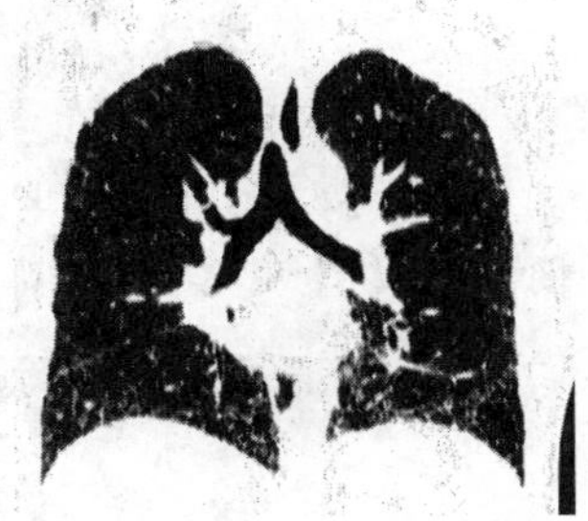

图 30－4　CT 表现（2）

注：职业史，接触滑石粉尘 25 年。双肺小叶间隔增厚，胸膜下明显，部分呈蜂窝状改变。

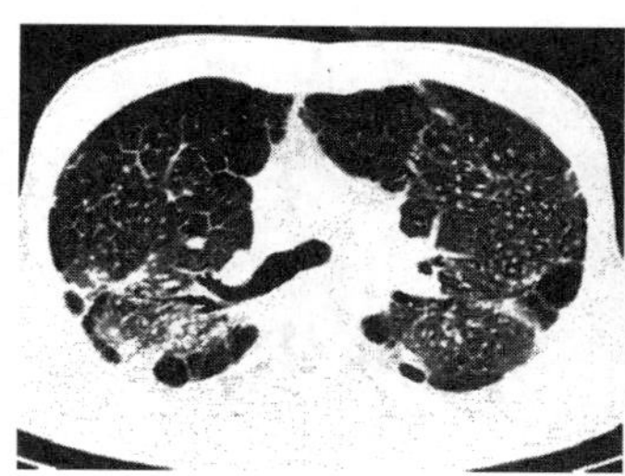
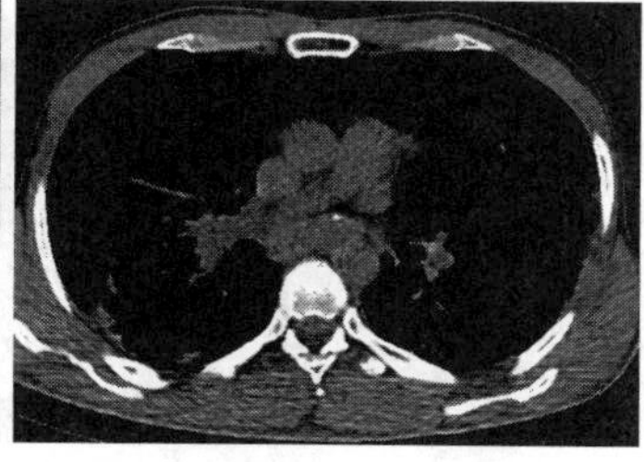

图30－5　CT表现（3）

注：职业史，接触滑石粉尘25年。双肺多发小结节影，部分融合成片状，密度稍高，周围肺结构扭曲，支气管壁不光整，双侧胸膜增厚粘连。

第六节　诊断和鉴别诊断

与其他尘肺诊断相似，滑石尘肺的诊断依据为详尽可靠的粉尘职业接触史、有关的职业流行病学资料、符合要求的高千伏胸片以及必要的临床资料，诊断并不困难。职业接触史应包括从事的工种、工龄及作业环境分析，以及粉尘浓度、成分等资料，进行滑石尘肺的病因学诊断。依据高千伏胸片小阴影的密集度和分布范围、大阴影的有无，严格按照《职业性尘肺病的诊断》（GBZ 70—2015），对照标准片，确定尘肺的分期。对于不确定的诊断应该结合病人实验室检查、肺功能测定和某些必要的特殊检查，进行合并症诊断和鉴别诊断。

第三十一章　水泥尘肺

第一节　概述

水泥尘肺（cement pneumoconiosis）是指工人在生产或运输高浓度水泥过程中，长期吸入水泥粉尘而引起肺部弥漫性纤维化的一种职业病，属于硅酸盐类尘肺。我国建筑工业发达，生产和使用水泥的人群庞大，水泥尘肺病例在全国各地均有报告，数量也在增加。水泥尘肺严重危害工人身体健康，部分地区职业性尘肺中，水泥尘肺的发病已经升到第三位，仅次于矽肺及煤工尘肺。水泥尘肺病情和其他尘肺类似，进展较缓慢，症状表现多不明显。

水泥是使用石灰石、黏土、矿渣、煤粉、铁粉、石膏等原材料锻炼形成的混合物，需要合适的温度及一些介质，通常水泥粉尘含有一定量的游离二氧化硅（一般为2%～5%）。将上述原料在水泥窑内煅烧、融熔，再加一定量的石膏、矿渣、外加剂等，打磨成细粉状后混匀即为水泥，这个过程中会产生大量的水泥粉尘。

水泥按其主要水硬性物质分为硅酸盐水泥、铝酸盐水泥、硫铝酸盐水泥、铁铝酸盐水泥、氟铝酸盐水泥、磷酸盐水泥及其他类型的水泥，如以火山灰、其他活性材料为主要组分的水泥。在生活中最为常见、接触最多的是硅酸盐水泥。

水泥的生产、运输过程会产生大量粉尘，包括原料粉碎、混合、研磨、包装及运输过程，从事相关职业的工人均会接触到水泥粉尘。水泥尘肺的发病与接尘时间、粉尘浓度和分散度以及个人体质有关，病情发展缓慢，发病工龄通常在10年以上；少数病人工作场所水泥粉尘浓度高，发病工龄可小于10年。水泥尘肺的常见并发症有慢性支气管炎、感染、支气管哮喘等。

第二节　发病机制

水泥尘肺的发病机制较为复杂，经过多年的研究，人们对水泥粉尘的不利影响的认识水平不断提高。但迄今为止，分析数据主要来自问卷调查、健康/医疗记录、访谈和病例报告。水泥尘肺病人脱离粉尘源，病情仍在不同程度进展。水泥尘肺目前没有有效的治疗方法，只是对症治疗。水泥尘肺的病死率高，可达到30%左右。有研究表明，水泥粉尘由不同比例的有毒金属组成，具体取决于所使用的原材料。已知的有毒金属即使在小剂量下也是致命的，如镉（Cd）、钯（Pb）和汞（Hg）。在暴露动物的胃、肺、心脏和脑组织中观察到显著高水平的钯（Pb）、镉（Cd）、铬（Cr）、钴（Co）、镍（Ni）、锰（Mn）和铁（Fe），证实粉尘的重金属成分中毒。世界卫生组织（WHO）在镉和铅共同暴露的大鼠的内脏器官中发现了显著高水平的重金属，并且在水泥厂附近捕获的蜗牛的各种组织中发现了显著高水平的重金属。此外，在植物生理学方面也有类似的证据表明，水泥粉尘的重金属成分渗入水泥厂周围的土壤中，导致工厂附近有毒金属的含量显著增加。暴露于水泥粉尘后，重金属的血浆浓度增加，即水泥粉尘可引发活体组织中的重金属生物蓄积。重金属中毒后，组织发生病理改变之前已蓄积一定量的重金属，因为它们不容易被代谢或排泄。除了已知在低浓度下也会引起全身毒性反应的镉（Cd）、钯（Pb）和汞（Hg），大多数二价阳离子都与细胞生理学有关，因为它们参与大多数细胞内活动，如氧化磷酸化、酶活性、核酸和蛋白质合成、膜稳定和运输。然而，调节它们的相对生物丰度和生物利用度是细胞有效运作的必要条件。除了重金属的毒性，它们（以水泥粉尘暴露为代表）流入细胞是有害的，因为它们与必需的微量元素竞争转运体，尤其是当它们超过稳态耐受限度时，会导致机体缺乏必需矿物质而丧失功能。

肺组织对水泥粉尘的反应取决于许多因素，如粉尘的成分、暴露时间的长短和暴露者的免疫状态。更重要的是，水泥粉尘含有多种重金属成分，在一些暴露的动物中观察到的呼吸窘迫可能是肺部病变的开始。这表明暴露于水泥粉尘可能会显著影响器官的血液供应。细胞结构研究在探究组织水平发生的病理改变方面发挥着重要作用，它提供了关于暴露组织中有毒物质降解程度的可靠信息，这些信息在宏观上、细胞上或在亚细胞生物标志物的帮助下都难以观察到。早先通过原位暴露研究报告了暴露于水泥粉尘后的肺组织病理学破坏，其中观察到炎症、呼吸性细支气管和支气管破裂以及上皮细胞退化，显示了一系列组织病理学改变；同时显示了观察到的继发于水泥粉尘暴露的变化的频率和严重程度，炎性细胞在化学损伤或局部损伤的发展和愈合中起着重要作用。类似于重金属中毒，炎性细胞浸润被认为是评估重金属中毒发病机制的可靠标准，因为这会产生和释放促炎细胞因子、蛋白水解酶、活性氧和活性氮等。中性粒细胞浸润预示组织损伤的级联机制，因此，以炎性细胞和单核细胞浸润为特征的组织病理学变化是粉尘促炎趋势的指标。同时，根据Balduzzi及其同事的研究，结晶二氧化硅会引发炎性细胞的产生，最终导致自由基的产生。在暴露的动物中观察到的呼吸窘迫可能是由于结晶二氧化硅（水泥粉尘的主要复合成分）的局部肺部作用产生自由基，或由于在上述组织结构改变中观察到的炎性细胞浸润。水泥内金属在体内沉积导致组织结构改变与呼吸系统损伤。

第三节　病理改变

水泥尘肺的病理改变取决于其分期，以尘斑及尘斑周围的肺气肿为主要改变，常伴有肺间质纤维化。后期由于尘斑及周围巨噬细胞吞噬尘粒，周围胶原纤维、炎性细胞浸润等可形成大块病灶。

大体标本上，水泥尘肺表面或切面上呈黑灰色，伴有光泽，质地均匀且致密，尘斑弥漫分布全肺各叶，圆形或不规则形，直径1～5mm，边界较清。镜下尘斑为粉尘纤维灶，呈星芒状。和其他尘肺相似，尘粒多位于呼吸性细支气管、小血管及肺泡间质周围，周围伴有纤维灶。尘斑主要由游离尘粒、尘细胞、成纤维细胞、淋巴细胞、巨噬细胞、“水泥小体”以及不等量交错走行的胶原纤维构成。偏光镜检HE染色可见少数二氧化硅颗粒，显微灰化片尘斑内“水泥小体”于扫描电镜下呈圆球体或椭圆球体，其核心含有不等量的硅（Si）、铁（Fe）、钙（Ca）、铝（Al）、锡（Sn）、锌（Zn）、钾（K）和镁（Mg）等金属元素。尘斑周围可见灶周气肿，与尘斑相邻、环绕，尘斑密集处肺气肿较明显，可合并肺大泡。呼吸性细支管及其伴行小血管周围和少数小叶间隔增厚形成纤维化、硬化改变。这归因于多种机制，如活性氧和氮自由基生成导致的直接细胞毒性，促炎细胞因子、趋化因子和其他纤维化因子的释放。这些因素导致气道炎症和肺气肿。二氧化硅颗粒还会导致上皮细胞损伤，这会促进二氧化硅颗粒进入较小的气道，导致进一步的损伤和局部纤维化。

大块病灶多位于双肺上叶近肺门处，呈不规则形，色黑灰，发亮、质硬，肺结构紊乱、增粗，一般伴有胸膜增厚粘连，粉尘导致炎性细胞浸润牵拉，双肺门及纵隔淋巴结增多、增大，并伴有钙化。病灶周围肺组织见肺泡萎缩、塌陷，肺间质尘性纤维化，支气管扭曲，伴有肺气肿、肺大泡形成。胸膜见胶原纤维增生、明显增厚，并与大块纤维化粘连。粗大密集的胶原纤维和大量粉尘相间，构成大块纤维化，可伴坏死、钙化、骨化、空洞形成及淋巴细胞浸润。胶原纤维走行紊乱，形态不规则，与粉尘颗粒交织混杂，典型的“水泥小体”消失。周围血管被包绕，结构扭曲，管腔变窄，肺动脉压升高，支气管及腺样增生的上皮细胞构成无气性肺泡。团块周围支气管正常结构消失，被结缔组织所代替，支气管壁含有较多的尘粒而扭曲变形，同时管腔狭小、管壁增厚。

第四节　临床表现

水泥尘肺的发病工龄较长，病情进展缓慢。早期临床症状不明显，以气促为主。早期出现轻微气促，活动时加重，伴有咳嗽，多为间断性干咳。肺功能改变以阻塞性通气功能障碍为主，晚期可出现混合性通气功能障碍。呼吸道感染时可出现咳嗽、咳痰加重，胸部可听到呼吸音粗糙，干、湿啰音。

第五节 影像学表现

一、X 线表现

水泥尘肺的胸部 X 线表现为早期双肺多发浅淡、形态不规则、边缘不清的小阴影，多位于双肺中、上野（图 31－1），不规则小阴影以 s 影为主，可伴有肺纹理增多、增粗，其粗细、长短和形态不一，混杂交织成网（图 31－2）。随着病情进展，小阴影数量增多、增大，向上野、肺野外带延伸，s 影被 t 影和 q 影取代。

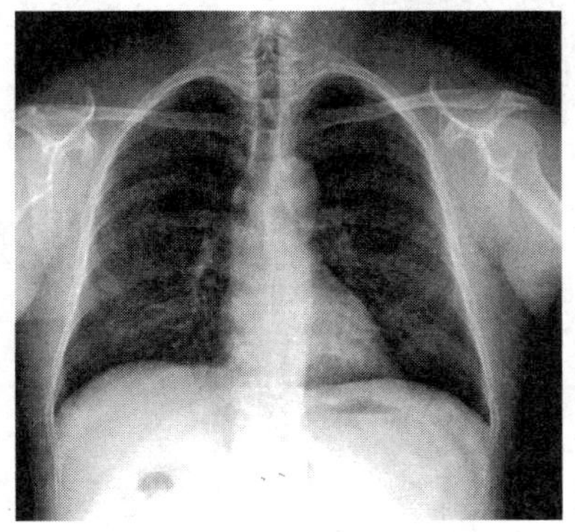

图 31－1 高千伏胸片（1）

注：职业史，接触水泥粉尘 4 年。双肺多发小结节影，边界较模糊。

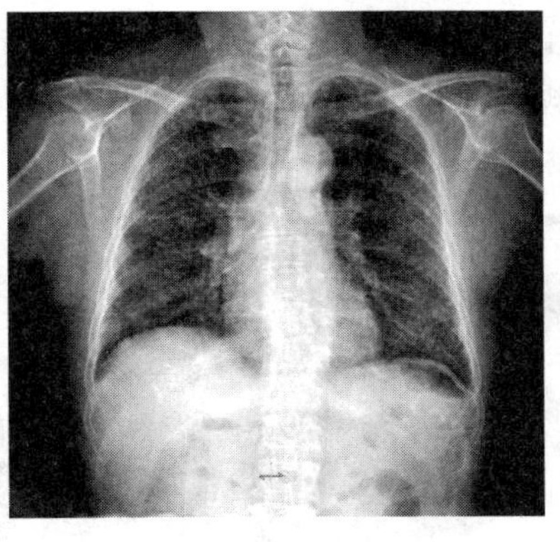

图 31－2 高千伏胸片（2）

注：职业史，接触水泥粉尘 7 年。双肺纹理增多、紊乱，透光度增强，双肺小叶间隔增厚，其间多发小结节影。

晚期当小阴影出现融合趋势时，密度变低，边缘模糊，小阴影减少，多位于融合团周围，周围多发纤维条索牵拉。肺纹理结构紊乱，形态失常，支气管及血管牵拉扭曲变形，管壁可增厚，肺泡代偿性扩张，肺气肿形成，与矽肺融合团形成相似（图 31－3）。双肺门增宽，密度增高，淋巴结钙化，多半呈圆形、椭圆形、不规则形。肺门改变时病情多至晚期，部分增大的淋巴结可突出于肺门阴影之外，肺门结构紊乱，增大淋巴结一般两侧肺门均可见，也有少数只出现于一侧肺门。晚期病人出现肺动脉高压、肺气肿和右心室肥大，肺动脉段突出，肺动脉主干明显增宽，周围肺野肺动脉骤然变细，形成残根样改变。

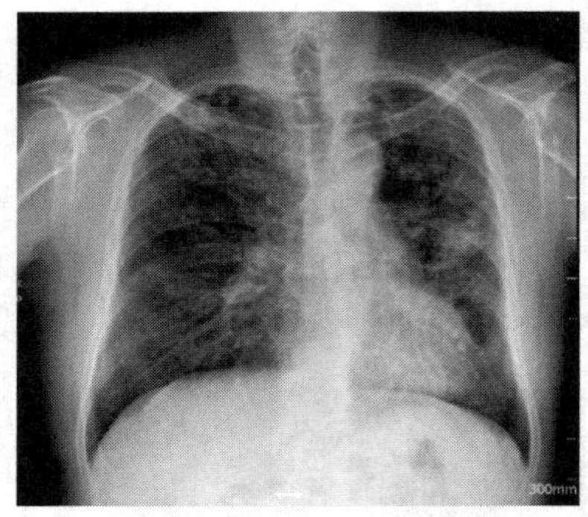

图 31－3　高千伏胸片（3）

注：职业史，接触水泥粉尘 23 年。双肺多发小结节影，中、上野部分融合成较大阴影，周围肺结构紊乱、扭曲。

二、CT 表现

双肺纹理可增粗，后期肺纹理增多、紊乱，肺结构扭曲，透光度不均匀。早期双肺多发浅淡结节影，大小相近，分布对称，直径为 0.2～0.4cm，边界模糊，以双肺内中带较明显（图 31－4）。部分水泥尘肺 CT 表现为肺间质纤维化，小叶间隔增厚（图 31－5），结节融合成不规则大阴影，周围见条索影及肺大泡，融合团内支气管截断（图 31－6），合并肺结核时大阴影内可出现不规则空洞，需结合临床及相关实验室检查，感染时可出现斑片状影。肺门、纵隔淋巴结增大、钙化，胸膜可增厚粘连。

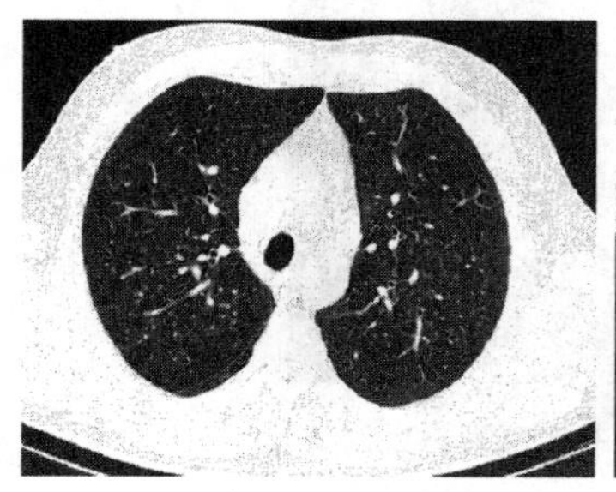 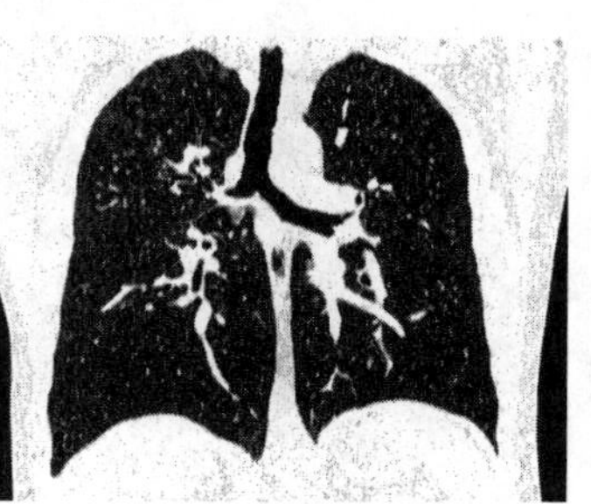

图 31－4　CT 表现（1）

注：职业史，接触水泥粉尘 10 年。双肺弥漫多发小结节影，密度浅淡，边界模糊，中内带较明显，冠状面示双肺中、上叶较多。

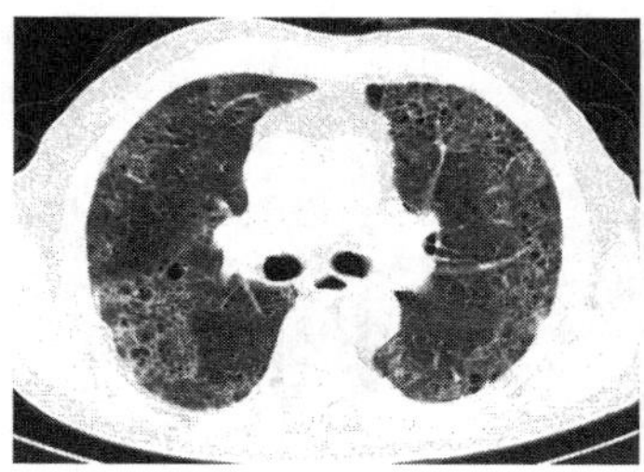
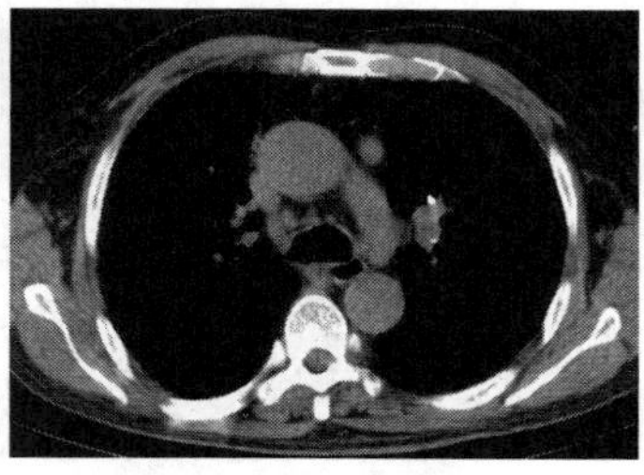

图 31－5　CT 表现（2）

注：职业史，接触水泥粉尘 15 年。双肺纹理增多、紊乱，透光度不均匀增强，小叶间隔增厚，纵隔及肺门淋巴结增大，部分钙化。

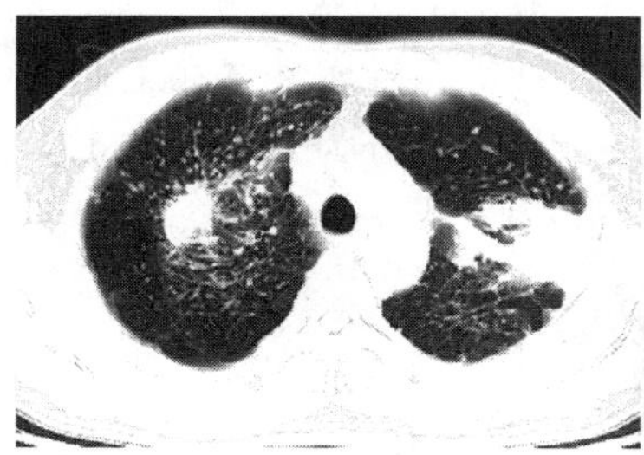
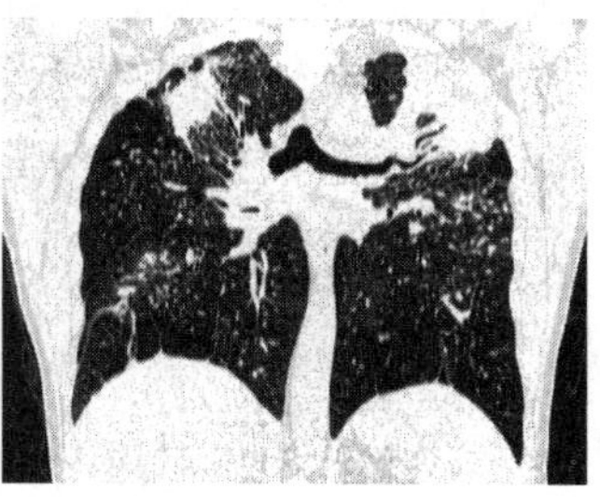

图 31－6　CT 表现（3）

注：职业史，接触水泥粉尘 27 年。双肺上叶见不规则稍高密度大块纤维化灶，边缘多发条索影，肺结构扭曲、紊乱，周围肺组织多发结节，左肺上叶融合团内见支气管走行，远端截断，双侧胸膜增厚粘连，冠状面示双肺中、上叶结节较多，双肺上叶融合成大块状。

第六节　诊断和鉴别诊断

水泥尘肺的诊断同其他尘肺类似，需有明确的职业接触史，结合 X 线胸片表现特点，并排除其他原因引起的类似疾病，水泥尘肺的诊断并不困难。但也要与慢性支气管炎相鉴别，单纯慢性支气管炎常合并感染，季节性发作，临床症状明显，经积极治疗后症状通常会有好转。

第三十二章 云母尘肺

云母尘肺（mica pneumoconiosis）指从事云母开采或加工的工人吸入云母粉尘后引起弥漫性肺间质纤维化改变。云母是一种造岩矿物，为钾、镁、锂、铝等的铝硅酸盐，具有绝缘性、耐热性、抗酸性、抗碱性、抗压性等多种属性，在工业上用途广泛，从事云母开采和加工的工人均可接触云母粉尘。云母尘肺分为云母采矿工尘肺和云母加工工尘肺。

第一节 概述

云母是云母族矿物的统称，为层状结构，单斜晶系。云母矿包括很多种类，如黑云母、金云母、白云母、锂云母、绢云母、绿云母、铁锂云母等，其中使用最为广泛的是白云母和金云母，其他类型的云母种类使用也不少，如锂云母可以用来提炼锂。云母的分布很广，花岗岩、云母片岩、伟晶岩等均可用于生产云母。

在云母开采和加工过程中，相关工作人员均可接触云母粉尘。采矿、拣选、筛选、加工、运输都会产生云母粉尘，由于云母矿伴生的花岗岩、花岗伟晶岩游离二氧化硅含量高，工人接触云母粉尘时，通常还会接触到云母粉尘中不等量的游离二氧化硅（2%～20%）。早在1932年，国外就有学者报道接触云母粉尘可能对健康产生一定的危害，但对其中的致病机制并不了解，这之后，有关云母尘肺的问题引起学者的关注。1940年报道了白云母磨粉工尘肺。国内云母尘肺研究中，刘振玉等在1971—1987年对新疆云母加工厂尘肺进行了16年的动态观察，选出了云母粉尘接触人员，排除有其他粉尘接触史者，粉尘平均浓度为0.7～71.5mg/m^3，几何均数为5.7～25.0mg/m^3，粉尘游离二氧化硅含量为7.7%～20.8%，分散度小于5μm者在85%以上，分散度小于10μm者在95%以上，累计调查了869名云母作业工人，发病率为5.98%，发病Ⅰ龄在37～58岁，平均工龄为47.4岁。厚片加工工人432例，发病率为5.79%，发病工龄最短17年，最长28年，平均Ⅰ龄24.2年，结果表明，云母尘肺发病率随工龄增长而增高，通常发病工龄为10年以上。

第二节 病理改变

由于云母采矿工、云母加工者接触的云母粉尘所含游离二氧化硅差别很大，因此其致肺组织纤维化的程度和病理改变也有较大的差别。云母尘肺的病理资料很少，基本通过动物实验研究及个别尸检了解，实验研究对象常采用家兔、狗、大鼠和豚鼠等，但不同的动物实验结果也存在一定的差异。

早在1933年，国外有学者经气管注入云母粉尘悬浮液后发现，小鼠肺内出现急性炎症反应及纤维蛋白形成，并出现肺不张及肺组织实变，肺泡巨噬细胞坏死，成纤维细胞、网硬蛋白纤维增生，中间见胶原形成，3个月后网硬蛋白纤维增生加重。1964年，Krasnopeera等报告显示，云母尘肺有肉芽肿和肺间质纤维化，伴随孤立的尘细胞、肉芽肿、网硬蛋白纤维和一定量的胶原纤维，但未见矽肺的典型结节。1975年，Shanker等用粒径小于5μm的云母粉尘经气管注入小鼠呼吸道后，发现这些粉尘转运到气管支气管淋巴结，淋巴结内见密集的网硬蛋白纤维。相关的研究也表明，接触粒径小于5μm的云母粉尘容易导致尘肺发生。关于纯云母是否致肺组织纤维化，实验研究尚无一致结论。

1978年，Pimentel等报告1例从事云母研磨和包装工作7年的工人尸检结果，双肺可见广泛的肺组织纤维化、肺气肿，肺呈蜂窝状改变。显微镜下可见肺泡壁增厚，组织细胞、成纤维细胞、网硬蛋白纤维、肺泡间隔胶原纤维增多。此外，在肝中发现结节型肉芽肿，并在此病变中发现云母，然而对于肺中矿物为云母、纯云母或与少量石英联合作用的云母是否产生肺组织纤维化的问题目前仍存在争论。云母尘肺也会导致肺门淋巴结增大、胸膜间皮瘤的发生。1973年，Gupta等还报告云母粉尘有溶血作用。

总的来说，吸入云母粉尘后，经过一定时间的积累，达到一定数量后，可以引起肺组织的纤维化病变。大量吸入时可引起急性炎症反应，但云母粉尘致纤维化作用较弱。云母尘肺病理类型为弥漫纤维化型尘肺，病变以尘性弥漫性程度较轻的胶原纤维增生为主。早期主要表现为肺泡壁、小血管和呼吸性细支气管周围、小叶间隔、胸膜可见含云母晶体的异物肉芽肿，肉芽肿内有网织纤维和少量胶原纤维生成以及脱屑性细支气管炎。晚期可发展成边缘呈放射状的纤维结节。

第三节 临床表现

云母尘肺的临床表现与接触粉尘的量有关，如采矿工接触的粉尘中游离二氧化硅含量较高，其发病工龄短，病变进展较快，病人自觉症状较多，多数病人临床症状表现为气促、胸闷、咳嗽、咳痰，部分病人可出现胸痛、盗汗，后期症状加重。云母采矿工尘肺病人可合并肺结核，出现午后低热、盗汗等。体征不明显，少数可闻及呼吸音增粗，少数患有鼻炎。云母加工工人由于接触的粉尘中游离二氧化硅含量较低，发病工龄较采矿工人长，病情进展缓慢，症状亦较少。

第四节　影像学表现

一、X线表现

早期表现为双肺多发模糊圆形小阴影，小而淡，分布稀疏，多位于肺中野中外带，随着病情进展，逐渐累及全肺，双肺上野也有（图 32－1），肺野呈面纱样外观，肺气肿较少见，少数病人可出现胸膜斑。肺门影一般不大，但较浓密，结构不清。贰期、叁期病人X线胸片与矽肺改变相似，双肺弥漫性肺间质纤维化，可出现融合团，可能与二氧化硅含量相关（图 32－2）。云母加工工人云母尘肺发病工龄较长、病情进展较慢，脱离粉尘源后多年复查，X线表现通常无明显进展。

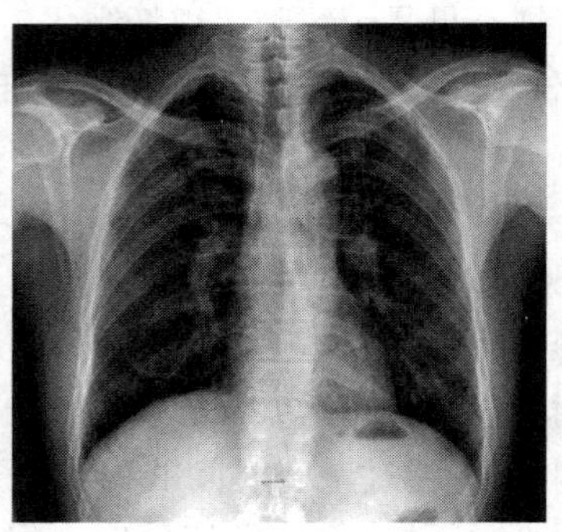

图 32－1　高千伏胸片（1）

注：职业史，接触云母粉尘 13 年。双肺多发模糊圆形小阴影，密度浅淡，分布稀疏。

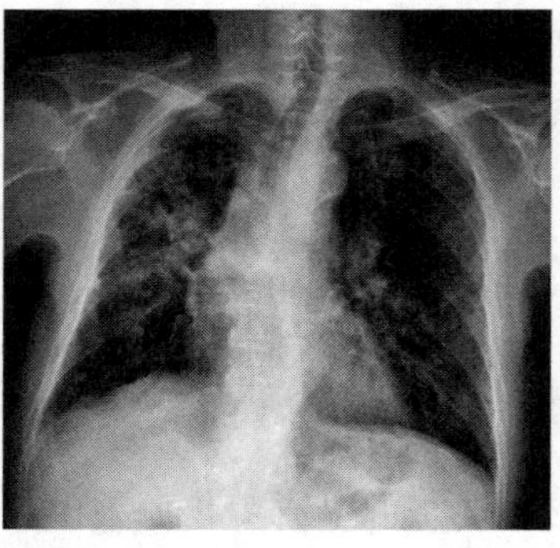

图 32－2　高千伏胸片（2）

注：职业史，接触云母粉尘 18 年。双肺多发小结节影，肺纹理增多、紊乱，小叶间隔增厚，右肺中野见片状密度增高影，周围见条索影，右肺门牵拉上移，气管向右偏。

二、CT表现

早期双肺多发小结节影，中、上野较明显，大小较均匀，边界较清，结节密度较高，部分钙化（图32－3）。后期发展至全肺。双肺小叶间隔增厚，透光度增强，常合并炎症出现双肺斑片状影、条索影；肺门及纵隔淋巴结增大、钙化；少数病人胸膜增厚粘连。与矽肺相似，当合并肺结核时可出现不规则结节，内伴有空洞，临床症状明显，CT上也应该考虑到部分结节为肿瘤病变的可能，临床诊断中怀疑肺癌时应建议病人短期随访或活检，及时采取相关治疗。

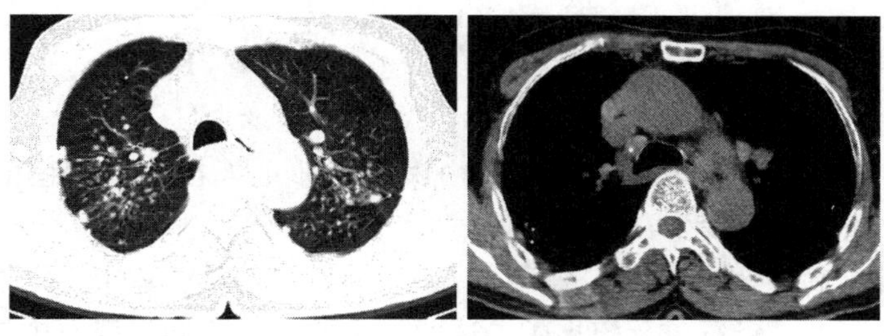

图32－3 CT表现

注：职业史，接触云母粉尘22年。双肺多发小结节影，密度较高，部分内见钙化，周围见条索影，纵隔淋巴结增大、钙化，右侧胸膜增厚粘连。

第五节　诊断和鉴别诊断

从事云母相关工作，接触云母粉尘，对比X线标准片，可诊断云母尘肺。接触的粉尘中游离二氧化硅含量超过10％，发病率高，发病工龄短，病变进展快。X线胸片改变与矽肺相似，临床表现亦较重，从病因学诊断考虑，多数云母采矿工尘肺应为矽肺。

云母加工工人接触游离二氧化硅含量一般在10％以内。云母尘肺病理改变主要是尘性弥漫性肺间质纤维化。X线改变主要表现为广泛分布的s影和少量散在分布的p影，密度较低，边缘模糊，呈不规则形。云母尘肺发病率较低，发病工龄较长，病变进展较慢。因而依据详尽可靠的云母粉尘职业接触史（应包括接尘工种、工龄，工艺流程，作业环境粉尘浓度和成分分析等资料），以及职业流行病学资料，结合临床表现和X线改变特点，可以做出云母尘肺的诊断。根据高千伏胸片小阴影的密集度和分布范围、大阴影的有无，严格按照《职业性尘肺病的诊断》（GBZ 70—2015），对照标准片，集体阅片确定云母尘肺的分期。再依据临床症状、体征、实验室检查、肺功能测定和某些必要的特殊检查，进行合并症及鉴别诊断，以及代偿功能诊断。

第三十三章 陶工尘肺

第一节 概述

陶工尘肺（potter's pneumoconiosis）由陶瓷工业工人在生产过程中接触一定数量的粉尘所引起。陶工尘肺发生在制陶行业。

制陶的原料有高岭土、黏土、瓷石、瓷土、着色剂、青花料、石灰釉、石灰碱釉等，一般分为两大类：瓷石矿及瓷土矿。这两类主要成分不同，瓷石中二氧化硅的比例较高，而瓷土属黏性矿物，为硅酸盐。陶瓷多为黏土、高岭土混合制作，制作样品、焙烧中主要产生硅酸盐粉尘，另外含有少量的二氧化硅粉尘。陶瓷原材料粉碎、过筛、搅拌混合、装运、焙烧、包装等均会产生粉尘，相关从业人员均会不同程度地接触陶瓷粉尘。工种不同，接触的粉尘种类不尽相同。陶器制作工主要接触黏土、滑石、耐火土及石膏等粉尘，釉料加工及釉子生产主要接触石英、长石及硼砂等粉尘。因此，接触的粉尘不同会导致肺部疾病不同，可有矽肺、滑石尘肺、水泥尘肺等多种尘肺表现，仍统称为陶工尘肺。

陶工尘肺发病工龄长，临床表现与接触粉尘的成分有关，通常病情进展慢，早期可无症状，但高千伏胸片可发现小阴影，容易合并肺结核。

目前，陶瓷生产工人主要接触的粉尘为硅酸盐粉尘和二氧化硅粉尘，不同区域及不同工种的作业工人接触到的粉尘成分也不相同。早些年由于缺少有效的粉尘防护措施，工人直接接触粉尘，工作场所粉尘浓度高，有时甚至可高达上千毫克/立方米，陶工尘肺发病率较高。后来随着人们对粉尘防护的认识加深，原料车间都已改为湿式作业，成型车间多数采用了滚压成型方法和链式干燥设备，使粉尘浓度大幅度下降，在10mg/m^{3}左右。

我国陶瓷制坯原料不一致，配方也不同，粉尘中游离二氧化硅含量不一致，因此发病率及发病表现也不尽相同。

陶工尘肺见于陶瓷工业生产中，全国各地报告的发病率不尽相同，接尘时间、粉尘浓度、工厂及个人防护措施、个人体质等均会影响陶工尘肺的发病。如我国最大的陶瓷生产基地江西景德镇，到 1993 年为止，共确诊各期陶工尘肺 1644 例，患病率为 6.86%，壹期尘肺 1169 例，贰期尘肺 415 例，叁期尘肺 60 例，占比分别约为 71%、25%及 4%。陶工尘肺通常发病工龄较长，发病工龄最短为 7 年，最长为 58 年，平均发病工龄 32 年；发病年龄最小 29 岁，最大 78 岁，平均 53.75 岁。研究中陶工尘肺容易合并肺结核，不是随尘肺期别的增高而增高，但发病的频率很高，可达到52%。在1964—1993年，广东省检出陶工尘肺54例，其中女性16例，男性38例，其工种有粉碎工、采矿工、成型工、装出窑工、原料工、运输工及其他工种。壹期发病工龄平均为22.92年；原料工由于粉尘浓度高，发病工龄较短，为17.33年；其他工种的发病工龄均在20年以上，这可能与粉尘接触情况有关。做好原料工防尘工作，对减少陶工尘肺的发病有重要意义。研究也发现54例陶工尘肺中，有11例患有肺结核，约占20.37%，表明陶工尘肺合并肺结核概率较大。这些年防护意识的提高及工作环境的改善，使陶工尘肺的发病率下降。部分从事陶瓷工业人员接触的粉尘中二氧化硅含量较高，病人持续性吸入，进而呈矽肺相关表现。

第二节　病理改变

我国陶工尘肺尸检病理于1954年起陆续报告。大体标本上，肺体积变化不明显，质地软，双肺切面及表面散在多发灰黑色尘斑，以双肺上叶分布明显，直径为0.1～0.4cm，大块病灶则纤维化较重，病灶内可因组织缺血后坏死、液化，液体从病灶内流出后形成不规则空腔，周围见纤维化灶；肺大泡常见；纵隔可见淋巴结增大、质硬；部分可合并胸膜增厚。镜下见双肺多发尘斑及混合性尘结节，多位于呼吸性细支气管及肺泡周围，为粉尘颗粒被巨噬细胞吞噬，结节周围纤维化较重，累及小叶间隔，牵拉肺纹理，常常造成结构扭曲。支气管壁反复炎性细胞浸润，纤维条索牵拉，管壁增厚，管腔扭曲、狭窄、变形，继而引起支气管扩张。部分形成的大块型病灶则是由于二氧化硅毒性作用破坏巨噬细胞后释放出大量的破坏产物及矽尘，刺激肺组织出现炎症反应，周围成纤维细胞增生及胶原沉积，肺组织纤维化加重，巨噬细胞又吞噬释放出的矽尘，这个过程反复发生便形成巨噬细胞肉芽肿，周围见多发胶原纤维束，小叶间隔受累，合并肺结核会造成大块型病灶内出现空洞。

陶工尘肺一般伴有小叶中心型肺气肿，大块型常合并灶周气肿，累及胸膜致使胸膜肥厚、粘连，常以双上肺明显。

第三节　临床表现

早期陶工尘肺常无明显临床表现或只有轻微症状，如轻度咳嗽、少量咳痰，临床体征也不明显。从事体力劳动会感到气促，但如果有合并症，如阻塞性肺气肿，则会出现相应的症状。晚期肺组织可发生广泛纤维化，导致肺循环阻力增加，出现呼吸困难、发绀、心悸等症状。

陶工尘肺病人肺功能有轻度损害，主要是阻塞性通气障碍，部分研究报告陶工尘肺病人不管吸烟与否，通气功能随尘肺X线期别升高而降低，慢性支气管炎更明显。

陶工尘肺的主要合并症是肺结核，各地资料报道结果也不完全一致，合并率一般为18%～52%。但研究显示合并肺结核不是随尘肺期别的升高而增加，结核病变可被尘肺表现掩盖，大多数病变在相当长时间内不会急性发作，这与矽肺合并肺结核不太一样，可能与陶工粉尘有关。陶工尘肺常常合并炎症，这个过程也加速了尘肺的发展。部分研究也显示陶工尘肺的肺癌发病率较高。

第四节　影像学表现

一、X线表现

陶工尘肺高千伏胸片表现为双肺中、上野不规则状小阴影，密度浅淡，也较稀疏，呈s影表现（图33－1），当不规则的小阴影周围出现蜂窝状影或网状影时，可呈q影。随着尘肺病变进展，小阴影数量增多、增大、密度增高、范围增大，向双肺外带及肺下野发展，表现为q影（图33－2）。部分陶工尘肺可见大阴影，以双肺中、上野内带多见，且对称，形态不规则，大阴影为小阴影增多、增大，密度增高融合而成，周围炎性刺激多合并慢性炎症，周围支气管、血管牵拉扭曲。陶工尘肺X线胸片上常常在双肺上野中外带出现数个较大的q影、t影甚至u影，其他肺野仅有少量尘肺小阴影，其部位和形态往往与肺结核难以鉴别，此种情况应密切注意与肺结核、肺肿瘤等疾病鉴别，CT检查有助于鉴别诊断。肺门阴影增大，密度增高，有时可见肺门淋巴结钙化，形成时间长，这种环形钙化在单纯肺结核X线胸片上很少见到。X线胸片上陶工尘肺病人可表现出不同程度的肺气肿，主要为局限性或弥漫性肺气肿，部分病人表现为小叶中心型肺气肿，肺气肿程度随尘肺病变的进展而加重。少数病人会出现胸膜增厚粘连，以双肺上野大阴影周围胸膜增厚明显。

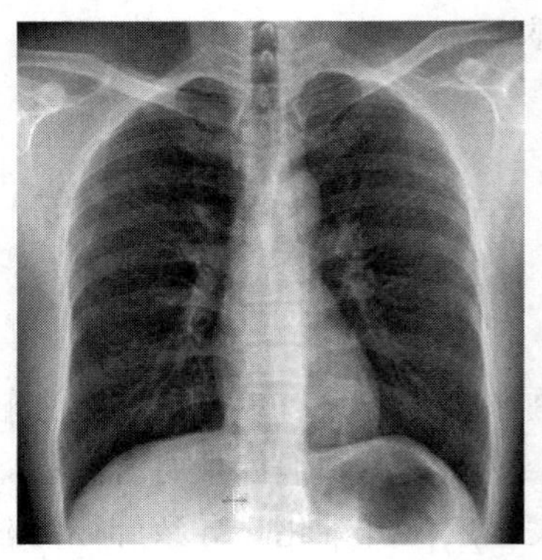

图33－1　高千伏胸片（1）

注：职业史，陶瓷制作10年。双肺多发小结节影，密度浅淡，中、上肺野较多。

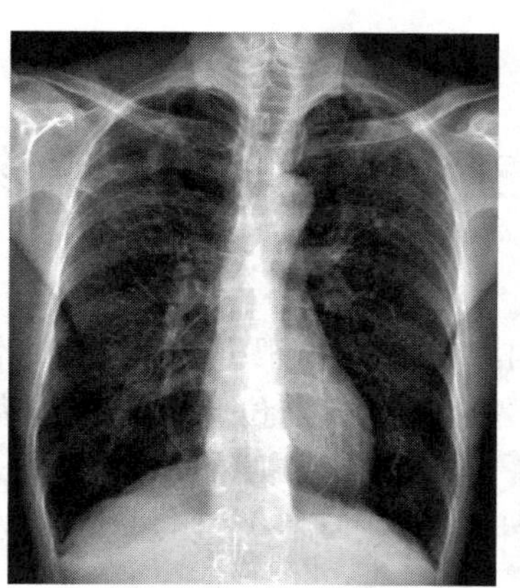

图 33－2　高千伏胸片（2）

注：职业史，陶瓷厂工作 35 年。双肺多发小结节影，中、上肺野较明显，周围见条索影，小叶间隔增厚。

二、CT 表现

双肺多发密度浅淡结节影，以双肺上叶较明显，一般小于 4mm，结节边界模糊，部分病例结节边缘可见纤维条索影（图 33－3）。随着病情进展，部分结节可融合成不规则块影，周围见纤维条索。肺结构牵拉扭曲，支气管狭窄、迂曲，部分代偿扩张，小叶间隔常受累。双肺呈肺气肿征象，融合团周围见肺大泡。当合并肺结核时，融合团内见不规则空洞，而病人受尘肺本身影响临床症状并不容易鉴别，这时应结合实验室检查。当合并肺癌时，结节或肿块可在短期内增大，不能确定时应考虑穿刺活检，以免贻误病情。纵隔及双肺门常伴有淋巴结增大，密度增高钙化。部分可见胸膜增厚、肺气肿、肺大泡，以及支气管扩张伴感染等合并症。

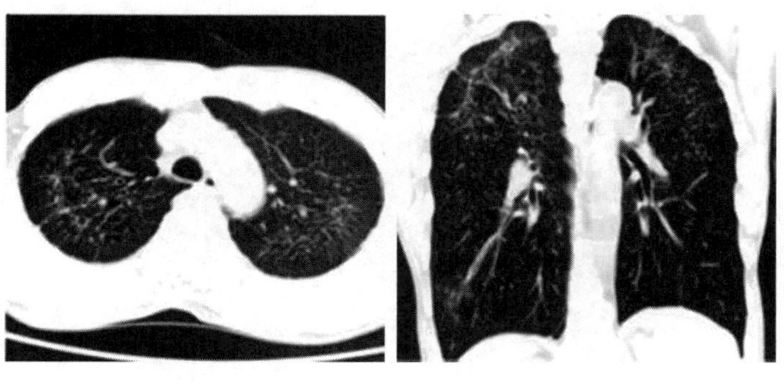

图 33－3　CT 表现

注：职业史，从事成型工作 23 年。CT 水平面示，双肺上叶纤维灶及小结节融合趋势，小结节融合趋势分布在纤维灶区，可见胸膜下透亮带。冠状面可见纤维灶双肺上叶优势分布，胸膜下可见透亮带，纤维灶对胸膜有牵拉，局部胸膜增厚

引自：姚文妍，刘荣荣，刘杰，等. 35 例某卫浴企业陶工尘肺Ⅰ期病人胸部 CT 影像分析［J］. 职业与健康，2020，36（16）：5.

第五节　诊断和鉴别诊断

与其他尘肺相似，陶工尘肺的诊断需根据可靠的生产性粉尘接触史、现场劳动卫生学调查资料，以技术质量合格的 X 线后前位胸片表现作为主要依据，参考动态观察资料及尘肺流行病学调查情况，结合临床表现和实验室检查，诊断并不困难，但仍需排除其他肺部类似疾病，如粟粒性肺结核、肺结节病、细支气管肺泡癌等。

第三十四章　铝尘肺

第一节　概述

铝尘肺（aluminium pneumoconiosis）指长期吸入金属铝或氧化铝粉尘，导致肺部纤维性病变。铝是一种银白色轻金属，在地壳中含量高，位居第三，仅次于氧和硅，具有柔软、延展性强等特点。金属铝及其合金比重小、强度大，在许多工业部门应用广泛。从事相关行业的工人在工作中均可接触铝粉尘或氧化铝粉尘而引起铝尘肺。关于铝粉尘是否致肺组织纤维化曾有过不一致的结论，后来的一系列动物实验结果与人体研究越来越支持铝粉尘致肺组织纤维化作用。金属铝有粒状与片状之分，工业中用的氧化铝则有不同的晶型结构，不同粒径的金属铝及不同晶型的氧化铝其致纤维化作用不尽相同。因此在上述生产环境中长期吸入含金属铝或含氧化铝的粉尘，均有发生铝尘肺的危险。我国已将铝尘肺列入法定职业性尘肺。

本病首先报告于1940年，Gorelewski发现德国6个军火工厂中接触铝粉尘作业1.5～16.0年的共600余名工人中，有百余名患铝尘肺。铝尘肺后来逐步被视为一种独立存在的尘肺，陆续有一些病例报告。铝尘肺主要发生于铝加工工业及使用铝粉的工厂。此后英国的Mitchell等在1961年报告27名从事烟花制造的工人，其中6例发生铝尘肺。瑞典Swensson等在1962年对一家制造青铜色涂料及焰火的铝金属粉末厂进行了调查及动态观察，确诊5例铝尘肺，病人均为磨铝粉工人。国内也有类似的报告。1974年张东辉等对用铝粉作为烟花爆竹原料的爆竹厂接尘工人进行调查，体检两家爆竹厂共111名工人，发现爆竹工壹期尘肺5例，贰期尘肺1例，实际上为铝尘肺，病人均为装白炮药工，患病率为4.5%。东北轻合金加工厂职工医院在1973年对该厂生产铝粉的174名工人进行10年的动态观察，结果发现9例X线胸片有改变，其中3例确诊为铝尘肺。上述作者报告的铝尘肺病人均由接触金属铝粉尘导致。此外，接触某些铝化合物的粉尘，如从事碎纯钢玉和电解法制铝接触纯氧化铝的工人，也可患铝尘肺。铝尘肺的发病工龄差异较大，Swensson等报告的5例铝尘肺的发病工龄在3～10年，平均为4.6年；Mitchell等报告的6例铝尘肺的发病工龄为3～22年，平均为12.8年。张东辉等报告6例铝尘肺的发病工龄为6～40年，平均为21年，发病工龄最短为3年，最长40年，多数发病工龄都在10年以上。

第二节　病理改变

铝尘肺的病理改变主要是肺部有显著的纤维化。铝尘肺有三种类型：金属铝尘肺、氧化铝尘肺和铝矾土尘肺。各类铝尘肺的病理改变不尽相同。动物实验结果提示金属铝粉尘导致大鼠肺组织尘纤维灶和尘细胞灶形成，剂量大，尘纤维灶多，剂量小，则尘细胞灶多。三氧化二铝粉尘致纤维化能力要弱于金属铝粉尘。国外有研究者给大鼠气管内注入高分散度直径小于 1μm 的铝粉尘 1.25mg，在肺内引起可逆性细胞反应。注入同样分散度的铝粉尘 10mg，可引起肺间质不可逆的结节变化，血管和小支气管组织出现硬化。注入铝粉尘达 40mg，可引起肺部结节样的硬化病变，这些结节由大量胶原纤维构成。后来也有一些研究通过向大鼠气管注入不同含量的铝粉尘，证实铝粉尘能导致大鼠肺发生纤维化病变。

在国内，胡天锡在 1983 年的实验中，通过对实验大鼠用脱脂的铝粉尘经气管内注入染尘及狗吸入未脱脂的铝粉尘染尘，发现两种染尘均引起肺组织纤维化，肺内可见多发结节状病灶和弥漫性肺间质纤维化。

人类铝尘肺的病理资料报道较少。Mitchell 等尸检 2 例铝尘肺病人，1 例见双肺与胸壁有轻度粘连，纵隔胸膜和结缔组织增厚，肺叶间有纤维蛋白渗出，双肺体积缩小，右心室扩大和肥厚。镜检见散在 0.5cm 大小的非结节性的纤维化灶，用玫红酸特殊铝染色表明，纤维化灶内有很多粉红色的铝微粒。另 1 例也有类似的病理改变。Swensson 等报告 1 例双肺呈弥漫性纤维化，伴有明显的肺气肿。McLaughlin 等报告 1 例铝尘肺病人，其肺内铝的含量比正常人高 20 倍。从上述的动物实验和病理解剖资料来看，铝尘肺的病理改变特征为肺部弥漫性显著纤维化。而其他金属铁、锡、钡尘肺的病理改变均不会引起肺纤维组织增生。因此，铝尘肺的病理改变与其他金属尘肺的病理改变是截然不同的。

王铁航等进行了 1 例尸检，报告显示，大体标本上，双肺呈灰色，重量增加，切面上散在黑色、质地不甚坚实的斑点和尘灶，边界不清，直径 3～5mm，最大者直径为 1cm 左右，部分斑点周围见肺大泡。胸膜表面光滑质软、不隆起，散在分布黑色斑点，直径为 2～5mm。肺小叶间隔及小叶轮廓清晰。气管旁淋巴结轻度肿大，切面黑色质软，左、右肺底部有纤维粘连。镜下见黑色铝粉尘与尘细胞沉积于远端细支气管、肺泡、小叶间隔及间质的小血管周围以及间质内，尘细胞大量浸润，尘粒分布密，呈圆形、星形或索条状的尘灶，直径为 100～300μm，尘灶所在处部分管腔不同程度扩张，支气管管壁、肺泡间隔增厚，其中伴随尘细胞及组织细胞浸润，部分肺泡腔内有上皮细胞脱落，与尘细胞混合成团，形成尘细胞结节，灶周有胶原纤维及结缔组织包绕，中心有少量透明样物质。肺泡壁破坏，肺泡间隔及细支气管壁水肿肥厚，形成小叶中心型肺气肿。金属铝尘肺以尘斑病变为主，表现为粉尘围绕呼吸性细支气管、小血管及小支气管周围形成尘细胞灶，周围伴有网状纤维及少量胶原纤维增生。

铝矾土矿物的主要成分是二氧化硅和三氧化二铝，铝矾土粉尘导致的尘肺含有两种尘肺的特点，为混合性病变，表现为尘斑型和弥漫纤维化型。镜下特征性的病变为黑褐色铝粉尘呈簇状或斑片状分布在远端支气管的肺泡、肺泡间隔内，形成尘灶。尘斑气肿伴尘性肺间质纤维化，伴灶周气肿和少量胶原纤维组织增生。肺间质纤维化局限在肺小叶内，表现为远端支气管、肺泡、肺泡间隔被尘细胞浸润，纤维组织增生，累及肺泡壁及肺泡间隔，肺泡萎陷或消失，胶原纤维增生。纤维化病灶内细支气管受压变形，管腔狭窄，远端可见肺气肿或肺不张。

第三节　临床表现

本病的发病过程缓慢。早期症状较轻，主要表现为轻微的咳嗽、气促、胸闷、胸痛，也可有倦怠、乏力。由于铝粉尘的机械性刺激和化学作用，常有鼻咽部的慢性损害，表现为鼻黏膜充血、鼻腔干燥、鼻甲肥大、咽部充血、慢性炎症。合并支气管和肺部感染时，出现咳痰、发热，肺部闻及干、湿啰音。早期肺功能以阻塞性或限制性通气功能障碍为主，晚期则以限制性或混合性通气功能障碍为主，伴有换气功能障碍，严重时反复肺内感染，病人因呼吸衰竭死亡。

第四节　影像学表现

一、X线表现

早期会出现肺纹理改变，表现为网状纹理，始见于双肺中、下野的内中带，随着病情进展，逐渐向全肺蔓延，并可见粗网状纹理。双肺伴随出现结节状阴影，细小、不规则，小阴影周围可伴有较粗大不规则的网状影和少数圆形小阴影，密度较低，边缘较清楚（图34－1）。

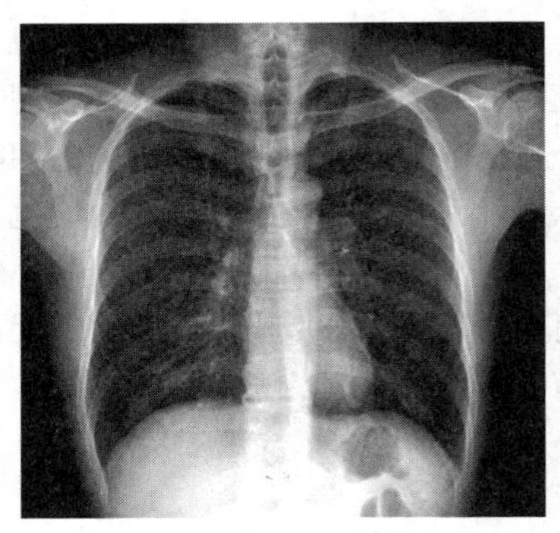

图 34－1　高千伏胸片（1）

注：职业史，铝金属打磨 8 年。双肺多发小结节影，密度浅淡，边缘较清楚。

随着病情进展，小阴影向中、上肺野发展，下野小阴影相对稀少，后逐渐分布于全肺。但大部分病人结节未见融合成大块的趋势，往往发展不到叁期，少数可融合成块，双侧对称或不对称，形态不一，肺纹理走行紊乱，可有中断和扭曲、变形，并可延伸至外带，肺气肿改变较常见（图 34－2）。部分研究显示，少数病人脱离粉尘接触后结节可减少，仍需证实。一般肺门可有增大，密度增高，结构紊乱，淋巴结可发生钙化，因肺部纤维化显著，肺门可出现移位等现象（图 34－3）。其他改变包括不同程度的胸膜粘连，肺气肿明显，呈泡性和或弥漫性肺气肿，常可发生气胸。

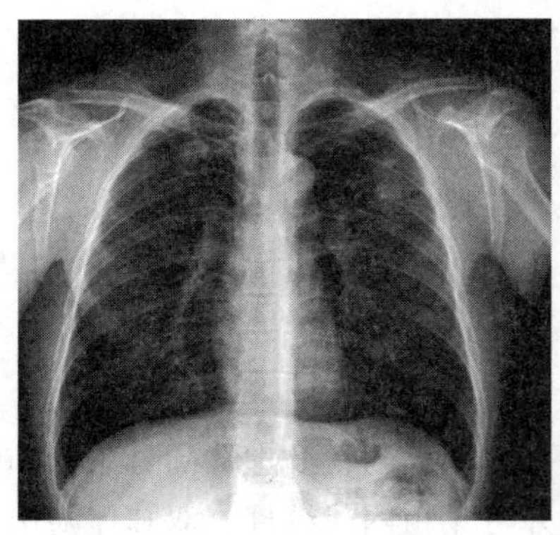

图 34－2　高千伏胸片（2）

注：职业史，清理铝金属渣 15 年。双肺多发小结节影，双肺中、上野部分融合成块状，周围见条索影，肺纹理紊乱，灶周气肿。

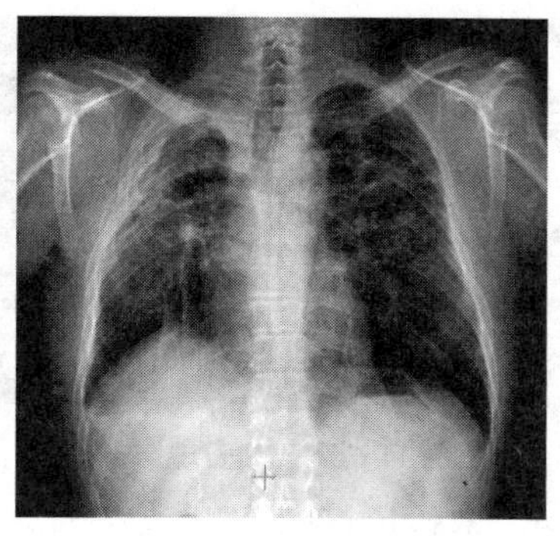

图 34-3　高千伏胸片（3）

注：职业史，接触铝粉尘 10 年。双肺多发小结节影，中野近肺门处见不规则大阴影，周围见多发条索影，肺纹理紊乱，灶周气肿，右肺门牵拉移位，右侧胸膜增厚粘连。

二、CT 表现

双肺纹理模糊，透光度不均匀增高，并且部分肺段出现磨玻璃密度改变。双肺小结节多为粟粒状结节影，且密度浅淡，直径通常在 2～5mm，主要集中于双肺上叶近肺门处（图 34-4），后期部分病人可出现大块纤维化，周围见条索影及肺大泡（图 34-5），双肺小叶间隔增厚，呈网格状。纵隔淋巴结可增大、钙化，胸膜增厚粘连（图 34-6）。合并肺结核时可出现不规则空洞，应结合实验室检查。

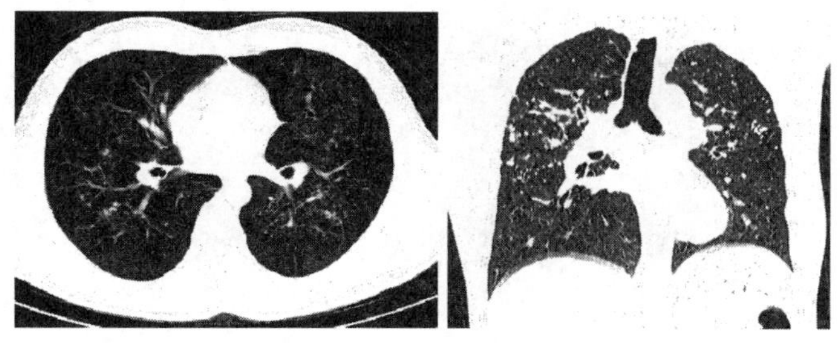

图 34-4　CT 表现（1）

注：职业史，接触铝粉尘 9 年。双肺多发小结节，边界较清，双肺中、上叶近肺门处较明显。

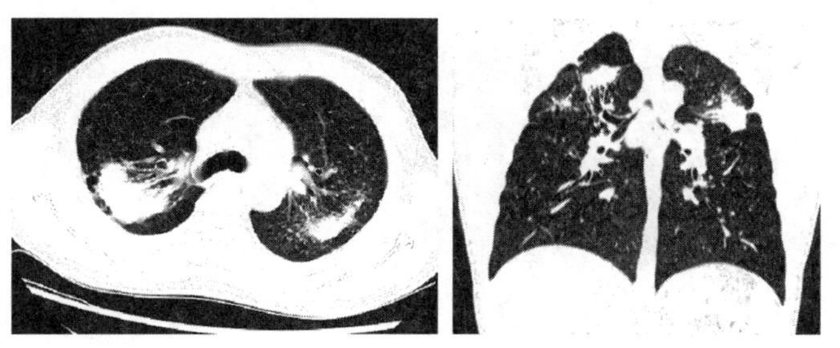

图 34-5　CT 表现（2）

注：职业史，接触铝粉尘 17 年。双肺上叶见不规则大块纤维化，周围见多发结节影，边缘见条索影，肺结构扭曲、紊乱，灶周气肿；冠状面示双肺下叶结节较少，胸膜增厚粘连。

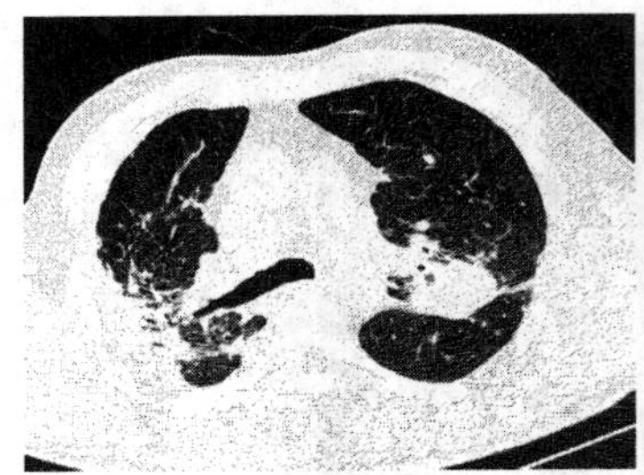
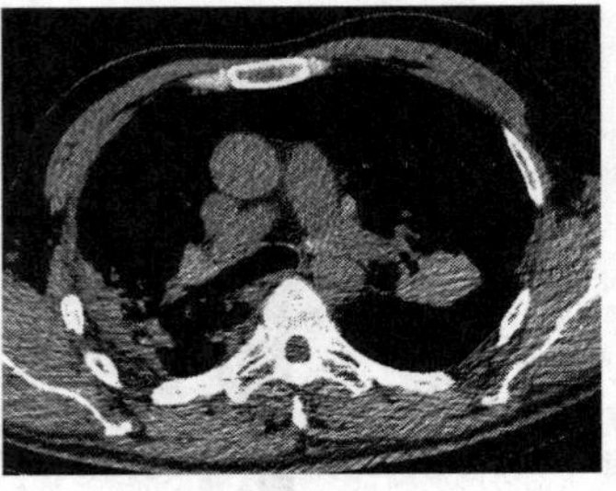

图 34－6　CT 表现（3）

注：职业史，接触铝粉尘 10 年。双肺上叶见不规则大块纤维化，内见钙化，周围见多发条索影，肺结构扭曲、紊乱，肺门及纵隔淋巴结增大、钙化，胸膜增厚粘连。

第五节　诊断和鉴别诊断

铝尘肺诊断并不困难，主要依靠病史、职业粉尘接触史、现场粉尘浓度测定，以及肺部 X 线表现，对比标准片，有条件者可行肺泡灌洗，灌洗液中查找铝元素，或行经支气管镜肺活检，活检组织中查找铝元素。

与其他类型尘肺相似，需与部分间质性疾病相鉴别，如肺泡蛋白沉积症等。结合相关职业病史及临床表现，容易鉴别。

第三十五章　电焊工尘肺

第一节　概述

电焊工尘肺（welder's pneumoconiosis）是指长期吸入高浓度电焊烟尘而引起的以慢性肺纤维组织增生为主的损害性疾病，是我国的法定职业病之一。电焊工尘肺一般发病缓慢、病程长。

目前焊接工艺快速发展，焊接种类和技术不断提高，使用最多的焊接有熔焊、压焊和钎焊三类。熔焊是在焊接过程中将焊件接缝处的金属加热直至熔化，有时需要在接缝处添加金属，焊件连接处的金属加热熔化后逐渐冷却，形成焊缝，这个过程一般不需要外加压力。根据加热方式，熔焊又分为电弧焊、电焊渣、电子束焊等。压焊则是通过外部加压将焊件接缝连接在一起的方法，可以选择加热或不加热，也不用再接缝处添加填充金属，有电阻焊、高频焊、扩散焊、摩擦焊、超声波焊等多种压焊类型，其中使用最为广泛的为电阻焊。大部分的压焊不需熔化，不像熔焊那样需要将金属融化冷却，但其他条件却更加苛刻，因此适用面并不大。钎焊与熔焊有相似之处，都需要将材料融化，但钎焊是用熔点比焊件低的材料，通过加热熔化后将接缝连接，冷却后使焊件接缝连接在一起。

在各种焊接方法中，电弧焊用得最普遍，使用电焊条和金属器材在高温下产生反应连接接缝处，在这个过程会产生大量的金属氧化物，以气溶胶状态散发到空气中，经迅速冷凝而形成电焊烟尘。电焊烟尘主要来源于电焊条，约占85%，而焊接材料来源约占15%。相关从业人员长期吸入电焊烟尘后可发生电焊工尘肺，因此电焊工尘肺的类型主要取决于这两种材料成分。目前我国使用较为广泛的焊条有中碳钢、低合金钢结构的焊条，主要成分有大理石、萤石、石英、长石、锰铁、硅铁、钛铁、白云石、云母等。

电弧焊为电能产热，焊接材料和母体蒸发、氧化、冷却形成冷凝胶的物理过程。产生的电焊烟尘粒子带静电和磁性。在电镜下高温蒸发迅速生成的“一次粒子”，直径为0.01～0.40μm，以0.1μm最多，这种“一次粒子”因静电和磁性作用相互聚集形成“二次粒子”，排列成团块状。电焊烟尘的粒径小、分散度高，绝大多数粒子直径小于10μm，因此大部分烟尘可直接吸入到达呼吸性细支气管、肺泡及肺泡间质，对人体危害大。电焊烟尘含有多种成分，所以电焊工尘肺是混合性尘肺的一种。

电焊工尘肺一般发展缓慢，不影响寿命，当前没有有效的治疗方法，治疗主要为控制合并症。预防是至关重要的，密闭尘源，通风除尘，设备维护检修，增强个人防护意识，定期监测空气中粉尘浓度和加强宣传教育，可使尘肺的发生率大大降低，发病工龄延长，病变进展延缓。从事粉尘工作人员要定期体检，有基础疾病如活动性肺内外结核、慢性鼻炎、哮喘、支气管扩张、慢性支气管炎、肺气肿等的工作人员不应该直接参与粉尘工作。在定期体检中，如发现疑似病例，应重点密切观察和定期复查。如确诊为尘肺，应立即调离电焊工作业，根据劳动能力鉴定，安排适当工作，并做综合治疗。

第二节　发病机制

相关研究显示，电焊工尘肺的主要致病物为氧化铁，还包括锰、铬、硅酸盐、氟、氮氧化物等多种物质对肺组织的综合作用，导致混合性尘肺。当电焊烟尘被吸入后，经支气管进入肺泡内，导致周围炎症反应，吞噬细胞吞噬粉尘后成为尘细胞，一部分尘细胞经过肺泡壁至周围淋巴管内，引起周围间质炎性改变，间质增生；而另一部分巨噬细胞则吞噬尘粒后发生坏死崩解，刺激周围组织，引起组织增生，形成炎性肉芽肿，成纤维细胞增生，沿肉芽肿周围分布，形成网状纤维，牵拉周围胸膜，导致胸膜肥厚、粘连，肺门及纵隔淋巴结密度增高。

电焊烟尘内氧化铁颗粒直径小，分散度高，多数可直接经呼吸道进入呼吸性细支气管及肺泡内，对支气管黏膜具有刺激作用。动物实验表明，电焊烟尘进入呼吸性细支气管及肺泡内几个小时就能引起肺泡内大量中性多形核白细胞聚集，几天后肺泡内出现大量的巨噬细胞，还伴有上皮细胞、脂质和蛋白成分的巨噬细胞性肺泡炎。研究认为，中性多形核白细胞释放活性氧，巨噬细胞作为固有免疫系统重要的防御细胞，会合成及分泌各种生物活性因子，直接损伤肺泡上皮细胞及毛细血管。肺损伤自动修复与粉尘致炎性作用存在动态平衡，致病因素加强，平衡破坏，超过巨噬细胞的清除作用，则形成粉尘沉积，巨噬细胞性肺泡炎向尘性肉芽肿转化。此时气道黏膜受损长期存在，导致气道结构破坏、重塑，这可能是小气道功能受损的机制。对电焊工和电焊工尘肺病人的肺功能测试结果显示，长期吸入粉尘，小气道功能损伤明显。这个时期 X 线胸片可见肺纹理增多、增粗，走行紊乱等支气管炎表现，胸部高分辨率 CT 检查示多发磨玻璃密度结节。少数病例临床可有金属烟热表现，多数无明显临床症状。

当环境中电焊烟尘浓度持续超标，超过肺的自净能力时，过量的氧化铁等粉尘在肺内继续蓄积，形成粉尘沉着症（属良性尘肺）。国内有报道氧化铁会沉积于远端呼吸性细支气管壁及其肺泡内，形成尘斑，不会引起人和动物的肺组织纤维化；也有报道电焊烟尘致肺组织纤维化作用虽弱，但也可形成尘细胞肉芽肿结节、纤维细胞性结节，最终形成胶原纤维组成的纤维性结节。电焊烟尘引起的粉尘沉着多不稳定，在外界因素下，刺激机体免疫应答，肺细胞产生大量反应性氧物质（ROS）和反应性氮物质（RNS）、趋化因子和细胞因子，这些因子单独或协同可对肺上皮细胞产生趋化性，造成细胞损伤、增生以及胶原异常合成，大量炎性细胞和从间质通过损伤的上皮层移行来的成纤维细胞形成肉芽肿，迅速增生的Ⅱ型上皮细胞和支气管立方细胞沿着腔内的肉芽肿排列，形成肉芽肿结节。肉芽肿结节为间质性结节，是间质纤维化的开始。这个时期，粉尘沉着转变为肉芽肿结节，X线胸片所见和临床表现与粉尘沉着期相似，可见类圆形小阴影、不规则网状小阴影。脱离作业，临床有进一步发展倾向。电焊烟尘的致纤维化潜能与其导致巨噬细胞凋亡的能力有关，使得肺组织细胞外基质成纤维细胞异常增生，Ⅰ、Ⅲ型胶原异常合成和蓄积，肉芽肿结节纤维化加速，病情进展，同间质组织融合在一起，腔内纤维化过渡到间质纤维化，最终形成胶原纤维组成的纤维性结节。

在电焊烟尘致肺部损伤的过程中，巨噬细胞、中性粒细胞是效应细胞，活化的巨噬细胞主要分为分泌型、内吞型及信号转导型三种，释放细胞因子和炎性递质，这些因子对肺发生纤维化起到重要作用。同时趋化因子、细胞因子如TGF－β1、TNF－α、IL－1β起重要作用，氧化剂反应性氧物质和反应性氮物质起关键作用，一氧化氮具有诱导胶原形成、破坏上皮并刺激成纤维细胞活化的双重作用。肺组织在外界刺激下产生细胞损伤、增生修复、凋亡以及胶原异常合成，最终导致肺组织纤维化，本质上是肺泡结构不可逆损伤的一种非特异性修复过程。

第三节　病理改变

中国预防医学科学院邢康吉等对老鼠在密封环境中进行不同浓度（50mg/m^{3}和200mg/m^3）和不同持续时间（3个月、6个月、12个月、18个月）电焊烟尘染尘。肉眼观察：染尘后各实验组肺体积略增大，轻度充血，肺表面可见大小不等、分布均匀、呈深褐色或铁锈色的斑点状尘性病灶，病灶数随染尘时间延长而增多，染尘18个月的动物比染尘3个月的动物更为明显，200mg/m^{3}组动物比50mg/m^{3}组动物明显。肺门淋巴结为黄豆大小，呈棕褐色。

镜下观察：电焊烟尘吸入后主要沿末梢细支气管及其肺泡分布。首先在肺泡腔内聚集大量吞噬棕色颗粒的尘细胞和胞质巨大的泡沫细胞。肺内小血管、支气管周围及其淋巴组织中也可见到一些尘细胞呈弥漫性分布。染尘3个月后尘细胞灶在50mg/m^{3}组不多见，染尘6个月后在上述部位出现一些散在尘细胞灶，主要由吞噬尘粒的巨噬细胞组成，其间有少数淋巴细胞及个别的嗜酸性粒细胞，有的尘灶可见少量的嗜银纤维。尘细胞体积较大，呈散在分布，胞质常呈棕褐色，普鲁士蓝染色呈强阳性。染尘1年以上各实验组尘细胞灶数量增多，但尘细胞灶形态和性质变化不大，在个别较大的尘细胞灶周围或其邻近肺泡间隔仍可见到嗜银纤维和少量的胶原纤维，未见尘细胞灶或肺间质的广泛纤维化，其他肺组织常见有不同程度的肺气肿及局限性胸膜增厚。肺门淋巴结有少量棕色尘粒沉着，未见纤维组织增生。

电焊工尘肺解剖病例较少，自从第一例电焊工尘肺尸检后，电焊烟尘致肺组织纤维化作用被提到。国内的邹昌淇等进行了5例船厂电焊工尘肺的病理特点分析。大体标本上：肺体积增大，重量增加，弹性降低，表面呈灰黑色，双肺多发尘斑，多位于呼吸性细支气管壁及其肺泡群周围，也见于肺泡间隔、血管周围（即胸膜下区），尘斑多较小，分布不均匀，形态不规则，由大量粉尘构成。形成结节后，结节稍大，质韧，直径为2mm，个别可达3mm或小于1mm，散在分布，也可密集成堆。常合并局限性胸膜增厚及肺气肿。肺门及纵隔可见淋巴结增多、增大。镜下见双肺散在1～3mm黑色尘斑或结节，主要位于呼吸性细支气管旁及肺泡周围。尘斑是巨噬细胞吞噬尘粒后形成，包含有少数单核细胞及胶原纤维，胶原纤维多而粗，也可呈玻璃样变，并与增厚的肺间质延续，形成小片状融合。尘斑或结节在呼吸性细支气管壁沉着，肺泡壁扩张变形而形成肺气肿。肺泡间隔、小叶间隔、呼吸性细支气管及伴行的血管周围、胸膜下有电焊烟尘沉着，即结缔组织增生。

第四节　临床表现

电焊工尘肺发病缓慢，发病工龄一般在10年以上，在发病早期症状较少且轻微，在X线胸片上已有明确征象时，可无明显自觉症状和体征。随着病情进展，可并发肺气肿、支气管扩张或支气管炎，并出现相应的临床症状，如咳嗽、咳痰、胸痛、胸闷及气促等。电焊工尘肺早期肺功能常属正常范围。并发肺气肿等疾病时，肺功能才相应降低。病程一般进展缓慢，在长期接触高浓度电焊烟尘时，少数病例也可发生叁期尘肺。

第五节　影像学表现

一、X线表现

电焊工尘肺早期X线表现为双肺不规则小阴影，以中、下肺野为主（图35－1），同时有肺纹理增多、增粗，走行紊乱、扭曲、变形，出现“白点黑圈”或“磨玻璃样”网状阴影。

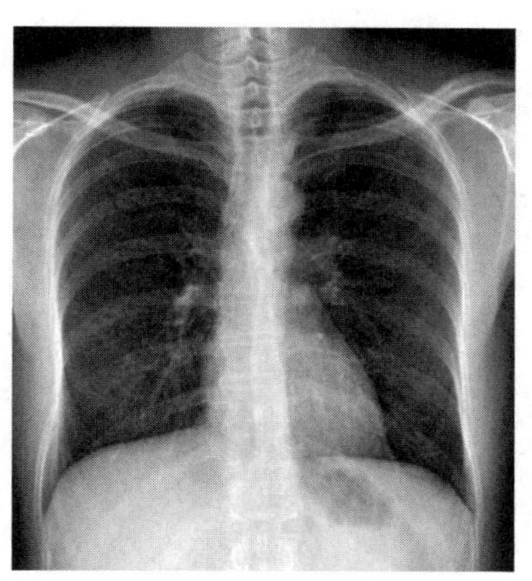

图 35－1　高千伏胸片（1）

注：职业史，电焊工 7 年。双肺纹理增多，双肺弥漫多发浅淡小结节影，分布较均匀。

随着病情进展，可出现圆形或类圆形小阴影，主要为 p 影，小结节密集度逐渐增加，小叶间隔增厚（图 35－2），并向上肺野发展，少数病人可出现不规则大阴影，边缘多发条索影（图 35－3），伴随肺气肿、磨玻璃影、蜂窝样改变、机化性炎症和不规则胸膜增厚等。肺门阴影变化较轻，部分病例可见肺门密度增高、结构紊乱、淋巴结增大等征象。电焊工尘肺容易并发肺气肿。

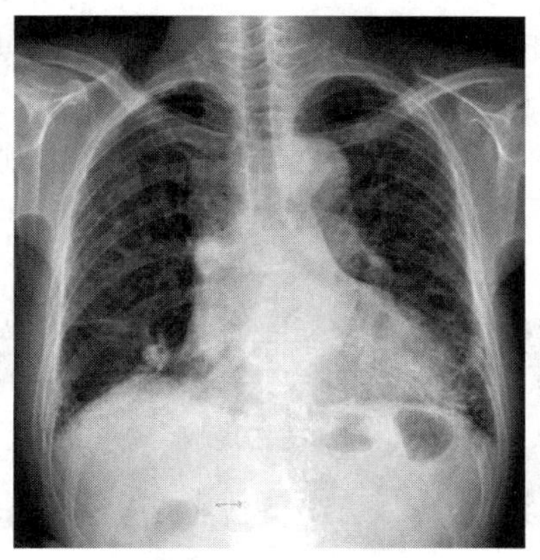

图 35－2　高千伏胸片（2）

注：职业史，电焊工 14 年。双肺紊乱增多，透光度不均匀增高，双肺野多发小结节影，双下肺小叶间隔增厚。

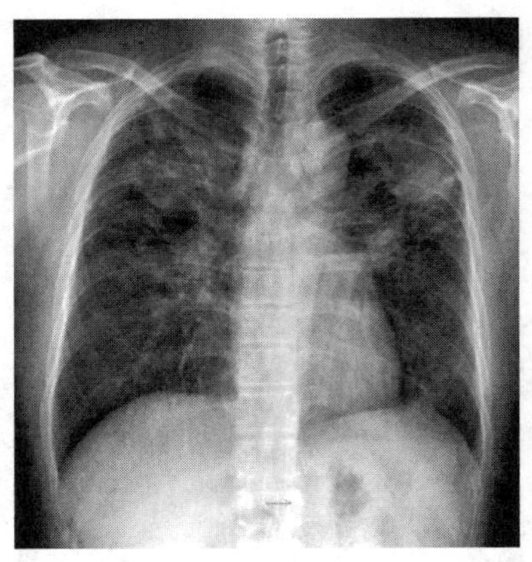

图 35－3　高千伏胸片（3）

注：职业史，电焊工 34 年。双肺紊乱增多，透光度不均匀增高，双肺中、上野大阴影，周围见条索影，肺结构扭曲、紊乱。

二、CT 表现

肺内多发结节，多位于中、上肺，与 X 线胸片显示不尽相同，结节直径为 0.1～0.7cm，多数呈磨玻璃结节，少数呈实性结节、混合性结节，分布均匀，呈小叶中心性分布，边缘模糊，CT 值常低于邻近的血管（图 35－4）。在电焊工尘肺中，双肺多发浅淡结节，可能与电焊烟尘沉积远端呼吸性细支气管及肺泡内有关，双肺可见多发磨玻璃影，后期可出现小叶间隔增厚，肺气肿征象（图 35－5），肺大泡也常出现，部分病人支气管壁不光滑，管腔变窄，部分支气管代偿性牵拉扩张。

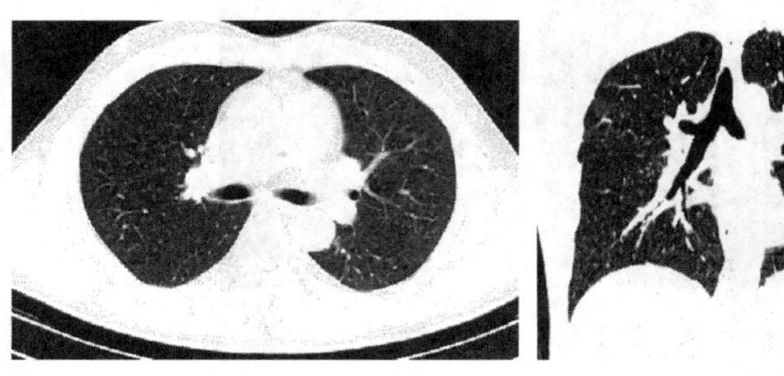

图 35－4　CT 表现（1）

注：职业史，电焊工 10 年。CT 示，双肺弥漫多发磨玻璃小结节影，呈小叶中心性分布，边缘模糊，CT 值常低于邻近的血管；冠状面示双肺气肿，结节分布较均匀，部分结节呈实性。

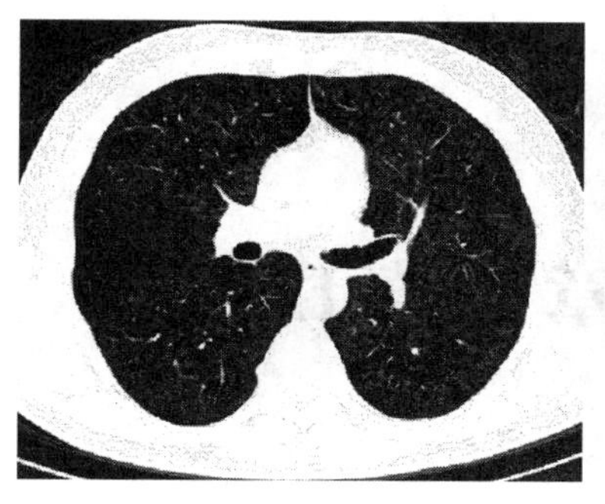
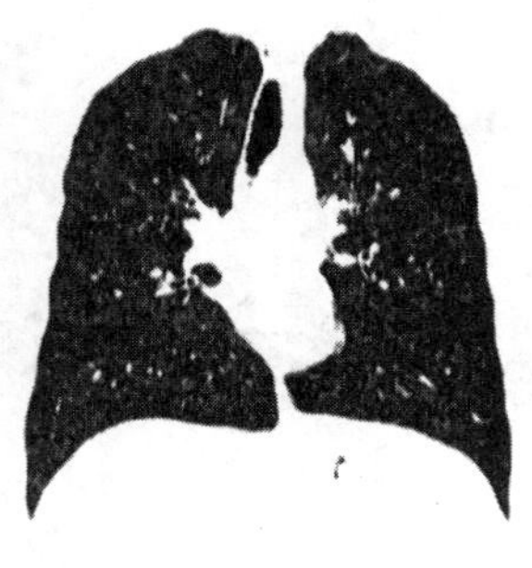

图 35－5　CT 表现（2）

注：职业史，电焊工 14 年。CT 示，双肺多发浅淡结节及磨玻璃影，小叶间隔增厚，双肺气肿征象；冠状面示双肺结节及磨玻璃影分布较均匀，中、上叶稍多。

少数病人会出现大块纤维化，周围常合并慢性感染灶。纵隔淋巴结增大、钙化，胸膜增厚粘连（图 35－6）。电焊工尘肺合并肺结核较少见，少数病人合并肺癌，但尚没有确切证据表明与电焊工尘肺相关。

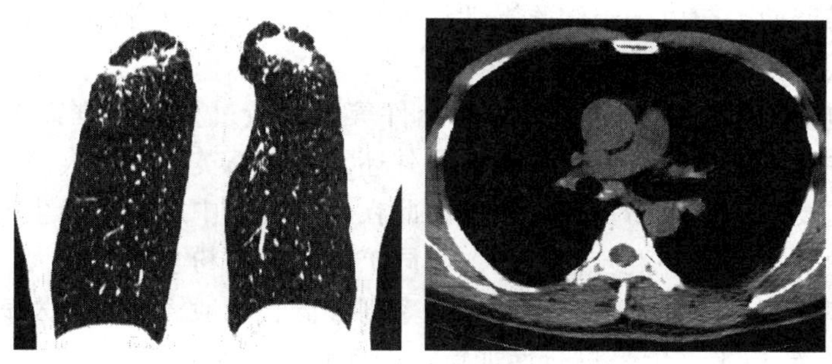

图 35－6　CT 表现（3）

注：职业史，电焊工 29 年。CT 示，双肺多发结节，双肺上叶融合成大块纤维化，灶周气肿，周围见多发条索影，胸膜增厚粘连，肺门及纵隔淋巴结增大、钙化。

第六节　诊断和鉴别诊断

与其他职业病相似，电焊工尘肺的诊断主要依靠确切可靠的电焊作业史、质优的 X 线胸片和症状、体征、肺功能测定及实验室检查。电焊工尘肺 X 线诊断应根据职业性尘肺诊断的标准进行。在诊断时要注意与矽肺、播散性肺结核、结节病等鉴别。临床诊断中比较常见的是将电焊工尘肺误诊为粟粒性肺结核，部分研究也有报道，熟悉相关疾病的临床特点及影像学表现有利于提高表现为弥漫性结节影的肺部疾病的诊断准确性，注重职业史有利于减少尘肺的漏诊，误诊。

第三十六章　铸工尘肺

第一节　概述

铸工尘肺（founder's pneumoconiosis）是指铸造从业工人在生产过程中长期吸入成分复杂但二氧化硅含量很低的粉尘，如黏土、石墨、煤粉、石灰石和滑石粉等混合性粉尘，并在肺内滞留而引起以肺组织弥漫性纤维化改变为主的全身性疾病。铸工尘肺已成为危害铸造工人身体健康的严重职业病。

铸造行业包括铸钢、铸铁及铸有色合金件等，制造过程中根据需要加入不同的型砂，因此游离二氧化硅的含量各不相同。另外还需加入石英砂、耐火泥、煤粉等，铸铁及有色合金时需要加入石墨粉及滑石粉。因此在生产过程中产生的粉尘成分及比例也各不相同，铸工尘肺也是一种混合性尘肺。不同工种接触的粉尘区别较大，如清砂工种的铸工尘肺发病率最高，而砂型铸造工的发病率则较低。一般铸工尘肺发病缓慢，研究显示发病工龄在 15 年以上，但呈进行性加重，即使脱离尘源病情也会进展，这会给个人、家庭及社会带来很大的负担，因此防治很重要。

铸造生产原料中，石英砂中二氧化硅含量高，黏土则主要为硅酸盐，因此配砂和清砂的工人接触的为游离二氧化硅粉尘，主要罹患矽肺，而砂型铸造工人虽然接触型砂中二氧化硅含量很高，一般高于 60%以上，但却不表现为矽肺，吸入的粉尘主要是硅酸盐粉尘，还含有少量的石墨、煤粉、石灰石和滑石粉等。主要原因是砂型铸造时需要将砂和黏土加入水混合搅拌，都是湿料，有时干砂型的加水量还超过湿砂型，砂颗粒较大，一般都在 0.1～0.8mm，少量特细砂的规格也是在 0.05～0.08mm，不易飘浮起来。而型砂中的黏土颗粒小（一般都在 0.01mm 以下），陶土更细（可达到 0.1μm），这样高分散度的粉尘极易飘浮在空气中。在砂型表面上的涂料如石墨粉，比重轻，颗粒微细，工人又常用毛刷或直接用口吹拂砂型表面的涂料，其容易飘散在空气中。当然，如果型砂铸造工人与配砂、打箱和清砂工人在同一作业环境中劳动，砂型铸造工人所患的尘肺应为矽肺。在铸造工艺中，有时也会应用石棉（温石棉），应注意石棉对铸造工人的危害。

第二节　病理改变

关于铸工尘肺的病理改变，虽然国外早有报道，但为数不多，国内报道也很少。国内王明贵等报告了16例铸工尘肺的病理分析，大体标本上，肺的表面和切面均可见尘斑，大小不等，直径为0.2～0.5cm，呈星芒状，双肺中、下野比较明显，尘斑会随病情进展不断增多，朝上肺野扩展，发展为不可逆的，严重者遍布全肺，少数可互相融合成块影。肺气肿为弥漫性小叶中心型或大泡性，肺呈蜂窝状，小叶间隔增厚。肺门淋巴结不同程度肿大，黑色，质地较软，未见结节样改变。铸钢工人淋巴结质地稍硬，出现灰白色纤维化病变。镜下见粉尘颗粒在呼吸性细支气管、肺泡及小血管周围大量分布，巨噬细胞吞噬尘粒后形成尘细胞，尘细胞及周围的胶原纤维形成尘纤维灶，肺泡腔内则含有大量粉尘及尘细胞，在尘纤维灶周围常伴有小叶中心型肺气肿，粉尘沉着引起呼吸性细支气管及所属肺泡发生扩张，严重时肺组织正常结构完全被破坏，个别病例出现蜂窝样改变。有时可看到肺泡呈轻度坏死改变。肺门淋巴结内大量黑色粉尘沉着，纤维化程度不一。

第三节　临床表现

铸工尘肺发病缓慢，早期常无自觉症状，随着病变进展，可出现胸闷、轻微胸痛、咳嗽、气促等症状，在劳动时加重。病变初期肺功能多正常，以后逐渐出现阻塞性或以阻塞性为主的通气功能障碍。未合并支气管和肺疾病者，通气功能障碍一般较轻微。当合并慢性支气管炎、肺气肿、肺结核、气胸、肺源性心脏病、呼吸衰竭时可出现相应的临床症状。

第四节　影像学表现

一、X线表现

铸工尘肺为混合性粉尘所致，双肺结节密度也随接触粉尘成分、接触时间不同而不同，部分为浅淡密度结节，边界模糊，以t影为主（图36－1），部分则呈实性，边界较清（图36－2）。

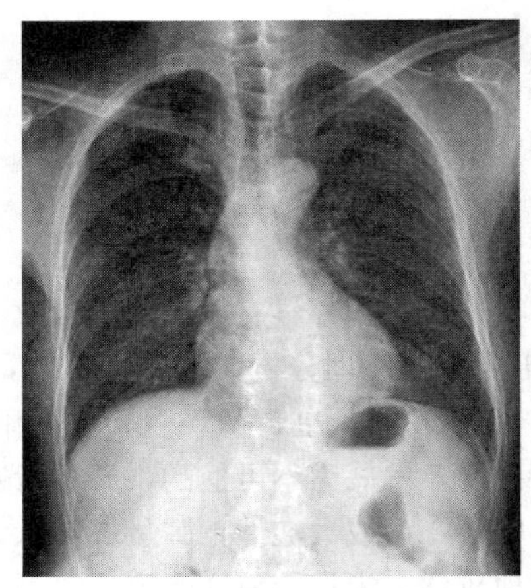

图 36－1　高千伏胸片（1）

注：职业史，铸工接尘 11 年。双肺弥漫多发小结节影，边界模糊，密度较淡。

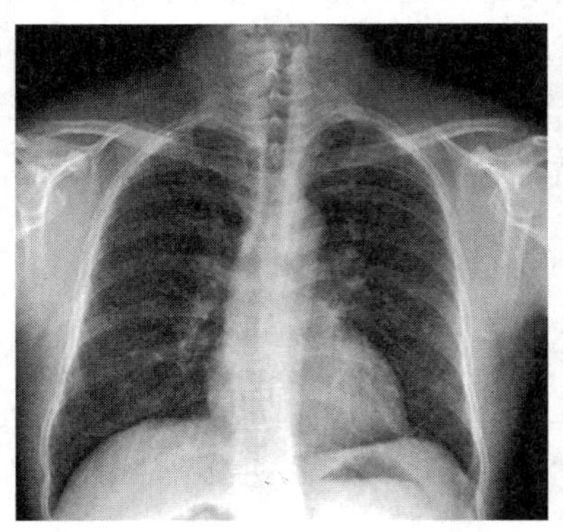

图 36－2　高千伏胸片（2）

注：职业史，铸工接尘 5 年。双肺弥漫多发小结节影，双肺上野较明显，边界较清。

随着病变进展，不规则形小阴影逐渐增多，密度增高，逐渐向中、上肺野发展，多形成粗网状或蜂窝状。圆形小阴影也逐渐增多增浓，形成 t/p 或 s/p 等以不规则形小阴影为主的混合形小阴影（图 36－3），部分病人可出现大阴影，呈块状、长条状，多位于中、上肺野，周围见不同程度的肺气肿（图 36－4）。铸工尘肺常合并肺气肿，肋间隙增宽，心影狭长。肺门增大、模糊、结构紊乱。部分胸膜增厚粘连。在作业过程中吸入的粉尘如含有石棉尘，则有可能看到胸膜斑及石棉肺样改变。

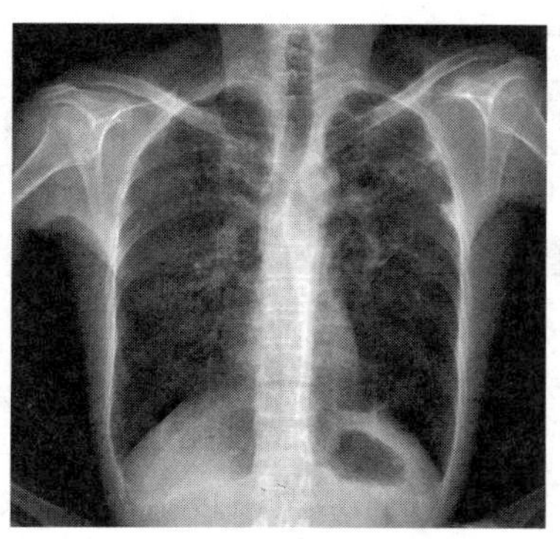

图 36－3　高千伏胸片（3）

注：职业史，铸工接尘 13 年。双肺弥漫多发小结节影，双肺中、上野较明显，部分呈稍大阴影，周围见条索影，双肺门牵拉上移，左侧胸膜增厚。

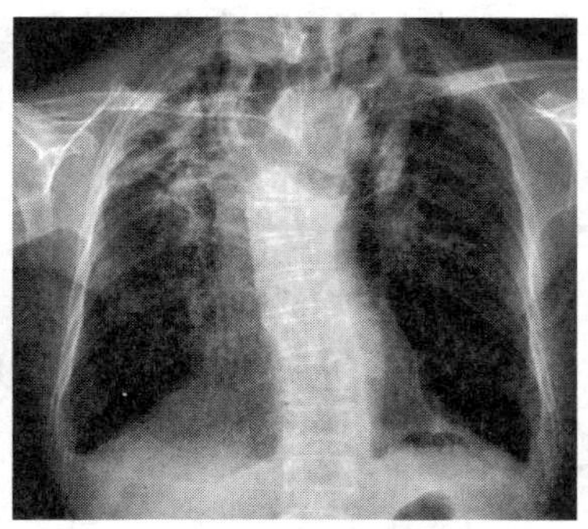

图 36－4　高千伏胸片（4）

注：职业史，铸工接尘 25 年。双肺气肿，中、上野见融合大阴影，呈块状、长条状，周围多发条索影，气管牵拉右移，心影垂位。肺门增大、模糊、结构紊乱，部分胸膜增厚粘连。

二、CT 表现

高分辨率 CT 相对于 X 线胸片能看到更多细微结构。与 X 线胸片相似，部分铸工尘肺 CT 上双肺可见多发浅淡结节，直径为 0.2～0.4cm（图 36－5），部分则呈实性，边界较清，中、上肺叶较明显（图 36－6）。

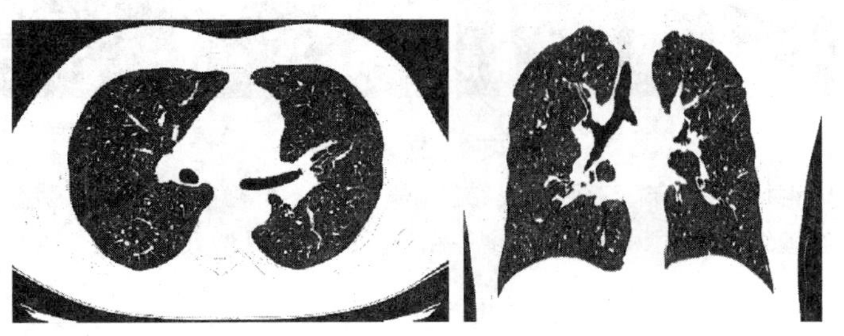

图 36－5　CT 表现（1）

注：职业史，铸工接尘 7 年。双肺多发小结节，密度浅。

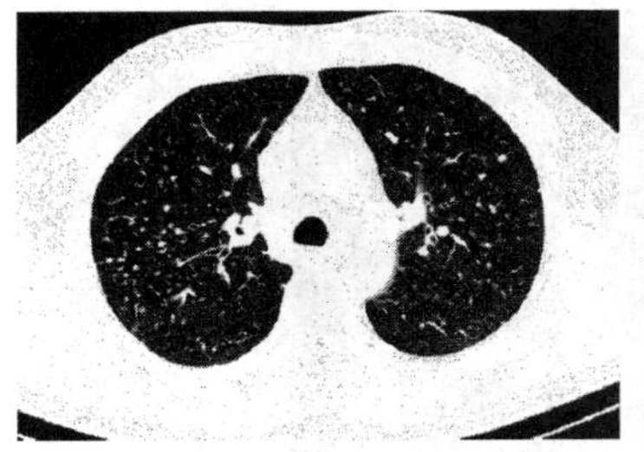
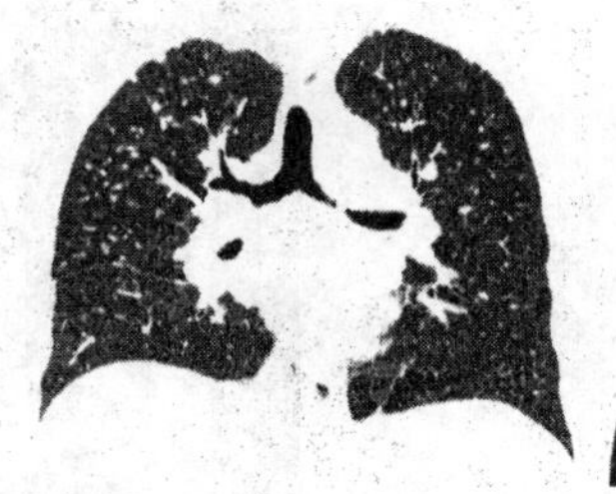

图 36－6　CT 表现（2）

注：职业史，铸工接尘 9 年。双肺多发小结节，边界较清；冠状面示双肺中、上叶较明显。

随着病变进展，部分可表现为小叶间隔增厚，胸膜下多发蜂窝状改变，双肺气肿征象（图 36－7），少数病例融合成不规则大块状，灶周气肿。纵隔及肺门淋巴结增大，铸钢工人淋巴结密度较高（图 36－8），胸膜可增厚粘连。铸工尘肺合并肺结核时可出现结节或大阴影内不规则空洞，实验室检查可确诊。部分研究显示，铸工尘肺病人肺癌的发病率较高，因此在诊断中应注意鉴别肺癌与尘肺结节或融合病灶（图 36－9），认识其特征，减少误诊、漏诊。

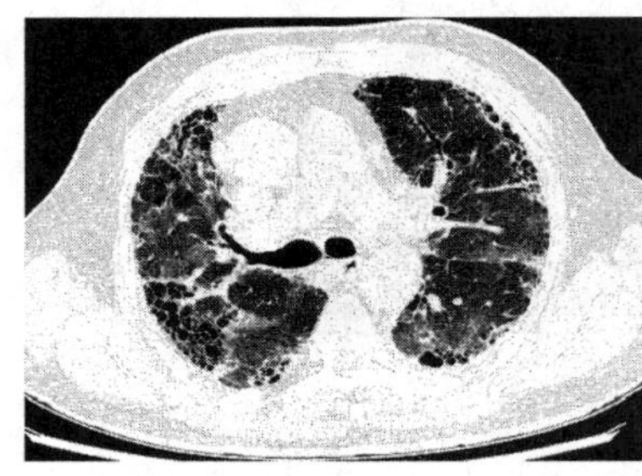
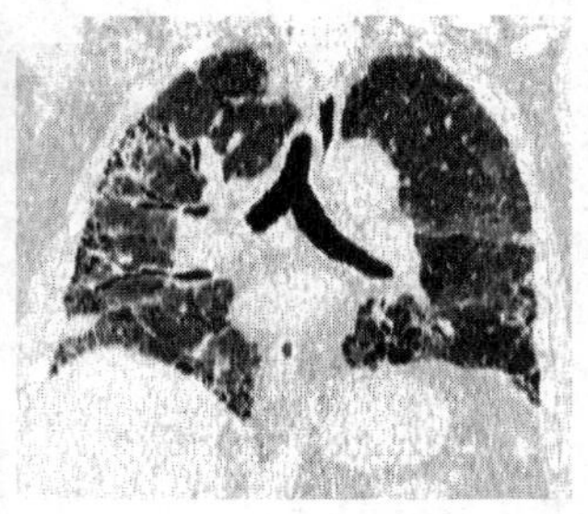

图 36－7　CT 表现（3）

注：职业史，铸工接尘 25 年。双肺间质改变，胸膜下部分呈蜂窝状改变，周围见片状磨玻璃影。

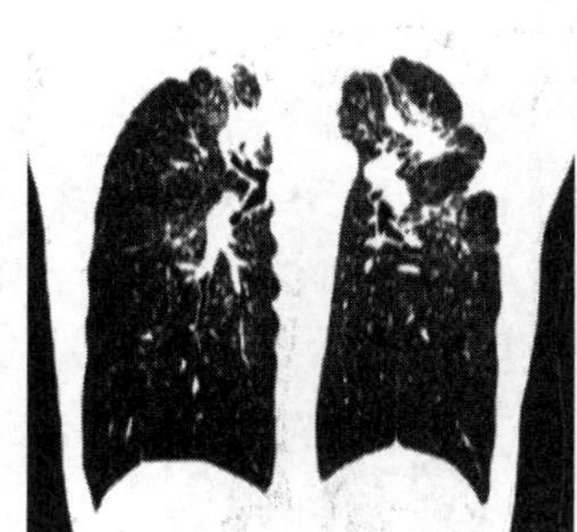
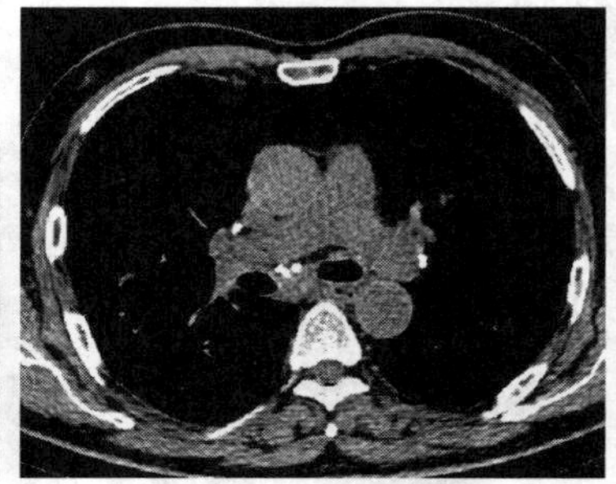

图 36－8　CT 表现（4）

注：职业史，铸钢接尘 16 年。双肺多发结节影，双肺上叶融合成不规则稍高密度大块影，周围见条索影，周围肺纹理结构紊乱，邻近胸膜增厚粘连，纵隔可见增大淋巴结，内见钙化。

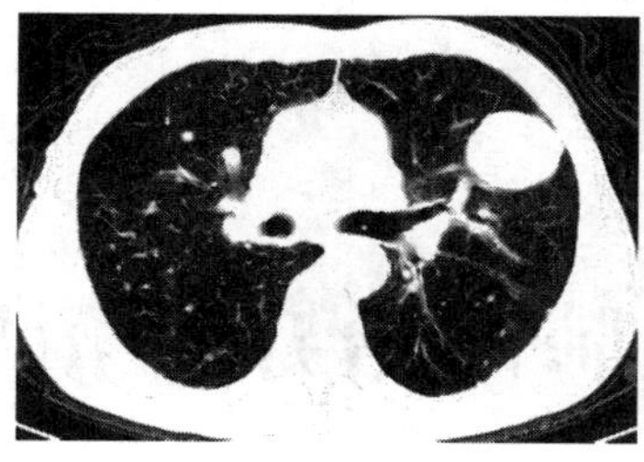
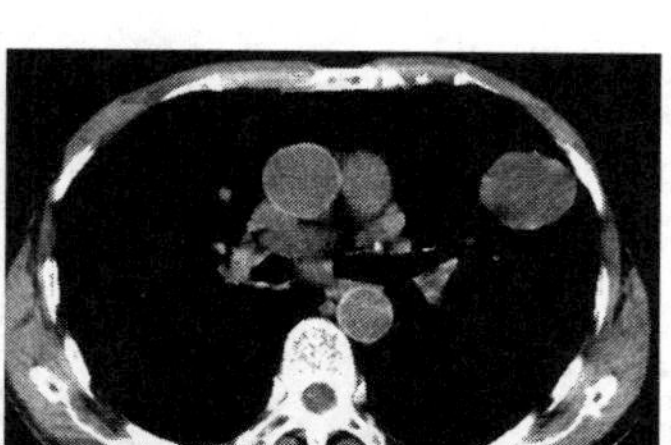

图 36－9　CT 表现（5）

注：职业史，铸工接尘 7 年。肺窗见双肺多发小结节影，左肺上叶见类圆形肿块，边界较清，纵隔窗可见肿块呈软组织密度影，穿刺证实为肺腺癌。

第五节　诊断和鉴别诊断

铸工尘肺的诊断并不困难。与其他尘肺诊断相似，铸工尘肺的诊断依据为详尽可靠的相关粉尘职业接触史、有关的职业流行病学资料、符合要求的 X 线胸片以及必要的临床资料。依据 X 线胸片小阴影的密集度和分布范围、有无大阴影，对照标准片，确定尘肺的分期。临床中还要与肺结核、特发性弥漫性肺组织纤维化、肺含铁血黄素沉着症、肺泡微石症、外源性过敏性肺泡炎、结节病等鉴别，应结合职业病史、临床特征及实验室检查加以鉴别。

第三十七章 尘肺的治疗和预防

一、治疗

目前尘肺尚无特效的治疗方法，应早期诊断、早期治疗、早期康复，控制或延缓病变进展，预防和治疗各种并发症，提高病人生活质量及延长病人寿命。

（一）健康教育

尘肺是慢性进展性疾病，开展心理支持，让病人对疾病有正确的认识，以积极的心态对待疾病，保持乐观健康的情绪。改变病人不良的生活习惯（如戒烟等），改善生活环境（如及时脱离粉尘作业，避免生活性粉尘的接触等）。积极进行康复锻炼，改善肺功能，以保持正常的生活质量和健全的社会活动能力。保持呼吸道通畅，指导病人正确咳嗽、咳痰。对病人进行药物治疗相关指导，嘱病人定期复查及随访，尽早发现及治疗相关并发症。

（二）支持治疗

合理搭配营养，选择富含优质蛋白质且易消化的饮食，适当增加维生素的摄入，急性期或存在合并症时应注意休息，病情好转后应适当进行锻炼，增强免疫力。

（三）氧疗

氧疗能提高病人体内动脉氧分压（PaO_2），增加组织供氧，改善心肺功能，尘肺病人如出现呼吸困难等缺氧表现，可考虑氧疗。当 PaO_2 小于或等于 55mmHg/动脉氧饱和度（SaO_2）小于或等于 88%（伴或者不伴有高碳酸血症）或者 PaO_2 55～60mmHg/SaO_2 小于 89%，并有肺动脉高压、心力衰竭所致水肿或红细胞增多症（血细胞比容大于 0.55）时，可考虑长期家庭氧疗。

（四）药物治疗

1. 根据症状及病情选择合适的止咳祛痰、解痉平喘药物。常用的止咳药物有右美沙芬、可待因等，祛痰药物有氨溴索、溴己新、N－乙酰半胱氨酸、福多司坦等，平喘药物包括 β2 受体激动剂、茶碱类、抗胆碱能药物、糖皮质激素等。

2. 目前用于尘肺治疗的相对特异性的药物主要有矽肺宁、汉防己甲素、黄根片等，可以改善症状，延缓肺组织纤维化进展。对于吡非尼酮等药物在尘肺肺组织纤维化中的治疗效果，需要更多的临床研究。

3. 中医药很早就有对尘肺的记载，近年来对于中成药治疗尘肺的研究也越来越多，单味中药如黄芪、桔梗、苦参素等，中药复合制剂如参麦注射液、疏血通注射液等。而且中医学辨认论治，对不同类型、不同期别的尘肺病人采用不用的治疗方案，为尘肺的治疗带来新的前景。

（五）肺灌洗治疗

肺灌洗治疗为一种针对病因的治疗方案，是药物不能代替的。通过向肺内灌注无菌生理盐水，不仅可以清除肺泡内残留的游离粉尘，还可清除气道炎症分泌物等有害物质。大量研究表明，肺灌洗治疗安全有效，术后病人症状好转，肺功能指标改善，生活质量提高，疾病进展延缓，再住院率降低。但是要根据病人年龄、尘肺的期别、肺功能情况及有无合并症等选择合适的肺灌洗方式，对于早期尘肺病人，若肺功能受损不明显，可选择双肺大容量肺灌洗，对于晚期尘肺或有合并症者，可考虑进行纤维支气管镜下小容量肺叶灌洗。

（六）合并症的处理

尘肺病人易合并呼吸道感染、肺结核、气胸、慢性阻塞性肺疾病、慢性肺源性心脏病、呼吸衰竭、心力衰竭等多种病症，这是病情进展及死亡的主要原因。及时有效地治疗合并症，可以改善预后，具体治疗详见各章节。

（七）康复治疗

有效的呼吸康复训练可改善病人肺功能，减轻劳力性呼吸困难等症状，提高病人生活质量。呼吸康复训练包括呼吸控制训练、呼吸肌训练、胸廓放松训练等。应先对病人进行评估再选择适合的呼吸康复训练方法。呼吸康复训练应因人而异、循序渐进，以不感到疲劳为准，建议早期介入、长期维持。

（八）肺移植

肺移植是终末期肺病病人有效的治疗手段，但是由于供体短缺、手术费用及风险高、移植术后并发症等因素的限制，其在尘肺的治疗中尚未大规模开展。

二、预防

（一）一级预防

源头上的二氧化硅暴露控制，如材料替代、工艺和设备的改进、湿法、二氧化硅警告标志、工作实践中控制二氧化硅粉尘排放或传播、隔离源头或工人、封闭、水喷雾、局部排气通风、一般通风系统、封闭式驾驶室、送风系统、在工人层面控制硅尘工作实践的培训和教育，以及加强个人防护，促进健康。

（二）二级预防

工作环境监测二氧化硅粉尘浓度；评估健康风险；接触二氧化硅粉尘的工人定期进行健康检查，如胸部X线检查；开展早期疾病检测；研究早期阶段矽肺的生物标志物。

（三）三级预防

远离二氧化硅场所，预防合并症，修改工作流程。

应在工作开始前评估接触二氧化硅的可能性，尤其是在以前有过矽肺报告的行业。所有接触二氧化硅的行业都应定期监测可吸入二氧化硅粉尘。可吸入二氧化硅粉尘可由旋风除尘器或冲击式粉尘采样器收集。可吸入的游离二氧化硅粉尘可以通过Talvie法、红外分光光度法或X线衍射法进行评估。每个样品的检测限范围为5～10μg，但在低过滤负载（小于30μg）下准确度较差，通常在空气中结晶二氧化硅浓度与规定值相似时收集。

通过针对源头、传播途径和工人的各种措施避免或控制二氧化硅暴露是预防矽肺的主要方法。源头控制可以是禁止喷砂，并用金属砂代替喷砂，这在大多数发达国家已实施。当源头控制不可行或不充分时，应采取其他措施来隔离或捕获粉尘并引入清洁空气，以防止工人接触有害的二氧化硅粉尘。工程控制是最常用的方法。研究表明，其在发达国家和发展中国家都具有成本-效益。自动化技术如自动码垛机、装袋机、可编程逻辑控制器和计算机软件监控设备，可能是防止工作场所暴露的最佳方法。实施这些控制技术后，良好的内务管理实践和定期维护是必不可少的。对于粉尘含量高的工作场所，可以采取行政措施，如缩短工作时间或轮换工作。个人防护设备（如呼吸器）对于短期任务很有用。然而，它在粉尘浓度高的工作场所可能并不完全有效，应该是常规保护的最后手段。美国国家职业安全与健康研究所建议使用带有良好过滤器（N95口罩或更好）的半面罩微粒呼吸器。

除了有关矽肺症状的教育，定期的医学评估可能会在疾病发展到晚期之前发现对工人健康的不利影响。评估通常包括呼吸问卷、体格检查、胸部X线片和肺活量测定，但这些都没有通用的标准。

世界卫生组织（WHO）建议每2～5年进行一次常规评估，最好是对暴露于二氧化硅粉尘的工人终身进行评估。美国职业与环境医学学会建议在暴露前（基线）和暴露1年后进行测试，然后在前10年中每3年进行一次测试，之后每2年进行一次。可吸入的二氧化硅浓度低于0.05mg/m^{3}时，德国社会事故保险职业安全与健康研究所建议每3年进行一次检查。早期疾病的生物标志物可能有助于预防工作和临床诊断。尽管一些生物标志物在实验中已经取得了可喜的结果，但没有一个被完全验证可用于临床。

当新的矽肺病例发生时，应对工作场所的二氧化硅暴露和控制措施进行彻底评估。除了新病例的报告，职业健康医生或卫生员应定期分析行业或工厂中所有暴露工人的健康记录，并评估预防效果。职业卫生和健康记录也应妥善保存，以便根据各种暴露情况计算发病率和进行潜伏期结核病筛查。在高发地区定期进行胸部X线检查。

尘肺常见合并症的临床、影像学诊断及治疗

第三十八章　尘肺合并肺结核

肺结核是一种常见的慢性肺内传染性疾病，致病菌为牛型、人型结核分枝杆菌。从20世纪80年代中期开始，结核病表现出全球化蔓延的趋势，人类免疫缺陷病毒（HIV）的广泛传播、不合理用药导致多重耐药结核的流行。人口爆发及人口迁移等因素导致结核病在诸多国家及地区失控。结核病在我国呈现中青年患病、感染率高、耐药性强的特征。尘肺病人由于免疫力下降及气道黏膜损伤，更易受结核分枝杆菌感染而发病。

第一节　肺结核概述

一、肺结核的病理生理机制

肺结核的病原学类型属于迟发型变态反应（Ⅳ型）。

1. Ⅳ型变态反应是由特异性致敏效应T细胞介导的。该类型反应局部炎症变化出现迟缓，高峰反应于接触抗原24～48小时后才出现，因而称迟发型变态反应。

2. T细胞在机体首次接触抗原后即转化为致敏淋巴细胞，机体随即进入过敏状态。当机体再次接触相同抗原时，致敏T细胞识别抗原后发生分化、增殖，随后淋巴因子释放并吸引、聚集形成以单核细胞浸润为主的炎症反应，严重者引起组织坏死。

3. 补体未参与任何发病过程。

二、肺结核的病理表现

（一）渗出性病变

其表现为纤维素性或浆液性炎症，病变区肺组织充血水肿，肺泡腔内有纤维蛋白渗出，以单核细胞、淋巴细胞和中性粒细胞浸润为主，可有少许多核巨细胞和类上皮细胞；在机体免疫力较弱或病变早期、菌体毒力强且菌量少、机体变态反应强等情况下发生。其进一步转归包括进展恶化、吸收好转或残留纤维化病变。

（二）增殖性病变

增殖性病变由渗出性病变转化而来，未吸收的渗出性病变很快产生结核性肉芽肿，其中心为干酪性坏死，外围是朗汉斯巨细胞及类上皮细胞，最外围为淋巴细胞。多在机体免疫力强、进入机体菌量少且毒力较低、对结核分枝杆菌存在基础免疫力等情况下发生。其表现为经正规抗结核药物治疗后或人体免疫力增强时，结核分枝杆菌被控制、消灭，增殖性病变可进一步吸收消失，亦可发生纤维化、纤维包裹或钙化。

（三）变质性病变

变质性病变多由渗出性病变或增殖性病变进展而来。病变迅速发展、相互融合而致干酪化，随即形成分布于肺段或肺叶的干酪性肺炎，主要表现为结核分枝杆菌增殖，病灶增大、溶解、液化及空洞形成，亦可经血行播散至肺内和全身，或经支气管播散到肺内。干酪性病变只有经钙化才能愈合。

三、肺结核的分型

（一）原发型肺结核（Ⅰ型）

1. 原发综合征：机体首次感染结核分枝杆菌而引起的肺结核，好发于儿童，青少年少见。

X线征象：肺内原发灶（原发浸润）＋淋巴管炎（引流淋巴管）＋淋巴结炎症（纵隔及肺门肿大淋巴结），典型征象为“哑铃状”双极改变，但很少见。

2. 胸内淋巴结结核：在肺内原发灶全部吸收后，以纵隔或双肺门淋巴结肿大为主要征象。

（1）炎症型：在淋巴结肿大的基础上发生周围组织炎性渗出及浸润，肺门影增粗，边界不清。

（2）结节型：周围组织炎性渗出吸收后，在肺门淋巴结周围包绕一层结缔组织，典型表现为肺门区肿块影，呈圆形或类圆形，边界清楚。

（3）可相互转化，愈合后常有钙化残留。干酪性病灶可破溃进入支气管或血管引起支气管和血行播散。肿大的淋巴结如果压迫支气管导致上叶和中叶肺组织不张，称为“中叶综合征”。

（二）血行播散型肺结核（Ⅱ型）

1. 急性血行播散型肺结核（急性粟粒性肺结核）。

（1）早期出现磨玻璃样密度增高影，双肺纹理显示不清。

（2）10天左右呈散在粟粒样病变，大小为1～2mm，呈圆形。其特征是“三均匀”，即大小均匀、分布均匀、密度均匀。

（3）上述粟粒样病变大多于10个月左右吸收。

2. 亚急性或慢性血行播散型肺结核。

(1) 特点为大小、分布、密度三不均匀，病灶可部分融合。

(2) 散在斑片状渗出或增殖性病变。

(3) 多发粟粒状或结节影。

(4) 可出现斑片状钙化。

(5) 小空洞影可出现在部分病灶中。

(三) 继发型肺结核（Ⅲ型）

1. 浸润型肺结核：好发于成人，表现可多样化，分布以锁骨上下区多见，呈中心较高密度而边界模糊的致密阴影，同时可出现增殖、纤维化、空洞及钙化等表现，即多种病期同时存在。

2. 结核球：亦称结核瘤，为干酪样病灶被纤维组织包绕而形成，呈圆形或椭圆形致密影，一般为单发，2～3cm。密度多均匀，其内可含小空洞（裂隙状或半月形），也可出现点状或环状钙化灶。周围常伴卫星灶。

3. 干酪性肺炎：对结核分枝杆菌高度过敏者在机体免疫力极弱时可发生。

(1) 大叶性干酪性肺炎：实变影密度较高，呈肺段或肺叶性分布，高千伏胸片表现多发虫蚀样空洞。

(2) 小叶性干酪性肺炎：斑片状阴影呈两肺散在分布，可同时存在大叶性病灶。

4. 慢性纤维空洞性肺结核：由各型肺结核恶化、好转与稳定交替发展而来。病理特征：纤维厚壁空洞，少有气液平面，广泛纤维性变及支气管播散病灶组成病变的主体，可合并支气管扩张、肺气肿等。广泛或散在纤维条索状阴影，小结节病灶沿肺纹理分布。可合并支气管扩张，肺气肿，广泛胸膜增厚粘连等。

(四) 结核性胸膜炎（Ⅳ型）

病灶直接侵及或结核分枝杆菌经淋巴逆流致胸膜引起。

1. 干性胸膜炎：无明显渗液或仅有少量纤维素渗出，X线检查可无异常或仅有肋膈角变钝，活动受限。

2. 渗出性胸膜炎：X线检查为胸膜腔积液（液平面）、叶间积液（正侧位观察）、肺底积液（膈肌升高）或包裹性积液（正侧位观察，结合透视）。

(五) 肺外型结核（Ⅴ型）

肺外型结核指发生在肺外的结核病，如骨关节、肾、大脑组织、肠道等。

四、肺结核的转归

肺结核的转归取决于机体自身的免疫力及治疗方案，病情转好或进展并不是单向发生的，可有曲折反复。

1. 免疫力降低或治疗不当：干酪样坏死、液化、空洞形成、局部或全身播散（支气管、肺内、全身)。

2. 免疫力增强或治疗得当：吸收（完全吸收或残留纤维条索）、结核球、纤维化、钙化、空洞愈合（瘢痕性）、净化空洞等。

第二节 尘肺合并肺结核的发病机制及流行病学

一、尘肺合并肺结核的发病机制

尘肺合并肺结核为职业病科或临床呼吸内科多见的疾病，病人多为有长期粉尘接触史的职业人员，尤其是煤矿工人，其工作空间相对狭小，且地下空气潮湿，这是结核分枝杆菌适宜生长和繁殖的环境条件。病人可表现为咳嗽、咳痰、胸痛或呼吸困难，且症状反复；部分严重的病人可发生咯血、支气管炎和肺部感染等，致使其肺功能严重受损。尘肺与肺结核两者并存可能与以下因素相关。

（一）二氧化硅粉尘可增强结核分枝杆菌毒力

进入尘肺病人体内的结核菌素或结核分枝杆菌可以使体内细胞反应增强，导致尘肺病变加重。矽尘是一种长效的佐剂，结核病变的变态反应在矽尘佐剂的作用下快速增强，加速结核病变发展。另外，矽尘能促使体内巨噬细胞产生一种刺激成纤维细胞合成的胶原因子，亚致死量的矽尘减弱巨噬细胞抑制结核分枝杆菌生长的作用，因而暴露于亚致死量矽尘的尘肺合并肺结核病人体内结核分枝杆菌生长更迅速，并快速扩散到周围基质中，致使结核病进一步加重。

（二）结核分枝杆菌能活化肺泡巨噬细胞，加重尘肺进展

作为粉尘作用的主要靶细胞，肺泡巨噬细胞在尘肺的发生发展中起着极其重要的作用。巨噬细胞功能状态与尘肺的发生发展密切相关。处于活化状态的巨噬细胞对二氧化硅的吞噬最迅速，细胞自身溶酶体快速释放、崩解、死亡，从而促进尘肺的病理发展。

（三）尘肺的发生破坏了结核获得性免疫

肺结核是一种由细胞免疫所主导的变态反应性疾病，巨噬细胞为其效应细胞，反应细胞是 T 细胞。矽尘对巨噬细胞具有较强的细胞毒性作用，不仅可以使大部分巨噬细胞变性、坏死、崩解，而且使尘肺病人外周血液中 T 细胞数明显降低，导致进入机体的结核分枝杆菌不能被及时吞噬、消化和清除。矽尘在损坏单核细胞的细胞膜、细胞质、细胞核的同时，抑制肺组织和单核细胞中的琥珀酸脱氢酶（succinate dehydrogenase，SDH）活性，从而使结核分枝杆菌迅速大量繁殖。另外，受到矽尘进入机体后形成矽酸的影响，病

人血液的凝集力降低，抑制机体补体及抗体的形成，脂肪分解酶的活力也下降，使尘肺病人的免疫功能受到极大影响，从而促使结核分枝杆菌繁殖。

（四）尘肺使肺部血液循环和淋巴系统受损，影响免疫力

尘肺病人肺部发生弥漫性纤维化，导致肺部淋巴系统、毛细血管床受到相当程度的损坏，管壁增厚、变形，血管管腔狭窄甚至闭塞导致肺部血液循环受阻，供血量降低使得肺组织局部缺血，最终削弱了肺组织对结核分枝杆菌的免疫力。肺内淋巴系统广泛纤维化，淋巴道阻塞、破坏，具有重要免疫功能的淋巴系统未能正常发挥对抗入侵结核分枝杆菌的作用。

（五）尘肺病人全身免疫力下降

尘肺病人全身免疫力显著降低，为机体内潜在的结核分枝杆菌或肺部原有陈旧性结核病灶“复燃”奠定了基础。由此看来，尘肺和肺结核是相互促进的，尘肺可导致肺结核往难治性耐多药肺结核方向发展。尘肺合并肺结核的早期而准确的诊断对临床治疗和疾病转归都十分重要。

二、尘肺合并肺结核的流行病学

众所周知，尘肺病人继发肺结核的风险增加。即使没有放射学证据表明矽肺的存在，接触二氧化硅也同样可以增加肺结核患病风险。除此之外，尘肺也会增加肺外结核病的患病风险，且患病风险不会因为停止接触含有结晶二氧化硅的粉尘而降低。尘肺也经常伴有非结核分枝杆菌的感染，其风险与矽肺的严重程度正相关。年龄、肺结核接触史、工种以及受教育程度等因素会影响尘肺合并肺结核的发生。矽肺是最容易并发肺结核的尘肺，发病年龄在60～69岁，这与高龄尘肺病人自身免疫力较弱有关。值得一提的是，工龄与尘肺合并肺结核发生率关系不大。尘肺的期别与尘肺合并肺结核发生率有较大关系，其中以叁期尘肺合并肺结核发生率最高，贰期、壹期尘肺依次递减。男女性别的差异对尘肺合并肺结核发生率没有影响。

尘肺合并肺结核的病灶范围以上肺野多见，其次是中、上肺野（中、上肺野同时发生），少数发生在下肺野，以肺叶区分，则右肺多于左肺。尘肺合并肺结核按形态学表现可分为四型。

1. 尘肺结核型：结核性病灶主要分布在双肺上野外，表现为渗出性、干酪样和纤维化病变等。

2. 尘肺结核结节型：双肺野可见在原尘肺基础上弥漫分布的大小及形态不一（直径范围为3～5mm）、密度不均匀的结节影，病变形态在短期内即可发生变化，病情进展迅速，因而常易误诊为细支气管肺泡癌或肺转移瘤等。

3. 尘肺结核空洞型：在不同时期即使同一病人身上形态也不相同，同一时期也可形成多发不同类型的空洞，一般以厚壁空洞为多，洞壁规整。空洞若发生于融合团块上，则早期表现为虫蚀样空洞，而后逐渐转换为干酪性厚壁空洞，一般形态欠规整，且

洞壁厚薄不均。

4. 尘肺融合团块型：由尘肺结核病变融合形成，融合团块促使叁期尘肺典型的“八字征 ”丧失。

第三节　尘肺合并肺结核的临床特征及表现

一、尘肺合并肺结核的临床特征

尘肺合并肺结核的临床症状和体征受尘肺的发展程度、结核病变的临床类型和范围以及病人自身的基础疾病、并发症的影响极大。病人的临床症状和体征可随着尘肺和结核的变化得到缓解或进展。其中，反复咯血和发热是肺结核活动进展的临床标志。

尘肺合并肺结核病人往往有多重自身基础疾病、并发症。其中以肺气肿并发率最高，然后依次为肺源性心脏病、自发性气胸。咯血窒息是尘肺合并肺结核病人死亡率最高的并发症。因此，缓解尘肺合并肺结核病人的临床症状、降低其死亡风险的重要一环是积极治疗和控制病人自身基础疾病，预防并发症的发生。

痰培养是结核病诊断的重要标准之一，然而尘肺合并肺结核病人的痰结核分枝杆菌阳性率低于单纯肺结核病人。其原因是尘肺合并肺结核病人中，尘肺组织纤维化包绕结核病灶，致使结核分枝杆菌不能由支气管进入痰液或进入的结核分枝杆菌量极少。由此，在临床工作中，尘肺合并肺结核的诊断应该以多种诊断方式综合分析。

尘肺合并肺结核不仅加速尘肺的进展，而且促进结核病的发展，二者同时存在并相互促进。

尘肺合并肺结核病人的抗结核治疗效果要比单纯肺结核病人差很多。其原因一方面是尘肺合并肺结核病人同时存在两种破坏性极强的病原体，这种复合病理过程交织，而结核病灶周围又被大量纤维化包绕，尤其是尘肺合并肺结核病变中心的血管被尘肺组织纤维化包绕，极大地限制了抗结核药物经血管进入病灶中心发挥作用。另一方面，药物与机体巨噬细胞的协同作用是尘肺合并肺结核治疗的重要影响因素，受粉尘和结核分枝杆菌的双重作用，尘肺合并肺结核病人体内巨噬细胞严重受损，导致全身免疫功能显著降低，因此抗结核药物难以在体内发挥正常的药理作用。

二、尘肺合并肺结核的临床表现

1. 局部症状：肺结核最常见的临床症状为咳嗽、咳痰，有空洞形成的病人，痰量增多。当合并细菌感染时，痰液可为脓痰。有 1/3～1/2 的病人表现出咯血，咯血量多少不一，但多数病人咯血量少，偶有个别病人为大咯血。此外，部分病人亦可伴有呼吸困难、胸痛等症状。其中呼吸困难出现在大量胸膜腔积液和干酪性肺炎病人。

2. 全身症状：发热最常见，且多为午后低热，部分病人有盗汗、乏力、食欲不佳和体重减轻等。

3. 体征：取决于结核病变的性质及范围。病变范围较小时，可不表现任何体征；叩诊浊音、听诊闻及支气管呼吸音和细湿啰音、触觉语颤增强等肺实变体征可出现在渗出性病变范围大者或干酪样坏死者。存在较大空洞性病变者也可闻及支气管呼吸音。结核性胸膜炎可表现胸膜腔积液体征。

第四节　尘肺合并肺结核的诊断和鉴别诊断

一、尘肺合并肺结核的诊断

诊断尘肺合并肺结核，应根据实验室检查、免疫学、痰菌、镜检、病理学和影像学检查的结果综合分析，痰菌阳性是诊断肺结核最可靠的依据。

（一）痰细菌学检测

1. 涂片法。

目前，临床常用的方法仍然为萋－尼氏染色镜检。干燥箱烘烤灭菌法以其省时、省力且阳性率高等优势，特别适用于检测标本量较大的试验。此外，离心沉淀物涂片先经过高压灭菌后再行萋－尼氏染色镜检，也是提高结核分枝杆菌阳性率的有效途径。同时，紫外线辐照法也有一定的优点，它避免了气溶胶对人体的伤害，不过耗时较长的缺点也同样明显。随着新技术的研究和发展，发光二极管荧光显微镜除对技术人员的亲和性极佳外，相比普通光学显微镜和普通荧光显微镜，其在阳性率和检出时间方面优势明显，具有进一步推广使用的价值。

2. 结核分枝杆菌培养。

药物敏感性试验、耐药监测和疾病确诊等是结核分枝杆菌培养的主要用途。相较于痰涂片抗酸染色检查，结核分枝杆菌培养检查的阳性率明显提高，其缺点是倍增时间长(18～24 小时)，因此提高结核分枝杆菌的培养速度成为近年来相关领域的研究热点。其他成熟的培养技术如下。

（1）改良罗氏培养法：以简单易行的优点成为固体培养基的代表。

（2）液体培养法：优势是速度快，但是对检测仪器有严格要求。现行有效的液体培养系统包括 Bact/ALERT3D 系统及 BACTEC MUIT960 系统。

（二）血清学检测

1. 抗原－抗体检测。

研究最多的检测类型有 MPT53、MPT63、MPT64 和 ESAT－6CFP10 等。这种检测具有检测时间短、适用于取痰比较困难的病人、可用于肺外结核的检测等优势。缺点也同样明显，如这些蛋白特异度差、灵敏度不高等，即使检验结果阳性也不能完全反映病人的真实情况，因而在临床上结果采信度不高。不过随着相关研究技术的发展，酶联免疫法用于检测结核分枝杆菌分泌性酸性磷酸酶（TI3－SA）蛋白抗体日益推广，不仅检测结构特异度相对较高，而且其操作简易、快捷，价格也便宜。

2. 腺苷脱氨酶检测。

腺苷脱氨酶（adenosine deaminse，ADA）是嘌呤分解代谢过程中产生的一种重要酶类，广泛存在于人体各种细胞及体液中。在机体的细胞免疫中，T 细胞作为适应性免疫细胞，发挥着重要的作用。T 细胞依据功能主要分为 CD4＋T 细胞和 CD8＋细胞。CD4＋T 细胞为辅助性 T 细胞，通过识别抗原参与 B 细胞、巨噬细胞、NK 细胞和细胞毒性 T 细胞的激活，进而发挥免疫应答作用。CD8＋T 细胞的免疫反应则是通过自身杀伤性及释放一些效应因子发挥作用，清除病变细胞。ADA 是活动性肺结核辅助性 T 细胞 CD4 的一种标志物。ADA 在 T 细胞的发育和分化、单核细胞成熟和转化为巨噬细胞的过程中均发挥着极其重要的作用，其活性与免疫功能密切相关。尘肺病人免疫细胞会延缓肺部纤维化并加速炎症消退。尘肺病人免疫系统调节功能存在缺陷。在肺结核病人体内，T 细胞吞噬结核分枝杆菌后被破坏，大量 ADA 释放入血，因此尘肺合并肺结核病人血中 CD4＋T 细胞和 CD8＋T 细胞计数都明显降低，但 ADA 水平却明显升高。

（三）免疫学检测

1. γ 干扰素释放试验（interferon-gamma release assay，IGRA）。

γ 干扰素（inetrferon－γ，INF－γ）释放试验在结核潜伏感染的诊断方面有独特的价值，其诊断特异度和灵敏度均可达 90％以上。其基本原理是机体在初次感染结核分枝杆菌后激活体内的特异性效应 T 细胞，当机体再次接受结核分枝杆菌特异性抗原的刺激后，会分泌及释放 INF－γ 产生作用。目前 IGRA 已经被验证并广泛推广使用。

2. 白细胞介素－6（interleukin－6，IL－6）检测。

IL－6 是一种生物效应及作用均极为广泛的促炎细胞因子，在促进肝细胞急性相蛋白合成，强化 NK 细胞、CTL 的杀伤效力，促进造血干细胞的增生分化，调节 B 细胞生长分化等方面存在不同程度的作用，对维持机体生理平衡至关重要且不可替代。此外，就临床而言，IL－6 不仅直接参与细胞分裂和重组的过程，还是活化的 T 细胞和成纤维细胞产生的重要淋巴因子。它可以通过促进 B 细胞前体转化为产生抗体的细胞，从而进一步催化原始骨髓细胞的成长及分化，最终增强机体 NK 细胞的裂解功能，这对于机体有着不言而喻的重要作用。对于尘肺病人而言，肺部巨噬细胞在病人自身免疫力减弱的情况下，再受到粉尘毒力作用，出现大量崩解和坏死。当尘肺合并肺结核时，由于肺结核的细胞免疫占据主导地位，被激活的肺巨噬细胞释放各种细胞因子并吞噬粉尘，作用于成纤维细胞和 T 细胞后导致其大量分泌 IL－6 等细胞因子，使其水平呈直线升高状态，因而临床上可将其升高趋势作为评价疾病进展的重要指标之一。

（四）病理学诊断

1. 肉眼观察。

尘肺合并肺结核者，切除的肺叶可见胸膜增厚粘连，肺表面及各切面见煤尘斑、类圆形或不规则形的煤矽结或矽结核结节，结节可呈灰黑色、灰白色及灰黄色或相间颜色，质地较硬。

2. 光学显微镜下观察，主要病理改变如下。

(1) 矽结核结节：结节外形可表现为多样性，结节中心多为干酪样坏死，或伴液化坏死，坏死物中可有胆固醇结晶、粉尘，外周多为致密的胶原纤维、淋巴细胞、粉尘、典型或不典型的朗汉斯巨细胞。即便在小的矽肺结节内也有坏死存在，一般外周仅有薄层的胶原纤维，结节可互相融合，外形为椭圆形或者不规则形。

(2) 块状纤维化：块状纤维化由结核性病灶与尘肺结节相互融合构成，外形一般不规则，其内坏死物较多，可见粉尘、钙化和胆固醇结晶，外周可有朗汉斯巨细胞。若巨大空洞形成，则空洞壁由煤尘及胶原纤维组成，壁内可见矽肺结节，壁的最内层为坏死物，外层由煤层、胶原纤维、少许朗汉斯巨细胞及淋巴细胞构成。

(3) 尘性弥漫性纤维化病变：同时存在尘性、结核性及非特异性纤维化。

(4) 肺引流区淋巴结。

(5) 胸膜胶原纤维明显增生，其中块状纤维化所对应的胸膜胶原纤维增生尤为显著，进而形成弥漫性纤维化。

(6) 抗酸染色可为阳性或者阴性。

(五) 影像学表现

1. X线影像学表现。

尘肺合并肺结核在X线胸片上的形态表现为多样性，其分型对临床治疗有极其重要的意义。当壹、贰期煤工尘肺合并早期肺结核时，结核病的形态基本不受尘肺的影响，一般仍出现在肺结核的好发部位（即上叶尖后段及下叶背段）。此时在X线胸片上可大致将尘肺与肺结核两种病变区别开来，这种病理类型称为分离型，即在双肺散在分布的粟粒状影或大小及密度不均的结节状影的基础上叠加有斑片状密度不均且边缘不清的致密影。随尘肺与结核病变进展，肺组织的破坏面积越来越大，尘肺病变与结核病灶融合在一起，这种病理类型称为结合型，此时在X线胸片上难以将两种疾病区分开来。病灶有其特异的X线影像学表现（或征象），分离型只是初期的一种形态学表现，经过长期动态观察，绝大部分分离型最终发展为结合型。

壹期尘肺病灶为粟粒影，早期多在双肺中、下野内、中带，肺尖及肋膈角区少见，而并存急性粟粒性肺结核时，从肺尖到肺底包括肋膈角区布满小粟粒状影，在原有尘肺病灶的肺野，病灶较密集，失去粟粒性肺结核的三均匀表现。并存慢性粟粒性及浸润型肺结核时，肺尖及锁骨下区、下叶背段有小点状、斑片状及大片状密度增高影，密度不均，边缘不清。贰期尘肺的小结节影两侧分布对称，密度上浓下淡，并存慢性粟粒性及浸润型肺结核时，两侧分布不一定对称，且肺尖及锁骨下区、下叶背段多见。叁期尘肺的团块状病灶其长轴与肋骨垂直，中、下肺野多并发肺气肿，并存肺结核的病灶多在肺尖、锁骨下区及下叶背段，而并发肺气肿者少见。

尘肺合并肺结核的X线胸片影像征象总结如下：

(1) 肺尖或锁骨下出现的斑片状密度不均匀或不对称的小片状阴影，或迅速出现于上肺野的浸润性病灶。

(2) 不对称的大片密度不均阴影，病灶与肺门引流支气管条索状阴影相连，使得同侧肺门位置上提，气管和纵隔向病侧移位。

(3) 团块状阴影在短时间内明显增大，外侧壁胸膜广泛增厚粘连，未见向心收缩，动态观察可见团块以横向为主向四周蔓延，团块阴影轮廓多数不清楚，有结节状卫星灶或斑片状阴影，周围无代偿性肺气肿征象。

(4) 动态X线胸片上表现为在之前已经确诊为结核病变的相应区域形成团块状阴影，或尘肺的融合团短期内形态多变，形成较大空洞且形态多不规则，伴同侧或对侧播散，病变进展迅速，肺组织破坏性改变、毁损严重。

(5) 出现胸膜腔积液（抽吸培养证实为结核性、渗出液）。

(6) 单纯性尘肺病变，短时间内双肺小结节样阴影明显增多，且临床出现高热、盗汗等中毒症状者要首先将尘肺合并粟粒性肺结核的诊断纳入考虑。

(7) 尘肺病人肺部出现异常阴影，通过经验性规则抗结核治疗半年以上，X线胸片复查显示肺部病变有明显吸收好转。

2. CT影像学表现。

胸部CT诊断尘肺合并肺结核的影像学依据与X线胸片一致。病变发生在双肺上叶尖后段和（或）下叶背段，病灶形态多变（斑片状阴影、结节、结核球、空洞等）是诊断肺结核的主要依据。胸部CT可以作为X线胸片的补充，可以观察到X线胸片未显示或显示不清的结核性支气管扩张、隐匿区域的结核病灶及结核性空洞等征象。胸部CT还可准确显示肺叶、肺段支气管壁狭窄增厚现象，从而避免支气管内膜结核漏诊。胸部CT在观察纵隔及双肺门淋巴结肿大时也要比X线胸片确切，CT增强扫描时淋巴结密度均匀或呈环状强化可辅助诊断淋巴结结核。因此，胸部CT在肺结核初期诊断、排查是否存在支气管内膜结核及X线胸片未发现的空洞型肺结核等方面均有重要意义（图38－1至图38－8）。

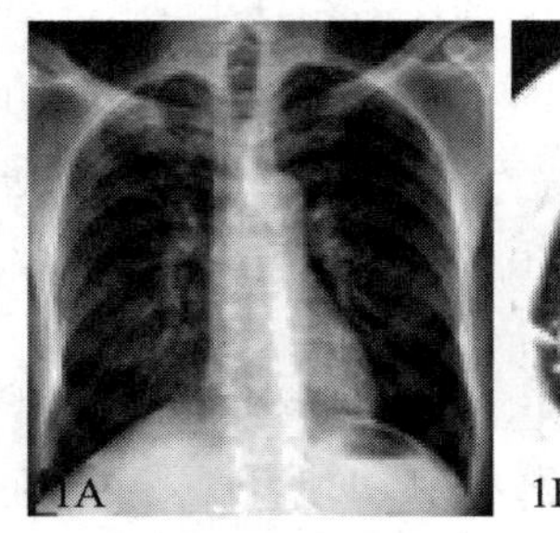

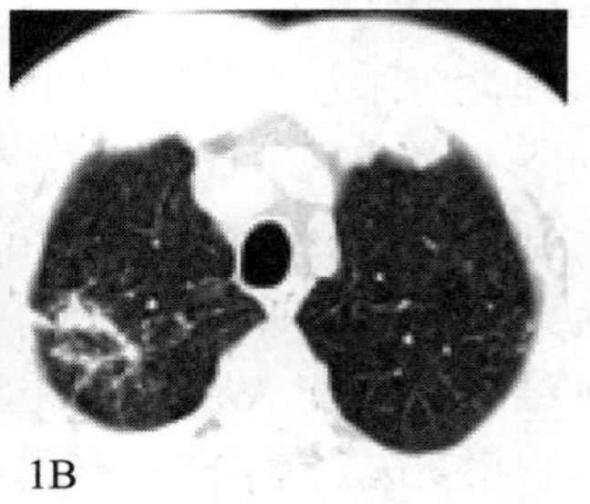

图38－1　采煤30年，诊断为壹期尘肺合并陈旧性肺结核（以纤维增殖灶为主）

胸部后前位X线示（1A）：双肺纹理增强，其间散在点状影；右肺上野见斑片状影、小结节影及纤维条影与肺门相连，肺门受牵拉上移，下肺纹理变直。

胸部高分辨率CT示（1B）：双肺纹理增多，双肺可见弥漫磨玻璃密度结节影，边界欠清楚，分布对称；右肺上叶内斑片状影、小结节影，边界较清楚。右上胸膜增厚粘连。

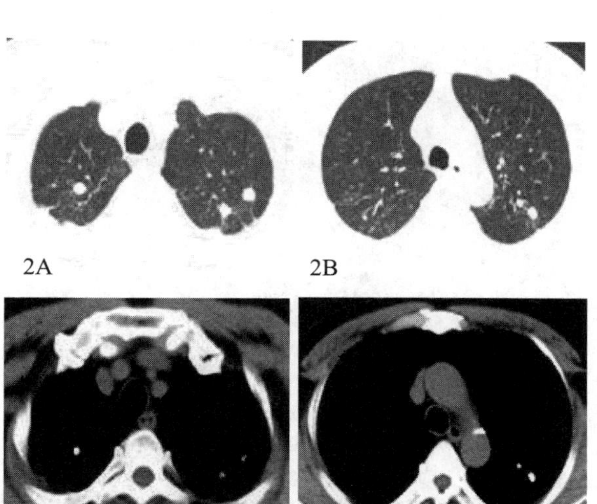

图 38－2　采煤 5 年，诊断壹期尘肺合并肺结核（纤维化及钙化灶为主）

胸部高分辨率 CT 示（2A～2D）：双肺纹理稍增多并见弥漫多发点状影，双肺散在结节状钙化灶、条索影、斑片状影及小结节影。

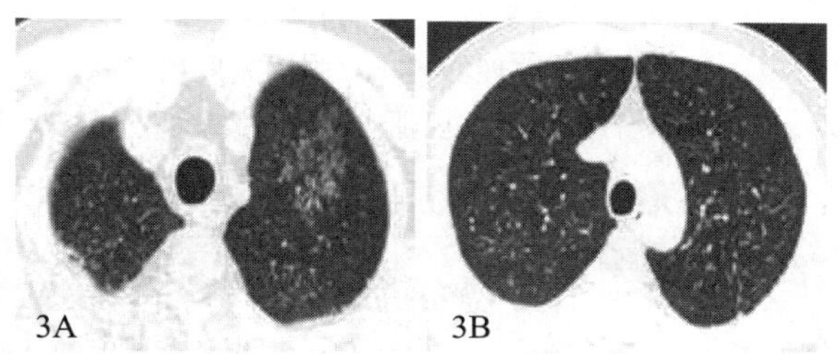

图 38－3　采煤 10 年，诊断贰期尘肺合并肺结核（渗出为主）

胸部高分辨率 CT 示（3A～3B）：双肺可见弥漫结节影，边界清楚，分布对称。左肺上叶见斑片状影，小叶间隔增厚。

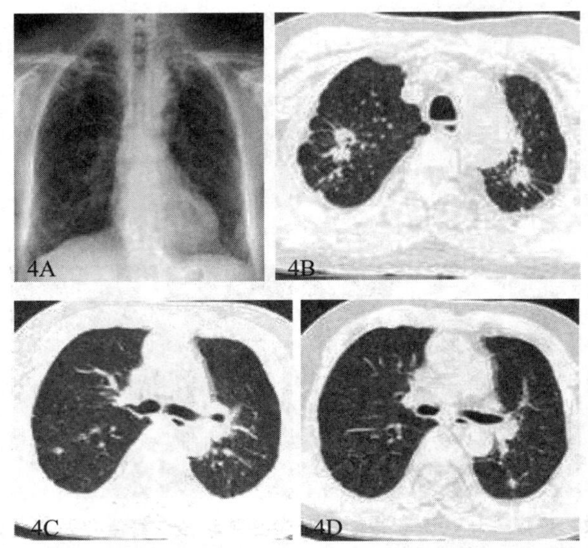

图 38－4　铁路隧道工作 21 年，诊断贰期尘肺合并肺结核（炎性增殖灶为主）

胸部后前位 X 线示（4A）：双肺纹理增强，双肺多个肺区可见弥漫小阴影，分布对称，双肺上野锁骨上下区见斑片状影，边界模糊及纤维条索影与肺门相连。

胸部高分辨率 CT 示（4B～4D）：双肺纹理增多，双肺透光度稍增高，双肺可见弥漫结节影，边界清楚，分布对称；双肺上叶及下叶背段可见不规则形密度增高影，分布较对称，其内部分可见钙化灶，边缘条索影。

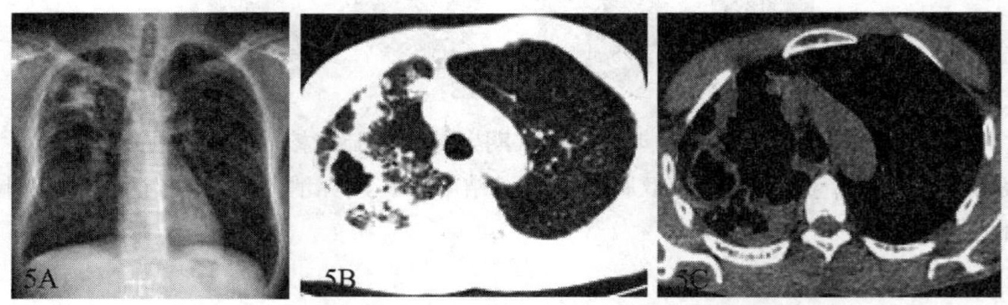

图 38－5　采煤 10^{+} 年，诊断叁期尘肺合并空洞型肺结核

胸部后前位 X 线示（5A）：双肺纹理增强，双肺野透光度不均匀增高，双肺多个肺区多发点状结节影及片团影，其内见空洞形成，右上纤维条索影与肺门相连，肺门受牵拉上移。气管略右移。

胸部高分辨率 CT 示（5B～5C）：胸廓对称，双肺纹理增多，双肺可见弥漫结节影，边界清楚，分布对称，右肺上野见多发软组织片团影及结节影，另见一薄壁空洞，右侧胸膜增厚粘连。

实验室检查：TB－DNA 阳性。

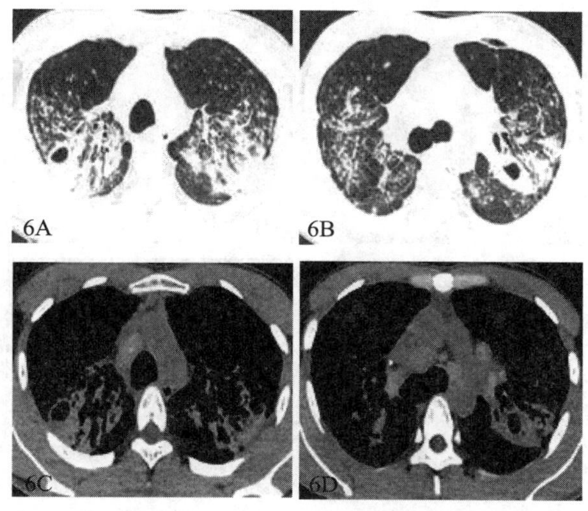

图 38－6　接触石英石 12 年，诊断叁期尘肺伴空洞型肺结核

胸部高分辨率 CT 示（6A～6D）：双肺上叶融合团内空洞形成，内壁较光滑，双肺多发模糊斑片状结节影。双肺门、纵隔多发增大淋巴结伴钙化。双侧胸膜增厚粘连。

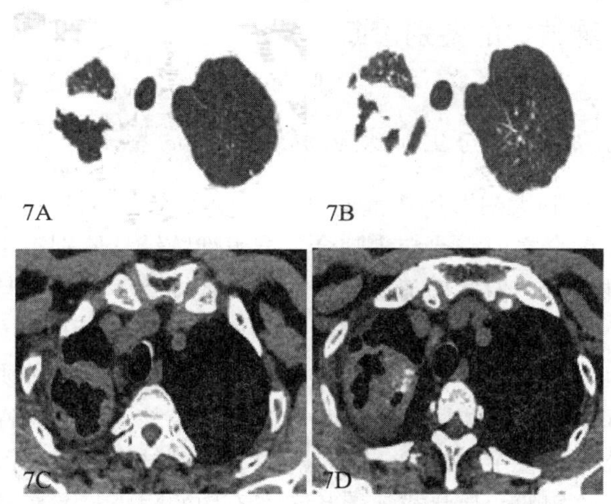

图 38－7　煤矿掘进 5 年，混合工种 10^+ 年，诊断叁期尘肺伴空洞型肺结核

胸部高分辨率 CT 示（7A～7D）：右肺上叶融合团厚壁空洞形成，内见不规则软组织影及钙化灶。双侧胸膜增厚粘连。

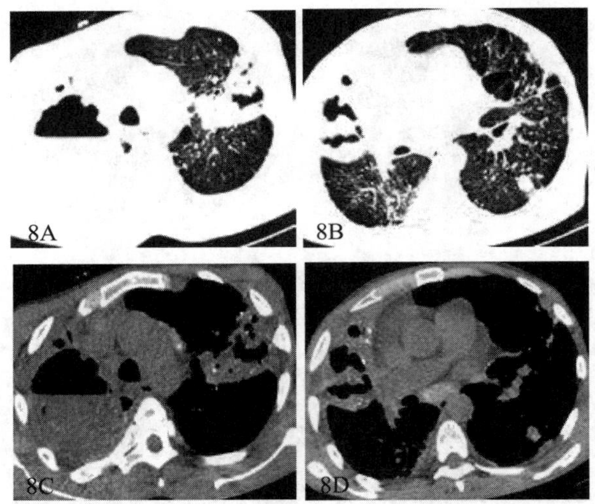

图 38－8　金矿打钻、除渣 2^+ 年，诊断叁期尘肺伴空洞型肺结核

胸部高分辨率 CT 示（8A～8D）：双肺上叶融合团内见不规则空洞，空洞较大，位于右肺上叶，壁厚不均匀，内见气液平面，右肺上叶形态失常，支气管闭塞。

二、尘肺合并肺结核的鉴别诊断

（一）尘肺合并肺结核与尘肺大阴影形成前的鉴别

在 X 线胸片上，尘肺大阴影形成前有两种不同形态。一种为肺上野一侧散在的小斑点状阴影，在病灶融合之前需要与尘肺合并增殖性肺结核鉴别，尘肺合并增殖性肺结核尽管也多发生于肺上野，但发病部位多数在肺尖及锁骨下区域，且斑点状阴影大小不一，密度也不均匀。仔细观察结节样结核病灶的密度，表现为中心较高而周边较淡影。另一种为肺上野密度较淡的斑片状阴影，常为双侧对称分布。这种阴影在形成融合团块之前需要和片状浸润型肺结核相区分，片状浸润型肺结核是以渗出性为主的活动性肺结核，除具有典型的临床结核中毒症状，痰培养时易找到结核分枝杆菌且红细胞沉降率增快，X 线胸片表现为单侧的大片状或云絮状密度不均的阴影，病变形态多欠规整，病灶周边的密度较中心稍低，发病部位也多见于肺上叶的尖后段或下叶背段，常常伴有条索状支气管引流征与肺门相连。病灶迅速进展，短期内可形成空洞及支气管播散，综合分析临床资料（包括痰培养）、X 线胸片动态观察及胸部 CT 扫描等可与尘肺大阴影形成前相鉴别。

（二）尘肺合并肺结核与粟粒性肺结核的鉴别

尘肺合并肺结核可呈斑片状浸润、斑点状增殖灶或双肺散在的矽结核结节。当贰期尘肺合并肺结核时，与慢性粟粒性肺结核在 X 线胸片上有相似之处，要注意区分。贰期尘肺合并肺结核时阴影较大，多发生在肺上野，结节密度相对较均匀，形态可为圆形、椭圆形或不规则形。相比原有矽肺结节，结核感染后的矽肺结节不仅大小不一，动态观察时也易变化，常增大或呈簇状分布。慢性粟粒性肺结核除临床有结核中毒症状外，X线胸片上形态多样化，表现为渗出性、增殖性及干酪样病变等新旧结核灶同时存在，病灶大小及密度均不均匀，病灶分布也呈现一定规律，即肺上野多有较多的陈旧病变，而肺中、下野以较新的播散灶为主，结合系列X线胸片动态观察可鉴别两者。

（三）尘肺合并肺结核与单纯叁期尘肺大阴影的鉴别

尽管尘肺结核团块在X线胸片上有很多特征性征象，但当痰菌阴性时却不容易将其同单纯叁期尘肺相鉴别。叁期尘肺不仅容易合并肺结核，且X线胸片上形态也存在相似的地方。尘肺结核团块在X线胸片上表现为团块体积较大、边界不清、密度不均，局部发生明显的胸膜反应，无病变灶周气肿。若双肺有尘肺结核团块则常呈非对称性分布，动态观察团块横向或向四周蔓延，团块形态多样易变、进展快、易发生空洞。单纯叁期尘肺融合团块表现为“八字征”“腊肠征”“发辫征”等，常呈双肺对称性分布，团块密度高且较均匀，边界清楚，团块周围多发生代偿性气肿征，动态观察团块以纵向发展为主，呈向心收缩趋势。

（四）尘肺合并肺结核空洞与尘肺空洞、肺结核空洞的鉴别

尘肺合并肺结核空洞在X线胸片上表现为空洞范围大、内壁不规整，常常有乳头状突起。这是尘肺纤维组织液化和肺组织干酪坏死速度存在差异导致的。空洞也可为多房性，空洞侧或对侧肺组织内可发生支气管播散。单纯尘肺引起的缺血性空洞则很少发生。尘肺空洞的内壁很厚，导致洞腔较小，且有时空洞仅隐约可见，双肺内均无支气管播散灶。单纯肺结核的空洞洞壁一般较薄，内壁多光整，空洞周围常伴多发卫星灶，空洞的同侧或对侧肺组织内存在支气管播散灶，常常合并肺不张。慢性纤维空洞性肺结核的肺门多受纤维条索牵拉导致位置上提，双肺中、下野肺纹理呈“垂柳状”。

（五）尘肺合并肺结核与肺癌的鉴别

1. 中央型肺癌。

中央型肺癌发生肺门淋巴结转移时可表现为肺门旁肿块影，当肿块压迫或包绕肺门出气管或支气管时会出现阻塞性肺炎，此时需要与尘肺合并的片状浸润性肺结核病灶和肺门旁的尘肺结核团块相鉴别。中央型肺癌引起的阻塞性肺炎大多密度淡且比较均匀，经临床抗感染治疗效果不佳，炎症不完全吸收且变化缓慢，治疗好转后可在原炎症病灶部位反复出现。而且肺组织部分肺不张常与阻塞性肺炎伴随发生。尘肺并发的结核灶密度多不均匀，与肺门有引流支气管相连，经抗感染治疗没有任何效果。动态观察病变短期内变化不明显。中央型肺癌引起的肺门肿块增大时可推挤使纵隔、气管向对侧移位。尘肺结核团块一般范围较大、密度不均匀、边界不清，局部发生明显的胸膜反应，易出现空洞，纵隔、气管常常向同侧移位，而很少出现肺不张。

2. 周围型肺癌。

发生在肺段或肺段以下支气管黏膜的周围型肺癌，在X线胸片上主要表现为孤立的类圆形团块状影，需要同单侧性尘肺结核团块相区别。周围型肺癌的团块影密度一般

较浓而均匀，边界清晰，表面大多有细小毛刺。有的肿块呈分叶状改变，即边缘有多个凸起呈梅花瓣状，也有肿块出现脐样切迹。直径大于 3cm 的肿块通常生长迅速，一般在 3～6 个月内病灶体积就明显增大。单侧性尘肺结核团块没有上述 X 线征象。团块大多位于肺上野，密度不均，边界不清，周围常伴有卫星灶。结合系列 X 线胸片动态观察通常可同周围型肺癌鉴别。

3. 弥漫性细支气管肺泡癌。

弥漫性细支气管肺泡癌病灶可以呈 1～2mm 点结状或小结节状、小片状影，极为广泛地弥散分布在双肺野内，以双肺中、下野为主，进展很快，随着病情进展，病灶可融合为大片状阴影。临床表现为口吐大量白色黏液痰，气促症状明显。粟粒状弥漫性细支气管肺泡癌须同尘肺合并粟粒性肺结核相鉴别。尘肺合并粟粒性肺结核多发生于双肺中、上野；粟粒性肺结核病人临床表现可有高热、盗汗，但气促不明显，经抗结核治疗后病灶可完全吸收。弥漫性细支气管肺泡癌病人经抗结核治疗无任何效果。

（六）尘肺合并肺结核与肺部炎症的鉴别

1. 支原体肺炎。

支原体肺炎指由肺炎支原体感染引起的肺部炎症，多发生于左肺下叶，但也可双肺多发。其 X 线表现往往为斑点状、片状渗出性炎性阴影，以单叶或单段分布为主，也可是游走性的。临床症状轻微，炎症多在 2 周后全部吸收。血清补体结合试验和冷凝集试验可帮助诊断。

2. 机化性肺炎。

机化性肺炎是由于细菌性肺炎未完全吸收而长期存在，然后发生大量纤维组织增生机化而形成。由于急性炎症已消退吸收，因此机化性肺炎的片状阴影边缘多较清晰，可有少量纤维条索状阴影同时存在。病灶周围发生较多的胸膜反应，病变形态及范围趋于稳定。大量纤维组织的收缩常导致肺段、肺叶出现萎缩现象。邻近叶间裂向病侧移位。慢性肺部炎症被周围完整的包膜包绕而呈团状阴影，即形成炎性假瘤。X 线表现为轮廓清楚、密度较高而均匀的块状阴影。单发多见，多以肺的边缘部位分布为主，临床通常无明显症状。结合病史、动态观察多可诊断。

第五节　尘肺合并肺结核的治疗

一、尘肺合并肺结核的抗结核治疗基本原则

尘肺合并肺结核的抗结核治疗基本原则和药物与单独抗结核治疗基本一样，但因前者的抗结核治疗效果欠佳，应该更加重视“早期、联合、适量、规律、全程”的用药原则。

早期：发现和确诊肺结核以后立即开始抗结核治疗，此时细菌生长繁殖迅速，代谢

活跃，病灶以炎性渗出为主，病灶局部药物浓度高，主要杀灭活跃生长的 A 群菌。

联合：因细菌对药物敏感性不相同，有不同比例的自然耐药变异菌存在，联合用药可以防止耐药性的发生，可针对各种代谢状态的细菌，以及细胞内外的结核分枝杆菌选药，故根据病情及抗结核药物的作用特点，联合至少两种以上敏感的抗结核药物，可以增强和确保疗效。

适量：根据不同病情及不同个体给予不同剂量，药物剂量适当可以发挥最大的杀菌以及抑菌作用，同时病人亦可耐受，减少不良反应的发生。药物剂量不足不仅治疗无效，而且容易产生耐药性。

规律：有规律并坚持治疗，不可随意调整治疗方案或无故随意停药。

全程：病人必须按照方案坚持治疗，尽可能杀死缓慢生长的 B 群菌及 C 群菌，降低复发率。

二、常用抗结核药物

（一）异烟肼（INH，H）

1. 作用机制：其对结核分枝杆菌有强大的杀菌作用，为全效杀菌药，可杀灭细胞内和细胞外的结核分枝杆菌。药物可分布到全身组织和体液，可透过血-脑屏障进入蛛网膜下腔。这是各类结核病预防和治疗的首选药物，但单药应用易产生耐药性。

2. 用法用量：成人口服每次 0.3g，每天 1 次顿服。间歇疗法体重计算用量：大于或等于 50kg 者 0.6g，小于 50kg 者 0.5g，2 天或 3 天 1 次顿服或分 3 次服用。急性粟粒性肺结核、结核性脑膜炎适当增加剂量，每天 0.4～0.6g。静脉滴注：每天 0.3～0.6g 稀释后滴注。雾化吸入：0.1～0.2g 溶于 10～20mL 生理盐水中。不良反应主要为末梢神经炎、中枢神经系统障碍、肝损害等。

（二）利福平（RFP，R）

1. 作用机制：具有广谱抗菌作用，对结核分枝杆菌、麻风分枝杆菌等均有杀菌作用。药物分布至全身器官和体液，药物浓度从高到低依次为肝、胆、肾和肺，亦可分布到胸膜腔、腹膜腔等，脑脊液中较少。利福平可用于各类型肺结核、肺外结核和各种非结核分枝杆菌的治疗，亦可用于骨关节结核和淋巴结伴有瘘管者的局部用药。

2. 用法用量：成人大于或等于 55kg 者 600mg，小于 55kg 者 450mg，每天空腹顿服，每天 1 次。不良反应以肝毒性、变态反应等常见。

（三）利福喷汀（RFT，L）

1. 作用机制：具有广谱抗菌作用，为利福类药物的衍生物，抗菌谱同利福平。其抗结核活性比利福平强，可高达 2～10 倍。利福喷汀为全效杀菌药，对各种生长状态和各种生长环境的结核分枝杆菌均有杀灭作用。在骨皮质和网状结构中药物浓度较高，对骨关节结核有一定疗效。

2. 用法用量：成人600mg每周1次或450mg每周2次，顿服。不良反应以肝毒性常见，且多数可逆。

（四）吡嗪酰胺（PZA，Z）

1. 作用机制：仅对人型结核分枝杆菌有较好的抗菌作用，在酸性环境中有较强的杀菌作用，可分布于全身各组织，同时可透过血－脑屏障，可用于各系统、各类型的结核病，常与异烟肼、利福平联合使用，同时是治疗结核性脑膜炎时除异烟肼的必选药物。

2. 用法用量：成人每次0.25～0.5g，每天3次。不良反应：肝毒性、胃肠道反应、变态反应等。

（五）乙胺丁醇（EMB，E）

1. 作用机制：仅对各种生长繁殖状态的结核分枝杆菌有抑菌作用，不易透过血－脑屏障，用于治疗各种肺结核和肺外结核。

2. 用法用量：成人大于或等于55kg者1.0g，每天1次顿服；小于50kg者0.75g，每天1次顿服。间歇疗法1.0g，1次顿服，每周2～3次。不良反应为视神经损害、胃肠道反应等。

（六）链霉素（S）

1. 作用机制：具有较强的抗结核分枝杆菌作用，但仅对吞噬细胞外碱性条件下的结核分枝杆菌具有杀菌作用，为半杀菌药，难以透过血－脑屏障，可以渗入胸膜腔、腹膜腔，主要用于治疗各系统、各类型结核病。

2. 用法用量：成人0.75g，每天1次。常与其他抗结核药联用。间歇疗法：每次1g，每周2～3次；老年人每次0.5～0.75g，每天1次。

（七）卡那霉素（Km）

1. 作用机制：对结核分枝杆菌有较强的抑菌作用，较链霉素差，对非结核分枝杆菌无作用，不易透过血－脑屏障，可深入胸膜腔、腹膜腔、心包腔，主要用于对链霉素耐药病例治疗方案的配伍用药。

2. 用法用量：成人每次0.75g，每天1次，肌内注射。老年人每次0.5g，每天1次；或0.75g隔天1次，肌内注射。不良反应为损害第Ⅷ对脑神经（听神经）、肾毒性、神经肌肉阻滞等。

（八）阿米卡星（Am）

1. 作用机制：对结核分枝杆菌具有抗菌作用，可广泛分布于体液中，但不能透过血－脑屏障，主要用于对链霉素耐药者。

2. 用法用量：成人每次0.4g，每天1次，肌内注射或静脉滴注。对耐多药结核病治疗剂量为每天0.5～1.0g。不良反应同卡那霉素。

（九）卷曲霉素（Cm）

1. 作用机制：对结核分枝杆菌及部分非结核分枝杆菌具有抑菌作用，疗效介于链霉素和卡那霉素。作用机制同氨基糖苷类抗菌素。其不能透过血－脑屏障。

2. 用法用量：每次0.75g，每天1次，肌内注射。不良反应为电解质紊乱、听神经损害、肾毒性等。

（十）氟喹诺酮类

1. 作用机制：作用于细菌的拓扑异构酶，对细胞内外的人型结核分枝杆菌和除鸟分枝杆菌复合群以外的其他非结核分枝杆菌有不同程度的杀菌和抑菌作用，为治疗耐多药结核病的核心药物，亦是治疗非结核分枝杆菌的首选药。

2. 用法用量：氧氟沙星每天600mg，左氧氟沙星每天600mg，莫西沙星每天400mg。耐多药结核病治疗时氧氟沙星每天800～1000mg，左氧氟沙星每天750～1000mg。

三、常用抗结核治疗方案

以下内容，斜杠前为强化期用药，斜杠后为巩固期用药，药名前数字表示月份，下标数字表示每周服药次数，无下标数字表示每天服用。

1. 初治肺结核治疗方案：①$3H_3R_3Z_3E_3/9-15H_3R_3$；②3HRZE/9－15HR。

2. 复治肺结核治疗方案：尽量选择敏感药物，至少包括3种从未使用过的药物或仍然敏感的药物，强化期治疗不少于5种，治疗3～6个月，巩固期减至3～4种药物，至少使用18～24个月。

四、手术治疗

对药物治疗失败或威胁生命的单侧肺结核病特别是局限性病变，外科手术仍是重要的治疗方案。具体指征如下：①经过规则且有力的药物治疗9～12个月，痰菌仍阳性的干酪样病灶、厚壁空洞、阻塞性空洞；②一侧毁损肺、支气管结核管腔狭窄合并远端肺不张或肺脓肿；③结核脓胸伴支气管胸膜瘘；④不能控制的大咯血；⑤疑似肺癌或并发肺癌者。

五、对症治疗

发热病人在有效抗结核治疗中1周内退热，少数发热不退病人可用小剂量非甾体类抗炎药。对于伴有高热等严重毒性症状者可使用激素帮助改善症状，但必须在充分抗结核治疗有效的情况下早期使用，1个月左右应逐步停药。

应警惕和尽早发现窒息先兆征象。窒息的主要抢救措施是保持气道通畅，如体位引流、支气管镜吸引、气管插管等。止血药物可选用垂体后叶素。药物难以控制、具备手术指征并且可耐受的病人可选择外科手术，不能耐受者可行支气管动脉栓塞止血。

第三十九章　尘肺合并肺部感染

肺部感染是尘肺最常见的合并症，也是尘肺病人死亡率增高的重要因素之一。对于尘肺病人而言，一方面，粉尘长时间持续性刺激削弱了呼吸道黏膜对微生物的清除、抵抗能力，呼吸道黏膜的屏障保护功能丧失。而且巨噬细胞的活性和数量受粉尘颗粒的影响发生相应的变化，导致病人的免疫系统被破坏，敏感性增加。另一方面，几乎所有尘肺病人肺部都会发生肺组织的广泛纤维化，这一症状进一步诱发支气管扭曲、变形、痉挛或管腔狭窄等病理性改变，导致支气管、各级细支气管引流障碍，痰液不能排出而阻塞气道，致病菌未被有效清除，因而尘肺病人下呼吸道感染发生率相较于正常人群显著提升。如果感染迁延不愈，可能会诱发呼吸衰竭而使病人的生命安全受到严重威胁。近些年来，抗结核药物的不合理使用日趋严重，导致病原菌的变异及耐药性的产生，这也给临床诊治带来了极大的挑战。

第一节　尘肺合并肺部感染的临床特征

一、临床症状不典型

一般正常人发生肺部感染时大都存在发热、咳痰、胸痛等比较典型的临床症状。而尘肺病人平时就有比较明显的呼吸道症状。大部分尘肺病人年龄偏大，发生肺部感染时具有老年人的临床特点，即感染初期发热不明显或不发热，咳喘未加重，胸痛亦不明显，常常只感到气促、临床乏力，全身症状不典型。

二、临床体征及实验室检查不典型

对于尘肺病人而言，粉尘持续刺激支气管致使支气管发生痉挛，支气管黏膜充血水肿，平时就可以闻及比较明显的干啰音和少量湿啰音，煤工尘肺、石棉肺由于间质纤维化广泛而该体征尤为常见且明显。所以临床单纯以肺部啰音来判断肺部感染存在极大的不确定性，动态持续观察体征极为重要，部分病人因为局部体征缺如而容易漏诊。在实验室检查中，并非所有感染的病人白细胞计数都是上升的，临床上见到痰液明显增多而呈黄色或白色，气促加重明显时，就应考虑是否发生肺部感染。

三、病灶复杂多变

由于机体免疫力较弱，尘肺合并肺部感染时，肺外部位也易发生感染，常见的有软组织感染、泌尿系感染和胆道感染等。尘肺病人发生肺部感染时也极易同时存在呼吸衰竭、感染性休克、气胸和肺性脑病等多种并发症。

四、一般抗菌素治疗难以奏效

尘肺病人上呼吸道及肺部发生感染概率大、频率高，长时间、多频次使用抗菌素导致耐药性产生，所以多次发生感染后一般抗菌素治疗效果差，尤其贰期、叁期尘肺并发肺部感染时，长时间使用广谱抗菌素的病人还可能导致寄生于上呼吸道的革兰阴性细菌、霉菌耐药而发生双重感染，特别是对部分体弱的老年尘肺病人更应该提高警惕。所以条件允许时，临床治疗最好根据痰培养及药敏结果谨慎选用药物。

五、感染迁延不愈促进尘肺发展

尘肺合并肺部感染常常迁延不愈，尤以贰、叁期尘肺明显，其肺组织破坏范围大，因而感染更难以有效控制。反过来，尘肺的肺组织纤维化改变又可因肺部感染长期反复发生而进一步加重。部分病人在发生几次肺部感染后尘肺迅速进展，因而有人提出肺部慢性炎症也是加速尘肺融合的重要因素。尘肺本身存在弥漫性慢性肺间质纤维化以及肺动静脉管壁增厚、管腔狭窄、闭塞，导致血液循环受阻，进而合并的感染经久不愈，二者相互促进，协同发展。

尘肺合并肺部感染的主要特点是临床症状、体征不典型，病情变化快，难治且反复发作，加速尘肺进展而最终多导致心肺功能衰竭。

第二节　尘肺合并肺部感染的分类

一、尘肺合并肺部感染的解剖学分类

（一）大叶性肺炎

大叶性肺炎是以肺泡内纤维素弥漫性渗出为主的炎症，致病菌多为肺炎链球菌，以累及肺叶的大部或全部为主，一般不累及支气管。

1. 病理变化。

(1) 充血水肿期：发生早期病理改变，主要为肺泡壁毛细血管扩张，在肺泡腔内可见含有少量巨噬细胞、中性粒细胞和红细胞的渗出液。

(2) 红色肝样变期：肺叶肿大充血呈暗红色，质实且切面灰红，大量红细胞及纤维素充盈整个肺泡腔。

(3) 灰色肝样变期：血肿消退但肺叶仍肿大，颜色转变为灰白色，质实，肺泡腔内红细胞减少而纤维素增多。

(4) 溶解消散期：病原菌全部被消灭，渗出物中的纤维素被肺泡腔内释放的大量蛋白酶水解。肺组织结构和功能在肺内感染性病灶全部溶解消散后恢复正常。

2. 临床症状：高热、寒战、呼吸困难、胸痛、咳铁锈色痰等全身或局部症状，缺氧和发绀症状明显。

3. 肺部体征：早期，呼吸音低，患侧胸廓幅度缩小。中期，叩诊病理性支气管呼吸音、浊音等肺实变体征，语颤增强。后期，闻及湿啰音；若有胸膜摩擦音，提示累及胸膜。

4. 并发症。

(1) 机化性肺炎：其机制是肺组织炎性病变中中性粒细胞渗出极少，释放的蛋白酶量只能溶解渗出物中的少许纤维素，残余的大部分纤维素被肉芽组织取代而机化，此时病变肺组织表现为褐色肉样外观。

(2) 胸膜肥厚、粘连：炎症累及胸膜时，胸膜腔内及胸膜上未被完全溶解吸收的纤维素发生机化导致胸膜肥厚、粘连。

(3) 肺脓肿及脓胸：发生于混合感染者，尤其是肺炎链球菌和金黄色葡萄球菌并存感染时常发生肺脓肿且多伴有脓胸。

(4) 败血症或脓毒败血症：感染严重时，细菌进入血液无限增殖并产生毒素所致。

(5) 感染性休克：多发生于重症病例，为严重的并发症之一，表现为全身中毒症状严重、微循环衰竭。

5. 实验室检查。

(1) 血常规：白细胞计数升高，中性粒细胞占比大于80%，并有中毒颗粒或核左移。

(2) 痰涂片：革兰染色阳性及荚膜染色阳性。

(3) 痰培养及血培养：为临床诊断“金标准”，可分离确定病原体。

6. X线影像学表现。

(1) 充血水肿期：肺纹理增粗，透光度降低。

(2) 实变期：三角形或片状致密阴影，密度均匀，以叶间裂为界，累及整个肺叶，实变阴影中可见含气支气管影（空气支气管征或支气管气像）（图39－1、图39－2）。

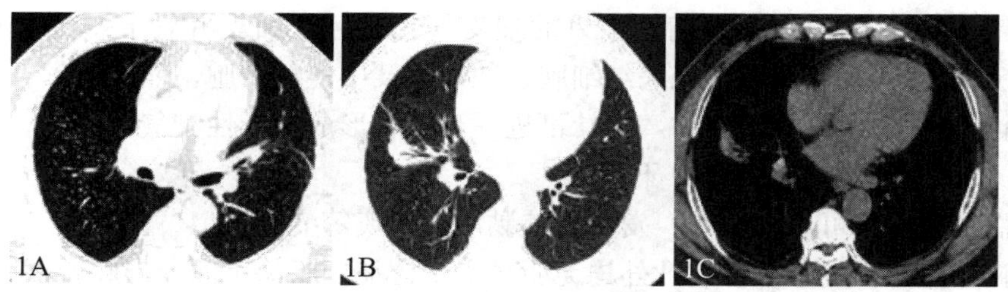

图 39－1　采煤 10 年，诊断壹期尘肺合并右肺中叶感染

胸部高分辨率 CT 示（1A～1C）：双肺可见弥漫结节影，边界清楚，分布对称。右肺中叶外侧段见实变影。双侧胸膜稍增厚，局部粘连。

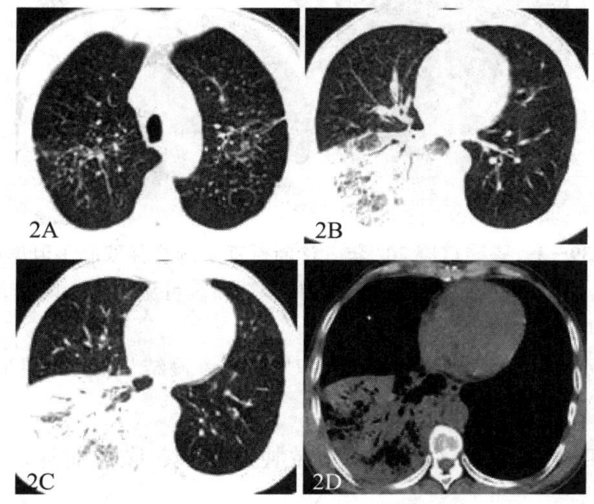

图 39－2　采铅锌矿 7 年，诊断贰期尘肺合并右肺下叶感染

胸部高分辨率 CT 示（2A～2D）：双肺可见弥漫结节影，边界清楚，分布对称。右肺下叶多发磨玻璃影及实变影。纵隔居中。双侧胸膜稍增厚。

（3）溶解消散期：实变区的致密阴影密度降低，呈大小不一、分布不规则的斑片状模糊影或磨玻璃密度影。

（二）小叶性肺炎

小叶性肺炎又称支气管肺炎，病原体多经上呼吸道到达小叶支气管，以此为中心向周围扩散，在肺泡和小叶支气管内产生炎性渗出物，病灶范围多为小叶性，散在分布于双肺内，可融合成大片状。常见病原体包括葡萄球菌、肺炎链球菌、军团菌、病毒及支原体等。

1. 病理表现。

（1）肉眼观察：双肺表面散在直径 0.5～1.0cm 的灰黄色实变病灶，以双肺下叶多见，在不规则病灶中心可见细支气管断面，部分病灶可形成融合性小叶性肺炎。

（2）镜下观察。

早期：以支气管黏膜充血水肿为主要病理改变，并可见少量炎性渗出物，周围未见明显病变。

进展：①脓性渗出物充满病灶中央的细支气管管腔，细支气管上皮细胞损伤、脱落，管壁被破坏。②肺泡腔内充满红细胞、脓细胞及中性粒细胞，而纤维素、肺泡上皮少见。当肺泡周围组织被破坏时，病灶可进一步融合形成融合性支气管肺炎。③病灶周围肺泡呈代偿性肺不张、肺气肿征。

2. 临床表现：可出现咳嗽、发热、咳黏液脓性痰等症状。

3. 肺部体征：除融合性病灶外均无明显实变体征。听诊可闻及湿啰音。

4. X线胸片：沿肺纹理分布的双肺形态不规则的斑片状影，边缘模糊，下叶多受累，无实变征象（图39－3）。

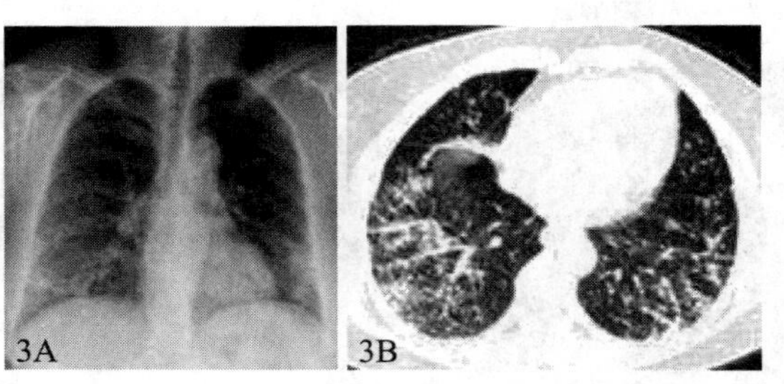

图39－3　瓷砖打磨20^{+}年，诊断贰期尘肺合并双肺下叶感染

胸部后前位X线示（3A）：双肺纹理增粗，双肺多个肺区可见弥漫小阴影，以双肺下叶为主，分布较对称，另于双肺下叶见斑片状影。

胸部高分辨率CT示（3B）：双肺纹理增多，双肺可见弥漫结节影，边界清楚，主要位于双肺下叶。双肺下叶另见斑片状影，边界模糊。

5. 并发症：呼吸衰竭、心力衰竭、肺脓肿及脓胸、脓毒血症、支气管扩张等。

（三）间质性肺炎

间质性肺炎是以单核细胞、淋巴细胞浸润为组织学特征的肺组织纤维化和肺间质炎症，其病因多样，病变范围主要在小叶间隔的结缔组织、血管周围、支气管及细支气管内。

1. 病原体：细菌、病毒、肺炎支原体、衣原体或卡氏肺孢子菌等，常常局限于肺间质。

2. 病理特征：以肺间质炎症为主且间质水肿明显，支气管及其周围组织受累，伴有肺泡壁增生。

3. 临床表现：较其他类型炎症没有特异性表现，也多表现为发热、咳痰、干咳、胸痛以及进行性呼吸困难等，早期症状往往较轻。

4. 肺部体征：不明显，无实变体征。

5. X线胸片：单侧或双肺下叶的不规则条索状影，从肺门向外延伸，可呈网格状改变，其间可伴有小片状的局限性肺不张影。

6. CT特征表现：早期肺泡阶段呈磨玻璃样阴影，进一步发展表现为结节状或者网状阴影，晚期呈蜂窝状改变（图39－4、图39－5）。

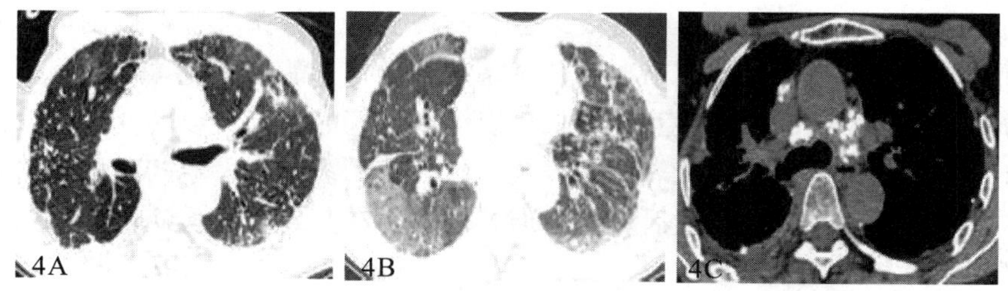

图 39－4 采石 7 年，诊断叁期尘肺合并间质纤维化伴多发感染灶

胸部高分辨率 CT 示（4A～4C）：双肺可见弥漫结节影，边界清楚，分布对称，部分病灶融合，其内散在钙化，边缘可见纤维条索影，灶周气肿。双肺多发蜂窝状、网格状影及斑片状影，边界较模糊，部分实变。双肺门、纵隔内多发淋巴结增大、钙化。双侧胸膜增厚粘连，伴钙化。

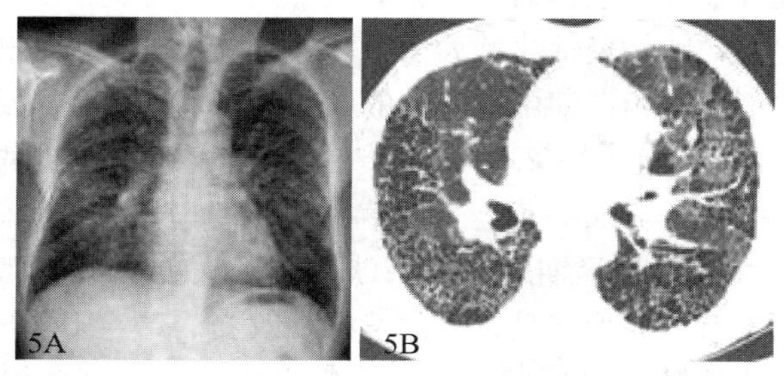

图 39－5 油漆工作 20⁺ 年，诊断贰期尘肺合并双肺间质性感染

胸部后前位 X 线示（5A）：双肺纹理增强紊乱，可见弥漫性网点影，双肺中、下野较密集，双肺中外带点影较密集，双肺底网影较密集，边界欠清，肺透光度增强。双肺门影稍浓，结构欠清。

胸部高分辨率 CT 示（5B）：双肺纹理增多，透光度增强，双肺见多发蜂窝状影及散在斑片状影、条索影，小叶间隔增厚。双肺散在多发磨玻璃影，边缘模糊。双侧胸膜增厚粘连。

二、尘肺合并肺部感染的病原学分类

肺炎是由多种病原体和其他理化因素综合作用导致的肺实质炎症。肺炎的病原体多种多样，细菌、真菌、病毒、支原体、衣原体、立克次体、螺旋体和寄生虫等都可以作为肺炎的病原体，但其中细菌感染最多见，约占所有肺炎的 80%。近年来，肺炎感染的病原体分布变化呈现出如下规律：

1. 肺炎链球菌的比例持续降低。
2. 革兰阴性杆菌的比例持续增加。
3. 肺炎克雷伯杆菌、绿脓杆菌等新病原菌导致的肺炎发生率正逐年升高。
4. 军团菌等非致病菌转为机会致病菌。
5. 真菌的发病率有所增加。
6. 耐药菌株的种类不断增多。

综上所述，病原学分类更有利于临床抗感染药物的合理使用。

（一）尘肺合并细菌性感染

细菌性肺炎是由细菌侵入机体导致的终末气道、肺间质和肺泡的炎症。其致病菌往往为革兰阳性球菌，以肺炎链球菌占大多数。肺炎克雷伯杆菌和葡萄球菌可引发原发或继发性肺炎，一般不多见。近年来，葡萄球菌产生青霉素酶者多见，均为耐药菌株。人体免疫功能常与病原菌的致病性互相消长，以前不致病的细菌可以转变为致病菌。当前细菌性肺炎的显著特点包括临床表现多样化、致病菌属多元化、耐药菌株普遍化。细菌性肺炎如果治疗及时合理，则预后较好，但若同时存在其他基础疾病，往往预后不佳。

1. 革兰阳性球菌感染。

需氧革兰阳性球菌如肺炎链球菌、葡萄球菌属、草绿色链球菌、溶血性链球菌等是细菌性感染的重要致病菌。自 20 世纪末以来，上述细菌的感染率逐渐上升，这种现象在医院获得性血行感染中尤为显著。医院获得性血行感染病原菌的前三位包括凝固酶阴性葡萄球菌、肠球菌以及金黄色葡萄球菌。革兰阳性球菌肺炎以吸入性感染为主，少数病例可由血行感染引起，肺部炎性病灶大多呈肺叶、肺段分布。在化疗时代以前化脓性球菌肺炎的发病率并不低，约占细菌性肺炎的 5%。链球菌肺炎的发病率自青霉素应用以来已降低至 1%以下，但近年来又呈现上升势头。葡萄球菌肺炎的发病率在医院外为 2%～5%，但在医院内可达 18%，而且致病菌大多为金黄色葡萄球菌，该菌对青霉素有较高的耐药性。在 X 线胸片早期表现为浓淡不均的大片阴影，而后病变范围迅速扩大，病灶呈蜂窝状并伴有气囊形成是感染的特征性改变。革兰阳性球菌的菌种不同，其致病作用亦有差异。比如肺炎链球菌肺炎（第Ⅲ型除外，该型菌属一般不破坏肺泡结构，也不引起肺组织坏死而导致脓肿发生）合并脓胸的占 1%，金黄色葡萄球菌肺炎合并脓胸的约为 10%，而链球菌肺炎发生脓胸者可达 30%～40%。

2. 革兰阴性杆菌感染。

革兰阴性杆菌肺炎是指由大肠埃希菌（大肠杆菌）、克雷伯杆菌、流感嗜血杆菌、变形杆菌或铜绿假单胞菌（绿脓杆菌）等革兰阴性杆菌感染引起的肺炎，以继发性肺炎为主。易感人群以年老体弱或存在慢性支气管-肺基础疾病者多见，也可通过雾化器、呼吸机或各种导管而导致感染。病理改变主要为支气管肺炎的融合实变或者肺叶实变，引发肺组织坏死者多发空洞形成，半数以上为双肺分布，大多数见于肺下叶。累及胸膜者多见，导致胸膜腔积液，严重者并发脓胸。临床上痰液可作为部分菌属感染的特征性依据之一，其中克雷伯杆菌肺炎病人痰液呈砖红色黏稠胶样，而铜绿假单胞菌（绿脓杆菌）肺炎病人咳出翠绿色脓痰。不同菌属感染时 X 线表现各异，实验室检查白细胞计数和分类常在正常范围内，减少多提示预后较差。革兰阴性杆菌肺炎的诊断依靠痰培养分离出致病菌株，血清抗体测定可以辅助诊断。临床治疗中选择对革兰阴性杆菌适用的抗菌素。

（二）尘肺合并军团菌感染

军团菌肺炎（legionella pneumonia，LP）作为军团病的一种临床类型，是机体感染军团菌后发生的肺部炎性疾病，以肺部表现为主，也可同时合并肺外其他系统的损害。军团菌是需氧革兰阴性杆菌的一种，散布在温暖潮湿的环境中，在湿润的土壤、天然水源、热水系统以及人工冷水中均可繁殖生长，并且目前所知晓的所有种类军团菌全都可以寄生在水生原生动物中，人类多因吸入被军团菌污染的气溶胶而发生感染。在目前发现的军团菌里，可导致人类感染的约有 30 种，以下呼吸道感染为主。90％的军团菌肺炎是由感染嗜肺军团菌导致的。

军团菌肺炎发病表现出明显的季节性和性别特征，即夏秋季发病人数比冬春季多2倍以上，发病数量方面男性病例是女性病例的 2～3 倍。流行病学调查显示，社区获得性军团菌肺炎在世界范围的发病率仍在持续上升。社区获得性军团菌肺炎同工业供水系统、宾馆和住宅的定植有关，军团菌可能主要来自蒸发冷凝器和冷却塔。军团菌可以多种模式引入肺部来感染人体，包括微量吸入、气溶胶吸入以及临床操作（如人工气道吸痰等）。现阶段社区获得性军团菌肺炎最主要的感染途径为气溶胶吸入。使用自来水的设备如各种湿化器、雾化器、人造喷泉、莲蓬头等均可作为气溶胶的日常来源。商场、医院、酒店等建造的中央空调冷却塔，在常规运作过程中向周围飘洒被军团菌污染的气溶胶，极大可能为军团菌肺炎散发或者暴发的重要来源。

军团菌肺炎为急性下呼吸道感染，表现为重型单纯性肺炎或肺炎并发肺外多器官系统损害。潜伏期为 2～10 天，平均为 5.5 天，典型病例发病缓慢，前驱症状多为发热、乏力、轻咳、头痛、食欲不振、全身不适等，1～2 天后体温迅速上升至 39℃以上，病人随即出现寒战或畏寒、干咳、咳少量非化脓性痰、胸痛气促等症状，双肺内啰音出现较早，同时可闻及胸膜摩擦音，而实变体征出现较迟。如病人出现咯血，常提示可能伴有肺梗死，严重病例短期内即可发生呼吸衰竭及急性呼吸窘迫综合征。肺外多器官系统受累的表现在本病病程早期即可发生。

本病无特异性肺部影像学表现，病灶以下叶较多，可单侧或双侧发病，常有结节样增生影、斑片状影、实变影及网格状阴影，约 1/3 的病例合并胸膜腔积液。病原微生物的实验室检查对军团菌肺炎的诊断十分重要。军团菌培养、分子生物学方法检测核酸、免疫学方法检测抗原或抗体等均是目前临床常用的检测方法。

（三）尘肺合并病毒感染

病毒性肺炎是由机体感染病毒所引起的肺实质炎症，如上呼吸道病毒感染肺实质后向下蔓延发展导致肺炎发生。除上呼吸道感染外，病人本身体内潜伏的病毒、输血或其他各种原因（如器官移植等）导致肺组织被病毒侵袭均可造成肺部感染。导致病毒性肺炎的病原体多种多样，大致可分为呼吸道病毒和疱疹病毒两类。呼吸道病毒包括鼻病毒、呼吸道合胞病毒、流感病毒、副流感病毒、冠状病毒、麻疹病毒、高致病性禽流感病毒和腺病毒等。疱疹病毒包括单纯疱疹病毒、水痘－带状疱疹病毒、巨细胞病毒等。其中以鼻病毒最常见，冠状病毒次之，腺病毒虽然不多见，但由于病情严重，人们仍应重视。机体可能感染一种病毒，也可发生多种病毒混合感染，免疫力低下者有继发真菌感染的风险。如果在病毒感染的基础上并发细菌感染，易造成病情进展。

病毒性肺炎的病理学改变常不典型，波及肺间质的支气管炎，肺间质内可见大量单核细胞和淋巴细胞，且肺泡壁较正常者明显增厚。肺泡呈弥漫性水肿改变，表面被一层透明的含有纤维蛋白和蛋白质的膜覆盖。该膜主要由纤维渗出引起，最终导致肺泡弥散功能降低。疾病的进展引起肺组织实变，而在病变吸收后纤维化仍然存在。免疫缺陷者及老年病人可迅速发展为急性呼吸窘迫综合征。病毒包涵体是病毒性肺炎的特征性表现，病理学检查查见肺组织内病毒包涵体的存在即可确诊病毒性肺炎。

不同种类的病毒株引起的肺炎初始症状各有差异，一般症状往往较轻，大部分表现为体温升高、咽部疼痛、流涕、鼻塞等上呼吸道感染症状，病程一般持续1～2周。存在复杂慢性基础疾病的老年人、免疫力低下的群体发生重症肺炎的风险较高，临床表现为体温升高并处于持续高热状态，发生混合性呼吸困难、发绀等明显缺氧表现，亦可伴有意识障碍、呼吸衰竭、心力衰竭等症状。然而实验室检查炎症指标如白细胞计数、C-反应蛋白、血沉、降钙素原等多未见明显变化，且常显示正常，当中性粒细胞比例和白细胞总数均增多时，提示合并细菌感染的可能。

病毒性肺炎的影像学征象：多为间质性改变，但与大叶肺炎不同的是病灶未局限在某个肺叶，而呈多叶散在的斑片状磨玻璃密度阴影，双肺弥漫分布的边界模糊的结节浸润影，强化均匀，细支气管周围气腔实变及斑片状磨玻璃密度影，一般伴过度通气。快速进展型病毒性肺炎：实变区迅速融合，呈双侧或单侧均一性或斑片状实变影，边界模糊的小叶中心结节或磨玻璃密度灶，10%～20%有胸膜腔积液，大部分在3周左右吸收，部分可残留纤维化。

病理学检查见到病毒包涵体是病毒性肺炎诊断的“金标准”。血清学检测病毒特异性IgM、IgG抗体可辅助诊断。目前病毒核酸和抗原的测定已成熟运用于病原体的确定。可通过下呼吸道、鼻咽拭子获取标本。支气管肺泡灌洗和纤支镜进行肺活检等可用于检测病毒的抗原和包涵体以及DNA、mRNA等，具有较高的特异度。常用的分子生物学方法有聚合酶链式反应（polymerase chain reaction，PCR）、巢式PCR、多重PCR、反转录PCR、实时定量PCR等。与病毒抗原检测和传统病毒培养相比，PCR检出结果更及时、特异度及灵敏度更高，在病毒性肺炎的早期诊断及病原体检测等方面具有良好的应用前景。

（四）尘肺合并支原体感染

支原体广泛分布在自然界，是一群介于病毒和细菌之间的微生物。支原体肺炎是由机体感染肺炎支原体导致的肺部和呼吸道的急性炎性改变。在社区获得性肺炎中，支原体在非典型病原体引起的感染中发病率居第一位。

支原体肺炎的发病机制尚未研究清楚，目前倾向于免疫学说及呼吸道上皮细胞吸附学说。呼吸道上皮细胞吸附学说：肺炎支原体经飞沫传播进入呼吸道后，与呼吸道上皮细胞紧密黏附，引起黏膜上皮的破坏。肺炎支原体之所以能黏附于宿主细胞进而产生致病效应，主要是由于其表面P1蛋白发生作用。血清P1蛋白抗体在肺炎支原体感染的急性期及恢复期都可以检测到。目前认为自身免疫和免疫抑制机制在支原体肺炎的整个病程中具有重要作用。肺炎支原体与机体脑、肺、心、肾、肝、平滑肌等存在着共同抗原，机体在感染肺炎支原体后，淋巴细胞产生自身抗体。肺炎支原体作为一种抗原在体内产生特异性抗体形成免疫复合物，然后激活补体免疫细胞而发挥强大的免疫效应。免疫复合物介导的免疫损伤参与肺炎支原体发病尤其是重症肺炎支原体感染。

支原体肺炎表现出一些新的临床特点。

1. 病情重且迅速进展：与过去认为的支原体肺炎临床症状较轻不同，目前临床多可见到部分支原体肺炎迅速进展，短时间内肺组织广泛受累导致通/换气功能受到极大影响，重者可发生呼吸衰竭或急性呼吸窘迫综合征，需要辅助通气。

2. 伴有肺内或肺外并发症的病人增多：现在可在较多支原体肺炎病例中见到类似其他病原体肺炎的并发症，比如胸膜腔积液甚至大量积液、胸膜肥厚、气胸及肺脓肿，某些病例发生毛细支气管炎、闭塞性支气管炎及坏死性肺炎等。肺外系统并发症增多，常多系统同时受累。上述因素都可导致病情反复或迁延不愈。

3. 临床及动物实验显示支原体肺炎可诱发气道高反应性，引起毛细支气管炎或哮喘样的临床表现，抗菌素治疗难以奏效或常常反复。

肺炎支原体感染的潜伏期为 1～3 周，发病形式多样，多数病人初期仅表现为疲乏、低热。部分病人可出现突发高热并伴有恶心、肌痛、头痛等全身中毒症状。干咳常为最突出的呼吸道症状，往往持续 4 周以上，一般伴有显著的咽痛，痰中带血及胸痛并不多见。呼吸道以外的症状中，以猩红热样皮疹、麻疹或耳痛较多见。阳性体征则以明显的耳鼓膜充血和咽部充血较为多见。外周血中性粒细胞比例和白细胞计数多正常，在部分病人可升高。

影像学表现明显而肺部阳性体征少是支原体肺炎的重要特征之一。影像上病变多表现为密度较低、边缘模糊的片状浸润影，经肺门放射至外周肺组织，当累及肺实质时也可呈大片实变影。同普通细菌性肺炎常规表现为肺下野单一的片状浸润影或实变影相比，支原体肺炎同时累及双肺或累及肺上野更多一些，且缓慢吸收。血清抗体检测可以检测特异性 IgM 和 IgG，在急性期和恢复期的两份血清标本中，若肺炎支原体特异性 IgM 和 IgG 滴度增高达 4 倍或 4 倍以上，可明确诊断肺炎支原体感染。

（五）尘肺合并肺霉菌感染

支气管－肺霉菌感染指霉菌侵犯支气管－肺引起气道黏膜炎症及程度不同的肺部炎症、肉芽肿，甚者可发生坏死性肺炎，或者经血行传播到身体其他器官组织。病原体往往寄生在正常人体内，如念珠菌寄生于上呼吸道、喉、口腔黏膜上，放线菌寄生于扁桃体小窝和龋齿内，当人体免疫力下降时，易导致肺部感染发生。近年来，激素、广谱抗菌素、抗癌药物及免疫抑制剂的大量使用，日趋严重的环境污染等导致肺霉菌感染的发生增加。其感染途径分为内源性和外源性。播散方式包括直接侵犯和血行、淋巴途径扩散。人们对该病的关注度日益提高。由于临床广泛应用细胞毒性药物、肾上腺皮质激素和抗菌素等，本病的发病率呈持续升高趋势。尘肺合并肺霉菌感染者也日益多见（图 39－6、图 39－7）。

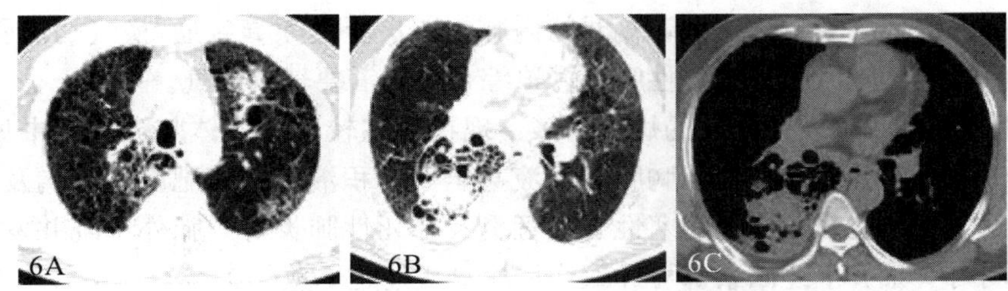

图 39－6　从事打磨工作 10+ 年，诊断壹期尘肺合并曲霉菌感染

胸部高分辨率 CT（6A～6C）示：双肺纹理增强、紊乱，肺野透光度增加，双肺小叶间隔不均匀增厚。双肺弥漫网格状影、磨玻璃样密度增高影，局部呈蜂窝状改变。右肺上叶后端、下叶可见多发大小不等囊腔，其内见结节样高密度影。

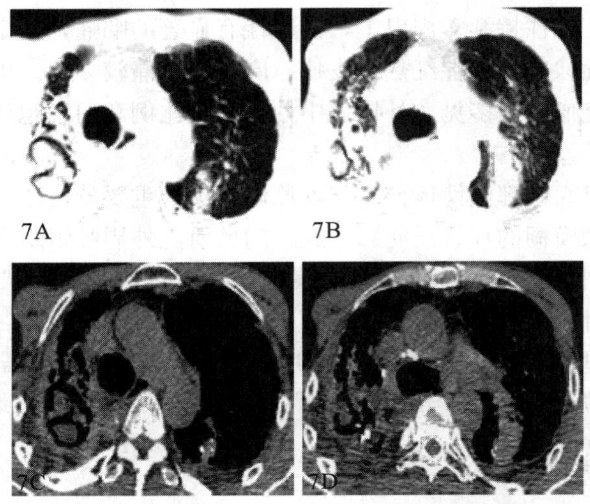

图 39－7　挖井 15 年，诊断叁期尘肺合并曲霉菌感染

胸部高分辨率 CT 示（7A～7D）：双肺见弥漫结节影，边界清楚，分布对称，部分病灶融合形成稍高密度软组织影，其内散在钙化。右肺上叶融合团内见不规则空洞，边界模糊，其内见软组织影，双侧胸膜增厚粘连。右侧胸廓稍塌陷。

肺霉菌感染的临床症状不一致，给临床诊断带来困难。肺霉菌种类繁多，肺内表现形式多元化，X 线影像上缺乏特征性改变，通常表现为肺纹理增粗，斑点状、结节状及小片状的密度增高影，CT 影像除上述征象外，大多可见含结节的空洞或囊腔影。其大致分为三种类型。

1. 支气管型：X 线胸片显示双肺门增大，肺纹理增粗、紊乱并模糊。

2. 肺炎型：双肺野出现边缘模糊、密度浅淡的条索及斑点状或片状影，与大叶性肺炎相似，病灶可累及多个肺段或者整个肺野。病灶不稳定，部分病灶可在数月甚至 1 年才吸收，而其他肺野同时有新的病灶出现，或者长时间内变化不明显。

3. 混合型：由于血行播散致双肺可以出现粟粒样病灶，密度比较均匀，以双肺下野分布为主。也可呈多个直径在 0.5cm 以内的圆形或类圆形结节影，与粟粒性肺结核或肺泡型肺癌相似，不形成空洞。肺部霉菌病的诊断主要依靠对病灶的培养，标本可取自气管穿刺吸引液、痰液、支气管灌洗液或肺活检。但曲霉菌和念珠菌因标本易被污染，假阳性率较高，应注意与临床相结合。

三、尘肺合并肺部感染的发病场所分类

（一）社区获得性肺炎

社区获得性肺炎（community-acquired pneumonia，CAP）指在医院外罹患的感染性肺实质（含肺泡壁，即广义上的肺间质）炎症，包括具有明确潜伏期的病原体感染在入院后于潜伏期内发病的肺炎。

1. CAP 的临床诊断依据。

（1）在社区内发病。

（2）肺炎相关的临床表现：①新近发生咳痰、咳嗽或原有呼吸道疾病的症状加重，伴或不伴胸痛、脓痰、咯血及呼吸困难；②发热；③肺实变体征和（或）闻及湿啰音；④外周血白细胞计数小于 $4\times10^9/L$ 或大于 $10\times10^9/L$，伴或不伴细胞核左移。

（3）肺部影像学检查提示新出现的叶或段实变影、斑片状浸润影、间质性改变或磨玻璃影，伴或不伴胸膜腔积液。

符合（2）及（1）（3）中的任何一项，并排除肺部肿瘤、肺结核、非感染性肺间质性疾病、肺不张、肺水肿、肺栓塞、肺血管炎及肺嗜酸性粒细胞浸润症等后，可确定诊断。

2. CAP 的病原体。

目前国内多项成人 CAP 流行病学调查结果显示：肺炎链球菌和肺炎支原体是我国成人 CAP 的重要病原体。其他常见病原体包括肺炎衣原体、流感嗜血杆菌、金黄色葡萄球菌及肺炎克雷伯菌，偶见鲍曼不动杆菌、铜绿假单胞菌。

3. CAP 的病原学诊断。

治疗策略是在病原学的基础上制定的，因而病原学检测应覆盖所有 CAP，对无反应 CAP，重症 CAP，特殊病原体如 H1N1、肺孢子菌、禽流感、耐甲氧西林金黄色葡萄球菌（methicillin resistant Staphylococcus aureus，MRSA）、真菌等所致 CAP 尤其重要。从病原检测方法来讲，病原学诊断的“金标准”依然是病原体培养，但有些微生物如病毒、非典型病原体等培养难度大，并且培养周期长，阳性率也不高，常不能常规开展。抗原检测虽然是目前实用的技术之一，然而其检测特异度和灵敏度有待提高。血清学方法操作简单，由于受机体产生抗体的时间限制，在病原体早期诊断方面作用不大。分子生物学方法如实时荧光定量法特异度和灵敏度均较高，因而在 CAP 病原学诊断上体现出很高的应用价值。

（二）医院获得性肺炎

医院获得性肺炎（hospital acquired pneumonia，HAP）又称为医院内肺炎（nosocomical pneumonia，NP），是指入院时不存在也不处于感染潜伏期，而于入院 48 小时后在医院（包括康复医院、老年护理院）内发生的肺炎。

1. HAP的临床诊断依据。

X线胸片显示新的或进展的肺部浸润影加上以下三个临床表现中的两个或以上，即可以诊断肺炎：①发热超过38℃；②血白细胞计数降低或升高；③脓性气道分泌物。

应注意与肺不张、肺水肿、心力衰竭和药物性损伤、药物性侵犯、基础疾病侵犯、肺栓塞和急性呼吸窘迫综合征等区分开来。

2. HAP的病原体。

无感染高危因素病人的病原体以肺炎链球菌最多见，而后依次为流感嗜血杆菌、金黄色葡萄球菌、大肠埃希菌、肺炎克雷伯杆菌、不动杆菌属等。有感染高危因素病人的病原体依次为铜绿假单胞菌、肠杆菌属、肺炎克雷伯杆菌等。金黄色葡萄球菌感染呈明显升高趋势。

3. HAP的病原学诊断。

（1）合格的下呼吸道分泌物（上皮细胞数小于10，中性粒细胞数大于25，或二者的比值小于0.4）、支气管肺泡灌洗液（bronchoalveolar lavage fluid，BALF）、防污染样本毛刷（protected specimen brush，PSB）、无菌体液或肺组织培养出病原菌，并且与临床表现相符。

（2）肺组织直接镜检、细胞病理学检查或标本病理学检查见到真菌并伴有肺组织损害的证据。

（3）急性期和恢复期的双份血清特异性IgG抗体滴度达4倍或以上变化、病毒或非典型病原体的血清IgM抗体由阴转阳；有病毒流行期接触史，呼吸道分泌物相应病毒核酸检测、病毒抗原或病毒培养呈阳性。

尘肺病人由于机体免疫力低下，容易并发肺部感染而反复住院治疗。近年来开展的雾化吸入治疗、肺灌洗治疗以及纤维支气管镜及气管插管的应用等都使得医院获得性肺炎在尘肺病人中的发病机会增加，应引起重视。

第三节　尘肺合并肺部感染的影响因素分析

一、年龄与尘肺合并肺部感染的关系

尘肺病人随着年龄增加，发生感染的概率上升。

1. 伴随年龄增长，机体自身的正常防御机制如咳嗽反射及气管黏膜的净化功能受到不同程度的抑制，排异功能降低，因此引起呼吸系统内分泌物排出受阻，使感染风险增加。

2. 老年人的免疫功能随年龄增长而逐渐衰退，老年人肺炎发病率、病死率升高的重要原因之一是免疫衰老。老年人免疫衰老表现在体液免疫和细胞免疫水平降低。肺泡内衰老的T细胞即使能识别入侵的病原微生物，但这些抗原刺激所诱发的增殖能力及

活性却明显削弱。体液免疫水平的降低致使多数病变迅速进展，易导致机体发生严重的肺部感染。免疫应答中T细胞作用减弱表现在其产生的特异性抗体量不足以针对细菌产生最适宜的调理效应。

3. 老年人呼吸功能减退，表现为声门动作与吞咽不协调、咳嗽反射差、呼吸道黏膜纤毛功能减弱、呼吸肌萎缩、整个呼吸道弹性减退、肺泡数量减少、肺与胸廓的顺应性降低等，一方面使得呼吸道寄生菌存在的概率增加，另一方面引流不畅、排痰功能降低提升了呼吸道寄生菌的感染风险。所以肺部感染的发生率、病死率随年龄的增长而升高，早期诊断和及时合理的治疗对预后至关重要。

4. 老年人多伴有各种急、慢性并发症，它们均可诱发肺部感染。

二、吸烟与尘肺合并肺部感染的关系

吸烟是导致支气管炎和阻塞性肺疾病的主要原因。这与肺部对香烟有害颗粒或烟雾等有害气体的异常炎症反应有关。吸烟也可导致肺功能下降。

1. 烟草燃烧时可释放出焦油、氰氢酸、尼古丁、一氧化碳、一氧化氮、丙烯酸等有害成分。烟卷中一氧化碳与血红蛋白的亲和力为氧气的250倍，血液的携氧能力可因碳氧血红蛋白的形成而显著降低。与不吸烟者相比，吸烟者血液中的碳氧血红蛋白显著上升，从而引起血液黏滞度增加，造成组织缺氧。

2. 香烟中的氧化剂可在一定程度上促使吸烟者炎性细胞如巨噬细胞、中性粒细胞迁移入肺组织并释放氧自由基，进一步引发肺损伤。

3. 香烟烟雾中的颗粒物会造成呼吸道上皮细胞损害。支气管上皮及纤毛因氰氢酸损伤而导致其对烟草中有害成分（如焦油）的清扫功能削弱，焦油黏附在支气管黏膜上皮致使上皮细胞发生增殖和变异。故吸烟者同不吸烟者的差别表现在急性损害方面。

基于上述观点，对于尘肺病人而言，戒烟就意味着免除了吸烟的急性危害风险，解除了吸烟对肺部感染的影响。

三、尘肺合并症与尘肺合并肺部感染的关系

尘肺病人发生肺部感染受不同合并症的影响也存在差异，其中肺源性心脏病的影响最大，然后依次是糖尿病、脑血管疾病、冠心病、高血压病。造成影响的原因如下：

1. 自身免疫力降低，引起单核巨噬细胞功能减弱。

2. 病人肺结构和自身的生理功能退变，导致肺部功能下调。

3. 在自身基础疾病的基础上，免疫抑制剂和抗菌素的联合使用会使肺部感染的风险增加。

4. 细菌毒素与上皮细胞亲和力增高，容易引起炎症扩散，发生肺部感染。

5. 持续高血糖可导致组织器官损害，病人代谢速度迟缓及白细胞活力下降，内吞噬作用降低，体液免疫与细胞免疫能力显著下降，进而杀菌及溶菌能力下降，更容易合并肺部感染。

四、工种与尘肺合并肺部感染的关系

不同的粉尘颗粒致纤维化能力有差别，所引起的尘肺的X线表现及病理改变也各有特点，所致疾病的发生进展、结局也不同。就煤矿开采而言，从事掘进、采煤、混合、辅助作业的工人可分别接触矽尘、煤尘、煤矽和混合粉尘。有研究表明，煤工尘肺肺部感染与工种的相关性明显，其中以掘进工种的肺部感染合并率最高，而后依次为采煤、混合和辅助工种。

五、接尘年限与尘肺合并肺部感染的关系

工人接触粉尘的累计时间扣除中间脱离粉尘作业时间后即接尘年限，时间精确到年。粉尘接触量与尘肺的形成存在确定的剂量-效应关系，而粉尘接触量受接触时间的长短、粉尘浓度、分散度影响，所以接尘年限与尘肺的形成关系密切。

六、尘肺分期与尘肺合并肺部感染的关系

有临床研究资料表明，尘肺病人分期期别的增加与发生肺部感染、呼吸衰竭的概率成正比。贰期、叁期尘肺病人发生肺部感染的风险高得多，主要原因可能是贰期、叁期尘肺病人病情重，其呼吸系统防御功能受损严重，免疫力明显降低，并且多数病人长期卧床，易导致多种并发症，其中以肺部感染为多。

七、季节与尘肺合并肺部感染的关系

尘肺病人在一年不同时间发生肺部感染的概率不同。尘肺病人在第一季度最易合并肺部感染，其次为第四季度。第一季度、第四季度天气寒冷，空气干燥，对呼吸道黏膜产生刺激和损伤，导致呼吸道的防御体系保护功能受限，进而使机体防御功能下降。在寒冷季节，因维持室温的需求而开窗通风减少，增加了室内细菌滋生的概率。与此同时，许多耐低温细菌在寒冷季节的活力较强，尘肺病人的呼吸道防御功能较普通人群明显降低，更易造成感染暴发与流行。

第四节　尘肺合并肺部感染的诊断

一、痰细菌学培养

目前将痰细菌学培养得出的结论作为临床诊断的“金标准”，但是该方法所采集的标本常被口咽部定植菌污染，且有时需进行多次采集以保证采集质量，因而分离培养出的细菌常常不能代表真正的下呼吸道感染病原菌，需要将培养结果与临床症状综合分析。

二、血清学检测

（一）降钙素原

降钙素原（procalcitonin，PCT）为降钙素的前体物质，由甲状腺C细胞产生，是一种新的炎症反应标志物。PCT在机体处于正常生理状态时表达量少且不释放入血，但在罹患感染性疾病时，炎性因子刺激病人实质器官和组织等合成并分泌大量的PCT入血，引起血清PCT显著升高。PCT不仅是机体发生急性感染时血浆中最早出现的一种蛋白，而且PCT的升高程度对病情发展有重要提示作用，PCT越高，表明感染越重，PCT在感染得到有效控制后明显下降。一般在全身细菌感染后4小时即可在血清中检测到PCT，6小时左右急剧上升并在6～24小时维持该水平，其间其不发生降解，也不受体内激素水平的影响。正因为PCT在健康人中几乎检测不到，而发生细菌感染时浓度变化显著，指向性明显，干扰因素较少而具有相对良好的稳定性，近年来被广泛应用于疑似全身性细菌感染的早期诊断、各种感染的鉴别诊断、预测脓毒血症及帮助临床决策的制定等方面。PCT可提高检测时的灵敏度，使细菌感染的诊断阈值下调，因而在局限性细菌性感染的诊断方面临床价值较高。进一步研究显示，PCT在区分肺部细菌感染为革兰阳性菌还是阴性菌时存在潜在应用价值，这为抗菌素的合理选择提供了一种新的技术方法。

（二）C-反应蛋白

C-反应蛋白（C-reaction protein，CRP）是由肝细胞产生，可与肺炎双球菌多糖体发生反应的一种急性时相蛋白，在正常人的血液中含量极低，在急性炎症早期反应阶段即可急剧升高至1000多倍，且其改变的发生要远早于体温、红细胞沉降率、血白细胞计数等，可在一定程度上反映病人体内炎症的活动度。CRP升高同感染程度正相关，同时血清CRP受其他因素影响小，是目前最常用的炎症标志物，在感染性疾病的及时诊断和临床治疗方面作用明显。在尘肺的发展中，CRP与多种免疫效应分子协同作用，且高浓度的血清CRP直接参与机体全身和局部炎症反应，引起血管内皮细胞损伤，影响病人心脏收缩和舒张功能。伴随病情进展，高浓度的血清CRP有诱发肺心病的风险。所以，监测血清CRP可获取尘肺病病人的病情进展情况，给临床治疗提供参考。

（三）乳酸

乳酸（lactic acid，LA）是葡萄糖进行无氧代谢的终产物。当发生严重感染时，局部组织或全身灌注不良导致组织缺氧，煤工尘肺病人多同时伴有心肺功能不全，致使全身组织氧供下降，上述因素均会导致乳酸升高。由于煤工尘肺病人的肺病变严重，进入血液的氧气不充分，因而乳酸升高常在休克早期就已出现。随着疾病进展，肝细胞功能在各种炎性因子的作用下严重受损，致使肝对乳酸的处理能力降低，导致乳酸进一步升高。

第五节　尘肺合并肺部感染的治疗

尘肺病人由于长期接触生产性粉尘导致肺间质纤维化，纤维组织收缩、牵拉使细支气管扭曲、变形、狭窄、引流受阻，导致呼吸系统的正常生理清除功能下降；尘肺慢性长期的病程加上病人免疫功能紊乱导致机体免疫力低下，在外环境不利的情况下常发生气道炎症反应；临床上长期、反复滥用抗菌素和激素，加之治疗过程中常用侵袭性诊疗，常导致复杂多菌群感染。相对于普通人群的呼吸系统感染而言，尘肺并发呼吸道感染的治疗难度加大。尘肺易合并病毒、细菌、真菌感染，也可以合并肺炎支原体、肺炎衣原体感染。

一、尘肺合并细菌性肺炎的治疗

尘肺合并细菌性肺炎包括尘肺合并社区获得性肺炎、尘肺合并医院获得性肺炎及尘肺合并呼吸机相关性肺炎（ventilator associated pneumonia，VAP），临床表现为在尘肺原有症状的基础上咳嗽加重，咳痰量增多，痰可白色黏稠，也可呈黄色脓性，呼吸困难加重，病人可有发热、无力、食欲不振等全身症状。实验室检查多有外周血白细胞计数升高，中性粒细胞比例增高或核左移，痰细菌学培养异常。影像学检查在原尘肺的基础上出现斑片浸润影、叶或段实变影、弥漫性小片状模糊影、磨玻璃影或间质性改变，少数可伴发胸膜腔积液。随病情的进展，病灶密度可以增高或融合。

相对于单纯肺炎的治疗，尘肺合并细菌性肺炎的治疗更困难，恢复时间更长，应遵循以下治疗原则：根据病情的严重程度和治疗方法的需要选择门诊或住院治疗；在诊断明确并安排标本采样送病原学检查后，及时启动经验性抗感染治疗；根据病原学结果并参考体外药敏结果进行针对性治疗；动态评估经验性抗感染效果，初始治疗失败时查找原因，并及时调整方案；重视辅助性治疗措施、肺功能评定、物理治疗、雾化、辅助咳嗽排痰、营养支持、对症康复、健康教育等。

门诊病人建议口服青霉素类，青霉素类/酶抑制剂合剂，二、三代头孢菌素，喹诺酮类，大环内酯类抗菌素；对于需要住院的病人，推荐单用β－内酰胺类或联合多西环素、米诺环素、大环内酯类或单用喹诺酮类药物。需要入住重症监护病房（intensive care unit，ICU）的病例，推荐青霉素类/酶抑制剂复合剂、三代头孢菌素、厄他培南联合大环内酯类静脉治疗。

非危重病人初始经验性抗感染建议单药治疗，可选择抗铜绿假单胞菌青霉素类（哌拉西林、美洛西林、阿洛西林等）或β－内酰胺/酶抑制剂合剂（阿莫西林/克拉维酸、哌拉西林/他唑巴坦、头孢哌酮/舒巴坦等）或三、四代头孢菌素或氧头孢烯类或喹诺酮类。如多重耐药（multidrug resistance，MDR）菌感染风险高或者尘肺合并VAP，建议单药治疗，如抗铜绿假单胞菌β－内酰胺/酶抑制剂合剂（哌拉西林/他唑巴坦、头孢哌酮/舒巴坦），或抗铜绿假单胞菌头孢菌素类（头孢他啶、头孢吡肟、头孢噻利等），或抗铜绿假单胞菌碳青霉烯类（亚胺培南、美罗培南、比阿培南），或以上单药联合抗铜绿假单胞菌喹诺酮类（环丙沙星、左氧氟沙星），或氨基糖苷类（阿米卡星、异帕米星等），有耐甲氧西林金黄色葡萄球菌（MRSA）感染风险时可联合糖肽类（万古霉素、去甲万古霉素、替考拉宁等）或利奈唑胺。尘肺合并HAP危重病人，或尘肺合并VAP同时有MDR菌感染高风险的病人，应该采取联合抗感染治疗，抗铜绿假单胞菌β－内酰胺/酶抑制剂合剂或抗铜绿假单胞菌碳青霉烯类，联合抗铜绿假单胞菌喹诺酮类或氨基糖苷类，有广泛耐药阴性菌感染风险时可联合多黏菌素或替加环素，有MRSA感染风险时可联合万古霉素或去甲万古霉素或替考拉宁。尘肺合并HAP/VAP抗感染疗程一般为7～14天，病情危重者应适当延长疗程。

二、尘肺合并肺真菌病

由于抗菌素、激素和免疫抑制剂等的广泛使用及侵袭性诊疗技术的开展等，尘肺合并肺真菌病日渐增多。尘肺合并肺真菌病是指尘肺合并肺或支气管的真菌性炎症或相关病变。尘肺合并肺真菌病的危险因素：外周血中性粒细胞缺乏且持续10天以上，发热或体温过低同时伴有中性粒细胞减少10天以上，或持续应用类固醇激素3周以上，或长时间机械通气，或体内留置导管，或侵袭性检查，或长期使用广谱抗菌素等。

尘肺合并肺真菌病在尘肺基础上出现真菌感染的临床表现和影像学改变。临床特征：持续发热，经积极抗菌素治疗无效；具有肺部感染的症状及体征；影像学检查可见新的非特异性肺部浸润影。尘肺合并侵袭性肺曲霉病（invasive pulmonary aspergillosis，IPA）感染早期，胸部X线片和CT检查可见尘肺基础上出现胸膜下密度增高的结节影，病灶周围可出现晕轮征。发病10～15天后，肺实变区液化、坏死，胸部X线片和CT检查可见空腔影或新月征。尘肺合并肺孢子菌肺炎，胸部CT检查可见尘肺基础上出现磨玻璃样肺间质浸润，伴有低氧血症。

尘肺合并肺真菌病的诊断根据高危因素、临床表现、微生物学证据、病理学证据，分为确诊、临床诊断及拟诊三个级别。肺活检病理学检查或无菌标本真菌培养阳性是确诊的必要条件。虽无病理学依据但有微生物学证据，结合尘肺病人真菌感染高危因素和临床特征，可临床诊断。只具备高危因素和临床特征，缺乏微生物学和病理学证据为拟诊。

尘肺合并肺真菌病的治疗原则：积极去除危险因素，加强支持治疗，包括全身和局部的综合治疗；及时抗真菌治疗，合理选用抗真菌药物。治疗常需静脉给药，疗程一般6～12周，至症状消失，或血培养连续2次阴性，或者肺部病灶大部分吸收、空洞闭合。严重感染者应采用有协同作用的抗真菌药物联合治疗。尘肺合并肺念珠菌病病情稳定者，首选氟康唑静脉滴注，也可选择卡泊芬净或米卡芬净静脉注射；病情不稳定或中性粒细胞缺乏者给予两性霉素B。

尘肺合并变应性支气管肺曲霉病（allergic bronchopulmonary aspergillosis，ABPA）是烟曲霉在尘肺病人肺内引起的一种非感染性炎症性疾病。表现为反复发作哮喘症状，胸部影像学显示一过性肺部浸润、黏液嵌塞、中心性支气管扩张、外周血嗜酸性粒细胞增多、血清总免疫球蛋白E（IgE）升高等。糖皮质激素为主要治疗药物。联合伊曲康唑口服溶液，疗程16周以上，可明显减少激素用量，加速症状改善。

尘肺合并肺曲霉菌感染通常发生在已经存在的肺空洞病变内，如结核空洞，一般无症状，因其他肺部疾病或体检时发现。出现频繁或大量咯血时建议手术切除，若不能耐受手术，可采用支气管动脉栓塞术。口服伊曲康唑可能有益。尘肺合并IPA，急性者可见咳嗽、咳黄脓痰、发热、气促等，免疫抑制严重者，早期可发生呼吸衰竭、咯血。对于病情严重的IPA，一旦怀疑即应开始积极抗真菌治疗，首选伏立康唑，也可选卡泊芬净、两性霉素B、伊曲康唑治疗。

第四十章　尘肺合并气胸

气胸是指各种原因引发的气体在脏层胸膜与壁层胸膜之间聚集造成肺萎缩。气胸根据病因分为三类：①人工气胸，人为将气体注入胸膜腔，曾作为治疗结核病的方法之一，现已弃用；②创伤性气胸，由外科手术、胸部穿通伤等引起；③自发性气胸，脏层胸膜及肺泡在未遭受外界创伤时破裂，气体进入胸膜腔所致，是呼吸科或职业病科常见的临床急症之一，在任何年龄均可发生（包括新生儿）。自发性气胸分为原发性气胸和继发性气胸。前者又叫作特发性气胸，指 X 线片未见明显病变的健康者的气胸，以青年人多见，尤其是男性瘦长体型者。继发性气胸是在其他肺部疾病的基础上，形成肺大泡或者直接损伤胸膜所致。其多在炎症后纤维病灶或慢性阻塞性肺气肿（如慢性肺结核、矽肺、囊性肺组织纤维化、弥漫性肺间质纤维化等）的基础上，细支气管扭曲、狭窄，经活瓣机制而致肺大泡形成。肿大的肺泡因循环营养障碍而退行性变性。

第一节　尘肺合并气胸的发病机制及临床特征

一、尘肺合并气胸的发病机制

尘肺病人的肺部组织因粉尘滞留发生纤维化，甚至在肺组织内形成融合性病变，胶原纤维增生取代了原来的张力结构，病人的肺泡弹性明显降低，肺组织的脆性显著增加。肺内细支气管和各级终末支气管也发生改变，肺组织发生扭曲和变形，引起肺内支气管部分或者全部阻塞，进而导致肺内压明显升高，肺气肿和肺大泡形成。当病人用力咳嗽或用力过猛时，肺内空气就会通过破损的脏层胸膜和肺泡进入胸膜腔，最终导致气胸的发生。

二、尘肺合并气胸的临床特点

（一）秋冬季节易发病，诱因以呼吸道感染多见

尘肺病人的气道防御功能明显减退，在寒冷时节易发生呼吸道感染，致使哮喘加

重，气道阻力在原有肺部疾病的基础上进一步增加，肺泡内气体滞留，肺泡内压升高，最终引起肺泡破裂而产生气胸。

（二）临床症状常不典型

部分病人起病急骤，表现为呼吸困难、胸闷气促；部分病人则隐匿发病，日常生活中就存在不同程度的呼吸困难，在发生气胸后表现为胸闷或呼吸困难加重，往往被认为是原有基础疾病加重而造成误诊；少数病人症状不明显，或仅出现胸闷等表现。

（三）分隔多房型多见

其可由多发性肺大泡、胸膜粘连、胸膜斑及矽性融合病灶等多种原因引起，临床处治时常常需同侧放置引流管。

（四）气胸的发生率与尘肺期别存在密切关系

叁期尘肺病人发生气胸的概率要明显高于壹期及贰期病人。这可能是尘肺期别越高，病人肺间质纤维组织增生越严重，导致肺组织弹性越差。因此，及时积极地诊治肺部感染等合并症进而延缓尘肺进展，预防肺大泡和肺气肿形成尤其重要。

（五）临床体征常不典型

尘肺病人多存在肺气肿导致胸廓饱满，听诊呼吸音减弱，叩诊过清音甚至鼓音。发生胸膜粘连时易引起局限性气胸，此时气管常无移位或不明显，因而与原发疾病不易鉴别。所以对临床可疑病例都应仔细查体，听诊两侧呼吸音并对比尤为重要，可能有不典型体征。此外，吸气相风笛声及吸气相呼吸困难，可与尘肺呼气相哮鸣音及呼气相呼吸困难相鉴别。及时进行 X 线检查可帮助诊断，必要时进一步行 CT 扫描明确。对于病情危重不能行 X 线检查者，可在呼吸音明显降低部位或高度怀疑气胸的一侧谨慎试行胸穿，胸膜腔内压增高或气促明显缓解有利于诊断。

（六）X 线胸片不典型气胸应与巨型肺大泡鉴别

当尘肺病人发生胸膜粘连，肺泡弹性减弱并发气胸时，一般肺组织萎陷范围小，X 线胸片上可见不到典型的发线状气胸线影，此时与肺气肿本身鉴别困难，而且局限性气胸有时与张力型肺大泡也难以鉴别。仔细观察两者可见局部透光度增高，泡内肺纹理消失等特征。此外，呼吸相 X 线胸片、CT 扫描等可辅助鉴别。

（七）肺压缩程度与病情不一定相一致

尘肺病人的肺功能均有不同程度损害，因而在此基础上发生的气胸哪怕只有少许气体压迫，对肺功能的影响也是极为明显的。病人通常表现为气促、端坐呼吸、发绀、大汗淋漓，严重者并发呼吸衰竭、循环障碍、肺性脑病、昏迷死亡等，严重程度与原发病关系密切。因此，对尘肺合并气胸病人的临床治疗除胸腔减压外，还应同时采取必要的抗炎、祛痰、解痉、吸氧等措施积极治疗原发病，以提高治愈率。

（八）并发症多，病死率高

尘肺合并气胸者以老年病人居多，多伴随全身器官功能衰退，在此基础上发生慢性阻塞性肺疾病使肺功能受到不同程度的损害，并发气胸时易引起各种并发症。呼吸衰竭是除反应性胸膜腔积液外最常见的并发症。这是因为肺萎陷时肺活量明显降低，此时再发生感染导致支气管痉挛，换气和通气功能受到最直接影响，缺氧和二氧化碳潴留加重，进而诱发或加重呼吸衰竭，更甚者发生心律失常、心力衰竭、肺性脑病、休克等威胁生命安全的并发症。

（九）插管率高，愈合期长

尘肺合并气胸者插管率高且易反复发作，萎缩的肺组织复张缓慢，愈合周期较长。原因可能是组织愈合力差、感染时可能同时或先后有多个肺大泡破裂、治疗时粘连牵拉难以同时解决而导致破口不易闭合。

（十）尘肺合并气胸易于复发

叁期尘肺及有合并症的尘肺病人易发生双侧气胸。叁期尘肺合并肺结核者气胸治疗后最容易复发，其复发率和尘肺、结核病变的严重程度关系密切。

第二节　尘肺合并气胸的分型、病理改变、临床表现及影像学表现

一、尘肺合并气胸的分型

不同类型的气胸除病因和临床表现有所不同外，治疗上也存在差异，依据胸膜破裂情况和胸膜腔内压力的变化，气胸可划分为三种类型。

（一）闭合性气胸（单纯性气胸）

此型多见于胸膜下肺大泡破裂，胸膜破口较小，肺组织在胸膜腔内气体压迫下发生萎缩，致使胸膜破口闭合而不再漏气。肺萎缩体积多不超过25%，胸膜腔积气量少。胸膜腔内压常为负压或略高于大气压，但在抽气后迅速变为负压。且观察数分钟后压力也不再上升。

（二）开放性气胸（交通性气胸）

此型少见，胸膜裂口一般较大，或在裂口处纤维组织牵拉下使裂口呈持续开放状态并与支气管相通，空气完全自由进出胸膜腔。胸膜腔内压力在“0”位上下波动，呼气

时为正，吸气时为负，在抽气后保持不变。肺严重病变者，在呼吸周期中纵隔由于破口周围纤维化组织的牵拉作用产生摆动，对呼吸、循环生理可产生严重影响。

（三）张力性气胸（高压性气胸）

此型最多发生于肺气肿性大泡破裂，裂口处见向壁层胸膜开放的单向活瓣形成，吸气时活瓣张开使空气进入，呼气时压力升高导致活瓣关闭，气体不能排进气道，导致胸膜腔内气体不断积聚，压力持续升高甚至可达 0.196kPa（20cmH_2O）以上。在抽气后胸膜腔内压力可暂时降低，但之后快速回升至正压。胸膜腔持续正压对呼吸、循环功能产生严重影响，甚至可导致严重缺氧和休克而威胁生命安全。

上述三种类型的气胸可相互转化。例如初始为闭合性气胸，在肺复张到一定程度时，闭合口又可再次张开而漏气；或剧烈咳嗽导致肺泡内压上升，裂口又重新开放而导致开放性气胸形成；或在肺部破口形成活瓣，进展为张力性气胸。开放性气胸的裂口也可在肺萎陷到一定程度时关闭，转换为闭合性气胸。

综上所述，对于任何一种类型的气胸，都应密切观察，在病情发生转变时及时发现并给予适宜处理。近年来，有人从气胸的解剖形态和有无液体并存方面将其分为四种类型。

1. 普通型气胸：一般为单侧气胸，均匀的肺压缩线自上而下走行（图 40－1）。

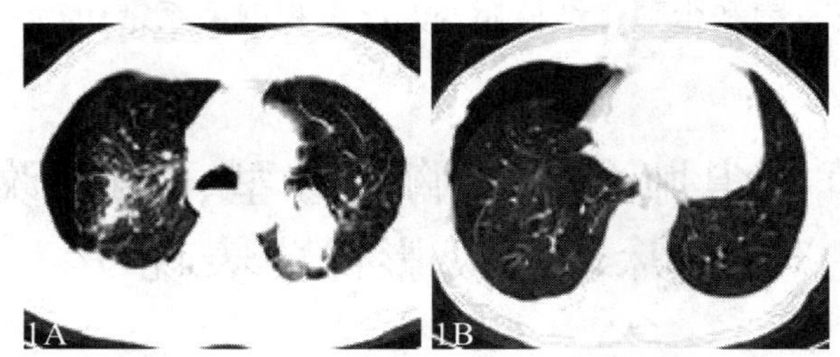

图 40－1　采煤 20^{+} 年，诊断叁期尘肺

胸部高分辨率 CT（1A～1B）示：右侧气胸，右肺被压缩约 25%，双侧透光度增加。双肺散在点结状影，分布基本对称，左肺上叶纵隔旁见稍高密度软组织团块影。

2. 局限性气胸：气体因胸膜粘连而包裹于胸膜腔某一局部范围（图 40－2）。

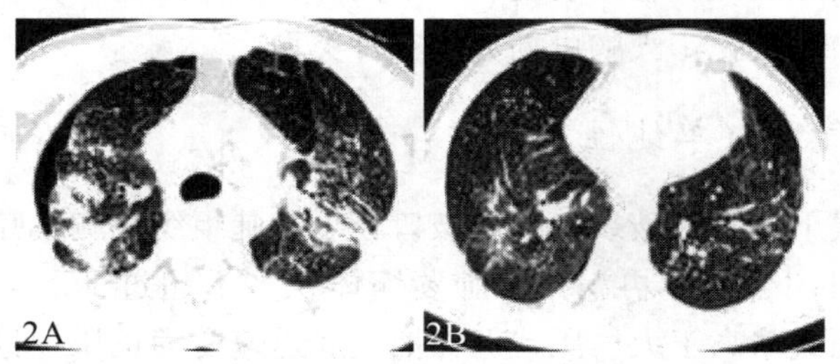

图 40－2　隧道掘进 10^{+} 年，诊断叁期尘肺

胸部高分辨率 CT（2A～2B）示：右侧局限性气胸，右肺被压缩约 15%。双侧透光度增加。双肺弥漫结节影，部分融合成片团状影。双肺少量斑片状及条索影。

3. 多房性气胸：气胸粘连带将气胸分隔成多个小房，常由气胸初期治疗不当而并发胸膜炎所致（图 40－3）。

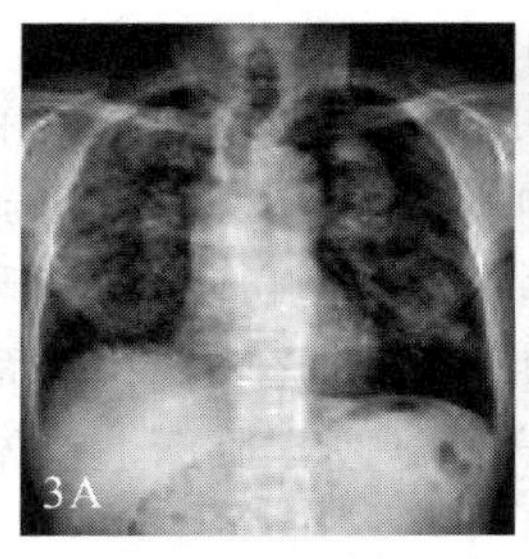

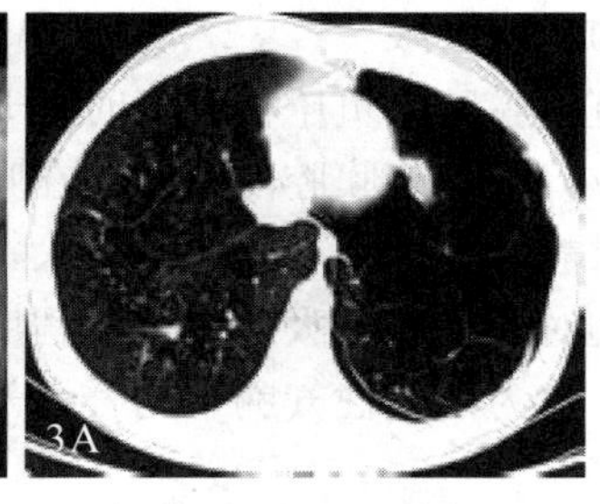

图 40－3　石匠 40 年$^{+}$，诊断叁期尘肺

胸部后前位 X 线（3A）示：左侧气胸，肺组织压缩约 40%。双肺野透光度不均匀增高，双肺小囊状透光区。双肺多个肺野弥漫小阴影，在双肺中、上野部分融合形成分布对称的大阴影，灶周气肿。气管居中，心影不大。右膈抬高，肋膈角锐利。双侧胸膜增厚粘连。

胸部高分辨率 CT（3B）示：左侧气胸，左肺压缩约 15%。双肺纹理增多、紊乱，肺野透光度增加，双肺散在囊状无肺纹理区。双肺弥漫小结节影，部分融合形成片结影、片团影，边缘可见纤维条索影，灶周气肿。双侧胸膜增厚粘连。

4. 液气胸：包括血气胸和脓气胸，多为肿瘤或肺内感染所致（图 40－4）。

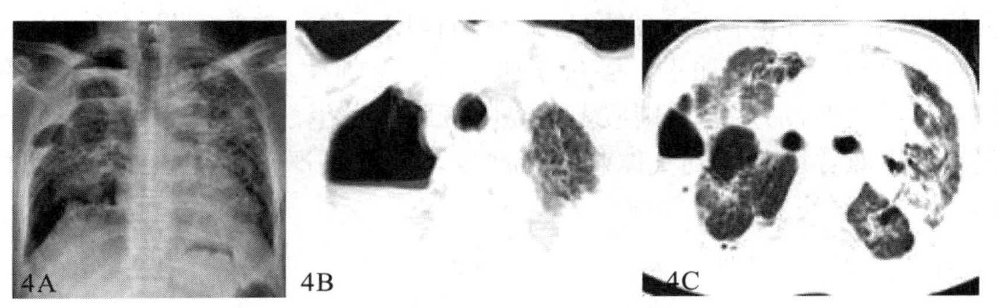

图 40－4　接触石英砂 20^{+} 年，诊断叁期尘肺

胸部后前位 X 线（4A）示：右侧包裹性液气胸，右肺压缩约 30%。双肺纹理增强，双肺野透光度不均匀增高，双肺多个肺野见多发结节、斑片状影、磨玻璃影，部分实变影，灶周气肿。气管居中，心影增大。双膈低平，肋膈角变钝。

胸部高分辨率 CT（4B～4C）示：右侧包裹性液气胸，右肺压缩 25%～30%，双侧胸膜腔少量积液，双侧胸膜增厚粘连。双肺纹理增多，双肺见多发结节、斑片状影、磨玻璃影，部分实变影。纵隔轻度左偏。

二、尘肺合并气胸的病理改变

呼吸系统：肺受压萎缩，有血流而无通气，导致通气/血流比值（V/Q）失常，进而发生低氧血症。临床上病人通常表现为呼吸频率加快、呼吸困难、鼻翼翕动、口唇发绀。

循环系统：胸膜腔内压力升高致使静脉血液回流心脏受阻，进而中心静脉压升高，而心排血量下降，循环失稳。临床上病人可发生胸壁浅表静脉曲张或颈静脉怒张，但血压下降甚至产生休克，此时补充血容量亦不能纠正。

纵隔移位：患侧胸膜腔内负压消失，肺组织被压缩，双侧胸膜腔内压力不等而致纵隔移位，导致健侧肺扩张受限。

纵隔扑动：健侧胸膜腔内负压在吸气时上升，与患侧胸膜腔内压力差增大，进一步促使纵隔向健侧移位，两侧胸膜腔内压力差在呼气时缩小，纵隔回到患侧，此异常运动称为纵隔扑动。其对静脉血流回心脏影响极大，可引起循环功能障碍。

三种类型的气胸对循环和呼吸产生不同程度的不利影响。相较而言，以张力性气胸的危害最大，而后依次为开放性气胸、闭合性气胸。所以临床上首先要明确诊断，然后对症采取适宜治疗。

三、尘肺合并气胸的临床表现

（一）症状

1. 呼吸困难：呼吸困难的严重程度与气胸量不一定成比例，但与气胸的类型、气胸发生快慢、基础肺功能以及有无并发症关系密切。呼吸困难多于 24 小时内消失而不论肺萎陷是否已经部分或全部复张。

2. 突然胸痛：疼痛的性质、强度与肺萎陷程度无关，常为突发性剧烈胸痛，呈刀割痛或持续性刺痛，吸气时加重，多位于腋下部、前胸，可放射至肩部、背部及上腹部。若存在持续性胸骨后疼痛，则应考虑纵隔气肿的发生。

3. 刺激性干咳：胸膜受到气体刺激而产生，一般不严重。无痰或偶见可能来自肺破裂部位的少量血丝痰。

（二）体征

一般均有体征，气胸量极少时可无异常体征。

1. 呼吸增快、发绀：常见于张力性气胸。若出现大汗、血压降低、四肢厥冷等表现，多提示血气胸。

2. 气管、心脏向健侧移位：皮下气肿可出现在颈、胸部甚至头及腹部范围，气胸发生于左侧时，心浊音界可消失。

3. 胸部体征：患侧胸壁饱满，气管向健侧移位。肋间隙增宽，语颤减弱或消失，呼吸运动减弱。听诊时呼吸音明显减弱或消失，叩诊鼓音。硬币叩击征阳性（由一人将扁平钥匙或硬币平压于病人前胸壁正中，另用一枚硬币叩击此钥匙或硬币，同时医生将听诊器的胸件置于病人同侧后背中部听诊，过程中听到的声音带有金属鼓音），此体征灵敏度较高。患侧呼吸音减弱可能是小量胸膜腔积气时唯一的疑诊气胸体征。Hamman 征阳性在纵隔气肿或左侧气胸时发生（同心脏搏动一样的“劈啪”声）。

四、尘肺合并气胸的影像学表现

（一）X 线检查

X 线检查可以明确肺萎陷的程度，是气胸诊断最可靠的方法。X 线胸片上表现为患侧外带肺野透光度增加，肺纹理消失。与位于内侧的肺压缩影间可见丝线状阴影，即为气胸线。合并胸膜腔积液者可见气液平面形成。张力性气胸病人的气胸线呈分叶状或弧形，肺组织压缩呈团状。

气胸量取决于被压缩肺组织的面积，可根据后前位 X 线胸片计算：被压缩肺组织面积（%）=（患侧胸膜腔面积－患侧肺组织面积）/患侧胸膜腔面积×100%。

从侧胸壁至肺边缘距离估算：大量气胸，距离大于或等于 2cm；小量气胸，距离小于 2cm 。

从肺尖气胸线至胸腔顶部距离估算：大量气胸，距离大于或等于 3cm；小量气胸，距离小于 3cm。

（二）CT 检查

X 线检查可为大部分肺部疾病提供可靠的影像学证据，而对肺大泡引起的气胸除能显示气胸存在外，在判定肺大泡的有无时多达不到满意的效果。CT 检查在这方面提供了很好的补充，不仅能清晰地显示气胸，对肺大泡的位置、形态及大小也均可准确描述。CT 扫描相较于 X 线检查优势明显：

1. CT 的水平面扫描不受解剖结构重叠的影响，观察更直接、准确。

2. CT 在肺大泡与局限性气胸的鉴别上存在一定价值。X 线检查不易将部分局限性气胸与肺大泡区分开来，然而 CT 水平面扫描能显示周围肺组织与肺大泡中的纤维间隔关系，因而做出的诊断更加准确，为后续治疗提供了方向。

3. CT 能对图像进行三维重建，可准确判断隐匿性气胸中肺组织的压缩程度及其与胸壁的距离，并清晰显示周边组织关系，提供 X 线胸片不能发现的征象，给临床诊断和治疗提供直观准确的影像支持。

（三）超声检查

1. 肺滑动征（pulmonary sliding sign）：鉴别气胸的重要征象之一，表现为呼吸运动时壁层胸膜和脏层胸膜发生相对运动而产生高回声闪烁影。对于气胸病人，胸膜的可视化受两层胸膜之间空气的影响，因而肺滑动征消失。虽然肺滑动征的存在能排除气胸诊断，但反过来肺滑动征消失却意味着气胸存在，某些危重症病人若发生胸膜粘连、大面积肺不张、急性呼吸窘迫综合征、肺挫伤等，也可出现肺滑动征消失，故在临床诊断中应结合其他征象综合分析。

2. A 线（A－line ）：超声波经由胸膜的多重反射而形成的多条亮线，表现为强度依次减弱、等间距、与胸膜平行的高回声水平线，各 A 线之间的间距代表了皮肤表面与壁层胸膜的距离。作为一种可用于协助气胸诊断的混响伪像，A 线一般在肺组织密度正常时出现，也可见于气胸病人。若在 A 线存在的情况下并发肺滑动征消失，提示隐匿性气胸的存在且灵敏度和特异度较高。

3. B 线（B－line)：又称为“彗星尾征”，超声波经肺泡气液平面反射形成 B 线，其是离散垂直的混响伪像，由胸膜线发出并延伸至屏幕底部，不随距离而发生衰减，与呼吸和肺滑动做同步往返运动。临床工作中 B 线可用于判定间质性肺疾病的病情程度。

它并非气胸的直接征象，但若胸膜线和B线这两种征象同时出现，可在很大程度上排除气胸的存在。

4. 肺点征（lung point sign）：表现为在呼吸运动时平流层征（stratosphere sign）和沙滩征（sandbeach sign）交替出现，在M模式下相对明显，一般位于气胸等病理性肺组织与正常肺组织的过渡区域。肺点征作为气胸诊断的主要征象之一，不仅诊断特异度高，对发现隐匿性气胸也具有较高的灵敏度。肺点征的位置对气胸面积的评估也有相当的价值。肺点征若位于胸壁的前方，病变面积多较小；若见于胸部的后方、侧方或腋后线处，提示病变面积较大。同时也要注意区分“假肺点征”，其可出现于肺挫伤病人，可表现为与呼吸运动同步，而无平流层征。

5. 肺脉（pulse pulmonary）：亦称为肺搏动（lung pulse），也是胸膜线的运动形式之一。在肺滑动征消失时，某些情况下可见与心脏节律一致的胸膜线垂直运动。其原因是肺组织充气不足，心脏搏动引起胸膜线震动。胸膜腔内的空气会对壁层胸膜的水平和垂直运动产生一定影响，因而运动肺脉的存在可作为气胸的排除性诊断标准，肺脉和肺滑动征消失是气胸病人的特征之一。

6. 气胸的特殊征象：当存在局限性气胸时，气体是与局部胸膜相粘连而并非游离在胸膜腔内，超声上表现为肺点征与肺滑动征间歇性出现在探头两端，并与呼吸运动同步，此征象即为双肺点征（double lung-point sign），局限性气胸的双侧缘便是一个超声切面上的双肺点。受气体量较小的影响，仰卧位时气胸可能位于背部或者侧胸部，并非常见的前胸部，所以为判定是否发生小面积气胸，临床工作中应加强对侧胸部的扫描。

（四）肺功能检查

急性气胸肺萎陷面积超过20%时，在气胸发生后的最初几小时内，萎陷肺组织气体交换功能丧失，导致通气/血流比值下降，进而肺内发生右向左分流。此时血气分析可表现为 PaO_2 降低，$PaCO_2$ 因呼吸快而降低或处于水平状态。但随后分流由于萎陷肺血流的减少而不再存在，$PaCO_2$ 随即恢复正常。慢性气胸则表现为顺应性降低和限制性通气功能障碍，肺活量减少而并无通气功能的改变。

第三节　尘肺合并气胸的诊断和鉴别诊断

一、尘肺合并气胸的诊断

对合并有肺气肿、肺大泡、肺结核的尘肺病人，气胸发生前常有确切的诱因。根据常见的临床表现，如突发胸痛，随即发生进行性呼吸困难，典型的体征经对症治疗不能缓解，再结合特殊的X线征象一般即可诊断。但闭合性气胸的气体量较少时，其症状、体征均不明显，明确诊断必须依靠 X 线检查及其他辅助检查。确定气胸的类型，可使用人工气胸计测定胸膜腔内压力。胸腔镜检查对相关胸膜病变的性质、范围和严重程度等具有重要的临床价值。

二、尘肺合并气胸的鉴别诊断

（一）巨型肺大泡

自发性气胸、巨型肺大泡均可表现为气促、胸闷、呼吸困难、端坐呼吸、不能活动及平卧、烦躁不安、大汗淋漓等急性临床症状，但两者仍有各自的特点。

1．起病方式：自发性气胸急剧发病，多有体力活动、屏气、劳累、打喷嚏、剧烈咳嗽、运动、持重物等诱因。巨型肺大泡发病迟缓，随着肺泡内压升高而发病。

2．症状：自发性气胸常常表现为突发胸闷、咳嗽、气促、明显胸痛，且多为刺痛，患侧肩部酸胀；巨型肺大泡病程长，临床症状如胸闷、气紧、气促、呼吸困难等逐渐加重，一般无胸痛或仅轻微疼痛，患侧肩部无不适。

3．肺部体征：气胸患侧呼吸音减弱或消失，胸腔叩诊鼓音；肺大泡病人呼吸音减弱，随时间无明显变化，局部叩诊鼓音或过清音。

一般临床上不易将气胸与巨型肺大泡混淆。只有在 X 线胸片上偶尔难以分辨。而 X 线检查对两者的诊断和鉴别诊断具有决定性意义，因而从 X 线胸上区别两者的不同点十分重要。

气胸的 X 线胸片特征性表现：可以在 X 线胸片上看到被压缩肺组织的气胸线，其特点是沿心脏外缘或纵隔的一外凸的细线样条形影，为胸膜腔内气体与肺组织的分界线，该线以外的胸膜腔肺纹理消失。气胸量大时，则不见气胸线，肺组织被气体挤向纵隔，萎缩的肺叶突进胸腔，肺叶的边缘可呈分叶形、弧形。患侧胸膜腔肺纹理消失，透光度较健侧明显增高。若为张力性气胸，尚可见到纵隔向健侧移位。气胸若发生在肺下野，则肋膈角特别锐利。

胸部 X 线检查是肺大泡诊断的主要依据。肺大泡可与多种肺气肿同时存在。除有一般肺气肿征象外，X 线胸片上还应观察到呈圆形或类圆形的局部透光度增强区，泡内肺纹理消失，有时可见血管或肺泡隔的残留物组成的“小梁”。周围肺组织受压，支气管及血管并拢，表现为致密的肺纹理阴影，此类肺大泡内的压力接近大气压。有时纤维瘢痕可发挥活瓣作用，致使远端的肺泡膨胀而形成大泡。大型的肺大泡可累及一侧胸膜腔的 1/4 甚至 1/3，甚者形成巨大张力性肺大泡。病人可出现同气胸不易区分的呼吸困难症状。如是肺外缘的肺大泡，要同自发性气胸相区别。自发性气胸的 X 线胸片上主要表现为一侧胸膜腔透光度增强，肺纹理消失，沿纵隔处肺门可看到受压萎缩的肺组织呈分叶形或弧形阴影。

（二）急性心肌梗死

气胸病人可因呼吸困难、胸痛或合并休克而被误诊为急性心肌梗死。急性心肌梗死病人一般有冠心病和（或）高血压史，查体有心音节律及性质的改变，没有气胸体征，行胸部 X 线检查或床旁心电图检查可辅助区分。

（三）急性肺栓塞

除有类似气胸病人的呼吸困难或休克表现外，肺栓塞病人还有发热、咯血症状，实验室检查血白细胞计数升高，有栓子来源的基础疾病，但体征不明显；X 线胸片上无气胸特异性表现。

第四节　尘肺合并气胸的并发症

尘肺合并气胸容易导致其他并发症，一些并发症病情严重而且预后较差，若发生漏诊、误诊或者处理不及时、不适当，可致病人死于严重并发症而非气胸本身。所以，了解尘肺合并气胸的常见并发症及其处理措施极为重要。

一、胸膜腔积液

一般是胸膜受到气胸气体的物理刺激而产生的少量无菌性胸膜腔积液。量较少时无需特殊处理。若胸膜腔积液量多，应考虑是否同时存在其他原因，如胸膜腔感染或肺结核、支气管胸膜瘘、肺脓肿破溃等，并高度警惕血气胸。临床中应时刻观察病情，适时采取引流、抽液和必要的抗菌素治疗等措施。

二、皮下气肿

皮下气肿发生于张力性气胸者，可向上蔓延至颈部、向下至腹部皮下，多是由皮肤切口过大或穿刺，引流管管径过细、管腔堵塞或滑脱皮下，皮肤切口缝合不当，剧烈咳嗽或转诊过程中处理不当等引起。皮下气肿大多无需特别处理而可自行吸收。对于部分严重者，可切开气肿皮肤或用大针头刺入气肿皮下，挤压排气。临床触及皮下有握雪感即可诊断。

三、呼吸衰竭

老年气胸病人死亡的主要原因之一即呼吸衰竭。老年病人原本肺功能和机体代偿能力均较差，其自发性气胸多继发于肺结核、慢性阻塞性肺疾病或肺大泡。气胸发生后，肺萎陷进一步加重肺换气和通气功能障碍，通气/血流比值失常，缺氧和二氧化碳潴留加重，进而引发或加重呼吸衰竭。因而尽早胸腔闭式引流或胸穿排气，促进肺复张是临床处理的关键措施。胸腔闭式引流的指征不应局限于肺压缩面积的大小，而应适当放宽。酌情使用呼吸机机械通气或呼吸兴奋剂，并强化抗感染治疗。

四、脓气胸

脓气胸多由金黄色葡萄球菌感染、肺脓肿、支气管胸膜瘘或肺结核病灶透过胸膜引起，偶为插管或胸穿后感染导致。发生脓气胸者需及时进行抽脓排气处理，最好采用负压吸引或闭式引流，选取抗结核或敏感抗菌素治疗。若病灶长期迁延不愈，必要时行外科手术治疗。

五、支气管胸膜瘘

尘肺、尘肺合并肺结核病人并发气胸时破口处与胸膜牵拉粘连，限制肺萎陷，而破口不能闭合导致瘘管形成并与支气管相通，细菌、气体可自由进入胸膜腔引发感染、积液。病人咳脓痰时，提示支气管胸膜瘘的可能。对于疑诊病例，可将亚甲蓝注入胸膜腔，若亚甲蓝随痰咳出，即可确诊。

六、心力衰竭

心力衰竭多因过高的胸膜腔内压力推挤纵隔移向对侧，心脏及大血管受压，导致回心血量减少，心排血量下降。治疗的关键为采取紧急插管及胸穿抽气，缓解胸膜腔内压力，可适时给予强心治疗。

七、血气胸

气胸发生后短时间内出现大量胸膜腔积液或病人出现脉速、血压下降、面色苍白等，应考虑血气胸的可能。血气胸多是肺萎陷后，胸腔闭式引流时肋间动脉受损或脏层胸膜与壁层胸膜粘连血管撕裂所致。临床疑诊时应迅速进行诊断性穿刺，确诊后即予吸氧、止血、排气，酌情输血、补充血容量等，或结扎肋间动脉止血；密切监测出血量及生命体征，防止失血性休克的发生。出血多能于肺复张后停止，若持续出血，可开胸手术治疗。

八、纵隔气肿

肺泡破裂所释放的气体进入肺间质，沿血管鞘进入纵隔引发纵隔气肿。一般较少见，轻者可无明显症状，仅需高浓度给氧、卧床休息。若积气量较大致使压力过高，出现呼吸困难、循环受阻的征象，为迅速安全地排出积气，可做切口于胸骨柄上方，将软组织钝性分离至上纵隔，使得纵隔积气自然逸出。同时加强抗感染治疗，预防继发纵隔感染。

九、休克

休克一般发生在基础疾病较严重或张力性气胸病人。患侧肺萎陷及纵隔向健侧移位影响肺组织通气功能，导致二氧化碳潴留和严重的低氧血症；同时胸膜腔内压力增加引发静脉回流受阻，心排血量降低，最终导致休克。紧急胸穿抽气是治疗的关键，症状缓解后即进行胸腔闭式引流。病人需要绝对卧床休息，忌随意搬动，同时给予扩容、抗休克治疗。

十、复张后肺水肿

肺组织缺氧、肺萎陷损伤肺泡膜和毛细血管，肺毛细血管通透性增高，肺表面活性物质减少；过高的胸膜腔内负压造成毛细血管机械性损伤；肺组织复张后血液再灌注，局部自由基增多，导致肺毛细血管渗漏。因而大量、快速插管引流或抽气使肺组织极速复张时，肺毛细血管内的液体易大量渗入肺泡而发生肺水肿。复张后肺水肿发生迅速，病情严重，可威胁生命安全。处理时按急性肺水肿的治疗原则，采取强心、利尿、糖皮质激素等治疗，正压通气或酒精湿化后高浓度吸氧。临床上对气胸肺压缩面积较大、存在 3 天以上、心肺功能较差及年老体弱者应高度警惕。胸腔闭式引流时，引流管在 12 小时内均应不全开放；胸穿抽气后 2～4 小时内应密切观察病情。

第五节　尘肺合并气胸的治疗

尘肺合并气胸属于危急症，若突发呼吸困难，应立即就诊。气胸发生时，建议绝对卧床休息，以利于气体吸收。

一般肺压缩小于 20％的气胸（闭合性），无呼吸困难的病人，只需卧床休息，每天胸膜腔气体吸收率为 1.25％，一般 1～2 周内可自行达到肺完全复张。若存在气促、呼吸困难，可予以吸氧治疗（氧疗），吸氧治疗可将气体吸收率提高到 4.2％。

肺压缩大于 30％的病人，如果有明显的呼吸困难，可予以胸腔穿刺抽气术。闭合性气胸穿刺抽气术即可起到缓解气促症状的目的，原则上一次抽气量不超过 1000mL。

对于张力性气胸或大量气胸，应考虑行胸腔闭式引流或外科干预。另外，对于同侧反复发作性气胸病人、张力性气胸引流失败者、长期气胸肺不张者，可考虑外科手术。

第四十一章　尘肺合并慢性阻塞性肺疾病（COPD）

慢性阻塞性肺疾病（chronic obstructive pulmonary disease，COPD），简称慢阻肺，是一种以持续气流受限和呼吸症状为临床特征的可以治疗和预防的呼吸系统疾病，多由接触有毒气体或颗粒引发肺泡和气道异常而致。职业人群可因长期吸入生产性粉尘而发生与吸烟无关的 COPD，除吸烟外，这是 COPD 最重要的发病危险因素。尘肺合并 COPD 是尘肺常见及严重的合并症之一，尘肺和 COPD 互相影响与促进，严重影响病人肺功能及生活质量。

第一节　尘肺合并 COPD 的发病机制及危险因素

一、尘肺合并 COPD 的发病机制

尘肺病人在疾病初始阶段的主要肺功能改变是由肺组织纤维化和肺泡顺应性下降导致的限制性通气功能障碍，随着病情进展，可逐渐累及小气道，进而引起外周气道阻力升高，发展为 COPD。

尘肺合并 COPD 的病理改变发生在外周气道、近端气道、肺血管及肺实质中。病理改变为慢性炎症、反复损伤与修复引起的结构性变化。病理生理改变主要有黏液高分泌、气流受限、气体潴留（导致过度充气）、气体交换异常及肺源性心脏病。

二、尘肺合并 COPD 的危险因素

（一）尘肺期别

尘肺合并 COPD 的风险及患病率随着尘肺期别的升高而增加。尘肺期别亦被视为尘肺合并 COPD 急性加重的独立危险因素。其可能原因是伴随尘肺期别的逐级升高，呼吸系统的免疫力及清除功能下降，发生的肺部病变增多，气道阻力增加，最终引发肺通气功能障碍，导致 COPD。因此，尘肺的早期诊断及对症处理，对保护肺功能极为重要。

（二）染尘工种

尘肺合并COPD的比例在不同染尘工种存在差异，这是由于不同粉尘致肺组织纤维化的能力不同。其中以矽肺在尘肺中病情最严重，合并COPD的比例也最高。目前国内矽肺的患病人数在所有煤工尘肺中是最多的，且由于长期持续暴露于混合性粉尘（煤尘及二氧化硅），因而发病后临床症状更明显。对煤工尘肺的调查研究发现，在合并COPD的病人当中，掘进工种占37.5%，采煤工种则为31.25%，两者累计占大半比例，病人的预后也相对较差。综上所述，染尘工种是尘肺合并COPD的重要影响因素之一。

（三）吸烟

研究表明，COPD的发展是各种因素互相影响、协同作用的结果。而各类有害性吸入物的刺激是导致COPD的主要因素，吸烟则是当中最主要的因素。80%～90%的COPD与吸烟有关，烟草中的有害刺激物会造成肺部微生物组群失衡，进而发生气道免疫系统受损和炎症反应异常。

（四）年龄

随着年龄的增加，机体会自然地逐渐衰弱。对于尘肺病人而言，其肺功能的病理性受损本就较为严重，再加上年龄增加，呼吸系统各项功能的减退越发迅速、严重，致使尘肺合并COPD的发病风险较高，病人生存状况进一步受到损害。有数据表明，FEV1的下降速度随着年龄的增长而加快。如果在成年早期完善的肺功能未正常形成，那么伴随年龄增大，患COPD的概率将比正常人增加一倍。

（五）体质指数

体质指数（body mass index，BMI）是评估身高比例与体重的参考指标，也是判断是否健康及胖瘦程度的一个重要临床标准。我们在临床工作中发现许多COPD病人会发生严重的营养缺乏，进而导致体重下降。COPD病人的氧化状态与BMI关系密切，而BMI与FEV1的直接相关性可能会进一步加重疾病。充足的营养供给对人体进行各项社会活动及维持生命健康至关重要，所以保证营养摄入均衡与临床治疗同样重要。保证维生素及蛋白质等各类营养物质的摄入，对提高免疫力、防止发生交叉感染意义重大。

第二节 尘肺合并COPD的临床分期和临床表现

一、尘肺合并COPD的临床分期

在临床上COPD可分为：①稳定期，咳嗽、咳痰和气促等临床症状轻微或症状稳定。②急性加重期，呼吸道症状加重，临床表现为咳嗽、咳痰、喘息和（或）气促等症状加重，可伴有发热等，痰量增多且呈脓性或黏液脓性。

COPD急性加重（acute exacerbation of chronic obstructive pulmonary disease，AECOPD）是指COPD病人呼吸系统表现恶化超过日间变异，并因此需要改变其药物治疗，临床表现主要为气促加重，往往伴有咳嗽加剧、胸闷、喘息、痰量增多、痰液黏度和（或）颜色改变及发热等，也可出现疲乏、全身不适、嗜睡、失眠、意识不清和抑郁等症状。众所周知，对于尘肺病人而言，长时间持续性的粉尘刺激导致病人的免疫系统被破坏和肺组织的广泛纤维化。因而尘肺病人易合并肺内感染，促使COPD从稳定期转变为急性加重期。

（一）AECOPD的病原学

1. 病毒感染。

已有明确的证据显示AECOPD多由上呼吸道病毒感染诱发，尽管环境因素和细菌感染也可以引起AECOPD，但在所有AECOPD病人中大约50%合并上呼吸道病毒感染，病毒感染仍然是触发AECOPD的最主要因素。其中以鼻病毒最常见，在急性加重发作后1周内鼻病毒都可被检测到。病毒感染所诱发的AECOPD多见于冬季，通常住院治疗率更高，其临床症状更严重且持续时间更长。病毒和细菌混合感染也存在于部分AECOPD病人，约25%的AECOPD住院病人发生病毒和细菌的混合性感染。

2. 细菌感染。

40%～60%的AECOPD病人可发现细菌感染，其中常见的病原体包括肺炎链球菌、流感嗜血杆菌、铜绿假单胞菌、卡他莫拉菌、金黄色葡萄球菌、肠杆菌科细菌和副流感嗜血杆菌等。此外，COPD严重程度不同，其急性发作时的病原学特点有差异。轻、中度AECOPD的致病菌主要是流感嗜血杆菌、革兰阳性球菌、卡他莫拉菌，重度或极重度的AECOPD的致病菌以铜绿假单胞菌、阴性肠杆菌较多。

3. 非典型病原体感染。

非典型病原体在AECOPD中亦不容忽视。当前认为肺炎衣原体也是COPD病人急性加重的重要诱因之一。其机制可能为肺炎支原体诱导气道黏蛋白的表达，黏蛋白的病理性分泌积累导致肺部疾病发生。有研究显示AECOPD病人中3%～5%由肺炎衣原体引起。肺炎支原体感染阳性率以老年AECOPD病人最高。

（二）病原菌感染的炎性标志物

新近出现的炎性标志物如降钙素原（PCT）、超敏C－反应蛋白以及和肽素在感染性疾病的诊断中应用越来越广泛。PCT作为降钙素的前体物质，是甲状腺C细胞分泌的一种多肽，多用于细菌感染的预测。超敏C－反应蛋白是炎症反应急性期的标志物，但特异度不高。和肽素为一段位于血管加压素原C末端的蛋白质多肽，其相对于超敏C－反应蛋白的特异度和灵敏度均显著提高。PCT、超敏C－反应蛋白、和肽素均是AECOPD病人较好的诊断指标，在细菌感染的判断方面，PCT、超敏C－反应蛋白以及和肽素尤其具有临床价值。研究显示，不仅AECOPD中PCT明显高于稳定期，而且相较于痰培养阴性者，PCT在AECOPD痰培养阳性病人中也显著升高，表明PCT升高和细菌感染存在相关性，因而在判断COPD是否有细菌感染时可将PCT升高作为存在细菌感染的指标，血清PCT在一定程度上反映细菌感染的严重程度。同样，和肽素除能评估COPD合并感染的严重程度，在区分感染及其他原因诱发的AECOPD方面具有重要价值。超敏C－反应蛋白作为预估感染严重程度的实验室经典指标之一，在区别非细菌性炎症反应和细菌性炎症反应时作用有限。

二、尘肺合并COPD的临床表现

（一）症状

1. 慢性咳嗽：往往为首发症状。早期呈间歇性咳嗽，以晨间为著，而后发展为早晚或整日咳嗽，而夜间咳嗽并不明显。

2. 咳痰：咳嗽后往往咳少量黏液性痰，其中部分病人在清晨较多；痰量增多时提示合并感染的可能，且多为脓性痰。

3. 气促或呼吸困难：为COPD的特征性表现，是引起病人焦虑不安的主要原因，早期仅表现为劳力性呼吸困难，而后日渐加重，气促可在日常活动甚至休息状态时也出现。

4. 喘息和胸闷：喘息存在于部分病人，尤其是重度病人，通常于劳力后发生胸部紧闷感。

5. 其他症状：晚期病人往往出现食欲减退、体重下降、焦虑、抑郁等，咳血痰或咯血时提示合并感染的可能。

（二）体征

发病初始体征可不明显，伴随疾病进展，可出现以下体征。

1. 胸廓形态失常，包括胸部过度充气、前后径加大、腹部膨隆及胸骨下剑突下角增宽等。

2. 多可见呼吸频率增快，呼吸深度变浅，辅助呼吸肌参与呼吸运动，甚至可发生胸腹矛盾运动。

3. 病人偶采用缩唇呼吸以使呼出气量增加。

4. 在呼吸困难急性加重时病人常常采取前倾坐位。

5. 发生低氧血症的病人可表现为皮肤及黏膜发绀，查体见下肢水肿、肝增大时应考虑伴右心衰竭的可能。

6. 由于肺过度充气导致心浊音界缩小，肺叩诊可呈过清音，肺肝界降低。

7. 双肺呼吸音可减弱，可闻及干、湿啰音，呼气相延长；剑突部心音较清晰响亮，心音遥远。

第三节　尘肺合并COPD的诊断和鉴别诊断

一、尘肺合并COPD的诊断

（一）肺通气功能检查

肺通气功能检查作为判断气流受限的客观性依据，具有较高的可重复性，在COPD的临床诊断、病情评估、疾病发展、治疗反应及预后等方面均存在重要的指导价值。对于COPD高危人群而言，每年做一次肺通气功能检查是极为必要的。通常以FEV1占用力肺活量（forced vital capacity，FVC）的百分比（FEV1/FVC%）和FEV1占预计值百分比来判定是否存在气流受限。FEV1/FVC%可检出轻度气流受限，具有较高的灵敏度。FEV1占预计值百分比是评价中、重度气流受限的良好指标，作为COPD肺通气功能检查的基本项目，具有变异性小、易于操作的特点。

临床常以病人吸入支气管舒张剂后FEV1/FVC%小于0.7作为存在持续气流受限的标准。如果FEV1/FVC%在单次吸入支气管舒张剂后为0.6～0.8，应再次进行肺通气功能检查以确诊。这是因为在个别情况下有个体差异，间隔一段时间后，FEV1/FVC%可能会发生改变。但当吸入支气管舒张剂后COPD病人的FEV1/FVC%小于0.6时，该比值上升至0.7以上的可能性较小。根据FEV1占预计值百分比将COPD病人的肺功能分为4级：1级（轻度），FEV1大于或等于80%；2级（中度），FEV1为50%～80%；3级（重度），FEV1为30%～50%；4级（极重度），FEV1小于30%。

（二）影像学检查

1. 胸部X线检查。

胸部X线检查在与其他疾病（如肺结核、肺间质纤维化等）鉴别以及确定肺部并发症方面具有重要价值。COPD病人的早期X线胸片可无明显异常，而后可出现肺纹理增强、紊乱等非特异性表现。X线胸片上的主要征象为肺野透光度增加，肺组织过度充气、膨胀，肺容积增加，胸廓前后径加大，肋间隙增宽而肋骨走向变平，横膈位置低平，心影呈悬垂狭长状，肺门管纹理表现为残根状，外周肺野的血管纹理纤细稀疏等，偶可见肺大泡形成。当合并肺动脉高压及肺心病时，X 线胸片上的特征除心脏增大外，还包括肺门血管影扩大、肺动脉圆锥膨隆及右下肺动脉增宽等。

2. 胸部 CT 检查。

一般不将其作为常规检查项目，但对鉴别诊断意义重大。此外，高分辨率 CT 在确定肺大泡的大小和数量、区分全小叶型肺气肿和小叶中心型肺气肿方面具有重要价值，且灵敏度和特异度较高，对预估外科减容手术或肺大泡切除术后效果有一定价值。

（三）脉搏氧饱和度（SpO_2）监测及血气分析

处于稳定期的 COPD 病人若 FEV1 占预计值百分比小于 40%，或者临床症状提示合并呼吸衰竭或右心衰竭，应常规监测 SpO_2。当 SpO_2 小于 92%时，应同时进行血气分析。呼吸衰竭的诊断标准为海平面呼吸空气时动脉血氧分压（PaO_2）小于 60mmHg，伴或不伴动脉血二氧化碳分压（$PaCO_2$）大于 50mmHg（1mmHg=0.133kPa）。

（四）其他检查

血红蛋白和红细胞计数在发生低氧血症（PaO_2 小于 55mmHg）时可以增加，存在红细胞增多症时血细胞比容大于 0.55。部分病人也可发生贫血。并发感染时，痰细菌学培养可检出各种病原菌，痰涂片中见大量中性粒细胞浸润。

二、尘肺合并 COPD 的鉴别诊断

（一）尘肺合并 COPD 与支气管哮喘的鉴别

COPD 与支气管哮喘都是常见的呼吸系统慢性炎症性疾病，二者的临床症状较为相似，因而容易产生误诊。临床上 COPD 和支气管哮喘多依靠临床表现以及肺通气功能检查来区分。

支气管哮喘是由多种细胞（如肥大细胞、嗜酸性粒细胞等）参与的慢性炎症性气道疾病，病人不仅表现为气道高反应性增加，而且存在反复性胸闷、喘息、气促等症状，发作时间多在夜晚或清晨时分。COPD 是一种以气流受限为特征的可治疗、可预防的疾病，其气流受限呈进行性发展而不完全可逆。临床表现主要包括慢性咳嗽、咳痰或呼吸困难等。COPD 病人不仅呼吸功能受损，循环系统功能也受到影响，甚至危及生命安全。

弥散功能作为肺换气功能的重要组成，指通过弥散把氧气从肺泡带入肺毛细血管，二氧化碳则从肺毛细血管进入肺泡中。肺弥散功能检测一般用于由换气功能异常、通气/血流比值失调所致呼吸困难的鉴别。支气管哮喘病人由于其气道结构基本未被破坏，因而弥散功能正常；而 COPD 病人随着病情进展，发生肺泡壁融合破坏，肺毛细血管床数量显著减少而致弥散面积缩小，最终导致通气/血流比值失调及弥散功能障碍发生。

（二）除支气管哮喘外，还应与下列疾病相鉴别

1. 支气管扩张：X线胸片上示管壁增厚或支气管扩张，临床表现有杵状指，伴有细菌感染时有大量脓痰，听诊可闻及粗湿啰音。

2. 弥漫性广泛细支气管炎：多发生在男性非吸烟者，基本所有病人均存在慢性鼻窦炎。其X线胸片常显示过度充气征和弥漫性小叶中央结节影。

3. 闭塞性细支气管炎：年轻病人居多，且不吸烟，可能有烟雾接触史或类风湿关节炎病史，在呼气相显示低密度影。

4. 结核病：痰细菌学培养可确诊，在流行地区高发，X线胸片显示结节状阴影或肺浸润性病灶

5. 充血性心力衰竭：X线胸片示肺水肿、心脏扩大。肺基底部可闻及湿啰音，肺通气功能检查示限制性通气功能障碍。

第四节　尘肺合并COPD的预防及治疗

一、尘肺合并COPD的预防

（一）一级预防

一级预防为最根本的预防措施，从根源上杜绝或最大限度地减少人群在工作场所中有害物质的吸入，减轻肺部损害，维护人体健康。当前，职业人群的劳动环境得到了提升，主要包括改进生产工艺流程，推进机械化生产，避免直接接触职业有害因素，简化劳动过程，量化安排劳动作业任务，推行适合大众生产作息的劳动制度，心理健康医生走进生产工作线，在不得已必须人工接触有害粉尘时穿戴好防护衣及防护口罩，厂房建设合理规划和布局，制定高危人群从业禁忌证等。以“八字方针”囊括各项防尘降尘措施：“革”，改革生产技术及生产工艺流程；“水”，采取湿式作业，严禁干式作业；“密”，密闭操作，隔离尘源；“风”，通风、排风去尘；“护”，注重个人防护，穿戴安全设备等；“管”，防尘措施管理制度化，国家、企业拟定有关职业卫生安全条例，保证防尘设施正常运转；“教”，宣教职业安全卫生，开展防尘降尘的职业培训；“查”，国家职业卫生监督管理机构对企业日常化监督检查。

（二）二级预防

当未达到一级预防的效果，工人健康开始受到有害粉尘损害时，应做到早发现、早诊断及早治疗，企业应定期进行职业健康体检等。近年来，大容量肺灌洗治疗在肺部除尘方面取得良好效果，受到煤矿工作者的肯定。当X线胸片提示肺部发生纤维化改变

时即可进行大容量肺灌洗治疗，降低粉尘对肺组织的损害，达到二级预防效果。

（三）三级预防

三级预防是指在劳动工人已确诊尘肺时采取的措施，首要目标是延缓及防止病情进展，如果已经合并COPD，要尽量预防其他合并症，采取综合治疗。汉防己甲素片是目前针对尘肺组织纤维化延缓发展与治疗效果较好的药物，也可进行大容量肺灌洗治疗。出院后要进行适当的体育锻炼和加强个人保健，如冬天出入时戴口罩、缩唇呼吸以促进肺功能的恢复、有陪护下的6分钟步行锻炼等。

二、尘肺合并COPD的治疗

（一）尘肺合并COPD稳定期的预防和维持治疗

1. 减少危险因素暴露。

2. 稳定期COPD病人的药物治疗：遵循个体化选择药物治疗的原则。

（1）支气管舒张剂：COPD病人控制症状的核心即为应用支气管舒张剂，一般给基础量预防或减少症状（A类证据）。

（2）吸入糖皮质激素（ICS）：对有急性加重史的中度至极重度COPD病人来讲，ICS联合长效β2受体激动剂（LABA）治疗在改善健康状况、提高肺功能和降低急性加重风险方面较二者单药治疗更为有效（A类证据）。

（3）三联吸入治疗：长效抗胆碱能药物（LAMA）联合LABA/ICS使用可以改善病人的肺功能和结局，尤其可以降低急性加重的风险。

3. 康复、教育和自我管理

（1）改善呼吸困难。

（2）肺康复方案持续6～8周最佳。

（3）运动训练在指导下展开，推荐每周进行2次，内容包括间歇训练、耐力训练、抗阻/力量训练。

4. 氧疗。

（1）指征：SaO_2小于或等于88%或PaO_2小于或等于55mmHg，有或没有高碳酸血症。SaO_2小于89%或PaO_2为55～60mmHg，并有右心衰竭、肺动脉高压或红细胞增多症（血细胞比容大于0.55）。

（2）长期氧疗：每天吸氧持续时间大于15小时，多由鼻导管吸入氧气，氧流量1.0～2.0L/min。

5. 无创通气：可提高生存率，但对生活质量无改善。

6. 其他：支气管镜介入治疗和外科治疗（包括肺大泡切除术、肺减容术、肺移植）等。

（二）尘肺合并AECOPD的预防和维持治疗

支气管舒张剂、糖皮质激素及抗菌素为基础的药物治疗，适用于超过80%的急性加重病人。

1. 主要治疗目标。

(1) 减轻当前急性加重的负面影响。

1) 起始治疗为短效支气管舒张剂。

2) 应用糖皮质激素可以改善病人的肺功能和缺氧情况，使住院时间和恢复时间缩短。

3) 使用抗菌素可以使恢复时间缩短，早期复发风险和治疗失败率下降，使住院时间缩短。

4) 由于不良反应的影响，不推荐在急性加重期使用茶碱类制剂。

(2) 防止再次发生急性加重：药物维持治疗在 COPD 急性加重病人出院前就应该尽早展开，发生急性加重后，则应开始采用预防急性加重的适当治疗措施。

2. 治疗的关键点。

(1) 推荐短效 β2 受体激动剂（SABA）和（或）短效抗胆碱能药物（SAMA）用于 AECOPD 的起始治疗（C 类证据）。

(2) 系统性糖皮质激素可以改善血氧饱和度、肺功能，使住院时间缩短。用药时间 5～7天（A 类证据）。尽管费用较贵，对于某些 AECOPD 病人，单独雾化吸入布地奈德可以替代口服激素治疗。

(3) 对于有指征的 AECOPD 病人，合理使用抗菌素可以缩短恢复时间、住院时间，减少治疗失败率和早期再发风险。用药时间应当在 5～7 天（B 类证据）。

(4) 因增加不良反应，一般不推荐使用氨茶碱或茶碱（B 类证据）。

(5) 对于急性呼吸衰竭的 AECOPD 病人，无创正压通气（noninvasive ventilation，NIV）应当作为首选的辅助通气治疗模式（A 类证据）。

3. 目前推荐抗菌药物治疗的指征。

(1) 3 个必要症状：呼吸困难加重、痰量增多、脓性痰。

(2) 包含脓性痰的 2 个必要症状。

(3) 需行无创或有创机械通气治疗。

4. 抗菌素的选择。

(1) 对不存在铜绿假单胞菌危险因素的病人，主要根据急性加重的严重程度、耐药情况、潜在的依从性和费用选择药物，推荐病情较轻者使用青霉素、大环内酯类、阿莫西林加或不加用克拉维酸、氟喹诺酮类、第一代或二代头孢菌素类抗菌素，大多可口服给药。β-内酰胺类/酶抑制剂、氟喹诺酮类、第二代和第三代头孢菌素类抗菌素可用于病情较重者。

(2) 存在铜绿假单胞菌危险因素时，可口服的病人可应用环丙沙星，静脉给药时可选用抗铜绿假单胞菌的 β-内酰胺类、环丙沙星，加或不加酶抑制剂，氨基糖苷类药物可同时加用。

(3) 口服或静脉用药应根据临床状况是否稳定和病情的严重程度选择，静脉用药多在 3 天以上，病情稳定后可改为口服用药，治疗有效时表现为呼吸困难的症状改善和脓痰量减少，使用抗菌药物治疗的推荐疗程为 5～10 天。

常用β2受体激动剂见表41－1。常用的抗胆碱能药物见表41－2。常用的联合支气管舒张剂见表41－3。常用的茶碱类药物见表41－4。稳定期COPD的抗感染治疗见表41－5。常用的ICS/LABA联合制剂见表41－6。

表41－1　常用β2受体激动剂

药物		吸入［μg（装置）］	雾化（mg/mL）	口服	注射（mg）	作用持续时间（h）
短效	非诺特罗	100～200（MDI）	1	2.5mg（片剂），0.05%（糖浆）	—	4～6
	左旋沙丁胺醇	45～90（MDI）	0.10、0.21、0.25、0.42	—	—	6～8
	沙丁胺醇	90、100、200（MDI，DPI）	1.0、2.0、2.5、5.0	2、4、5mg（片剂），8mg（缓释片），0.024%/0.4mg（糖浆）	0.1、0.5	4～6，12（缓释）
	特布他林	500（DPI）	5mg/2mL	2.5mg、5mg（片剂）	0.20、0.25，1.00	4～6
长效	福莫特罗	4.5～9.0（DPI）	0.01	—	—	12
	茚达特罗	75～300（DPI）	—	—	—	24
	奥达特罗	2.5、5.0（SMI）	—	—	—	24
	沙美特罗	25～50（MDI，DPI）	—	—	—	12

注：MDI，定量吸入气雾剂；DPI，干粉吸入剂；SMI，软雾吸入装置；—表示无。

表41－2　常用的抗胆碱能药物

药物		吸入［μg（装置）］	雾化（mg/mL）	口服	注射（mg）	作用持续时间（h）
短效	异丙托溴铵	20、40（MDI）	0.2	—	—	6～8
	氧托溴铵	100（MDI）	1.5	—	—	7～9
长效	阿地溴铵	400（DPI） 400（MDI）	—	—	—	12
	格隆溴铵	15.6、50.0（MDI）	—	1mg（溶液）	0.2	12～24
	噻托溴铵	18（DPI），2.5、5.0（SMI）	—	—	—	24
	芜地溴铵	62.5（DPI）	—	—	—	24

注：MDI，定量吸入气雾剂；DPI，干粉吸入剂；SMI，软雾吸入装置；—表示无。

表 41－3　常用的联合支气管舒张剂

药物		吸入［μg（装置）］	雾化（mg/mL）	作用持续时间（h）
SABA 联合抗胆碱能药	非诺特罗/异丙托溴铵	50/20（SMI）	1.25mg/4.00mL、0.50mg/4.00mL	6～8
	沙丁胺醇/异丙托溴铵	100/2（SMI） 75/15（MDI）	0.5mg/3.0mL、2.5mg/3.0mL	6～8
LABA 联合抗胆碱能药	福莫特罗/格隆溴铵	9.6/18.0（MDI）	—	12
	福莫特罗/阿地溴铵	12/400（DPI）	—	12
	茚达特罗/格隆溴铵	27.5/15.6 或 100/50（DPI）	—	12～24
	维兰特罗/芜地溴铵	25.0、62.5（DPI）	—	24
	格隆溴铵/福米特罗	4.8/9.0（MDI）	—	12
	奥达特罗/噻托溴铵	5/5（SMI）	—	24

注：SABA，短效β2 受体激动剂；LABA，长效β2 受体激动剂；MDI，定量吸入气雾剂；DPI，干粉吸入剂；SMI，软雾吸入装置；—表示无。

表 41－4　常用的茶碱类药物

药物	口服	注射（mg）	作用持续时间
氨茶碱	105mg/mL（溶液）	250、500	多变，最长达 24h
茶碱（缓释）	100～600mg（片）	250、400、500	多变，最长达 24h

表 41－5　稳定期 COPD 的抗感染治疗

吸入糖皮质激素： 1. 对于有急性加重史的中度至极重度 COPD 病人而言，ICS 联合 LABA 治疗在改善肺功能、健康状况和降低急性加重风险方面比二者单药治疗更有效（A 类证据） 2. 规律使用 ICS 治疗增加肺炎的风险，尤其是重症病人（A 类证据） 3. ICS/LAMA/LABA 三联治疗比 ICS/LABA 或 LAMA 单药使用，可更好地改善肺功能、症状、健康状况（A 类证据）和降低急性加重风险（B 类证据）
口服糖皮质激素： 长期口服糖皮质激素有很多副作用（A 类证据），没有获益的证据（C 类证据）
PDE4 抑制剂：慢性支气管炎、有急性加重史的重度至极重度 COPD 病人 1. PDE4 抑制剂改善肺功能，减少中到重度急性加重风险（A 类证据） 2. PDE4 抑制剂改善肺功能，降低使用固定剂量 LABA/ICS 联合治疗病人的急性加重风险（B 类证据）
抗菌素 1. 长期使用阿奇霉素或者红霉素治疗一年降低急性加重风险（A 类证据） 2. 阿奇霉素治疗与细菌耐药（A 类证据）及听力受损（B 类证据）的发生率增加相关
化痰药/抗氧化剂 规律使用 NAC 和羟甲司坦可以降低所选择的病人人群的急性加重风险（B 类证据）

续表41－5

其他抗炎药： 1. 辛伐他汀对于急性加重风险增高的 COPD 病人不能预防急性加重，他汀类治疗没有指征（A 类证据）。但是，观察性研究提示他汀类用于有心血管疾病和代谢性疾病的 COPD 病人对一些终点指标有改善作用（C 类证据） 2. 白三烯调节剂在 COPD 病人中尚无足够证据

注：ICS，吸入性糖皮质激素；LAMA，长效抗胆碱能药物；LABA，长效 β2 受体激动剂；PDE4，选择性磷酸二酯酶 4；NAC，乙酰半胱氨酸。

表 41－6　常用的 ICS/LABA 联合制剂

药物	吸入［μg（装置）］
福莫特罗/倍氯米松	6/100（MDI）
福莫特罗/布地奈德	4.5/160.0、4.5/80.0、9/320、4.5/160.0（DPI）
福莫特罗/莫米松	10/200、10/400（MDI）
沙美特罗/氟替卡松	50/100、50/250、5/500（DPI），21/45、21/115、21/230（MDI）
维兰特罗/丙酸氟替卡松	25/100（DPI）

注：ICS，吸入性糖皮质激素；LABA，长效 β2 受体激动剂；MDI，定量吸入气雾剂；DPI，干粉吸入剂。

第五节　尘肺合并 COPD 的肺内并发症及其治疗

一、支气管扩张

（一）发病机制

COPD 可导致肺间质纤维化，其过程隐蔽而缓慢。COPD 肺组织免疫复合物沉积，加之炎症迁延不愈，导致肺组织正常结构和功能丧失，肺间质纤维化为其病理发展的趋势，也是机体对慢性炎症刺激产生的修复性应答反应之一，最终病理结局为支气管扩张。COPD 的气道重塑、气道炎症、痰液潴留、反复细菌感染同支气管扩张的气道阻塞、细菌定植或感染、管壁僵硬破坏等病理生理改变基本相似。病理机制的重叠不仅是并发支气管扩张的主要因素，也是与支气管扩张相互作用的病理基础。

（二）临床表现及诊断

COPD 和支气管扩张都有慢性咳嗽、咳痰、呼吸困难以及不完全可逆的气流受限等明显相似的临床症状。但是相较于单纯 COPD 而言，COPD 并发支气管扩张的病人痰量增多，咳嗽更频繁，肺功能急速恶化，铜绿假单胞菌的分离率高，血清炎性标志物水平增加。COPD 并发支气管扩张存在两种主要表现。以 COPD 作为首要表现者多为高龄病人，肺功能受损主要为阻塞性通气功能障碍，此类病人一般吸烟量大且吸烟史长，高分辨率CT检查表现为肺大泡及肺气肿周围伴有支气管扩张（图41—1）；而以支气管扩张作为首要表现者多年龄稍小，一般吸烟不多，咳黄色脓痰，肺功能受损以阻塞性或混合性通气功能障碍为主，高分辨率CT检查表现为支气管扩张的典型影像。肺或支气管感染是COPD病人反复发作的主要原因，并发支气管扩张后又受到定植菌的影响而导致COPD反复发作，因此在COPD治疗过程中若发生肺功能明显下降，则提示并发支气管扩张的可能。

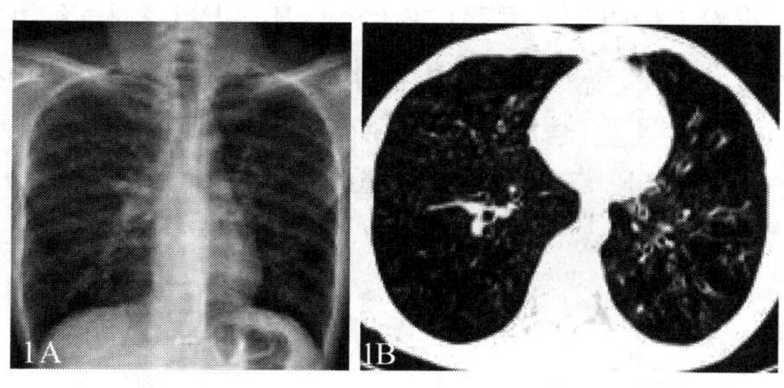

图41—1　瓷砖打磨工作7年，诊断贰期尘肺

胸部后前位X线（1A）示：双肺纹理增多、紊乱，呈网格状改变，透光度增高。双肺内散在点状影，双肺内弥漫性分布小囊状透光区，呈卷发状征象。

胸部高分辨率CT（1B）示：双肺支气管广泛囊柱状扩张，以右肺中叶、左肺明显，相应肺野透光度增加，伴多发粟粒结节。纵隔居中，纵隔内多发增大淋巴结。

对于COPD并发支气管扩张的疑诊病人，应进行高分辨率CT检查，明确支气管扩张的范围及程度，依据痰细菌学培养及药敏试验结果选择适宜的治疗方案。高分辨率CT检查有助于COPD并发支气管扩张的早期发现，进而早期开始治疗，有益于缩短病程、改善预后及降低疾病反复风险。

（三）治疗

相较单纯的COPD或支气管扩张病人，COPD并发支气管扩张病人通常肺功能恶化更快、急性加重次数更多，因而其治疗方案也有所差异。

1. 对于稳定期的病人，吸入抗菌素治疗（尤其是大环内酯类）是当前的支气管扩张治疗指南推荐方案，但不推荐用于单纯COPD病人。

2. 噻托溴铵、吸入性糖皮质激素被广泛应用于单纯COPD病人，然而对于支气管扩张病人则不推荐。长时间持续使用大环内酯类抗菌素可显著改善肺功能，并使非囊性纤维化支气管扩张病人的急性加重次数有效减少，但其对COPD并发支气管扩张病人的疗效目前尚不清楚。

3. 在COPD并发支气管扩张的治疗中，应在COPD常规治疗方案的基础上加入传统的支气管扩张治疗方案。对于此类病人长期吸入或口服抗菌素是否比吸入糖皮质激素、支气管舒张剂预防急性加重的效果更好，目前尚缺乏相关研究来证实。

4. 相较于COPD病人，COPD急性加重期并发支气管扩张病人的抗菌素应用时间有所延长。有研究表明，支气管扩张的程度与抗菌素使用疗程是影响COPD并发支气管扩张病人预后的独立危险因素。支气管扩张越严重，抗菌素疗程越短，其治疗效果和预后越差。

二、肺动脉高压

COPD是引起肺动脉高压（pulmonary hypertension，PH）的主要原因之一。PH不仅对COPD病人的预后和生活质量产生直接影响，更是进展为慢性肺源性心脏病的重要中心环节之一。随着COPD发病率的持续上升，PH发病率也呈现逐年增高趋势。有研究表明，COPD病人死亡率与平均肺动脉压力（mean pulmonary artery pressure，mPAP）升高程度成正比，且重度PH病人存在极高的致残率以及死亡率。因而有效合理地防治PH对改善生活质量、预防或延缓慢性肺源性心脏病的发生发展及改善预后等有着极重要的价值。

（一）发病机制

1. 低氧。

低氧是导致PH发生最重要的因素。在不存在任何肺部基础疾病的条件下，有相关证据明确指出，健康的本地海平面居民在移居到高原地区后其肺动脉压（pulmonary arterial pressure，PAP）及肺血管阻力（pulmonary vascular resistance，PVR）会增加。血管平滑肌细胞膜在低氧时对Ca^{2+}透过性增加，因而细胞内Ca^{2+}含量增多，促使肌肉兴奋−收缩耦联效应加强，在引发肺血管平滑肌收缩的同时产生多种生长因子，受到刺激的肺血管平滑肌发生内膜增生，最终导致肺血管重塑。在其中发挥巨大作用的是低氧性肺血管收缩（hypoxic pulmonary vasoconstriction，HPV），其对通气/血流比值的影响主要依靠调节低通气肺泡的血流来实现，保证氧气的供应。肺血管功能性收缩会导致广泛的急性缺氧，从而引起PAP、PVR升高。慢性低氧的长期作用使细胞外基质和肺血管壁细胞的结构、功能发生改变，非肌肉化小动脉肌肉化和血管内壁增厚，肺血管重塑。肺血管重塑导致PVR增高，进而引起PAP升高。多种因子（缺氧诱导因子1α、缺氧诱导的有丝分裂因子）在慢性低氧下的表达增加，促使血管进一步收缩，加快血管平滑肌细胞增殖。

2. 炎症反应。

COPD与慢性气道炎症密切相关。肺血管的结构和功能在无低氧血症的情况下已存在异常。外周气道炎症反应在COPD病人肺循环的改变过程中可能发挥了重要作用。C−反应蛋白与COPD病人的肺动脉高压存在相关性。其通过诱导激活核因子κB通路（转录因子蛋白家族）致使单核细胞趋化因子在血管平滑肌细胞的表达增多，最终引起平滑肌细胞增殖和肺血管壁受损。白介素−6（IL−6）、白介素−21（IL−21）在COPD并发PH的发生发展中发挥关键作用。肺平滑肌细胞和肺动脉内皮细胞在多种炎症介质的作用下过度增殖，引起肺血管壁增厚、管腔狭窄，最终导致肺血管重塑和PH形成。

3. 肺内皮细胞功能障碍。

导致 PH 的另一重要机制为肺内皮细胞功能障碍。正常肺血管中的内皮细胞发挥着降低血管张力、维持血管舒缩功能和稳态的作用。当内皮细胞受到缺氧、烟雾等因素刺激后发生功能障碍，致使依赖内皮细胞的收缩因子和舒张因子分泌失衡，其中血管紧张素、内皮素－1（ET－1）等缩血管因子分泌增多，而前列环素（PGI2）、一氧化氮（NO）等扩血管物质的合成释放减少，二者之间的平衡失调引起肺血管收缩。除此之外，ET－1 可诱导肺血管重塑，其不仅可以直接对肺动脉平滑肌细胞产生作用、增强 PVR，还可作为一种启动生长因子促使肺血管平滑肌细胞增殖，进而造成血管壁肌层肥厚，引起血管腔狭窄。

（二）临床表现及诊断

因基础疾病及并发症不同，PH 的临床表现存在差异。其临床表现不具备特异性，且多与进行性右心室功能障碍相关，早期表现以劳力性呼吸困难为主，这同慢性肺疾病的呼吸困难很难区分开来。常见症状还包括气促、乏力、虚弱、晕厥及心绞痛等，肺部体征主要包括左胸骨旁抬举性搏动、右心室区可闻及第三心音、肺动脉瓣区第二心音亢进、舒张期肺动脉瓣区反流性杂音以及全收缩期三尖瓣区反流性杂音。除包含 COPD 的临床表现外，COPD 并发 PH 还会逐渐显示心肺及其他器官功能障碍相关的临床表现。心肺功能代偿期的表现一般为胸闷、气促、咳嗽、咳痰及活动耐力下降等，同时可存在不同程度的发绀。COPD 的典型体征多见桶状胸，呼气相延长，闻及干、湿啰音等。当三尖瓣区闻及剑突下心脏搏动增强或收缩期杂音时应当考虑发生右心室肥厚的可能；心肺功能失代偿期的临床表现加重，如严重的呼吸困难、发绀明显，可伴有食欲下降、心悸、头痛，并发肺性脑病者表现为嗜睡、淡漠、谵妄。

超声心动图检查结果疑诊的 PH 病人，需要综合分析临床症状、体征以及既往病史后行进一步检查明确。动脉血气分析和肺通气功能检查对肺部疾病相关的 PH 病人而言是必不可少的。动脉血气分析和肺通气功能检查即使不能明确 PH 的诊断，也对肺部或气道疾病的诊断有帮助。心电图在 PH 的诊断及鉴别诊断方面有一定价值，但正常的心电图亦不能完全排除 PH。对肺部疾病相关的 PH 病人，出现右心室肥厚或右心房增大时，心电图可以表现为 QRS 波群的形态改变、“肺型 P 波”、心电轴右偏等，可作为 PH 的辅助诊断依据，然而其特异度和灵敏度不高，不足以被视为常规筛查工具。不过，心电图对诊断左心功能异常所致的 PH 有所帮助，并发左心疾病时往往存在双心房增大的征象。此外，并发心律失常时心电图亦有助于发现其存在。

在 PH 的早期诊断中，X 线胸片因其特异度和灵敏度有限而作用不大。对于晚期 PH 病人，X 线胸片征象包括右心边界增大、远端肺动脉“截断征”及中央肺动脉扩张。X 线胸片可以显示心脏和肺部的影像学表现，这对左心衰竭或肺部疾病所致 PH 的鉴别诊断有帮助。CT 扫描能更清晰地获取肺实质、心脏、血管及纵隔的情况，不仅有利于 PH 的诊断，还可以发现可能存在的基础疾病。当 CT 影像上肺动脉干/升主动脉大于 1 或肺动脉干直径大于 29mm 时，提示 PH 的可能（图 41－2）。

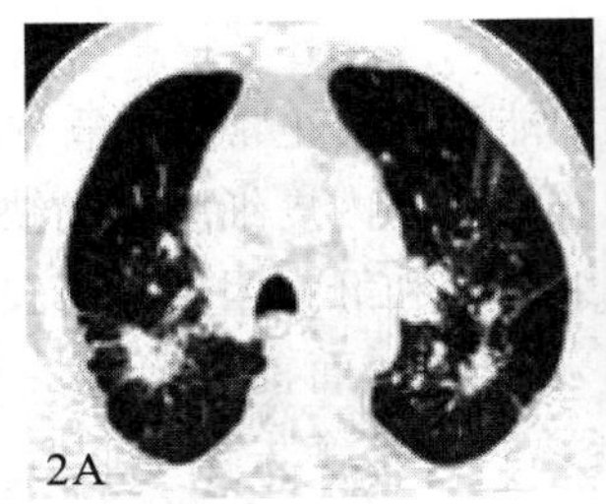

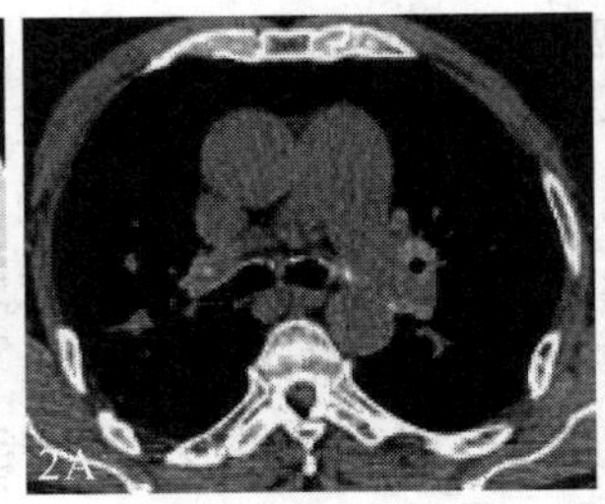

图 41－2　采煤 30⁺ 年，诊断叁期尘肺

胸部高分辨率 CT（2A～2B）示：双肺纹理增多、紊乱，双肺可见分布对称的稍高密度软组织影，边缘可见纤维条索影，灶周气肿。肺动脉干增宽，最大径约 47mm（明显大于 29mm），主动脉干约 43mm，肺动脉干/升主动脉大于 1。双侧胸膜增厚粘连。

（三）治疗

目前不推荐对轻、中度 COPD 并发 PH 病人应用血管舒张剂治疗，对症状较重的重度病人，则需要进行相应的特异性治疗。临床以改善症状、缩短病程为主要治疗目标，要实现该目标需要综合分析病情，在积极治疗原发病的同时，对 PH 进行针对性治疗。

1. 原发病的治疗。

COPD 治疗的基石是戒烟，另外辅以一般治疗，如抗菌素、激素、支气管舒张剂、辅助呼吸机、氧疗及肺康复等，其中长期氧疗能降低 PVR 和 mPAP，使有缺氧状态的 COPD 并发 PH 病人生存率明显提高，延缓 PH 进展。然而氧疗却不能逆转 COPD 并发 PH。

2. COPD 并发 PH 特异性血管扩张剂治疗。

（1）磷酸二酯酶－5 抑制剂：临床常用的磷酸二酯酶－5 抑制剂为西地那非，其可促使环磷酸鸟苷（cyclic guanosine monophosphate，cGMP）积聚在细胞内，进而增强一氧化氮介导的舒血管功能。此外，西地那非对肺血管平滑肌细胞的抗增殖作用已被证实。

（2）前列环素（PGI2）：伊洛前列素作为一种前列环素类似物，是吸入性的选择性肺血管舒张剂，可抑制血小板聚集及血管壁增殖。吸入伊洛前列素可使 COPD 并发 PH 病人的肺血流动力学显著改善，同时维持气体交换。在吸烟相关肺疾病中，PGI2 对肺内皮细胞存在抗凋亡作用。所以，吸入 PGI2 治疗可以保护 COPD 病人的肺血管系统，最终降低肺动脉压。

（3）内皮素受体阻滞剂：内皮素可以促使血管收缩。波生坦是一种非选择性 ET－1 受体阻滞剂。其可使肺内小动脉中内皮素表达下降，进而降低肺血管压力，提供运动能力。

（4）可溶性鸟苷酸环化酶激动剂（soluble guanylate cyclase agonist，sGC－a）：sGC－a 可直接升高 cGMP 水平，促使肺血管舒张。利奥西呱可部分逆转肺血管重塑、PAP，同时改善肺部炎症和纤维化，其气道、肺血管阻力均降低，但不能显著改善静息时的氧合作用，因此利奥西呱可能对 COPD 并发 PH 的治疗有益。

三、肺血栓栓塞症

肺血栓栓塞症（pulmonary thrombo embolism，PTE）并不独立发生，而是同多种引起静脉内皮损伤、高凝状况以及静脉血流淤滞的危险因素密切相关。COPD是PTE的一个主要危险因素，COPD发生PTE的风险比其他疾病高1倍，对住院病人的影响尤为明显。

（一）发病机制

长期慢性缺氧、炎症疾病、肺实质和肺血管改变以及长期卧床等多种因素协同作用使COPD病人的血液处于高凝状态，这种异常高凝状态导致肺栓塞疾病发生。COPD病人的肺血管壁异常增厚，引发持续气流受限，加之长期慢性缺氧产生的肺动脉高压，促使部分肺血管发生管壁纤维化和管腔闭塞，导致肺血管重塑。随着病情进展，肺通气功能逐渐下降，持续慢性缺氧致使血管内皮细胞功能受损，出现高碳酸血症和低氧血症，进而刺激并增强骨髓的造血功能，红细胞代偿性增多，最终导致血液黏度增加而呈高凝状态，静脉血栓形成的风险急剧增加。COPD病人血液中血小板受体内炎症反应的影响而聚集，进一步加重血液的高凝状态。此外，高龄的COPD病人心肺基础功能较弱，长期卧床使得活动量减少，致使血液淤滞，发生下肢静脉回流障碍，最终发展为PTE。

（二）临床表现

COPD急性加重期与PTE的临床表现类似，缺乏特异性。咯血、呼吸困难加重、右心负荷过重的心电图改变、动脉血气分析异常多被视为COPD基础病变的进一步恶化，而PTE的典型征象包括胸膜摩擦音、胸痛和深静脉血栓形成等往往缺如。因此，COPD急性加重并发PTE的临床诊断较困难，也易漏诊，但也有一些特点。

1. 呼吸困难、胸闷等症状往往突然发生或急剧加重，且上述症状在进行常规治疗（包括支气管舒张药物）后仍不能有效缓解。

2. COPD并发原因不明的晕厥及休克。

3. 长时间卧床，伴有不对称性下肢水肿。

4. 病情迅速进展，发生顽固性心力衰竭，心脏显著增大，三尖瓣区闻及明显收缩期反流性杂音，心脏超声可显示三尖瓣反流，重度肺动脉高压。

5. 动脉血气分析往往提示低氧血症加重，但 $PaCO_2$ 较以往稳定期明显下降或正常。

6. 与既往X线胸片对比，可出现盘状肺不张、一侧膈肌抬高、肺血管粗细变化等。

根据上述特点我们可以提出疑诊，再选择适宜的检查方法进一步明确。

（三）临床诊断

1. D－二聚体检测。

D－二聚体是一种高凝分子标志物，可以反映纤溶酶的活性，亦被视作筛选并发PTE的可靠指标。研究显示，以D－二聚体异常增高作为诊断并发急性PTE的依据时，诊断灵敏度高达90％～100％，但是因为多种因素均可影响D－二聚体水平，因此诊断特异度不高，仅为30％～40％。所以很多学者认为D－二聚体检测阴性比阳性的意义更重要。最新研究显示，以D－二聚体小于350μg/L作为排除PTE诊断的标准时，其诊断灵敏度达到100％。但是由于D－二聚体在COPD急性加重期也会有所上升并造成假阳性，因此尚需进一步研究D－二聚体的临床价值。

2. 动脉血气分析。

气道阻塞是COPD的典型特征，血气改变主要为低氧血症伴或不伴高碳酸血症，急性加重期二氧化碳潴留现象更为显著。而PTE病人由于栓塞导致血管痉挛，主要的血气改变有低碳酸血症、低氧血症和肺泡动脉血氧分压差增大。因此当COPD病情急剧进展，在原高碳酸血症基础上 $PaCO_2$ 下降幅度大于10mmHg时，常常提示可能发生PTE。

3. X线胸片检查。

COPD病人过度通气，X线胸片显示为肺容积增加，而在合并PTE后病人X线胸片可表现为肺不张、肺浸润影的比例增高、少量胸膜腔积液、区域性肺血管纹理稀疏以及心影增大等。不过上述X线胸片征象对于COPD是否并发PTE的诊断没有特异度，但对于其他原因导致的胸膜腔积液、肺水肿以及呼吸困难等存在参考作用。

4. 肺通气/血流核素扫描（V/Q扫描）。

COPD并发PTE的特征性改变为呈肺段分布的与通气显像不匹配的肺灌注缺损。然而由于COPD病人原本就有血管变化，呼吸功能受损，常伴有气体陷闭以及通气不均衡，以上因素都可能致使V/Q扫描影像显示异常，因而V/Q扫描在COPD病人是否合并PTE的诊断中价值有限。但是V/Q扫描依然具备良好的阴性预测价值。

5. 肺动脉造影。

肺动脉造影图像清晰，被视为PTE诊断的“金标准”。主要表现包括肺动脉腔内充盈缺损、管腔闭塞或者血管截断等。然而肺动脉造影毕竟是一种有创操作，并且费用较高，因而临床多用于经其他方法无法确诊的高度疑诊PTE病人。此外，该诊断方法辐射剂量较大，有一定的并发症风险，病死率约0.5％，该检查用于COPD急性发作并发PTE的病人时风险较高。

6. CT肺血管造影（computed tomography pulmonary angiography，CTPA）。

PTE的CTPA主要表现为肺动脉血管腔中呈中心性或偏心性分布的大小不一的低密度充盈缺损，次要表现包括肺动脉干扩张、肺梗死、胸膜腔积液等（图41－3至图41－5）。CTPA应用于诊断PTE时不仅征象较为明显，图像空间分辨率和质量高，而且不受COPD病人通气状态和基础病变的影响，诊断特异度和灵敏度高，分别达到80％和90％以上，检查费用相对便宜。上述优势使其成为目前COPD并发PTE筛查和诊断的重要影像学检查方法。

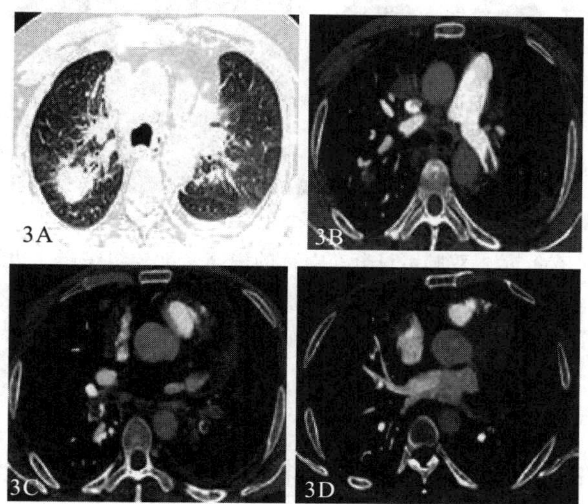

图 41－3　凿岩/炮工 9 年，诊断叁期尘肺

高分辨率 CT 肺窗（3A）示：双肺纹理增多、紊乱，双肺可见分布对称的稍高密度软组织影，边缘可见纤维条索影，灶周气肿，融合团周围多发结节影，双肺内散在多发斑片状、磨玻璃影，边界模糊。双侧少量胸膜腔积液。双侧胸膜增厚粘连。

CTPA（3B～3D）示：左肺动脉干远侧、双侧肺动脉内多发充盈缺损，为肺栓塞。

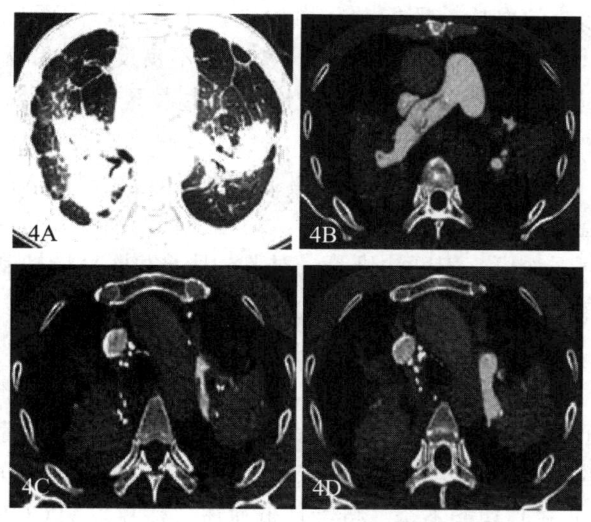

图 41－4　手工石匠工作 10^{+} 年，诊断叁期尘肺

胸部高分辨率 CT（4A）示：双肺可见分布对称的稍高密度软组织影，其内散在钙化，边缘可见纤维条索影，灶周气肿，融合团周围多发结节影。双侧胸膜增厚粘连。

CTPA（4B～4D）示：双肺融合团内肺动脉迂曲、不规则狭窄。右肺动脉主干、右下肺动脉干管腔内见线状充盈缺损影。左肺动脉主干、左上肺动脉、左下肺动脉管腔内见线状、小片状充盈缺损影。

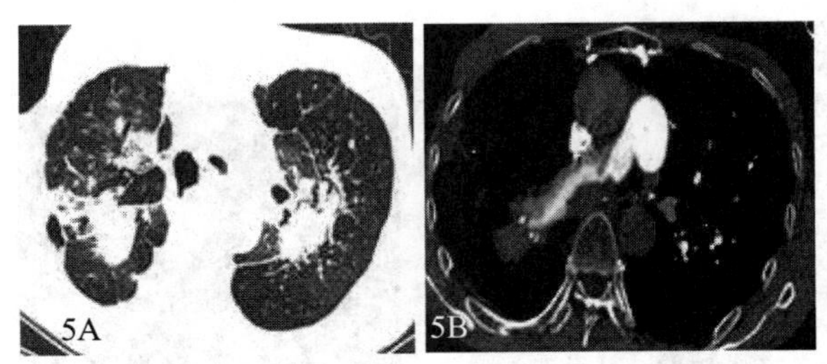

图 41－5　石匠作业接尘 10 年，诊断叁期尘肺

胸部高分辨率 CT（5A）示：双肺可见分布对称的稍高密度软组织影，边缘见纤维条索影，灶周气肿，周围多发结节影，双肺门、纵隔淋巴结增大伴钙化。双侧胸膜增厚粘连。

CTPA（5B）示：右肺动脉干内见不规则充盈缺损。

（四）治疗

COPD 并发 PTE 的治疗主要是在止咳化痰、解痉平喘、控制性氧疗、抗菌素抗感染、机械性通气的基础上进行抗凝治疗和溶栓治疗。

1. 抗凝治疗。

作为 COPD 并发 PTE 治疗的基础措施之一，抗凝治疗可以显著改善血液高凝状态，从而阻止血栓进展，使病死率下降，在预防复发和改善预后方面价值重大。临床常用的抗凝药物有肝素、低分子量肝素，其可使血细胞聚集减少，达到降低血液黏度的效果，不仅能溶解已形成的血栓，还能预防血栓进一步形成，因而也常被用于 COPD 中易患 PTE 者的预防性治疗。其中低分子量肝素以其不良反应小和无需监测凝血功能的优点而被临床广泛应用。香豆素类抗凝剂结构与维生素 K 相似，属于维生素 K 的拮抗剂，其主要通过竞争性结合凝血因子Ⅶ、Ⅸ、Ⅹ等，使这些凝血因子的活化受到抑制，进而发挥抗凝作用。香豆素类抗凝剂华法林因其在临床应用时病人的依从性比低分子量肝素好，因而更有益于改善长期预后。此外，新近出现的新型直接凝血酶抑制剂如利伐沙班、达比加群、阿哌沙班、依度沙班等，对Ⅹa 因子发挥直接抑制作用，临床使用时亦无需监测凝血功能，适用性广。缺点是病人依从性差，目前拮抗剂缺乏，应谨慎使用。

2. 溶栓治疗。

溶栓治疗可以迅速改善右心衰竭和肺灌注的情况，是 PTE 治疗的重要手段，然而溶栓治疗存在较高的出血风险，因而在临床应用时要谨慎把握适应证及禁忌证。对于出现高危 PTE 表现（如右心功能不全、持续性低血压、休克）的 COPD，排除禁忌证后，应积极行溶栓治疗。常用的溶栓药物包括非特异性纤维蛋白溶解剂、重组组织型纤维酶原激活物（rt－PA）两大类。前者的代表药物为尿激酶（urokinase，UK）、链激酶（streptokinase，SK）。其中 UK 因溶栓效果良好、安全性较高且价格低廉，成为常用的 PTE 溶栓药物。缺点是特异性差，当溶解纤维蛋白酶原时可引起严重的出血反应。rt－PA 不仅溶栓作用强，特异性高，同时出血等不良反应少。研究表明，相对于单用肝素治疗，结合使用 rt－PA 溶栓，PTE 再复发率和 COPD 并发 PTE 的病死率均明显降低。

四、肺外并发症及其治疗

COPD的肺外并发症涉及包括心血管系统、内分泌系统、神经系统、消化系统、运动系统、血液系统等在内的全身各个系统。研究表明，COPD病人的死亡原因中有超过一半是非呼吸系统疾病。可见，病情与肺外表现密切相关。所以，早期认识并明确COPD的肺外并发症，及时给予针对性治疗，对COPD病人管理及预后评估尤其重要。

（一）心血管疾病

心血管疾病在COPD所有并发症中位居首位，约占24%。心血管疾病中发病率前三位的依次为高血压、缺血性心脏病、慢性充血性心力衰竭。COPD病人发生心血管疾病的风险随COPD全球倡议（Global Initiative for Chronic Obstructive Lung Disease，GOLD）分期的增高而增加，GOLD 4期病人显著，以合并心力衰竭为主。由此可见，心血管疾病与COPD关系紧密。COPD引起心血管疾病的主要机制包括氧化应激导致气道上皮损伤，内皮细胞数量和功能下降，内皮细胞过度凋亡致使细胞抗炎、抗氧化及抗血栓能力降低，内皮细胞功能障碍破坏血管稳态，全身炎症反应增强细胞因子活性、促使血小板聚集以及血液凝固。上述系列变化明显增加了病人发生动脉粥样硬化及血栓等心血管疾病的风险。然而，当前70%～80%的心血管疾病病人的COPD诊断不足，加之此类病人一般年龄较大、基础疾病较多，因而病情多较严重，在后续随访中发生心血管事件数量多、病死率更高。因此，需提高对COPD并发心血管疾病的重视。

当前COPD并发心血管疾病的治疗以β受体阻滞剂、抗胆碱能药物、支气管舒张剂、糖皮质激素等为主。其中美托洛尔可使COPD并发心血管疾病病人的病死率有效降低，因而临床上COPD并发心血管疾病病人常使用β1受体阻滞剂治疗。噻托溴铵可在一定程度上减少心肌梗死的发生。降低心血管疾病的死亡率，但同时吸入抗胆碱能药物使COPD病人发生心血管事件的概率增加。此外，研究显示，他汀类药物对COPD患者有益。

（二）内分泌系统疾病

COPD并发的内分泌系统疾病以糖尿病为主。糖尿病在COPD急性加重病人中的发病率高达23%。COPD病人持续存在的全身炎症反应以及糖皮质激素的大剂量使用，增加了病人发生糖尿病的风险。同时，糖尿病病人的肺组织受到氧化应激后发生结构改变，继而肺内的气体交换改变，低氧血症和营养不良加重，肺部感染概率增高，对预后产生不良影响。在COPD并发糖尿病的治疗中，改善临床预后和生活质量的关键在于合理控制血糖水平。二甲双胍、布地奈德/福莫特罗、噻托溴铵可显著改善病人的肺功能，在有效控制血糖的同时减少不良反应的发生，病人生活质量得以提高。研究显示，糖皮质激素短期应用于COPD并发糖尿病病人的效果极为显著，若长期使用将导致病死率上升。所以，使用糖皮质激素之前，除充分考虑其对糖尿病治疗的临床作用，还应认识到其在COPD并发糖尿病病人中应用可能产生的风险，制订适宜的治疗方案。研究显示，口服二甲双胍后，COPD 并发糖尿病病人的乳酸水平上升并不明显，因此 COPD 病人使用二甲双胍可以不受限制。

（三）神经系统疾病

COPD 并发的神经系统疾病按发病率依次为抑郁、焦虑、肺性脑病及意识障碍。COPD 病人肺功能较差，长期接受氧疗，其心理负担持续加重；COPD 病人多数伴有吸烟史，研究显示，有吸烟史的 COPD 病人较非吸烟者患抑郁的风险增加 1 倍。COPD 与焦虑、抑郁存在相互作用。焦虑、抑郁使病人呼吸困难的主观感觉加重，病人进入焦虑、抑郁—呼吸困难的恶性循环。COPD 的全身炎症反应改变了肺内外结构及功能，使发生焦虑、抑郁的风险增加。在治疗过程中某些药物的不良反应也可损害神经系统。目前 COPD 并发焦虑、抑郁的治疗以心理治疗、药物治疗及肺康复训练为主。心理治疗包括认知行为疗法、精神动力学和支持性心理治疗、自我管理教育等方面。药物治疗是在 COPD 的基础治疗上使用抗焦虑抑郁药物，艾司西酞普兰、米氮平、黛力新可明显提高 COPD 的治疗效果，改善病人肺功能，但因黛力新会引起撤药困难的症状，临床用药时须加以关注。肺康复训练能在一定程度上改善病人生活质量，一般治疗周期与效果成正比。

COPD 病人常发生二氧化碳潴留、低氧血症、酸中毒和电解质紊乱等，致使脑血管和脑细胞损伤，因此并发肺性脑病的风险较高，而且病人血 pH 值降低与肺性脑病的发生成正相关。COPD 并发肺性脑病的基础治疗包括抗感染治疗、改善通气、应用呼吸兴奋剂，在上述基础上给予中枢性醒脑剂（纳洛酮）以促进病人苏醒。糖皮质激素除提高抢救成功率外，还可缩短病程，缩短住院时间。此外，脱水剂（呋塞米、甘露醇等）能降低颅内压，促进神经功能恢复。

（四）消化系统疾病

多数 COPD 病人易发生上消化道出血，尤其以胃溃疡所致者居多。COPD 病人处于长期慢性缺氧状态，易引发高碳酸血症和酸中毒，加上长期使用氨茶碱和糖皮质激素等药物，损害了胃黏膜的屏障功能，胃酸分泌增加，最终发生胃黏膜糜烂和胃溃疡。COPD 病人存在气体交换功能障碍，引起胃肠道平滑肌痉挛性收缩以及胃黏膜缺氧、缺血，继而诱发胃黏膜糜烂和胃溃疡。COPD 并发胃溃疡病人的基础治疗仍是质子泵抑制剂，加用黄芪可提高胃黏膜的防御功能，加速溃疡愈合

（五）运动系统疾病

运动系统疾病中最常见的是骨质疏松及骨骼肌功能障碍，在 COPD 病人中，约有 65%存在骨质疏松，约 38%存在骨量减少，以男性尤为明显。发生骨质疏松的概率随 COPD 的进展不断增加。COPD 病人并发骨质疏松的原因主要有长期处于营养不良和缺氧的状态、吸烟减少成骨细胞合成、户外运动能力下降以及糖皮质激素抑制维生素 D 活性继而导致钙吸收受限等。骨质疏松增加了骨折尤其是脆性骨折发生的风险。骨折对 COPD 病人生活质量和身体健康的不良影响明显：压缩性胸腰椎椎体骨折将显著延长

COPD病人的住院时间，甚者损伤病人肺功能；肋骨骨折则会导致病人肺换气功能障碍和咳痰能力降低，进而使COPD病人的病情进一步加重。骨骼肌功能减弱也可引发病人呼吸功能和生活质量下降，严重者影响住院率和病死率。COPD病人一旦诊断并发骨质疏松，必须即刻治疗。阿仑磷酸钠对预防激素所致的股骨头坏死价值极大，长期应用可使COPD病人发生骨折的概率下降。COPD病人骨骼肌无力的症状可以通过补充维生素D显著改善。故推荐对骨折或并发骨质疏松的COPD病人给予钙剂、维生素D、双磷酸盐等展开治疗。适宜的肺康复训练对于COPD并发骨骼肌功能障碍病人而言至关重要，可减少急性加重次数并提高病人生活质量。

（六）血液系统疾病

COPD并发血液系统疾病最多见的是贫血及低蛋白血症。研究显示，mMRC评分与血红蛋白成正相关，与FEV1、BODE指数成负相关。COPD病人体内炎症介质升高明显，引起红细胞生成素生成减少，红细胞减少，导致贫血发生；同时，巨噬细胞受炎症介质诱导而活化，吞噬衰老红细胞，致使红细胞破坏过多，诱发贫血。由于COPD病人长期慢性缺氧，往往出现代偿性心动过速以及气促，并发贫血后，心肺功能明显下降。由于COPD并发贫血病死率较高，预后差，临床治疗时需综合实际情况，个体化、有针对性地制订治疗方案。努力改善病人血红蛋白水平对预后极其关键。在对使用呼吸机通气的COPD并发贫血病人输注全血治疗后，病人血红蛋白水平明显升高，可摘掉呼吸机进行自主呼吸，这说明血红蛋白水平对调节病人呼吸肌功能具有重要价值。

第四十二章 尘肺合并呼吸衰竭

第一节 呼吸衰竭概述

一、呼吸衰竭的概念

呼吸衰竭是由多种病因引起的肺通气或换气功能障碍，导致静息状态时气体交换无法有效进行，进而引起低氧血症伴或不伴高碳酸血症的生理功能以及代谢紊乱的临床综合征。于海平面大气压下，排除原发于心排血量降低、心内解剖分流等异常情况，静息状态时呼吸室内空气，若 PaO_2 低于 60mmHg，或伴有 $PaCO_2$ 高于 50mmHg，则可确定为呼吸衰竭。

二、呼吸衰竭的分类

（一）以动脉血气分析为依据

1. Ⅰ型呼吸衰竭（无二氧化碳潴留，或伴二氧化碳低下）：PaO_2 低于 60mmHg，$PaCO_2$ 正常或降低，往往见于以换气功能障碍为主的疾病。

2. Ⅱ型呼吸衰竭（缺氧、二氧化碳潴留）：PaO_2 低于 60mmHg，$PaCO_2$ 高于 50mmHg，以肺泡通气功能障碍性疾病为主。

（二）以病程为依据

1. 急性呼吸衰竭：呼吸功能处于正常状态，因脑血管意外、肺梗死等多种突发疾病引起通气/换气功能障碍，迅速进展至呼吸衰竭。急性呼吸衰竭若抢救不及时可危及生命安全。

2. 慢性呼吸衰竭：以 COPD、重症肺结核等慢性呼吸系统疾病最多见，根据病情可分为代偿性慢性呼吸衰竭和失代偿性慢性呼吸衰竭。对代偿性慢性呼吸衰竭而言，呼吸功能损害进行性加重，可在机体代偿适应作用下从事个人生活活动；失代偿性慢性呼吸衰竭病人一旦发生呼吸道感染，或合并其他疾病引起呼吸负担加重，则造成呼吸功能失代偿，引起缺氧、二氧化碳潴留以及酸中毒等一系列异常表现。

（三）以发病机制分类

1. 泵衰竭：由呼吸运动受限（呼吸肌疲劳、周围神经麻痹、胸廓畸形等）或呼吸动力不足（呼吸运动中枢病变）引起的呼吸衰竭。

2. 肺衰竭：由肺组织病变、气道阻塞和肺血管疾病引起的呼吸衰竭。

第二节　尘肺合并呼吸衰竭的发病机制、临床表现和诊断

一、发病机制

（一）通气/血流比例失调

尘肺病人其正常的肺组织逐渐被纤维组织所取代，而后胸膜亦发生纤维化，进而肺容量、肺通气量减少，纤维化部位的有效通气量因有效呼吸面积减少而降低，血流量则保持正常，而未纤维化的部位则发生通气过度或代偿性气肿。两者均可导致通气/血流比例失调，引起组织缺氧和二氧化碳潴留。

（二）感染及其他因素

尘肺病人长期咳嗽、咳痰以及呼吸道分泌物增多，常常合并慢性支气管炎，引发呼吸道狭窄，呼吸阻力增加，导致阻塞性通气功能障碍。尘肺病人纤维化呈进行性加重，病程长，尘肺病人晚期多并发慢性代偿性呼吸衰竭。感染、气胸等是失代偿性呼吸衰竭发生的主要因素，滥用安眠及镇静药物也是引起尘肺合并呼吸衰竭的原因之一。严重尘肺病例由于大面积的肺组织纤维化及并发呼吸系统感染，可表现为持续、严重的失代偿性呼吸衰竭。

二、临床表现

（一）呼吸困难

呼吸困难是缺氧的主要表现。急性缺氧可引发情绪激动，头痛，思维、判断力、记忆力下降或丧失以及运动障碍等。慢性缺氧者则有注意力不集中、易疲劳、嗜睡及抑郁等症状。严重缺氧可导致惊厥、烦躁不安、昏迷甚至死亡。在呼吸衰竭代偿期，病人呼吸困难症状较轻，轻体力活动或活动较多时感胸闷、气促、呼吸费力等，常在休息后缓

解。失代偿期呼吸困难明显加重，早期表现呼吸深度变浅，频率明显加快，随时间延长和缺氧加重，呼吸加深，频率变缓，严重者表现为呼吸窘迫甚至潮式呼吸，病人可出现躁动不安、神志恍惚、昏迷。

（二）发绀

发绀是缺氧的典型表现。尘肺病人呼吸衰竭呈中心性发绀。动脉血氧饱和度降低至85%以下时，血流量较大的口唇、指甲可出现发绀。贫血者则发绀不出现或不明显，红细胞增多者发绀更明显。对于严重休克者，其末梢循环差，动脉血氧分压尚正常时亦可出现发绀。发绀还受心功能及皮肤色素的影响。

（三）精神神经症状

相较于慢性呼吸衰竭，急性呼吸衰竭的精神神经症状更明显，急性缺氧可导致狂躁、精神错乱、抽搐、昏迷等症状。慢性缺氧多导致定向功能或智力障碍。

二氧化碳潴留者在出现中枢抑制之前若出现兴奋症状，如躁动不安、失眠，忌用安眠或镇静药物，以避免二氧化碳潴留加重，导致肺性脑病发生（表现为间歇抽搐、肌肉震颤、神志淡漠、昏睡甚至昏迷等）。严重二氧化碳潴留可导致锥体束征阳性，腱反射减弱或消失等。

（四）循环系统表现

长期缺氧引发肺动脉高压。严重缺氧致酸中毒时，可出现血压下降、严重心律失常甚者心搏骤停。温暖多汗，皮肤红润，体表静脉充盈与二氧化碳潴留导致外周血管扩张有关。

（五）消化系统和泌尿系统表现

严重呼吸衰竭可影响肝肾功能，如非蛋白氮与谷丙转氨酶升高、尿中出现红细胞和管型、蛋白尿等，常由应激性溃疡或胃肠道黏膜水肿、糜烂引起上消化道出血。上述症状均可在缺氧和二氧化碳潴留纠正后消失。

三、诊断

依据尘肺病史、病情和其可能引发的肺功能损害，以及缺氧及二氧化碳潴留的症状和体征，可做出呼吸衰竭的初步诊断，随后可经血气分析来证实。静息状态吸气时单纯动脉血氧分压降低则为Ⅰ型呼吸衰竭，PaO_2 小于 8.0kPa（60mmHg）、$PaCO_2$ 大于 6.7kPa（50mmHg）为Ⅱ型呼吸衰竭。

第三节　尘肺合并呼吸衰竭的治疗

呼吸衰竭的治疗原则为在保证气道通畅的前提下，尽快改善和纠正低氧血症、二氧化碳潴留和代谢功能紊乱，同时治疗引起呼吸衰竭的原发疾病。

一、一般治疗

尘肺合并慢性呼吸衰竭病人应加强自我管理，保持室内空气通畅，养成健康的生活习惯，戒烟及避免二手烟吸入，避免接触生活性粉尘，选择营养易吸收的食物，加强营养支持，合理锻炼，增强心肺功能，提高机体免疫力。尘肺合并急性呼吸衰竭病人应注意休息，尽量减少呼吸肌做功。尘肺病人因病程长，普遍存在焦虑、抑郁等情绪，应加强心理疏导和健康教育，提高病人对疾病的认识，提高病人配合度。

二、保持气道通畅

对于所有呼吸衰竭病人而言，建立有效的气道是维持通气、改善氧合和呼吸道给药的基础。通畅气道的方法包括清除口腔分泌物、避免反流误吸、促进痰液引流、解除支气管痉挛等。如病人痰液较多或痰液黏稠，可酌情使用蛋白分解酶制剂、多糖纤维分解剂、二硫键裂解剂、新型黏痰溶解剂等化痰药物，可辅助使用刺激咳嗽、体位引流或胸部叩击排痰促进痰液排出。如病人咳嗽明显，可酌情使用止咳药物改善症状，但病人痰液黏稠或咳痰困难时应谨慎使用。如病人使用上述药物或方法后仍有排痰困难，可考虑使用纤维支气管镜吸出。支气管痉挛者应用 β2 受体激动剂、茶碱类、抗胆碱能药物等扩张支气管，改善肺通气。如经上述方法气道梗阻无法解除，或存在严重的气道梗阻，需紧急进行气管插管或气管切开建立人工气道。

三、氧疗

几乎所有呼吸衰竭病人都需要进行氧疗以改善组织缺氧状况。长期氧疗可改善慢性呼吸衰竭病人的生活质量，提高其生存率。氧疗装置的选择由所需吸入氧浓度、病人配合度、不同吸入氧浓度潜在的不良反应、病人的每分钟通气量等决定。低流量氧疗装置包括鼻导管、简易氧气面罩。高流量氧疗装置包括文丘里面罩和非重复呼吸面罩。

四、抗感染治疗

尘肺病人因肺组织结构、功能改变和免疫力低下等，易反复发生感染，且不易控制，另外由于病人常反复住院，多次使用抗菌素，常导致复杂多菌群感染。尘肺病人易合并细菌、真菌、病毒感染，也可以合并肺炎支原体、肺炎衣原体等感染。尘肺合并感染后会使原有症状加重，诱发或者加重呼吸衰竭。一旦明确合并感染，应在呼吸道分泌物引流通畅的条件下，尽早选择抗感染治疗。在经验性用药的基础上，根据病人治疗反应、痰细菌学培养和药敏结果调整抗感染治疗方案。

五、并发症的处理

尘肺病人常并发气胸，如出现气胸应绝对卧床休息，增加氧疗，如肺组织压缩达30%，病人呼吸困难症状明显，可行胸腔穿刺抽气、胸腔闭式引流或外科手术治疗。如合并电解质和（或）酸碱失衡，应积极纠正，维持内环境稳定。如合并消化道出血，应予以抑酸、止血、纠正贫血等治疗。

六、机械通气

尘肺合并呼吸衰竭是换气功能障碍的肺部病变所致，且病人肺功能受损严重，使用呼吸兴奋剂会增加氧耗，加重呼吸肌疲劳，故对于该类病人使用呼吸兴奋剂改善通气弊大于利。应首选无创机械通气，无创正压通气可以改善病人肺通气功能，纠正缺氧、高碳酸血症，可作为临床优选治疗方案。

七、呼吸康复治疗

对于尘肺合并慢性呼吸衰竭病人应推荐进行呼吸康复治疗。呼吸康复治疗的主要目的是增强呼吸肌功能，储备和发挥呼吸代偿潜能，增加肺活量，改善缺氧，缓解呼吸困难等症状。呼吸康复治疗方法包括呼吸控制训练、呼吸肌训练、胸廓放松训练、咳嗽训练、体位排痰训练、力量耐力训练和有氧运动。

第四十三章　尘肺合并肺源性心脏病

尘肺病人大量持续吸入粉尘后，早期引发尘源性慢性支气管炎以及细支气管炎，而后肺组织逐渐发生纤维化，最终进展为矽肺结节及融合团。在此过程中，肺小动脉受粉尘及纤维化的包绕及侵袭，其管壁增厚，管腔狭窄、闭塞，肺血管床数量明显减少，肺循环阻力加大；同时，还可以导致支气管动脉与肺小动脉吻合支代偿开放，支气管及肺动脉压升高，加重右心室负荷而致右心室肥厚，导致尘源性肺源性心脏病，终末还可引起左心室肥大，导致呼吸衰竭、全心功能衰竭，继而危及生命安全。

第一节　尘肺合并肺源性心脏病的病理生理改变

肺动脉高压是尘肺合并肺源性心脏病的基本病理生理改变。一般情况下，平均肺动脉压不超过1.999kPa。研究发现，肺源性心脏病病人平均肺动脉压在1.064～4.398kPa时并不出现心力衰竭，而当平均肺动脉压达4.921～7.847kPa时，则发生心力衰竭，因而肺源性心脏病必定伴有肺动脉高压。当肺动脉高压持续存在且升高到某种程度时即可引起右心室肥大，最终导致右心衰竭。

一、肺功能异常

尘肺合并肺源性心脏病病人由于弥漫性胸膜纤维化、严重肺气肿、肺内大量结节性病变以及融合团形成，其肺功能改变多表现为在通气功能障碍的基础上并发换气功能障碍。

（一）通气功能障碍

尘肺病人存在广泛的胸膜及肺间质纤维化，胸膜肥厚、粘连，纤维化病灶、结节性病变相互融合成大块纤维团块占位，致使肺扩张受限，顺应性降低，从而导致肺通气受阻，即进出肺组织的气体量减少，肺活量降低，呈限制性通气功能障碍。尘肺病人多发生尘源性支气管及细支气管炎，支气管管壁黏液腺增生肥大而分泌黏液急剧增多，加之尘细胞大量聚集，均使支气管管腔阻塞；加上各级支气管受周围粉尘及纤维侵犯发生变形、扭曲、狭窄，当累及支气管腺体、软骨时亦可致管腔狭窄或破坏萎陷，或气管外压力压迫各级支气管而闭塞，进而气道阻力增高。上述病变加重，使尘性小叶中心型肺气肿发展为破坏性全小叶型肺气肿，甚至进展为肺大泡性气肿，因此，有些病人表现为气体呼出较吸入困难，肺泡残气量增加，吸入气体氧的浓度降低，使 PaO_2 进一步下降，最大通气量较肺活量明显减少，并且膨大的肺泡在增加肺泡内压的同时挤压周围正常的肺泡，致使吸入的气体灌入不充分，且灌入的气体在肺组织内分布亦不均，导致阻塞性通气功能障碍。通气不足必然引起低氧血症和二氧化碳潴留，进而形成肺动脉高压。

尘肺病人在限定时间内进出肺组织的气体量下降，FEV1 减少，多数尘肺病人表现为既有阻塞性又有限制性的混合性通气功能障碍，但以阻塞性通气功能障碍为主，必然会导致低氧血症，且尘肺严重程度与其功能损害程度成正比。晚期尘肺病人可表现缺氧，PaO_2 普遍降低，而不出现二氧化碳潴留，缺氧出现较早且持续存在，这可能是由于二氧化碳容易通过肺泡进行交换。如果发生肺部或支气管感染，病情急剧加重，气体交换不良，缺氧严重，二氧化碳潴留增加，反复发作时不仅致肺动脉高压、右心室肥大发生发展，而且可合并呼吸衰竭、肺性脑病等。

（二）换气功能障碍

1. 肺泡毛细血管膜弥散功能障碍。

正常毛细血管内的静脉血液与肺泡气只隔一层很薄的毛细血管壁和肺泡膜，其厚度为 0.36～2.50μm，肺泡和血管床总面积分别约为 70㎡、140㎡。通常情况下，毛细血管血液中二氧化碳和肺泡气交换达至平衡的时间不超过 0.3 秒，肺动脉血在 0.75 秒以内即可流经肺泡毛细血管。毛细血管血液与肺泡气间的气体交换依靠弥散过程完成，弥散量受肺泡毛细血管通透膜厚度、肺泡－毛细血管间的分压以及气体在血液中的溶解度的影响。正常情况下，其储备能力很大。在发生肺间质纤维化后，肺泡有效呼吸面积因肺泡壁扩张而大幅减少，当肺泡总面积减少达 50％以上时，弥散过程将难以在 0.75 秒内完成，同时由于毛细血管纤维增厚以及尘肺肺泡、肺泡间隔纤维化，致使气体弥散路径延长等，进而发生弥散功能障碍。在 PaO_2 下降至 7.98kPa 以下时，氧的弥散因肺毛细血管壁渗透性降低而大为减慢；但是二氧化碳弥散功能是氧的 20 倍之多，因此在换气功能障碍发生后，相较于 $PaCO_2$ 上升，缺氧、PaO_2 下降不仅出现较早且持续，当尘肺合并肺源性心脏病进展至晚期阶段，$PaCO_2$ 才进一步增加。

2. 通气/血流比例（V/Q）失调。

对于肺功能正常者而言，进入肺泡及其周围毛细血管内的气体和血液在正常比例内，这是肺内气体有效交换的基本保证。一般每分钟肺泡总通气量为 4L，每分钟肺血流量为 5L，肺的通气/血流比例为 0.8，无论通气与血流中任何一项发生增减均会引起通气/血流比例失调。尘肺病人基本都存在不同程度的肺气肿，尘肺肺气肿使得肺泡壁大量被破坏，同时缠绕肺泡壁的毛细血管网也被毁坏、闭塞，因此，毛细血管床总面积大幅减少，管内血流量下降且不均匀分布，此时，即使肺泡通气量保持正常，但通气/血流比例增大，甚至造成低血氧。尘肺各级支气管大量狭窄、闭塞，肺部炎症、肺不张以及大块纤维化均可致肺泡大面积萎陷，肺泡通气不足甚至功能丧失，此时若肺血流维持正常，则通气/血流比例减少，未经充分氧合的肺动脉血便进入体循环造成自右向左的动静脉分流，引起严重低氧血症以及高碳酸血症。

综上所述，由于通气及换气功能障碍，尘肺合并肺源性心脏病病人早期往往发生低氧血症，随着病情进展，引起高碳酸血症。肺泡、毛细血管床因尘肺广泛纤维化而被破坏，因而通气/血流比例失调一般是混合性的。

二、肺血管阻力增加

对正常人而言，数量丰富的肺毛细血管床在静息状态下处于关闭状态，其具有一定弹性，因而可在运动时张开。毛细血管床开放的多少受肺动脉张力、肺血管阻力以及肺血管弹性的影响，其中肺动脉阻力几乎占肺血管总阻力的50%，若毛细血管床数量大幅减少，可引起肺血管阻力增加，造成肺动脉高压。

（一）肺小血管阻塞和闭塞

粉尘沉着于肺小血管管周引起血管周围纤维增生、尘性血管炎致血管腔狭窄。病变侵犯血管壁时破坏环状平滑肌进而导致管腔闭塞。尘细胞亦可充填于管腔内，大量肺小血管由于尘性血栓机化而闭塞。上述改变在病理上都存在血管横断面积减少，血流阻力与毛细血管床减少面积成正相关，且血流阻力越大，肺动脉压力越高。

（二）肺小血管受损

尘肺进展到炎症阶段，可见许多小叶中心型肺气肿以及小叶破坏型肺气肿，气肿进一步扩大突破小叶间隔，而后肺泡壁破裂，大量肺泡融合形成肺大泡性气肿，导致大量肺泡壁毛细血管毁损，血管阻力增加。此外，小动脉周围及其淋巴间隙存在大量尘细胞沉着，尘细胞于小动脉周围呈袖套状排列，增生的纤维组织同样以血管为中心呈同心圆形排列，最终形成以小动脉为中心的矽肺结节。此时增生的结缔组织与小动脉外膜融合致其管壁增厚、管腔狭窄以及钙化或玻璃样变，管腔消失。矽肺结节形成则意味着大量肺小动脉狭窄闭塞、血管床毁损，因此，肺血管阻力增加。

（三）血管外压迫

尘源性支气管炎发生时支气管黏膜肿胀，分泌增加，气体呼出受限而大量滞积于肺泡内，肺泡内压升高，周围的毛细血管被挤压后变细拉长，增加肺血管阻力。此外，大量炎症、尘性结节样病变、融合团以及结核病变都可挤压肺小血管，使得肺血管阻力进一步增加。故肺泡内压增高对肺毛细血管、肺泡壁有压迫作用。

（四）肺血管收缩

肺血管收缩是引起肺动脉高压的重要因素之一。尘肺病人因为肺通气、换气功能障碍引起肺泡低氧或低氧血症，甚至合并高碳酸血症，二氧化碳潴留造成酸中毒、H^+浓度增加等，均可导致肺小动脉收缩致肺血管阻力增加。现有研究认为，SaO_2与肺动脉高压存在密切关系。现在公认缺氧是刺激肺细小动脉收缩，进而引起肺血管阻力增加的主要因素，而 $PaCO_2$ 升高的缩血管作用存在争议。对此持否定意见的人占多数。也有人认为二氧化碳潴留的缩血管作用是通过酸中毒使 H^+ 浓度增加而实现的，并且临床上尘肺病人长期缺氧可不伴有二氧化碳潴留，因而在低氧性肺血管病的缩血管效应中 $PaCO_2$ 升高仅起次要作用。酸中毒和缺氧亦能引起肺血管收缩，但是二者并存时缩血管作用更为显著。故尘肺合并肺源性心脏病病人细胞内缺氧时进一步引起血中乳酸蓄积，亦可反过来促进缺氧性缩血管作用。

三、血容量与血流量增加

肺源性心脏病病人血容量有增多趋势。在长期缺氧的刺激下，病人肝、肾分泌的促红细胞生成素明显增加，进而红细胞生成增多，红细胞和血小板聚集性增强，血液黏度增大。血细胞比容（HCT）大于 50％则称为继发性多血症。理论上肺血管阻力在 HCT 大于 55％时即可升高。但尘肺合并肺源性心脏病可只有血浆相应增多而红细胞不一定增多，故 HCT 改变不明显。因此，对于存在继发性多血症的肺源性心脏病病人，可通过扩充血容量而增加 HCT。有效血容量和总血容量增加是肺源性心脏病病人肺动脉高压的主要诱发因素。而肺血流量（PBF）增加由多种因素引起：

1. 肾素－血管紧张素－醛固酮系统被缺氧激活而致血浆和细胞外液增加。
2. 继发性多血症。
3. 缺氧引起外周血管阻力降低，回心血量增加。
4. 合并肺源性心脏病因缺氧导致代偿性呼吸加快，对腔静脉产生抽吸作用，肺内压增加，克服胸膜腔内压，使回心血量相对增加。由于尘肺病人肺毛细血管床大幅减少，肺血管的顺应性降低，许多病人肺动脉压在休息时正常，运动时心排血量、肺动脉压升高。在血管收缩和肺血管床减少的基础上，肺血流量增加可作为肺动脉压升高的一个促进因素。

第二节　尘肺合并肺源性心脏病的临床特点、临床表现及体征

尘肺及肺气肿发展到终末阶段即尘肺合并肺源性心脏病。尘肺合并肺源性心脏病的病情轻重、病程长短受病人作业时吸入粉尘的类别、浓度以及自身机体状态等因素的综合影响。往往吸入的粉尘浓度越高，尘肺病情进展越快，合并肺源性心脏病的时间越短，死亡率越高。相反，职业接触中粉尘的浓度低、含矽量低，则发病缓慢，进展至肺源性心脏病阶段的时间更长。当尘肺病人合并活动性肺结核时，病人机体免疫力明显下降，在此基础上合并肺源性心脏病者发病较快，病情严重。尘肺合并肺源性心脏病病人在早期阶段以慢性支气管炎、肺气肿的常见症状为主，心肺功能尚处于代偿期；晚期病情加重，伴有呼吸道感染反复发作时尤为显著，此时心肺功能失代偿，甚至出现呼吸衰

竭与心力衰竭，预后较差。

一、临床特点

（一）尘肺病人反复感染是导致肺源性心脏病的主要因素

长期吸入粉尘使尘肺病人的支气管纤毛上皮受损，肺组织广泛纤维化，导致支气管管腔狭窄、引流不畅而易发生感染，进一步加重组织缺氧和二氧化碳潴留，肺动脉压增高，右心负荷增加，最终合并右心功能不全。右心功能不全反过来促进组织缺氧，肺动脉压持续增高且发生恶性循环。

（二）尘肺合并肺源性心脏病的临床表现不够典型，特别是老年病人

尘肺合并肺源性心脏病以老年病人为主，由于老年人机体重要器官功能均有所退化，因而临床表现多不典型，且多因反复感染而致病情急剧加重，易并发多器官损害。必须充分意识到尘肺合并肺源性心脏病病人病情的隐蔽性、严重性和危险性。

（三）酸碱失衡及电解质紊乱较为常见

尘肺合并肺源性心脏病病人往往由于右心功能不全而导致胃肠瘀血，进食减少，加上长期氧气摄入不足，应用呼吸兴奋剂引发过度通气，广泛使用利尿剂，多数病人会并发电解质紊乱，其中以低血钠、低血钾、低血氯多见。

（四）肺源性心脏病并发心律失常不容忽视

对肺源性心脏病并发心律失常，相较于抗心律失常治疗，病因的治疗更为重要，即改善通气、控制肺部感染，以及纠正心力衰竭及酸碱失衡、电解质紊乱等。对于快速房颤和阵发性室上性心动过速可以谨慎选择洋地黄制剂。对于病情严重者，需加强心电监护，做到早期发现心律失常并适宜处理，对提高生存率、改善预后有重要意义。

（五）合并症和并发症较多，治疗相对困难

由于尘肺合并肺源性心脏病病人多为老年人，因此病人往往合并其他疾病，如糖尿病、高血压、冠心病、肺结核、慢性支气管炎、肺气肿以及慢性胃病等。如肺源性心脏病病人同时伴有冠心病，则冠心病的临床表现一般不典型，发生胸痛者极少。因此对老年病人要加强心电图检查频率，以免漏诊冠心病而延误病情。除此之外，尘肺合并肺源性心脏病病人易出现肺部感染、自发性气胸、重要器官功能受损，易出现各种不同的合并症及并发症，因而尘肺合并肺源性心脏病病人的治疗是多学科协同治疗，尤其是对于失代偿期病人。

二、临床表现及体征

（一）功能代偿期

1. 临床表现：尘肺合并肺源性心脏病在心肺功能代偿期实际上是以慢性支气管炎和肺气肿的临床表现为主。

（1）咳嗽、咳痰，以白色黏液痰较多，咳嗽常在感冒和冬季加重，痰量也增多；在春夏季上述症状缓解。

（2）病人的正常活动与劳动在此期尚不受影响。随着尘肺病情进展，病人症状逐渐加重，最初只在上楼或平地疾走时感气促，随后发展为轻度活动，如穿脱衣时亦觉气促，甚至休息时也出现症状，这充分表明心肺功能损害持续加重，恢复时间延长，劳动能力明显下降，严重者劳动能力基本丧失。

2. 体征。

（1）桶状胸，语颤减弱，呼吸运动减弱；叩诊心浊音界缩小，肺下界及肝浊音界下降。

（2）听诊呼气相延长，呼吸音明显减弱，偶可闻及哮鸣音，肺底常有啰音。

（3）肺动脉第二心音亢进，出现上腹部剑突下明显的心脏搏动时考虑心脏受累。

（二）功能失代偿期

随着尘肺病情的进展，心肺逐渐丧失其代偿功能，随即出现气促、心悸及发绀加重，若发生呼吸道感染，则病人通气功能障碍加剧，进而引发低氧血症、二氧化碳潴留，最终导致呼吸衰竭和心力衰竭。

1. 呼吸衰竭：呼吸衰竭失代偿期，严重感染合并低氧血症与高碳酸血症而出现精神神经症状，称为肺性脑病。此外，发生呼吸性酸中毒时可合并代谢性酸中毒、低钠、高钾，若不及时处理，可发生呼吸性碱中毒或代谢性碱中毒。呼吸衰竭严重者可并发消化道出血、肾功能不全等。

2. 心力衰竭：在尘肺合并肺源性心脏病心肺功能代偿期，虽存在肺动脉高压以及右心肥大，但不一定伴有心力衰竭，此时，病人轻微活动后即感呼吸困难、心悸。听诊剑突下心脏搏动明显，肺动脉第二心音亢进，经休息后缓解。而后随着尘肺进展，以及反复发生的急性呼吸道感染，缺氧、二氧化碳潴留加重，进而引起心力衰竭。肺源性心脏病失代偿期病人表现为呼吸困难，心悸，食欲不振，上腹胀，恶心或呕吐，生活自理能力差，尿量减少，发绀明显，颈静脉怒张，心率加快，剑突下可闻及收缩期吹风样杂音，肝增大，下肢水肿等；严重者心排血量不足，低血压，脉压小，肢端冰冷，无尿，肾功能不全，甚至并发弥漫性血管内凝血（DIC）等，抢救困难，危及生命。

第三节　尘肺合并肺源性心脏病的诊断和鉴别诊断

一、诊断

（一）慢性肺源性心脏病X线诊断标准

1. 右肺下动脉干扩张：①横径大于或等于15mm；或②右肺下动脉横径与气管横径比值大于或等于1.07；或③经动态观察较原右肺下动脉干增宽2mm以上。

2. 肺动脉段中度凸出或其高度大于或等于3mm。

3. 中心肺动脉扩张和外围分支纤细，二者对比鲜明。

4. 圆锥部显著凸出（右前斜45°）或“锥高”大于或等于7mm。

5. 右心室增大（结合不同体位判断）。

具有上述1～4项中的2项以上者或具有第5项者可以诊断。

（二）慢性肺源性心脏病心电图诊断标准

1. 主要条件。

（1）额面平均电轴大于或等于+90°。

（2）V1 R/S振幅比大于或等于1。

（3）重度顺钟向转位（V5 R/S振幅比小于或等于1）。

（4）R_{V1}加S_{V5}大于1.05mV。

（5）aVR R/S振幅比或R/Q振幅比大于或等于1。

（6）V1～V3呈QS、Qr、qr（需排除心肌梗死）。

（7）肺型P波：①P电压大于或等于0.22mV；或②P电压大于或等于0.2mV呈尖峰型，结合P电轴大于+80°；或③当低电压时P电压大于1/2R波振幅，呈尖峰型，结合电轴大于+80°。

2. 次要条件。

（1）肢导联低电压。

（2）右束支传导阻滞（不完全性或完全性）。

具有1条主要条件即可诊断，2条次要条件为可疑肺源性心脏病的心电图表现。

（三）慢性肺源性心脏病心电向量图诊断标准（1980年修订）

1. 肺源性心脏病：在胸肺疾病的基础上，心电向量图具有右心室肥厚和（或）右心房增大指征者均符合诊断。

（1）右心室肥厚。

1）轻度右心室肥厚：A. ①横面 QRS 环呈狭长形，逆钟向运行，自左前转向右后方，其 S/R 振幅比大于 1.2；或②X 轴上（额面或横面），右/左向量比值大于 0.58；或③S 向量角小于−110°伴 S 向量电压大于 0.6mV；B. ①横面 QRS 环呈逆钟向运行，其右后面积占总面积 20%以上，伴额面 QRS 环呈顺钟向运行，最大向量方位大于+60°；或②右下，或③右上面积占总面积 20%以上。上述 2 条（6 项）中具有 1 项即可诊断。

2）中度右心室肥厚：①横面 QRS 环呈逆钟向运行，其向前加右后面积大于总面积 70%，且右后向量电压大于 0.6mV；②横面 QRS 环呈“8”字形，主体及终末部均向右后方位。以上 2 条具有 1 条即可诊断。

3）重度右心室肥厚：横面 QRS 环呈顺钟向运行，向右向前，T 环向左后。

（2）右心房增大：①额面或侧面最大 P 向量电压大于 0.18mV。②横面 P 环呈顺钟向运行。③横面向前 P 向量大于 0.06mV。以上 3 条符合 1 条即可诊断，额面最大 P 向量大于+75°作为参考条件。

2. 可疑肺源性心脏病：横面 QRS 环呈肺气肿图形（环体向后，最大 QRS 向量沿+270°轴后伸，环体幅度减小和变窄），其额面最大 QRS 向量方位大于+60°，或肺气肿图形其右后面积占总面积的 15%以上。合并右束支传导阻滞或终末传导延缓作为参考条件。

（四）慢性肺源性心脏病超声心动图诊断标准（1980 年修订）

1. 主要条件。

（1）右心室流出道内径大于或等于 30mm。

（2）右心室内径大于或等于 20mm。

（3）右心室前壁的厚度大于或等于 5.0mm，或有前壁搏动幅度增强者。

（4）左/右心室内径比值小于 2。

（5）右肺动脉内径大于或等于 18mm，或肺动脉干内径大于或等于 20mm。

（6）右心室流出道/左心房内径比值大于 1.4。

（7）肺动脉瓣曲线出现肺动脉高压征象者（a 波低平或小于 2mm，有收缩中期关闭征等）。

2. 参考条件。

（1）室间隔厚度大于或等于 12mm，搏幅小于 5mm 或呈矛盾运动征象者。

（2）右心房增大大于或等于 25mm（剑突下区）。

（3）三尖瓣前叶曲线 DE、EF 速度增快，E 峰呈尖高型，或有 AC 间期延长者。

（4）二尖瓣前叶曲线幅度低，CE 小于 18mm，CD 段上升缓慢，延长，呈水平位或有 EF 下降速度减慢，小于 90mm/s。

说明：凡有胸肺疾病者，具有上述 2 项条件者（其中必须具有 1 项主要条件）均可诊断肺源性心脏病。上述标准仅适用于心前区探测部位。

（五）实验室辅助检查

1. 血液检查：部分病人血红蛋白、红细胞计数、血小板计数以及血液黏度增高，当合并感染时中性粒细胞比例及白细胞计数增高。

2. 血气分析：PaO_2 下降，不一定存在二氧化碳潴留，可发生不同类型的酸碱失衡。

3. 痰细菌学培养：可见肺炎克雷伯杆菌、肺炎链球菌、金黄色葡萄球菌、铜绿假单胞菌、流感杆菌等。

二、鉴别诊断

（一）冠心病

冠心病病人可以出现全心衰竭，呈现与肺源性心脏病相似的临床表现，包括肝大、下肢水肿及发绀等，并且心肌梗死时心电图改变为 V1～V3 可呈 QS 型，亦与肺源性心脏病病人心电图改变类似，因而两者区分困难。但冠心病病人往往存在心肌梗死或心绞痛史，心脏增大以左心室为主，可闻及心尖区收缩期杂音。X 线检查表现为心左缘向左下扩大。缺血型 ST 图形或异常 Q 波为常见的心电图改变。冠心病心律失常者一般为持久性。肺源性心脏病病人多出现短期性心律失常，即随着右心衰竭和呼吸衰竭好转，心律失常也可缓解或消失。

应加以关注的是，肺源性心脏病和冠心病都以老年人发病为主，两者伴随发生于同一病人亦不少见，使得临床诊断和鉴别诊断十分困难。应在详尽采集病史、全面行体格检查的基础上，综合相关的心肺功能检查进行辨别。

（二）原发性心肌病

原发性心肌病发生右心衰竭时表现出肝颈静脉反流征阳性、肝大、腹膜腔积液以及下肢水肿等，与肺源性心脏病相似。特别是并发呼吸道感染者，可出现明显的呼吸困难及发绀、咳嗽、咳痰、肺部啰音，易被诊断为肺源性心脏病。但原发性心肌病以中青年多见，一般没有明显的慢性呼吸道疾病史，不存在肺气肿体征，肺动脉高压征亦不明显，心电图无明显电轴右偏及顺钟向转位，而以广泛心肌损害多见。超声心动图检查表现为各心室腔都明显增大而呈普大型，左心室后壁和室间隔运动幅度减小。

（三）风湿性心脏病

风湿性心脏病多发生于二尖瓣狭窄的病人，合并肺部感染时，双肺布满干、湿啰音，心脏杂音不典型且强度降低，心率加快，心肌收缩乏力，与肺源性心脏病区分时有一定难度。一般风湿性心脏病以年轻病人较多，都存在风湿病史，没有特殊的肺部疾病史和肺气肿体征。风湿性心脏病病人可闻及心尖区舒张中期隆隆样杂音及二尖瓣开瓣音，舒张期震颤等。X 线表现为右心室和左心房扩大呈梨形心。心电图显示Ⅰ、aVL

导联上呈二尖瓣型P波可帮助鉴别。此外，若风湿性心脏病合并二尖瓣关闭不全，可闻及心尖区吹风样杂音，合并感染时，常需与因尘肺合并肺源性心脏病右心室明显扩大而致三尖瓣相对性关闭不全所导致收缩期杂音相辨别。风湿性心脏病二尖瓣关闭不全以左心室受累为主，X线片上显示为扩大的征象，心电图示左心室肥厚劳损，而尘肺合并肺源性心脏病多右心受累，有其特征性的X线表现及心电图、血气改变。

（四）发绀型先天性心脏病

此类病人常有肺动脉高压、右心增大及发绀等表现，偶可与慢性肺源性心脏病相混淆。先天性心脏病病人常在儿童和青年时期发病，少数病人到老年时才表现出较明显的临床症状，查体无肺气肿体征，听诊可闻及心脏特征性杂音。对疑诊者应行心脏彩超检查，心脏造影及心导管检查可用于个别鉴别诊断极为困难者。

第四节　尘肺合并肺源性心脏病的治疗

代偿期的正确处理是防止肺源性心脏病发展并预防心力衰竭。避免包括感冒在内的各种呼吸系统感染，以及增强身体免疫力是代偿期防治的重点。采用镇咳、祛痰、平喘和抗感染等对症处理，并通过康复锻炼逐渐使肺功能、心功能康复。失代偿期的处理主要包括：①控制肺部感染，未确定病原菌时应及时或经验性抗感染，通过痰细菌学培养和病原菌药敏试验以及参考细菌性肺炎来选择适当的抗菌素。②改善通气，采用解痉、平喘、镇咳、祛痰等对症治疗，进行适当氧疗，必要时无创机械通气，以改善缺氧状况和二氧化碳潴留为主要目的。③改善心力衰竭，在抗感染和对症治疗后，心力衰竭可不同程度缓解，表现为病人尿量增加，心源性水肿缓解，肿大的肝缩小，压痛减退；对处理后无有效缓解的病人可适量利尿、强心及扩张血管。④控制严重心律失常，经抗感染、改善通气、纠正酸碱失衡和电解质紊乱后，仍有严重心律失常的病人可针对性选择抗心律失常药物，但应避免使用β受体阻滞剂，以防诱发支气管痉挛。⑤肾上腺皮质激素的应用，在有效抗感染的前提下，短期内采用肾上腺皮质激素治疗，对早期呼吸衰竭和心力衰竭都有不同程度的作用。⑥关注酸碱失衡和电解质紊乱、消化系统出血、休克、弥漫性血管内凝血等并发症，并及时对症处理。

第五节　尘肺合并肺源性心脏病的并发症及其治疗

尘肺合并肺源性心脏病的病理生理改变主要是呼吸衰竭（缺氧、二氧化碳潴留）和心力衰竭，由此导致多种并发症，如冠心病、肺性脑病、酸碱失衡及电解质紊乱、心律失常、休克、上消化道出血、弥散性血管内凝血等，是病人死亡的重要原因。积极预防和及时治疗并发症，对提高生存率、改善预后有重要意义。

一、冠心病

尘肺合并肺源性心脏病并发冠心病（简称肺冠病）多见于老年病人，肺源性心脏病和冠心病有着极为相似的临床表现，二者的临床症状互相掩盖，致使诊断困难，且病情复杂化，易造成误诊、漏诊，给临床治疗带来极大影响，给老年病人造成诸多不良后果。但二者也有不同的流行病学特点、病因以及发病机制。

（一）发病机制及临床表现

尘肺合并肺源性心脏病病人存在诸多冠心病诱发因素，包括吸烟、长期慢性缺氧、血黏度增加等。病人肺组织广泛纤维化，多并发 COPD 及肺通气功能障碍，引起不同程度的低氧血症。病人年龄较大，大脑对低氧代谢及疼痛的敏感性降低，加之罹患基础疾病，慢性缺氧持续存在，导致心肌对缺氧的耐受性增高，即使发生心肌缺血，临床表现也不典型，往往只表现为气促、憋闷及心前区不适等症状，故单依据心绞痛诊断肺冠病易致漏诊。在临床治疗中常遇见病人发生夜间阵发性呼吸困难，但直至进展至急性左心衰竭，出现肺水肿或休克，甚至引发猝死时才考虑到并发冠心病的可能。病人经抗感染、低流量吸氧、利尿等治疗后，心力衰竭症状未得到明显缓解，在应用小剂量西地兰后则效果显著，故当强心剂对控制心力衰竭症状效果明显时，应考虑病人同时存在冠心病。因为尘肺合并肺源性心脏病时存在肺气肿征，故心脏杂音也减弱，往往也叩不出扩大的心脏浊音界，此时需仔细查体，当听诊闻及心尖部Ⅱ级以上收缩期杂音或呈房颤律，或者叩诊发现心浊音界向左下扩大，在排除高血压性心脏病、贫血后，则应考虑肺冠病诊断。

（二）心电图的表现具有特殊性

在临床工作中应行 24 小时动态心电图检查，分析心电图的动态改变，其特殊性可概括如下：

1. 肺源性心脏病病人因右心室增大而致心电图多表现为电轴右偏，在并发冠心病时因左前分支传导阻滞或左心受累发生心电向量抵消或减弱，此时电轴正常或左偏，所以当肺源性心脏病病人出现左心室肥大劳损、左束支阻滞或电轴左偏等时，应考虑合并冠心病的可能。

2. 由于持续慢性缺氧、酸中毒等因素，肺源性心脏病病人心电图示Ⅱ、Ⅲ、aVF ST 段下移、T 波倒置，若左胸导联出现经治疗仍持续存在的缺血性改变，能明确排除其他因素所致，可高度怀疑并发冠心病。

3. 心房颤动：出现持续性心房颤动提示并发冠心病，肺源性心脏病虽然也可发生心房颤动，但一般认为控制肺源性心脏病后心房颤动即消失。

4. 心电图呈陈旧性心肌梗死图形、阵发性或急性心肌梗死图形并排除肺源性心脏病。

（三）治疗

在肺源性心脏病常规治疗的基础上，应注意以下方面：

1. 掌握输液量，并发心力衰竭时输液量控制在每日 500～1500mL。

2. 若无Ⅱ、Ⅲ度房室传导阻滞和低血钾，在硝酸酯类静脉滴注以减轻心脏前负荷的同时，可酌情增加洋地黄的剂量（急性心肌梗死 24 小时内禁用）。

3. 慎用利尿剂：为预防过度利尿而导致痰稠、痰阻窒息，以应用弱效保钾利尿剂（如氨苯蝶啶、螺内酯）为宜。强效利尿剂在发生急性左心衰竭时应用较多。

4. 除β受体阻滞剂外，冠心病二级预防均需服用血管紧张素转换酶抑制剂、小剂量肠溶阿司匹林，当低密度脂蛋白（LDL）大于 2.6mmol/L 时，服用他汀类降脂药以减少心血管事件发生。

5. 由于长期慢性缺氧，尘肺病人发生继发性血红蛋白水平和红细胞计数升高，血黏度增加，加用中药葛根素、复方丹参等可降低血黏度，改善微循环及心肺功能。

二、肺性脑病

肺源性心脏病合并Ⅱ型呼吸衰竭引起肺性脑病。肺性脑病是肺源性心脏病的常见并发症，是造成病人死亡的重要原因。

（一）发病机制

肺性脑病是在肺通气功能障碍引发中重度呼吸衰竭的基础上发生的。脑组织内三磷酸腺苷（ATP）在严重缺氧状态下迅速耗竭，“钠泵”失去运转功能致使细胞内 Na^+ 不能向外移动而滞留，与进入细胞的 Cl^- 结合成 NaCl，脑细胞内渗透压升高，水分进入细胞内导致脑细胞水肿。缺氧时葡萄糖进行无氧代谢增加、二氧化碳潴留以及酸蓄积等因素，使脑组织 pH 值下降发生酸中毒，造成脑组织变性、崩解、坏死。二氧化碳潴留、酸中毒均可引发脑血管扩张，血流量上升，毛细血管内皮细胞肿胀，血管通透性增高，液体外渗造成脑组织间质性水肿。脑细胞内外水肿致颅内压增高。此外，肺源性心脏病急性发作期感染、肝肾功能衰竭、电解质紊乱、休克、DIC 以及各种医源性因素（如镇静剂使用不当）等，均可使脑组织缺氧加重而诱发或加重肺性脑病。体内芳香族氨基酸在肝肾功能衰竭时增多，此类氨基酸进入脑内则影响脑功能。

（二）临床表现

1. 轻型：神志不清、淡漠、嗜睡、精神异常或兴奋、多语而未出现神经系统异常体征。

2. 中型：半昏迷、躁动、谵妄、语无伦次或肌肉轻度抽动，对各种刺激反应迟钝、瞳孔对光反应迟钝而不伴上消化道出血或 DIC 等并发症。

3. 重型：出现癫痫样抽搐或昏迷，对各种刺激均无反应，出现病理性神经体征或反射消失，瞳孔缩小或扩大，可并发上消化道出血、DIC 或休克。

（三）预防

1. 积极有效地控制肺部感染，保持呼吸道通畅（支气管解痉、呼吸道湿化、协助或自主排痰等），吸氧（持续低流量），纠正酸碱失衡及电解质紊乱。

2. 慎用镇静药，临床上由于镇静药使用失当而引起肺性脑病且致死者并不少见，如确因病情需要（如抽搐、烦躁），可选用地西泮 5～10mg 静脉或肌内注射或 10%水合氯醛 10mL 保留灌肠，要密切关注病人呼吸节律、深度的改变，为防止镇静药的中枢抑制可同时使用呼吸兴奋药。

3. 禁用中枢抑制药，包括吗啡、异丙嗪、氯丙嗪、哌替啶、苯巴比妥、异戊巴比妥等，避免引起呼吸抑制导致二氧化碳潴留加重。

（四）治疗

1. 呼吸兴奋药的应用：呼吸兴奋药须在病人气道通畅、呼吸肌功能正常的基础上应用。目前常用的有尼可刹米（可拉明）、二甲弗林（回苏灵）、洛贝林等。静脉滴注肺脑合剂（氨茶碱 0.25g、地塞米松 5～10mg、尼可刹米 1.875g 加入 10%葡萄糖溶液 250mL）对增强呼吸运动、降低 $PaCO_2$ 以及促进苏醒有一定效果。在治疗过程中应行血气分析，密切观察病人神志状况、呼吸频率及深度的改变、$PaCO_2$ 的下降速度，$PaCO_2$ 下降过快会引发呼吸性碱中毒，导致脑血管收缩、血流量减少，进而加重脑缺氧、脑水肿。呼吸兴奋药的疗效时程短暂且使氧耗增加，若 $PaCO_2$ 在应用呼吸兴奋药 12～24 小时后仍呈上升趋势，则应立即停用而改行机械通气治疗。已行机械通气的病人，由于有效的肺通气已建立，因而无使用呼吸兴奋药的必要。

2. 对有脑水肿及颅内压增高征象的病人，如出现血压突然升高 4kPa（30mmHg）、头痛明显、脉搏减慢、呼吸节律失稳、球结膜充血水肿、眼底静脉曲张、双侧瞳孔不等大等，应尽早使用脱水药及利尿剂。脱水药可选用 20%甘露醇，每次 125mL 经静脉快速滴注，常合用激素（如氢化可的松 100～200mg 加 50%葡萄糖溶液 250mL 静脉滴注，每日 1 次，或地塞米松 0.75～6mg 分 4 次口服）。激素应短期内应用且在症状缓解后减量或停用。应用激素时宜同时配用抗酸药（质子泵抑制药或 H_2 受体阻滞药）。对发生肺水肿、心肾功能不全以及静脉压升高者，甘露醇类脱水药因可致体循环血容量增加而不宜使用。在使用脱水药、利尿药时注意监测血电解质变化，出现利尿作用后要根据需要补充氯化钾。

3. 细胞色素 C、三磷酸腺苷、肌苷、辅酶 A 等药物具有促进脑细胞代谢、改善脑皮质功能的作用，可酌情使用。

经上述方案治疗后缺氧和二氧化碳潴留仍未明显改善者，应及时行气管插管，呼吸机辅助通气，以便提高 PaO_2，降低 $PaCO_2$。

三、酸碱失衡及电解质紊乱

（一）发病机制

尘肺可引起肺通气功能障碍，致使气体在肺内不均匀分布，通气/血流比例失常，导致肺循环及气体弥散功能障碍等诸多病理生理改变，因而约1/3晚期尘肺病人可合并肺源性心脏病。其中酸碱失衡和电解质紊乱是肺源性心脏病常见的并发症，也是仅次于休克和上消化道出血导致肺源性心脏病病人死亡的主要原因。

尘肺合并肺源性心脏病引起的酸碱失衡多较复杂，以混合型多见。部分单纯型和比较复杂的混合型酸碱失衡除靠pH值测定和血气分析外，还必须动态观察及结合临床全面综合分析才能准确判定其类型。尘肺合并肺源性心脏病的酸碱失衡类型以呼吸性酸中毒、呼吸性酸中毒合并代谢性酸中毒、呼吸性酸中毒合并代谢性碱中毒常见。酸碱失衡和电解质的变化关系密切，二者彼此影响，在发生酸碱失衡的同时一般伴有电解质含量的改变。尘肺合并肺源性心脏病病人并发代谢性酸中毒和（或）呼吸性酸中毒时，其电解质变化的总趋势是血清 K^+ 增高，Cl^- 降低，当合并代谢性碱中毒或治疗后，血清 K^+、Cl^- 及 Ca^{2+} 一般均下降，高碳酸血症常与低氧血症程度成正相关。在尘肺合并肺源性心脏病急性期的治疗过程中，使用强心剂、利尿剂可引发或加重低镁血症以及低钠血症。

（二）临床表现

1. 呼吸性酸中毒：尘肺合并肺源性心脏病病人肺部病变呈弥漫性分布，重者常常表现为慢性呼吸性酸中毒。在疾病初期，症状以气促、慢性咳嗽、咳痰、行动时呼吸困难加重为主，此外还可伴有头痛、嗜睡、发绀、静脉充血、红细胞增多等。发绀及呼吸困难可在发生肺部感染时急剧加重，表现为肺脑综合征。血压早期升高，后期则下降。血钾升高可引起心室纤颤或心脏停搏。

2. 呼吸性酸中毒合并代谢性酸中毒：在尘肺合并肺源性心脏病二氧化碳潴留的基础上，除有因急性感染而致的缺氧加重、肾功能不全、严重心功能不全以及休克等征象，病人可有头痛、多汗、眼结膜充血水肿、四肢肌张力减弱、嗜睡、神志恍惚，甚至昏迷等症状与体征。

3. 呼吸性酸中毒合并代谢性碱中毒：代谢性碱中毒病人因呼吸中枢受抑制而表现为呼吸浅慢，缺氧致脑组织出现兴奋、易激动、躁动、嗜睡、谵妄，甚至昏迷、震颤、抽搐、手足麻木、肌张力增高、腱反射亢进。

（三）预防

1. 合理使用利尿剂：以作用轻、剂量小的利尿剂为宜，遵循少量、间断用药、短疗程的原则，同时使用保钾和排钾利尿剂。用于肺源性心脏病病人的利尿剂常为氢氯噻嗪，25mg，每日2次，合用螺内酯20mg，每日2～3次。当效果不明显时可以口服呋塞米 20～40mg 替用。需要注意的是，静脉注射快速高效利尿剂只在口服药无效时进行，同时注意钾盐的补充。

2. 注意改善肾功能：用抗凝药和血管扩张药改善肾血流量，血尿素氮升高时要注意控制蛋白质摄入。

3. 机械通气时需调节适宜的呼吸机参数及通气模式，二氧化碳不宜排出太快。

4. 遵循“宁酸勿碱”原则：纠正酸碱失衡时应充分考虑病人机体自我代偿功能而补充适量的酸碱药物。

（四）治疗

1. 呼吸性酸中毒的治疗：以改善肺泡通气量为主要目的，不宜补碱，一般 pH 值降低至 7.2 及以下时才酌情补碱（5％碳酸氢钠）。

2. 呼吸性酸中毒合并代谢性酸中毒的治疗：应寻找代谢性酸中毒的病因并积极治疗，补碱要适量，多选择静脉滴注 5％碳酸氢钠 50～100mL 将 pH 值调节至 7.25 左右即可，为防止二氧化碳潴留加重，不宜立刻将 pH 值调节到正常范围。

3. 呼吸性酸中毒合并代谢性碱中毒的治疗：适量补钾、补氯以调节碱中毒。乙酰唑胺在 pH 值大于 7.45，$PaCO_2$ 不超过 8kPa 时可用于促进碳酸氢盐排出肾。也可将精氨酸 10～20g 加入 5％葡萄糖溶液 500mL 中静脉滴注。无尿或重症肾功能不全者应慎用精氨酸。

4. 电解质紊乱的治疗：对于低钾血症病人，氯化钾的补给量可根据血钾实测值确定，低于正常值 3mmol/L、2mmol/L、1mmol/L 者分别给予氯化钾 12g、9g、5g（缓慢静脉滴注或口服），每日监测血钾。对低氯血症者，可将精氨酸 20g（含氯 96mmol）加入 10％葡萄糖溶液 500mL 中缓慢静脉滴注，1 次/天，因含铵药会造成肝脑功能损害，要避免应用氯化铵。对限钠饮食或长期厌食病人的低钠血症要补充适量的氯化钠。对低钙血症病人，以 10％葡萄糖酸钙 10mL 稀释于 5％葡萄糖溶液 250mL 中后静脉滴注，1～2 次/天。伴有低镁血症的病人，可将 25％硫酸镁 10～20mL 加入 5％葡萄糖溶液 250mL 中静脉滴注，1 次/天。

四、心律失常

尘肺合并肺源性心脏病并发心律失常者不在少数，当病人伴有洋地黄毒性反应、肺部感染、低氧血症时发生心律失常的概率更高。心律失常是尘肺合并肺源性心脏病的致死原因之一。因此，早期发现心律失常并及时积极处理具有重要意义。

（一）发病机制

1. 低氧血症：导致心律失常的常见因素之一。在 PaO_2 低于 4.92kPa 时，80％以上的病人出现室性异搏；Thapur 报道 COPD 病人在 SaO_2 低于 80％时可出现束支传导阻滞与 ST－T 改变。有人报道一例 SaO_2 低于 80％的病人，其夜间 SaO_2 降至 50％～60％时，发生了 39 次心律失常。Shepard 对一例 COPD 病人的研究显示，夜间睡眠时 SaO_2

下降后短时内即出现了频发室早，结束睡眠 SaO_2 恢复后，室早随之减少。

2. 肺动脉高压：有研究指出，当 PaO_2 下降至 6.65kPa 以下时跨膜钙内流，肺小动脉平滑肌细胞膜发生除极化和诱发动作电位致平滑肌细胞收缩，进而肺动脉压升高。在缺氧时肺动脉高压升至 3.325kPa 以上后则会发生心电图 ST－TV1～V5、ST aVF Ⅰ、Ⅱ导联改变。有人观察 COPD 病人肺动脉高压不伴右心室肥大者的心律失常检出率仅为 5.7%，而存在右心室肥大者为 31.4%，这是由于右心室肥大者其右心室腔静脉压力升高刺激了局部化学感受器，经迷走神经反射引发心律失常。

3. 药物与其他因素引起的心律失常：部分肺源性心脏病病人心律失常的发生与洋地黄相关，主要表现为房室传导阻滞和室上速。低钾者更易引发心律失常。肺源性心脏病病人在使用利尿剂后若合并低钾血症，纵使少量洋地黄亦可致严重性心律失常发生。异丙肾上腺素因其可诱发心律失常，因而常量异丙肾上腺素气雾剂对肺源性心脏病病人而言更为安全。房室传导阻滞、室早可于气管插管吸痰时出现，偶可引起心搏骤停。

4. 心功能不全与心律失常：COPD 病人肺功能受损严重致右心室肥大，右心室、右心房压力长期持续增高可影响左心室功能致左心功能不全，表现为左心室射血期（LVET）缩短，左心室射血前期与射血期之比（LPEP/LVET）增大，左心室搏出量下降，左心室舒张压升高，冠状动脉血流灌注减少，心肌缺氧，儿茶酚胺增加，进一步引起代谢效应和电生理效应而致心律失常发生。

（二）预防

肺源性心脏病病人的心律失常由缺氧、高碳酸血症、感染、电解质紊乱或洋地黄过量等因素所致，上述病因得到纠正后心律失常大多可消失。

（三）治疗

1. 室上性心律失常：如阵发性室上性心动过速、频发房性期前收缩、心房扑动和心房颤动，无洋地黄类用药史，选用毛花苷 C 0.2～0.4mg 溶于 50%葡萄糖溶液 20mL 缓慢静脉注射。也可选用维拉帕米 40～80mg 口服，3 次/天，或 5mg 缓慢静脉注射。

2. 室性心律失常：如室性心动过速或频发室性期前收缩可用 50～100mg 利多卡因静脉注射（每小时注射量不超过 100mg），亦可选用其他抗心律失常药。

五、休克

休克是尘肺合并肺源性心脏病病人死亡的主要原因。导致尘肺合并肺源性心脏病病人发生休克的因素包括感染、心力衰竭、重症呼吸性酸中毒以及消化道出血等。主要原因为呼吸道感染，其可致尘肺合并肺源性心脏病急性发作，而后诱发和加重呼吸衰竭及循环衰竭，最终导致休克。

（一）发病机制

虽然尘肺合并肺源性心脏病并发休克的病因各有差异，但病理生理改变基本是一致的。在常规情况下，有效循环血量依赖血管床容积、血容量和心排血功能三者之间的协调。尘肺合并肺源性心脏病病人发生严重呼吸道感染后，小血管平滑肌受细菌毒素麻痹而引起小血管扩张，此时有效血循环因血管床容积扩大而相对不足，导致心排血量下降。当存在心律失常或心力衰竭时，心排血量减少，进而导致有效血循环量不足。若上消化道大量出血致血容量急剧下降，回心血量和心排血量均减少。肺源性心脏病病人发生休克，其基本病理改变是有效血循环量减少。

（二）临床表现

全身组织器官因机体有效血循环量不足而灌注不良，引起组织器官缺血、缺氧、代谢紊乱以及器官功能障碍等。临床上病人表现为低血压、脉压减小、心率加快、脸色苍白、四肢指（趾）端及口唇发绀、皮肤湿冷以及尿量减少，早期病人反应迟钝，烦躁不安，而后出现神志不清以至昏迷。

（三）预防

积极控制感染，治疗心律失常，恢复心肺功能，预防消化道出血。

（四）治疗

1. 补充血容量以“量需而入”为原则，监测中心静脉压。
2. 纠正血流动力学异常，降低血黏度，可选用右旋糖酐静脉滴注。
3. 应用扩张血管药（酚妥拉明等）须在补充血容量后，可改善微循环。
4. 血压过低但又不能即刻补足液量者可在补液时合用收缩血管药（去甲肾上腺素、多巴胺或间羟胺等），将血压稳定在12/8kPa（90/60mmHg）以上。
5. 酌情使用激素，迅速纠正酸中毒及电解质紊乱。
6. 消除休克的诱发因素。

六、上消化道出血

尘肺合并肺源性心脏病病人上消化道出血常急性发作，并发肺性脑病、DIC或休克者，往往给治疗带来极大困难，预后多不良。上消化道出血是肺源性心脏病致死的主要原因之一，防止上消化道出血在尘肺合并肺源性心脏病的治疗中格外重要。

（一）发病机制

1. 缺氧和高碳酸血症损害胃黏膜屏障，胃黏膜因胃腔内的 H^+ 产生逆向扩散而发生充血、水肿及糜烂。
2. 胃黏膜血流量降低和长期慢性应激，进而胃黏膜缺血、缺氧，导致糜烂和溃疡发生。
3. 由于胃肠黏膜屏障作用减弱，应用激素、非甾体类抗炎药、氯化钾及氨茶碱等药物可进一步使胃肠黏膜受损导致出血。

（二）临床表现

尘肺合并肺源性心脏病并发上消化道出血提示肠系膜血管及多器官功能衰竭。在出血早期可仅有恶心、腹胀等消化道症状，伴随病情进展，腹胀日益加剧至药物或肛管排气等方法均难以缓解。伴有肺性脑病的病人昏迷较深，上腹饱胀即为上消化道出血的征兆，应高度警惕并及时采取措施，防止病情进一步恶化。腹胀持续加重，出现黑便、呕吐咖啡色胃内容物，此时并非单纯并发上消化道出血，提示预后不佳。若同时发生皮肤黏膜瘀斑及肺肾出血的症状，要考虑 DIC 的可能。

（三）预防

1. 应慎用或禁用对胃肠道有刺激性的药物。
2. 预防性使用抗酸药，如氧化镁、氢氧化铝凝胶、质子泵抑制药奥美拉唑或 H_2 受体阻滞剂法莫替丁、雷尼替丁、西咪替丁以维持胃液酸度（pH 值 3.6～4.0），减少出血概率。
3. 加强基础疾病的综合治疗，纠正缺氧和减少二氧化碳潴留，预防右心衰竭。

（四）治疗

1. 对有顽固性腹痛、腹胀及消化道出血者，尽早置管，观察出血情况尤其是出血量。抽出胃内容物后快速注入去甲肾上腺素 8mg 加冰水 200mL，每次间隔 4～6 小时，用药间歇注入少量牛奶。
2. 若无 DIC 并存可用氨甲苯酸（止血芳酸）、氨基己酸、酚磺乙胺（止血敏）止血。
3. 当合并 DIC 时应用抗凝药右旋糖酐及肝素等。
4. 补充血容量，出血过多者可输新鲜血。

七、DIC

尘肺合并肺源性心脏病急性发作期并发 DIC 并不鲜见且致死率较高，临床中应高度重视。

（一）发病机制

尘肺合并肺源性心脏病急性发作期发生呼吸衰竭引起组织缺氧、高碳酸血症，此外，感染、休克、红细胞增多等是 DIC 的诱发因素。毛细血管内皮细胞因缺氧而产生电位变化，致其更易吸附及破坏血小板，增加凝血活酶释放。受长期缺氧、红细胞增多的影响，肺源性心脏病病人血黏度增高。二氧化碳潴留引起高碳酸血症促使毛细血管扩张而血流瘀滞，红细胞和血小板易于聚集附着，加之纤维蛋白沉积，故播散性微血栓在微循环中形成。大量凝血因子和血小板消耗，引起微循环障碍和继发性纤维蛋白溶解，最终导致 DIC 发生。

（二）临床表现

尘肺合并肺源性心脏病并发 DIC 的早期临床表现主要为休克及微血栓形成而致的器官功能障碍，晚期以出血为主。

1. 休克：发生 DIC 者其内脏及周围小血管栓塞，引起回心血量减少，心排血量减少以及体内缓激肽释放增多诱发血管扩张，导致血压急剧下降产生休克。

2. 内脏功能衰竭：由于播散性微血栓形成致微循环障碍，受累器官因缺血、缺氧、组织坏死而发生衰竭。不同受累器官其临床表现也有差异，以肺、肾受累最多见，脑、心、消化道均可累及。

3. 出血：皮肤、黏膜、消化道、肺以及泌尿系统均发生广泛出血。皮肤出血表现为一处或多处瘀斑，严重者发生局部血肿，针孔处可有渗血。

4. 溶血性贫血：发生时可有高热、寒战、血红蛋白尿、黄疸等症状。早期因症状轻微而难以察觉。

（三）预防

1. 积极控制感染，纠正缺氧、酸碱失衡以及电解质紊乱等。

2. 可选用右旋糖酐以降低血黏度，进而预防 DIC。右心衰竭病人应慎用。

3. 酚妥拉明可解除小动脉痉挛而促进微循环改善。

4. 阿司匹林、双嘧达莫等可抗血小板黏附，在肺源性心脏病急性发作期使用有助于防止 DIC 发生。

（四）治疗

DIC 诊断一旦确立，应尽早使用肝素。在发病早期即静脉滴注肝素钠 15000U/d，连续 7 天，同时注意观察凝血指标。判断肝素治疗有效的标准：血压稳定回升，出血倾向停止，意识回清；检验结果提示出、凝血时间趋于正常。后期若纤溶亢进的同时仍在凝血，宜合用纤溶抑制药如氨基己酸。也可使用纤溶酶原激活物抑制药如抑肽酶 8 万～12 万 U 缓慢静脉推注，之后每 2 小时 1 万 U 直至出血停止。在应用肝素后可行输血，同时给予适量激素。

第四十四章　尘肺合并肺癌

第一节　尘肺合并肺癌的流行病学及发病机制

人们对于尘肺与肺癌关系的研究已超过半个世纪，包括相关流行病学、病理学、临床及实验研究。迄今为止，尘肺与肺癌的关系仍存在许多争议。

一、流行病学

（一）矽肺与肺癌

1. 矽尘或矽肺与肺癌无关。

矽尘是不是肺促癌剂或致癌剂？尘肺组织纤维化病变是不是肺癌基础性病变？这是近几十年以来职业病学一直讨论的两个问题。Hesse I PA 等分析了国际癌症研究机构（IARC）所有相关文献后认为，肺癌与矽尘暴露不存在实质性关联。刘卫东等关于湖南、江西等地 10 个钨矿的队列研究显示，肺癌死亡率（标准化死亡比，standardized mortality ratio，SMR=78.6）较全国居民死亡率明显降低，癌症发病与钨矿矿尘相关的假说不成立。李寿孙等对江西钨矿进行了前瞻性队列研究以表明接触低、中、高粉尘组与矽肺、矽肺相关性疾病死亡都存在剂量－反应关系，但肺癌死亡的 SMR 没有统计学差异，故而提出矽尘、矽肺与肺癌没有关联。

2. 矽尘直接或间接致癌。

胡俊峰等对 1966 年至 2001 年国内外相关资料进行了 Meta 分析，得出的结论是游离二氧化硅暴露同肺癌之间存在关联且为中等强度（SMR=2.19）。李连对铁矿开采、耐火材料、钢铁冶炼及机械铸造等行业的接尘工人展开的 15 年队列研究显示，接尘工人的肺癌尤其是接触高浓度二氧化硅粉尘的肺癌危险性显著增高，还发现 BaP 浓度与肺癌的 SMR 不相平行。陈卫红等对广西 4 个锡矿进行的病例对照配对研究表明，多因素分析调整吸烟后，肺癌与 3 个含砷量较高的矿接尘关系明确，而与含砷量较少的矿接尘未见明显相关，粉尘似乎起着载体作用，游离二氧化硅直接致肺癌未得到证实。

3. 矽尘通过矽肺致癌。

董德甫等对铁矿工人的回顾性队列研究显示非接尘组同接尘组均无明显肺癌超量，

然而在接尘人群分为矽肺组与非矽肺组时，矽肺组人群显示肺癌超量（SMR=1.64），非矽肺组未显示肺癌超量。Ulmk 在对采石业和石料工人的一项队列研究中未发现肺癌和矽尘暴露间存在关联，矽肺病人肺癌死亡的危险增高。Wadao 和 Kuriharan 进行的 Meta 分析表明，矽尘暴露直接致肺癌的可能性极低，但矽肺病人肺癌发生的风险增高（相对风险，relative risk，RR=2.37）。王忠旭等在一组矽肺病人中进行的队列研究发现，其首位死因为癌，其中肺癌的死亡率最高，同全国对照比较有显著差异，且似随矽肺期别增加呈升高趋势。

（二）煤工尘肺与肺癌

尘肺与肺癌的关系虽然在 1920 年因德国 Schneeberg 矿工肺癌发病率高引发关注与讨论，但至今尚未达成一致意见。有报道指出，英国煤矿工肺癌死亡率较全英肺癌死亡率低，甚至有人提出肺癌死亡率与煤尘吸入量成负相关。其他一些学者认为煤工尘肺罹患肺癌的风险增高，有尸检结果显示，166 例煤工尘肺病人肺癌合并率为 12%，同时尸检 1000 例 38 岁以上男性居民其肺癌发生率仅为 2.9%，两者差异显著。有人发现全美肺癌死亡率仅为美国煤矿工人肺癌死亡率的 1/2。我国学者综述 9 个煤矿煤工尘肺病人因肺癌死亡者占 5%～15%。杨海兵等对徐州矿务集团截至 2001 年年底记录在册的 2805 例尘肺病例进行了整理分析，其中死亡 1003 例（都为男性，包含肺癌 95 例），病死率达到 35.76%，平均死亡年龄为 64.1 岁（36.8～95.0 岁），尘肺合并肺癌发生率为 3.39%。构成死因前四位依次是尘肺（21.0%）、肺结核（18.3%）、肺源性心脏病（18.0%）、肺癌（9.5%），占全部死亡病例的 66.9%（累计 671 例）。肺结核、肺源性心脏病、尘肺以及肺癌是 20 世纪 90 年代以前的死因构成顺序，20 世纪 90 年代开始则为变为尘肺、肺源性心脏病、肺癌及脑血管意外，尘肺病人死亡的主要因素已不包括肺结核。癌症、脑血管疾病等大众多发病、常见病发生率呈现出升高趋势。荣云等对 717 例煤工尘肺的调查结果显示，接尘性质、接尘工龄、尘肺期别与肺癌发生率与对照组之间均无统计学差异（P 大于 0.05）；煤工尘肺组较对照组发生肺癌的危险性高 1.71～18.79 倍，提示煤工尘肺合并肺癌的危险性和粉尘游离二氧化硅浓度没有明显关联，与尘肺期别无正比关系，吸烟对煤工尘肺合并肺癌可能存在协同作用。

（三）石棉肺与肺癌

吸入石棉粉尘主要导致石棉肺，除此之外还能进一步引发肺癌和间皮瘤。相比石棉肺，肺癌和间皮瘤的病情严重得多，预后更差，因而更能引起人们的关注。在大量的研究之后，国际癌症研究机构在 1987 年将石棉划入人类确定致癌物之列。石棉所致肺癌、间皮瘤也在我国法定职业病范围。

石棉接触与肺癌的关系于 1935 由 Smith 和 Lynch 首先提出，经 Doll 和 Knox 等进一步研究证实。Selikoff 等（1964 年、1979 年）对新泽西和纽约大城市石棉绝缘工（1943—1962 年）的研究发现，肺癌、间皮瘤和消化道肿瘤（如胃肠癌）的发生率显著增加。基于此结果，其又对加拿大和美国 17800 名石棉绝缘男工展开了前瞻性研究，死因分析结果以肺癌最常见，约占死亡总数的 21%，死于胸腹间皮瘤者约 8%，有 7%死于石棉肺。1992 年，Lidde 等又披露了上述前瞻性研究进一步的发现，肺癌死亡率超量和接尘之间存在剂量-反应关系。目前的研究大多认为自首次接触石棉到肺癌发生的潜伏时间很长。朱慧兰等的调查研究认为石棉矿肺癌平均潜伏期为 25.36 年，肺癌发病平均工龄为 21.2 年，平均发病年龄为 57.3 岁，石棉肺合并肺癌发病率较国外的 15%～20%略高，达到了 22.2%。肺癌发病与工种、工龄以及粉尘浓度有关，接尘工龄越久，接尘浓度越高，肺癌的发病率越高，石棉厂中以原料工肺癌发病率最高。研究结果还显示吸烟可使肺癌发病率极大增加。因此，宣传戒烟对石棉作业工人肺癌预防具有重要作用。

二、发病机制

（一）二氧化硅和煤尘

煤、二氧化硅与肺癌，以及煤工尘肺、矽肺与肺癌之间似乎存在一定的关联。晶体硅尘被认为在很大程度上起潜在的分子靶（器官）作用，至少在部分时候，非特异因素能在致癌过程中发挥效应。此外，有观点认为，晶体硅尘可能在一定程度上影响上皮细胞的增殖与肿瘤转化过程，其作用方式可能是通过网状内皮细胞或巨噬细胞产生的细胞因子的媒介作用于上皮细胞，也可能是上皮细胞与硅尘直接相互作用。不论是从空气还是烟雾中得到的矿物粉尘都可以辅助致癌物的吸附，已证实最小的尘粒不仅更容易吸入，而且其吸附作用也最大。同样，矿物粉尘也可吸附放射性物质，如存在于烟雾中的钋 210，能释放出放射性致癌物作用于支气管。氡及其子体或砷等致癌物与煤尘和岩尘同时存在于职业环境中，因而工人在作业过程中将同时吸入此类致癌物与粉尘，并在肺内潴留，最终导致肺癌发生。吸烟被认为是粉尘长期沉积于肺部的主要因素之一，这在肺癌的发生过程中有着重要作用。矿物粉尘导致肺癌发生应该与肺组织内粉尘总量存在密切联系。

此外，由于支气管黏膜上皮受到粉尘的持续慢性刺激而导致其正常的结构和功能丧失，进而引起支气管局部黏膜上皮的基底细胞增生异常和间变，甚至癌变。无论是单纯的炎症，还是化学物质，再或者是持续慢性刺激，均可能导致细胞遗传因子的突变。粉尘作业工人和尘肺病人的免疫系统异常也可能与肿瘤的发生存在密切关联。对于矿物性粉尘接触者，除肺癌外，其他各种器官肿瘤发生风险也都较其他正常群体增加。当人体存在免疫缺陷时，机体防御病毒的能力下降，增加了病毒致癌的危险性。

（二）石棉

石棉的致癌作用早已被证实，有人还认为石棉是一种多致癌物，除致肺癌和恶性间皮瘤外，还可以导致其他部位癌症尤其是消化道癌症的发生，石棉与肺癌存在一定的剂量-反应关系。在大多数因石棉而致肺癌的病人肺组织内可以发现石棉小体或石棉纤维。对于间皮瘤病人，肺组织内的石棉纤维同样较正常人明显增多。纤维的形态和大小是影响石棉纤维的致癌强度的决定性因素。致癌的纤维均十分长且较纤细。

石棉中的致癌因子之一是多环芳烃化合物。据相关研究推测，微量金属在石棉致癌过程中发挥了间接促进癌变的作用。曾有人测定了三种不同石棉中钴、镍、铬、锰、铁的含量，结果显示铬含量较高。此外，也有人认为吸入石棉粉尘后可导致肺组织纤维化，在持续慢性吸入后，肺组织和胸膜间皮逐渐发生癌前病变，到晚期则进展为恶性肿瘤。综上所述，石棉的致癌作用与其形态、石棉纤维中含的多环芳烃化合物和微量的金属均存在不同程度的关联。

第二节　尘肺合并肺癌的病理特点、临床表现及影像学表现

一、病理特点

1. 合并肺癌者以轻度尘肺病人居多。

2. 肺癌的原发灶部位往往和尘肺较严重的部位一致，易形成块状灶部位多发生周围型肺癌。

3. 发病部位以右肺上叶最多见，中央型和周围型例数无明显差异。

4. 组织学类型多为鳞癌，其次为未分化癌，腺癌少见。

二、临床表现

临床表现与肿瘤的大小、部位、组织学类型、期别，以及有无转移或并发症关系紧密。尘肺合并肺癌时，可有如下表现，但不都是特异性的。

（一）原发肿瘤引起的症状和体征

1. 咳嗽：早期常见的症状，若肿瘤发生在气管内可表现为刺激性干咳，或伴少量黏液痰。痰量增加时考虑继发感染的可能。肿瘤导致远端支气管狭窄时多为持续性咳嗽，是呈高调金属音的特征性阻塞性咳嗽。伴或不伴局限性哮鸣音，咳嗽时不消失，吸气时明显。

2. 咯血：肿瘤组织血管增多，供血丰富，病人部分肿瘤组织发生坏死时可出现痰中带血，当肿瘤侵蚀范围较大时可表现为大咯血。

3. 喘鸣、胸闷、气促：呼吸气流经过部分阻塞或受压导致的气管狭窄处时可引发喘鸣。对不明原因引起的局部反复喘鸣者应尤为关注。肿瘤进展可导致胸膜腔积液、肺组织不张，表现为胸闷、气促不断加重。胸闷、气促急性发作时需考虑肺栓塞的可能。

4. 体重下降：消瘦是肿瘤病人的常见症状，在晚期呈恶病质状态。

5. 发热：以肿瘤引起的肺炎为主，癌性发热多不超过 38.5℃，且抗菌素治疗无效。

（二）肿瘤局部扩散引起的症状和体征

1. 胸痛：当肿瘤累及壁层胸膜、骨组织或肌肉神经时，疼痛可加重，症状持久且位置固定。

2. 声音嘶哑：多由肺癌原发灶累及或淋巴结转移灶压迫左侧喉返神经引起声带麻痹所致；由于右侧喉返神经位置较高，右上纵隔淋巴结转移时偶可累及。

3. 吞咽困难：由食管受肿瘤侵犯或转移淋巴结压迫所致。

4. 上腔静脉综合征：多由肿瘤或转移淋巴结侵犯、压迫上腔静脉引起。当血液不能顺利回流时表现出颈部、颜面及上胸壁静脉怒张及上肢肿胀。

5. 膈肌麻痹：肿瘤侵犯膈神经时发生，一般表现为顽固性呃逆、气促、胸闷，还可导致膈肌抬高、运动消失或反常运动（呼气下降、吸气上升）。

6. 胸膜腔积液及心包积液：肿瘤侵犯或转移至胸膜及心包时发生，临床可表现为胸痛、胸闷、心前区心音减弱和心动过速。

7. Pancoast 综合征：肺尖部的肺癌称为肺上沟瘤，亦称 Pancoast 综合征，肿瘤周围空间狭小而导致臂丛下神经根、交感神经节、星状神经节以及肋间神经易受累，进而引起前臂、上臂、肩胛骨内侧缘、肩部的疼痛，常呈烧灼样痛，阵发性加重，可伴不同程度的肌肉萎缩和皮肤感觉异常。如病变侵及交感神经节、星状神经节，则可表现为同侧 Horner 综合征，即同侧眼球内陷、瞳孔缩小、眼睑下垂和颜面无汗等。

（三）肺外转移引起的症状和体征

1. 颅内转移：肺癌是发生颅内转移的常见原因，早期症状不明显或无症状，常出现的神经系统症状主要为呕吐、头痛、眩晕、复视、癫痫发作及偏瘫等，有时还伴有视觉障碍和精神状态改变。

2. 骨转移：常见于脊柱或肋骨、长骨和盆骨，早期可没有任何症状，后期出现局部疼痛和压痛，当脊柱转移病灶侵犯或压迫脊髓时，可导致截瘫或大小便失禁等。

3. 肝转移：表现为肝大和肝区疼痛，可伴有食欲不振、消瘦和恶心，实验室检查显示胆红素或肝酶（如天冬氨酸氨基转移酶）等升高。

4. 淋巴结转移：一般循淋巴回流途径首站转移至肺门淋巴结，而后可达纵隔及锁骨上淋巴结。浅表的肿大淋巴结大多质地坚硬，病灶可融合成团，一般无压痛。

（四）癌作用于其他系统引起的肺外表现

1. 肺性肥大性骨关节病：肥大性骨关节病和杵状指（趾）在鳞癌多见，经治疗后可消失，肿瘤复发后复现。

2. 分泌促性腺激素：典型表现为男性乳腺发育。

3. 分泌促肾上腺皮质激素样物质：库欣综合征。

4. 分泌血管升压素：引起低钠血症，临床表现为恶心、呕吐、食欲不佳、乏力等。

5. 神经肌肉综合征：周围神经病变、小脑皮质变性、重症肌无力等。病因未明，以小细胞肺癌多见。

6. 高钙血症：由异生性甲状旁腺样激素或骨转移破坏引起，常见于鳞癌。

7. 类癌综合征：由5-羟色胺分泌过多引起，表现为哮鸣样支气管痉挛、水样腹泻、阵发性心动过速、皮肤潮红等，多见于腺癌和燕麦细胞癌。

三、影像学表现

对于尘肺合并肺癌病人而言，在X线胸片上除显示尘肺的阴影外，还有肺癌的征象。尘肺的主要表现为双肺弥漫的类圆形阴影和（或）不规则小阴影，融合成团块时也出现大阴影。肺癌的X线征象如下。

（一）中央型肺癌的X线征象

在传统X线胸片上早期中央型肺癌可无任何异常改变。早期病灶局限于支气管内引起活瓣性通气功能障碍，即远端气体进入正常而呼出受限，表现为阻塞性肺气肿改变，X线胸片上的改变为肺纹理稀疏及局限性肺含气增多。支气管狭窄至一定程度便导致分泌物的排泄受阻，进而出现阻塞性肺炎，X线胸片上出现斑片状模糊阴影。支气管进一步阻塞后出现阻塞性肺不张表现，即肺野体积缩小、密度增高，纵隔向患侧移位。阻塞性支气管扩张一般表现为肺内条索状阴影。中晚期肺癌表现以肺门肿块和肺不张为主。其肿块边缘清楚，密度较高，但是病灶常常被大量的胸膜腔积液或大片阻塞性肺炎所淹没而难以观察。右肺上叶的中央型肺癌在肺门处可表现横“S”征。

（二）周围型肺癌的X线征象

1. 侧缘线征：可见远离肺门、肿块至胸膜范围的条状影或片状模糊影，肿块膨胀性生长或浸润性破坏，不同范围及大小的小支气管受到压迫阻塞而导致压迫性肺不张。炎症小叶间隔线，以肺部恶性肿瘤多见。

2. 胸膜凹陷征：周围型肺癌常见的特异性影像征象，典型的胸膜凹陷征在周围型肺癌的诊断方面有重要价值。其他炎性病变如炎性假瘤、机化性肺炎或结核球等可造成邻近肺组织纤维化增生，延伸至脏层胸膜下也可发生胸膜凹陷，邻近胸膜增厚粘连。

3. 分叶及脐凹征：多数周围型肺癌的瘤体呈凹凸相间的分叶状。其形成原因包括瘤灶各部在小叶内生长速度不同、瘤体和卫星灶发生融合等。一般认为前者为主要影响因素。

4. 空洞：肿瘤组织发生液化、坏死，坏死物经支气管排出后即形成癌性空洞。其特点是空洞壁较厚而不均匀，空洞壁外面可伴或不伴分叶。内壁欠光整，可有壁结节。空洞内气液平面少见，仅在少数情况下出现。

5. 空泡征：表现为瘤体内点结状低密度影，密度不均。

（三）肺泡细胞癌的X线征象

双肺散在弥漫性小结节或多发肺段、叶的实变阴影。结节呈粟粒状，大小不等，以双肺中、下野分布为主。

第三节 尘肺合并肺癌的分型、转移方式及TNM分期

一、分型

(一) 按解剖学部位分型

1. 中央型肺癌：发生于段支气管以上，以鳞癌和小细胞肺癌多见。
2. 周围型肺癌：发生于段支气管以下，以腺癌多见。
3. 肺泡细胞癌：肿瘤弥漫分布于肺内，一般指细支气管肺泡癌，包括肺炎型和多发结节型。

(二) 按组织病理学分型

1. 非小细胞肺癌：①鳞状上皮细胞癌（鳞癌），包括梭形细胞癌；②腺癌；③大细胞未分化癌（大细胞癌）；④其他类癌，如腺鳞癌、支气管腺体癌等。
2. 小细胞肺癌：①燕麦细胞型；②中间细胞型；③复合燕麦细胞型。

二、转移方式

1. 直接扩散：向邻近肺叶、支气管壁、胸膜、胸壁、纵隔（大血管、心包、心脏、食管、神经）、膈肌扩散。
2. 淋巴转移：各型均可发生，以腺癌为主，常出现转移淋巴结成串融合、癌性淋巴管炎。向同侧肺门、支气管旁、隆突下、对侧肺门、纵隔及锁骨上等淋巴结转移。
3. 血行转移：癌细胞侵入小静脉而引发远处转移，以小细胞肺癌多见，最常见转移部位有脑、肝、肾上腺以及骨等。

三、TNM分期

(一) T分期

Tx：未发现原发肿瘤，或者通过痰细胞学检查或支气管灌洗发现癌细胞，但影像学及支气管镜无法发现。

T0：无原发肿瘤的证据。

Tis：原位癌，细分为原位腺癌［Tis（AIS）］和原位鳞癌［Tis（SCIS）］

T1：肿瘤最大径小于或等于 3cm，周围包绕肺组织及脏层胸膜，支气管镜见肿瘤侵及叶支气管，未侵及主支气管。

T1mi：微浸润腺癌（MIA）

T1a：肿瘤最大径小于或等于 1cm。

T1b：肿瘤最大径大于 1cm，小于或等于 2cm。

T1c：肿瘤最大径大于 2cm，小于或等于 3cm。

T2：肿瘤最大径大于 3cm，小于或等于 5cm；侵犯主支气管（不常见的表浅扩散型肿瘤，不论体积大小，侵犯限于支气管壁时，虽可能侵犯主支气管，仍为 T1），但未侵及隆突；侵及脏层胸膜；有阻塞性肺炎，部分或全肺肺不张。符合以上任何一个条件即归为 T2。

T2a：肿瘤最大径大于 3cm，小于或等于 4cm。

T2b：肿瘤最大径大于 4cm，小于或等于 5cm。

T3：肿瘤最大径大于 5cm，小于或等于 7cm；直接侵犯以下任何一个器官，包括胸壁（包含肺上沟瘤）、膈神经、心包，同一肺叶出现孤立性癌结节。符合以上任何一个条件即归为 T3。

T4：肿瘤最大径大于 7cm；无论大小，侵及以下任何一个器官，包括纵隔、心脏、大血管、隆突、喉返神经、主气管、食管、椎体、膈肌，同侧不同肺叶内孤立性癌结节。

（二）N 分期

Nx：区域淋巴结无法评估。

N0：无区域淋巴结转移 。

N1：同侧支气管周围和（或）同侧肺门淋巴结以及肺内淋巴结有转移，包括直接侵犯而累及。

N1a：单站转移。

N1b：多站转移。

N2：同侧纵隔内和（或）隆突下淋巴结转移。

N2a1：无 N1 淋巴结转移，直接跳跃到 N2 淋巴结转移。

N2a2：有 N1 淋巴结转移，同时发生单站 N2 淋巴结转移。

N2b：多站 N2 淋巴结转移。

N3：对侧纵隔、对侧肺门、同侧或对侧前斜角肌及锁骨上淋巴结转移。

（三）M 分期

Mx：远处转移不能被判定。

M0：没有远处转移。

M1：远处转移。

M1a：胸膜腔内播散/转移，包括双肺结节、胸膜结节、心包结节、恶性胸膜腔积液、心包积液。

M1b：胸膜腔外单个器官单个病灶转移。

M1c：胸膜腔外多个器官或单个器官多个病灶转移。

第四节　尘肺合并肺癌的诊断和鉴别诊断

一、诊断

肺癌的诊断根据病史采集、全面的查体，再结合各相关实验室及影像学检查结果，综合分析判断，绝大多数病人可明确诊断，部分病人还需进行特殊检查和（或）开胸探查以进一步明确。对有职业性致肺癌物质接触史、长期吸烟史、生活在肺癌高发区、年龄大于 40 岁者，应警惕肺癌的发生。

（一）痰细胞学检查

痰细胞学检查一直被视为肺癌诊断的常规且有效的方法之一。为得到满意的标本，诱导痰细胞学检查在临床逐渐开展。该检查使肺癌病人痰脱落细胞学检查的阳性率显著提高。液基细胞学技术以在妇科标本中应用为主，目前将其应用于肺癌诊断的痰脱落细胞学检查，取得了良好的效果。近年来，如何将传统涂片的优势结合液基细胞学痰检进而获得既高质量又经济的病理制片是细胞学者研究的热点之一。

（二）胸部 X 线和低剂量螺旋 CT

X 线胸片在肺部成像中优点明显，其可以观察全部的肺组织结构，成像速度快并且便宜。但其在肺癌诊断中也有明显的局限性，部分病变区可因为组织之间的重叠而无法清晰显示，而且分辨率较低，因而对病灶灵敏度差。低剂量螺旋 CT 弥补了 X 线胸片分辨率低的劣势，对早期肺癌更灵敏，除原发病灶外，还可以确切了解淋巴结及远处转移情况，为临床诊治提供更详尽的依据，缺点是成本较高（图 44－1 至图 44－4）。

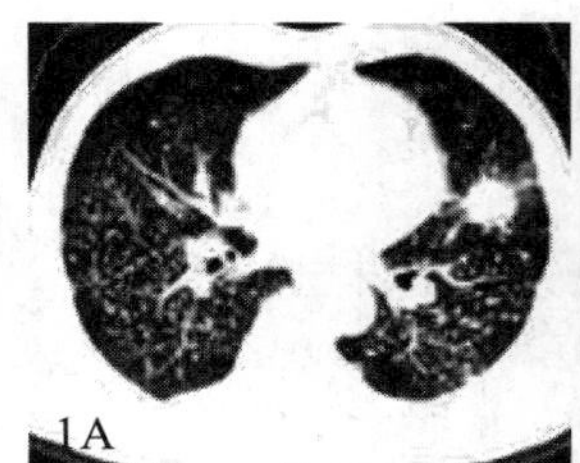

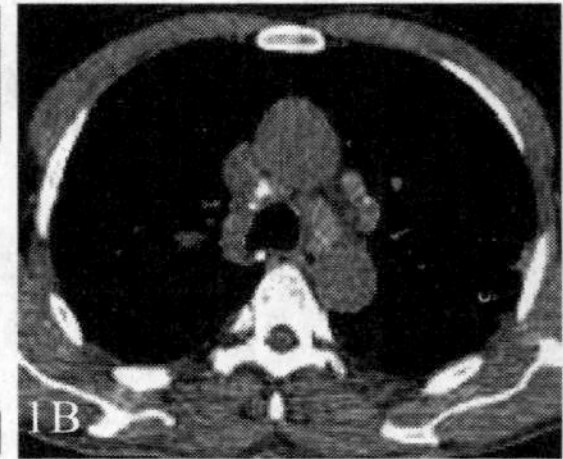

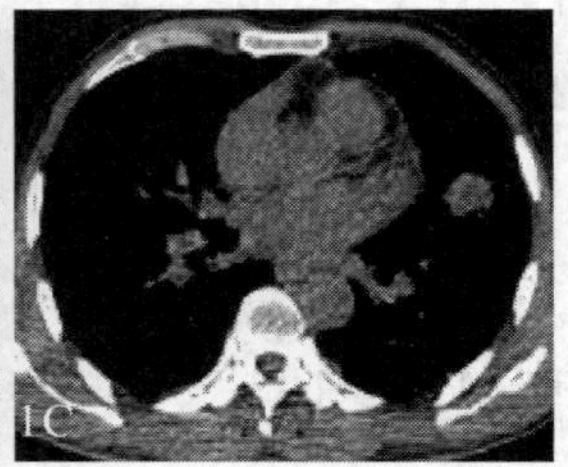

图 44－1　采煤 20^{+} 年，诊断贰期矽肺

胸部高分辨率 CT（1A～1C）示：双肺纹理增多，双肺可见弥漫结节影，边界清楚，分布对称；左肺上叶舌段见大小约 2.6cm×2.3cm 的软组织结节，呈浅分叶状，边缘见毛刺，其内密度欠均匀；双肺门、纵隔多发增大淋巴结伴钙化。右侧胸膜腔少许积液。双侧胸膜增厚粘连。

病理结果：左肺上叶舌段结节经皮穿刺活检为肺腺癌。

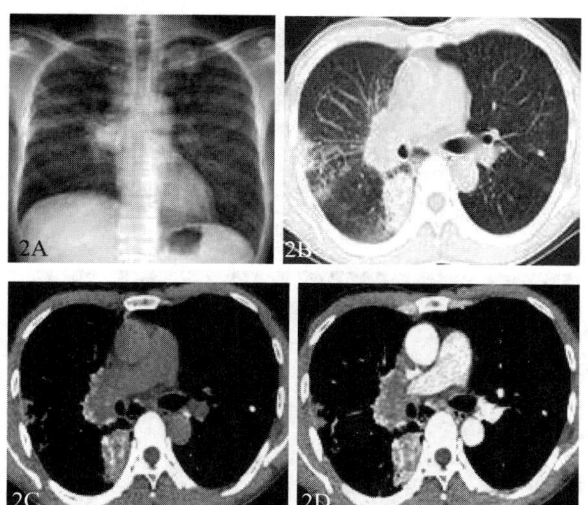

图 44－2　隧道工 10^{+} 年，诊断贰期尘肺

胸部后前位 X 线（2A）示：双肺纹理增强，双肺多个肺野可见弥漫点结影，分布对称；左肺尖片团影，右肺中野斑片状影，边界模糊；右肺门影增大、增浓。右膈稍上抬。

胸部高分辨率 CT（2B～2D）示：双肺纹理增多，多发小叶间隔增厚，双肺胸膜下区多发网格样影，右肺显著，周围多发斑片状、磨玻璃影，双肺可见弥漫结节影，边界清楚，分布较对称；右肺门及右肺下叶背段见软组织片团影伴多发钙化，分布不对称，增强扫描不均匀强化。右肺门、纵隔多发增大淋巴结，部分伴钙化。

病理结果：右肺门团块经皮穿刺活检为肺腺癌。

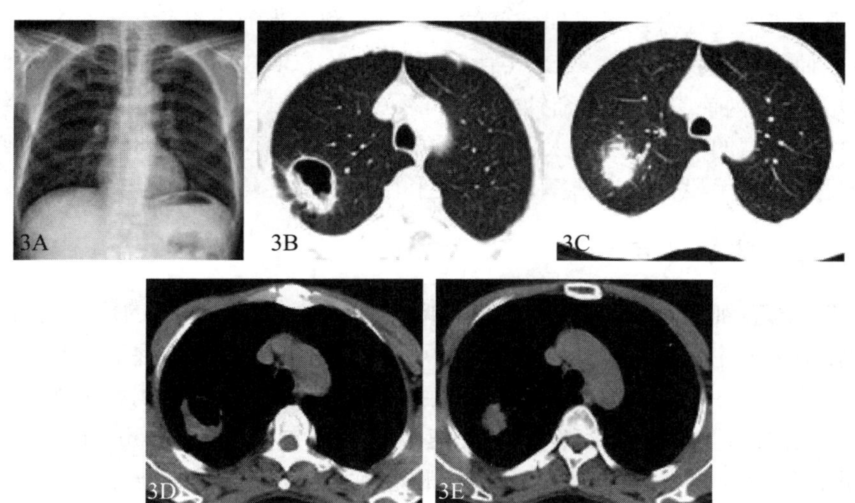

图 44－3　采煤 5 年，诊断贰期尘肺

胸部后前位 X 线（3A）示：双肺纹理稍增强，右肺上叶空洞影，大小约 4.1cm×3.6cm，壁厚不均匀；气管居中，双肺门形态、位置未见异常。

胸部高分辨率 CT（3B～3E）示：双肺纹理增多，双肺见弥漫粟粒点影，分布对称；右肺上叶后段空洞，壁厚薄不均，边界欠清。邻近胸膜增厚粘连。

病理结果：右肺上叶后段团块经皮穿刺活检为低分化腺癌伴肉瘤样癌。

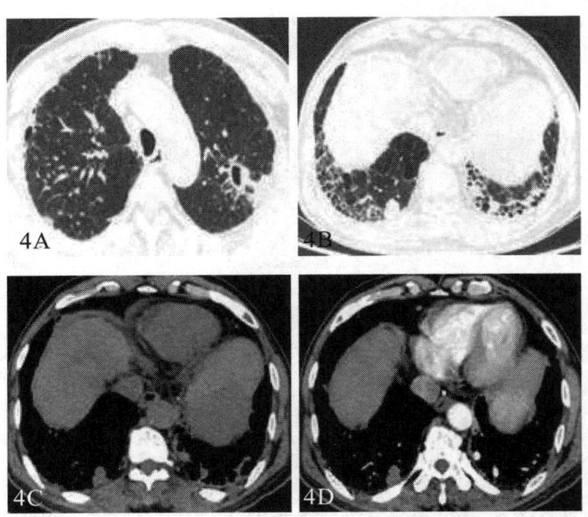

图 44-4　风钻工作 13 年，诊断叁期尘肺

胸部高分辨率 CT（4A～4D）示：双肺可见弥漫结节影，边界清楚，分布对称。双肺小叶间隔增厚并见局部网格状影。左肺上叶见片团影伴空洞形成，增强后轻度强化。右肺下叶后基底段胸膜下软组织结节，轻度强化。心包少量积液。双侧胸膜增厚粘连。

病理结果：经皮穿刺活检，右肺下叶后基底段胸膜下软组织结节为腺癌。

（三）支气管镜

支气管镜对肺部疾病的诊断及治疗均有极为重要的价值。在普通支气管镜应用的基础上结合自发荧光支气管镜对早期肺癌的诊断更有利。当前支气管镜下的检查技术大致可分以下几种：活检及刷检、经支气管针吸活检（TBNA）、经支气管镜肺泡灌洗术（BAL）以及超声内镜引导下的细针穿刺活检（EUS-FNA）。TBNA 适用于纤维支气管镜下无可视肿瘤的可疑肺癌病人，具有重要的临床价值。实时 EBUS-TBNA 是诊断肺癌安全且有效的手段，其诊断率、灵敏度和阴性预测值均较高。

（四）经皮肺穿刺活检

近年来，随着细胞学的发展、穿刺针的改进以及影像导向设备的持续更迭，经皮肺穿刺活检在临床上应用越发广泛。超声及 X 线模拟机引导下的肺穿刺活检以其安全有效且易操作的优点在周围型肺癌的诊断中发挥了极其重要的临床作用。而实时 CT 透视技术让 CT 引导下肺穿刺变得更加快速、准确。锥形 CT（cone beam computed tomography，CBCT）可进行实时 CT 成像和透视引导，CBCT 引导下肺穿刺活检的诊断准确率更高，应用前景广阔。

（五）血清肿瘤标志物联合检测

1. 癌胚抗原（carcino embryonic antigen，CEA）。

CEA 是一种常见的肿瘤标志物，属单体蛋白，以胎儿的血液、胃、肠为主要来源。其形成在胎儿出生后会受到抑制，在健康人体内约为 10μg/L 而难以被检测到，在肺癌中会重新表达，因而常被用作检测肺癌的标志物。在肺癌的临床诊治中，肺癌的进展程度同 CEA 含量成正相关，且其对肺腺癌的灵敏度相对于小细胞肺癌与肺鳞癌更高。

2. 神经元特异性烯醇化酶（neuron-specific enolase，NSE）。

NSE 主要存在于神经内分泌细胞、神经细胞以及此类细胞引起的肿瘤中。在肿瘤细胞遭到破坏后，NSE 则释放入血。对肺癌进行化疗时，在首个化疗期内，对化疗无反应时 NSE 会持续升高，但如果化疗有效果，NSE 就会先上升而后恢复到正常水平。NSE 是小细胞肺癌的首选标志物。

3. 糖链抗原（CA）。

（1）CA211：可以对非小细胞肺癌的病情进行全程监测。在正常情况下其不会出现在血液中，当癌细胞坏死或是溶解时则会被释放入血。当 CA211 恢复正常水平时表明肺癌治疗成功，如果其持续升高或维持不变则说明治疗失败，而且特异度与阳性率相较于 CEA 和 NSE 都更高。

（2）CA125：一般高表达于上皮来源的非黏液性卵巢肿瘤中，针对肺鳞癌、小细胞肺癌、肺腺癌的灵敏度分别为 47.8%、27.8%和 62.5%。

4. 铁蛋白（Ferritin，Fer）。

Fer 多用于贫血的诊断，但肝癌、肺癌会引起 Fer 升高，在肺癌诊断中灵敏度可达 77.66%，但是因其在肺良性病变中也不同程度升高而存在较高的误诊率。

当联合应用 CEA、NSE、CA211、CA125、Fer 五项指标于肺癌诊断时，灵敏度为 96.12%，使得检出率大幅提高。

二、鉴别诊断

（一）中央型肺癌的鉴别诊断

1. 中央型类癌。

临床不多见。位于中央气道的类癌，表现为边缘光滑的息肉样肿物，并且可伴有肺不张、复发性肺炎、黏液样嵌塞及支气管扩张等。类癌可合并形式各样的钙化，增强扫描可见强化。

2. 支气管内转移癌。

少见。影像学表现以单侧或一叶肺不张最常见。CT 扫描时可见支气管腔内圆形病灶与不张肺组织相连，也可显示肺内转移性结节、肺门或纵隔淋巴结转移灶等，易与中央型肺癌混淆。一般有其他部位原发性恶性肿瘤史。

3. 支气管良性肿瘤。

位于支气管的良性肿瘤不多，包括腺瘤、错构瘤等。中央型腺瘤及错构瘤多呈外生性生长的管内结节。发生于肺内支气管时常表现为支气管梗阻，发生在主支气管或肺叶支气管可表现为支气管腔内结节或支气管梗阻。

4. 支气管结核。

支气管黏膜受到结核分枝杆菌侵袭后，导致黏膜组织表面充血、出血、水肿，肉芽组织增生以及纤维瘢痕等改变，病变区出现不规则狭窄及阻塞，进一步引发肺不张、胸膜增厚等改变。

中央型肺癌与支气管结核均起源于支气管，支气管改变都以支气管壁增厚、管腔狭窄及阻塞为主，进而导致肺不张等影像学改变，在影像学诊断中有一定困难。但仍可以从以下几方面鉴别：

（1）支气管管壁增厚：支气管结核病人管壁增厚范围广，可出现僵直现象。而肺癌病人支气管多呈不规则增厚，肿瘤进展后可呈团块状表现。

（2）阻塞性肺不张：支气管结核引起的肺不张内部密度较为均匀且有内收表现。

（3）纵隔淋巴结肿大：中央型肺癌易转移至肺门、纵隔而发生淋巴结肿大，相较于中央型肺癌，结核发生淋巴结肿大的概率明显较低，且肿大淋巴结易发生钙化。

（4）中央型肺癌支气管管径明显增大，后期可发生管腔闭塞现象。而支气管结核多伴有支气管狭窄后扩张的特点。

5. 结节病。

结节病是一种累及多系统的非干酪样肉芽肿性疾病。病因尚未明确，可以侵犯全身各个器官及系统，其中以肺及胸内淋巴结受累最常见，约占90%，可引起胸内淋巴结肿大和支气管壁增厚。病变可进展为双肺组织纤维化或自动吸收。在肺部首先累及肺门淋巴结，进而沿血管周围、支气管周围、肺泡间隔以及胸膜下淋巴管逐渐浸润至肺间质，较小的肉芽肿病变可融合为大小不一的点状阴影，肺间质异常最终导致不同程度的纤维化改变。

6. 支气管淀粉样变性。

气管与支气管壁明显增厚或支气管内局灶性肿块向腔内突出，支气管腔明显变窄，其中内膜下线形钙化是对支气管淀粉样变性具有诊断意义的特征性改变。

（二）周围型肺癌的鉴别诊断

1. 肺结核球。

肺结核球和周围型肺癌在临床治疗方案和预后方面差异较大，因而对两种疾病的准确诊断极为重要，正确的诊断才能针对病人给予适宜且高效的治疗。目前CT检查是临床上对于这两种疾病鉴别的主要手段。CT可以清晰地分辨病灶的内部结构以及形态学特征，进而对肺内病灶性质进行准确判断。

对于肺癌病人，瘤周肺界面观察的主要指标有毛刺征、分叶征和晕征。毛刺征即由肿瘤边缘指向周围肺内的一种呈放射状分布的细条状影，其中细短毛刺多见于恶性病变。分叶征是恶性的可靠征象之一。晕征则是指病人结节周围的磨玻璃样影环绕中心较高密度灶。瘤内CT征象主要有钙化、空洞、空泡征。一般情况下，钙化作为良性病变的可靠征象，较少见于肺内肿瘤。空洞则可以同时存在于周围型肺癌及结核球病人。空泡征在CT影像上表现为瘤体中央区或边缘的一个或数个点状低密度影，一般不超过5mm。瘤邻近结构的CT表现以空气支气管征、卫星灶、胸膜凹陷征多见。空气支气管征在病灶的良恶性鉴别中具有一定的参考价值。卫星灶在两种疾病的鉴别诊断中价值有限。周围型肺癌发病部位以双肺上叶为主，结核球多位于上叶尖后段及双肺下叶背段，且其直径大多介于 1.5～3.0cm，当肺内结节直径大于 3cm 时，则病灶为恶性的可能性较大，其恶性的可能性随病灶直径增加而增大，但是偶有结核球病灶的直径较大。胸膜凹陷征在周围型肺癌的诊断及鉴别诊断中具有极其重要的价值。

2. 炎性假瘤。

肺部炎性假瘤是一种病因尚未明确的肺内慢性非特异性炎症，以多种炎性细胞聚集并引起纤维化改变为主，对病人的健康产生极大影响。其发病率仅次于肺结核。炎性假瘤和周围型肺癌都是肺部占位性疾病，二者的临床表现不典型，影像学改变相似，因而容易误诊。空洞内壁情况具有一定的鉴别诊断意义。肺癌病灶的空洞内壁多不光整，相反，炎性假瘤的空洞内壁光滑。CT 检查时炎性假瘤病灶内以点状钙化为主，而肺癌病灶钙化很少见，即使出现，一般也为弥散无定形表现，若以偏心性斑点状钙化病灶呈现，则要警惕恶性灶的可能。通常认为，炎性假瘤在形成过程中，切线征与血管或细支气管的阻隔作用有关，尖角征由病灶纤维组织增生及周围胸膜粘连、包膜不完整导致，长毛刺征为血管增生、结缔组织生成或炎症致使小叶间隔增厚和病灶周围纤维化引起，故切线征和尖角征在炎性假瘤中表现可能更为明显。在 CT 增强扫描中，周围型肺癌和炎性假瘤的 CT 峰值出现时间存在差异，肺癌于主动脉期明显强化，而肺动脉期开始时炎性假瘤逐渐强化，所以相较于肺癌，炎性假瘤 CT 峰值可能更早达到。其原因可能为炎性假瘤由体动脉和肺动脉双重供血，病灶内以成熟血管为主，且淋巴及静脉回流迅速，对比剂流动时无论是流入还是流出均相对顺畅，因此在增强扫描后的肺动脉期炎性假瘤即开始强化，较肺癌其达峰时间提前，延迟期消退较快。

3. 局灶性机化性肺炎。

局灶性机化性肺炎的发生大多与感染、恶性肿瘤、药物、移植等因素相关，以肺部孤立性结节或肿块为主要表现，临床症状有胸痛、咳嗽、咳痰、气促等，一般经糖皮质激素治疗后病情好转，作为非典型肺部炎症，临床工作中易误诊为周围型肺癌而行穿刺活检与肺叶切除等。

周围型肺癌病灶大都处于肺上叶，形态多样且边界清晰，表现为长细毛刺征、深分叶征。局灶性机化性肺炎病灶多位于肺下叶，形态以多边形为主且边界模糊，表现为粗毛刺征、浅分叶征。周围型肺癌病灶密度均匀，部分伴有钙化与空洞表现，多为厚壁空洞并且内壁不光整；病灶内出现液化与坏死征象。局灶性机化性肺炎病灶密度均匀或不均匀，部分有钙化与空洞表现，空洞一般在病灶中央区域，形态规则且内壁光滑、无壁结节，液化与坏死现象极为少见。周围型肺癌病灶大部分有瘤体显示，偶有纵隔淋巴结肿大、支气管充气征以及胸膜局部增厚；增强扫描动脉期与静脉期病灶呈不均匀强化，相较于局灶性机化性肺炎，两期增强扫描增加值小。局灶性机化性肺炎瘤体显示极为少见，纵隔淋巴结肿大、支气管充气征以及胸膜局部增厚比较多见；增强扫描动脉期与静脉期病灶呈渐进性持续强化，动脉期的 CT 增加值较周围型肺癌要明显得多。

（三）肺泡细胞癌的鉴别诊断

1. 肺炎需与肺泡细胞癌实变型鉴别。

肺炎发病以青壮年居多，临床上起病急，主要临床表现包括胸痛、恶寒、突然高热、咳嗽、咳痰。大叶性肺炎实变期表现为肺叶分布的大片状均匀致密影，实变不跨叶，其内可见支气管征。消散期可见大小不一、散在分布的斑片状影，经抗感染治疗后病灶可完全吸收。实变型肺泡细胞癌以中老年发病较多，病理类型多为黏液型，沿着肺泡壁生长的肿瘤细胞分泌黏液引起肺叶实变，融合实变病灶使得肺叶肿胀，叶间裂隆起，肿瘤经叶间裂侵犯邻近的肺叶。抗感染治疗一般无明显效果。

2. 肺结核球与肺泡细胞癌单纯结节或肿块型鉴别。

肺结核球实际上是一种被纤维组织所包围的球形干酪性病变，以上叶尖后段与下叶背段好发，单发多见，少数多发，大小 2～3cm。肺结核球密度较高且较均匀，轮廓多光滑，当干酪样物质发生液化、坏死后经引流支气管排出即形成厚壁空洞。靠近胸膜的结核球也可出现胸膜牵拉征，周围可见纤维性或增殖性卫星灶，常伴钙化。肿块型或单纯结节型肺泡细胞癌均单发，肿块型常呈分叶状，边缘有毛刺。

3. 粟粒性肺结核与弥漫型肺泡细胞癌鉴别。

急性粟粒性肺结核以儿童多见，在 X 线胸片上典型的表现为双肺散在粟粒样影，且分布、大小及密度“三均匀”。慢性粟粒性或亚急性肺结核病灶以双肺中、上野多见，其分布、大小、密度都不均匀，结节可融合为直径 1cm 左右的病灶。弥漫型肺泡细胞癌表现为双肺弥漫性粟粒大小至 1cm 不等结节，以双肺中、下野多见。

4. 肺转移瘤与弥漫型肺泡细胞癌鉴别。

肺转移瘤可寻其原发病灶，血行转移多表现为双肺中、下野多发的结节或肿块影，病灶大小可从粟粒结节至 10cm 以上，边缘清楚，偶可见空洞，也可是单一结节，大小不均匀，小结节可位于支气管血管束、小叶间隔、小叶中心及胸膜。淋巴转移表现为沿淋巴管分布的多发细小及网状结节影，支气管血管束增粗并伴有结节，小叶间隔增粗或呈串珠状改变，小叶中心有结节灶。无论是弥漫型还是炎症型肺泡细胞癌，病变早期均表现为孤立结节型，而后通过血液、淋巴管、支气管播散于肺内形成多发粟粒状、结节样影，难以与肺转移瘤鉴别。

5. 肺泡蛋白沉积症与肺泡细胞癌鉴别。

肺泡蛋白沉积症可表现为类炎症型或弥漫多发结节型等，相较于肺泡细胞癌，其发病年龄轻，并且进展缓慢。HRCT 上病变表现为边界清晰的地图样阴影，肺内小叶间隔增宽。而肺泡细胞癌病情进展较快，短期内即可转移。

第五节　尘肺合并肺癌的治疗

尘肺合并肺癌的总体治疗应当遵从肺癌的治疗原则，但具体治疗方案的选择应综合尘肺期别，肺功能受损情况，是否合并肺源性心脏病、肺部感染、气胸等来制定。

一、尘肺合并非小细胞肺癌的治疗

（一）尘肺合并0、ⅠA/B和ⅡA/B期非小细胞肺癌的治疗

1. 根治性切除外科手术治疗是我国Ⅰ、Ⅱ期非小细胞肺癌的首要推荐治疗方式。对于尘肺合并0、ⅠA/B和ⅡA/B期非小细胞肺癌，通过对临床分期、手术可切除性、尘肺期别、有无尘肺合并症以及肺功能受损情况的全面评估，结合肿瘤进展程度及病人的总体情况，综合判断是否行手术治疗，以及选择不同的手术方式［标准术式目前推荐解剖性肺叶切除（1类推荐证据）］、手术路径（开胸或微创手术）、淋巴结清扫范围（手术时应同时行3～4个不同组的纵隔淋巴结切除活检）、手术切除范围（分为R0、R1、R2）。根据不同分期以及切缘情况来进行术后辅助治疗。

2. 针对全身情况不理想，尘肺合并症，不能耐受手术或拒绝手术的早期尘肺合并非小细胞肺癌病人，可采用其他局部治疗方式，推荐给予放射治疗。

3. 尘肺合并同期多原发癌，首选给予外科手术治疗（2B类推荐证据）。首先应切除主病灶，同时尽量处理次要病灶，但应注意区分尘肺团块及肿瘤病变。在不影响病人生存且满足无瘤状态的基础上，应尽可能地切除肿瘤病灶，并最大限度地保留病人肺功能，维持生活质量（2A类推荐证据）。

（二）尘肺合并Ⅲ期非小细胞肺癌的治疗

1. 对于可切除类尘肺合并Ⅲ期非小细胞肺癌，是否可行外科治疗首先取决于肿瘤病灶的可切除性。

（1）手术耐受性的评估：由于尘肺病人多合并不同程度的肺功能受损，术前应全面评估病人的心肺功能。由于此期别的病人术后推荐配合辅助治疗，所以在此期别病人手术前，应充分评估病人的残肺功能能否耐受下一步的放、化疗（2A类推荐证据）。另外，术前亦需明确其他重要器官是否同时存在严重合并症。

（2）手术时机以及手术方式的选择：对于肿瘤可能完全切除的病人，对于给予术前新辅助治疗尚无统一观点，但目前临床上一致认为应给予术后辅助治疗（2B类推荐证据）。手术原则是在全面综合评估，完整切除肿瘤的基础上，尽可能保留残肺功能，维持病人的生活质量（1类推荐证据）。视肿瘤浸润范围及肺部的具体情况选择肺叶、复合肺叶、袖状或全肺切除等不同手术方式。

2. 不可切除类尘肺合并Ⅲ期（ⅢA或ⅢB期）非小细胞肺癌的治疗。

推荐联合放、化疗。结合肿瘤因素、病人体能状态及正常组织器官对放、化疗的耐受性等情况，全面考虑，以此来选择放、化疗的方案和剂量。有研究发现，同步放、化疗对比序贯放、化疗更有生存优势，但不良反应大，尤其是导致食管炎的发生率明显升高。对于无法耐受同步放、化疗的病人，序贯放、化疗的疗效优于单纯放疗（2A类推荐证据）。推荐给予2～4个周期化疗后再行放疗。具体放、化疗方案可参照《肺癌临床诊疗指南（2022版）》。对于无法耐受放、化疗联合治疗的病人，也可选择单纯放疗

(2A 类推荐证据)。根治性放疗最常用的方案为 60～65Gy (6000～6500rad)。

(三) 尘肺合并Ⅳ期非小细胞肺癌的治疗

尘肺合并Ⅳ期非小细胞肺癌病人总体预后不佳，以控制病情进展、减轻症状、提高生活质量为主要的治疗目标。该类病人的全身治疗，建议在明确病人具体的肿瘤病理类型及驱动基因突变情况，同时进行美国东部肿瘤协作组功能状态评分 (ECOGPS) 的基础上，选择适合病人的全身治疗方案。以铂类为基础 (顺铂或卡铂) 联合新型化疗药物，如紫杉醇、吉西他滨、培美曲塞等，已广泛应用于该期别的肺癌病人。除细胞毒药物化疗外，表皮生长因子受体 (EGFR) 酪氨酸激酶抑制剂 (EGFR-TKI)、抗血管内皮生长因子 (VEGF) 单克隆抗体等新药亦逐步被应用于临床。

二、尘肺合并小细胞肺癌的治疗

(一) 尘肺合并局限期小细胞肺癌的治疗

传统治疗对局限期病人缓解率较高，但统计的生存期总体均较短。据研究统计，普通局限期小细胞肺癌病人 2 年生存率为 30%～40%，5 年生存率为 15%～25%。尘肺合并局限期小细胞肺癌尚缺乏大数据统计。

1. 外科手术：不常规推荐手术治疗局限期小细胞肺癌。但有研究发现，表现为肺结节的小细胞肺癌病人行手术治疗，术后 5 年生存率较高，因此正确分期并排除远处转移 (术前完善头颅 MRI/头颅增强 CT、胸部及上腹部 CT、PET-CT 或全身放射性核素骨显像) 后，可考虑对这类病人行手术治疗。但对于尘肺病人，应注意区分尘肺结节与表现为肺结节的小细胞肺癌病灶。

2. 化疗和放疗：目前对不能行手术的局限期小细胞肺癌病人 (超过 T1～2N0 或不能手术的 T1～2N0)，推荐给予放、化疗联合治疗，尤其建议同步放、化疗。根据 ECOGPS 评分选择不同治疗方案，最佳治疗方案推荐顺铂/卡铂+依托泊苷联合化疗及同步放疗，且建议尽早放疗。一般选择 4～6 个周期化疗，具体放、化疗方案及剂量可参照《肺癌临床诊疗指南 (2022 版)》。通过系统治疗，约半数病人能达到完全缓解，但大多数完全缓解者可在 2 年内复发，越早复发，预后越差。但目前针对局限期小细胞肺癌病人的数据较少，暂无确切统计。

(二) 尘肺合并广泛期小细胞肺癌的治疗

广泛期小细胞肺癌病人对标准治疗的初始缓解率均较高，可根据 ECOGPS 评分，选择不同的治疗方案，但就目前统计，病人 2 年生存率极低，目前仍迫切需要开发新的敏感药物。针对有局部症状的病人，如出现上腔静脉综合征、脊髓压迫症、脑转移、骨转移等，应根据综合情况，给予放、化疗或对症治疗。

（三）二线治疗

由于小细胞肺癌尚未确立标准的二线治疗，建议参加前瞻性临床试验以争取缓解机会。

（四）三线治疗

推荐给予安罗替尼口服治疗（1 类推荐证据）。

三、尘肺合并肺大细胞神经内分泌癌（LCNEC）的治疗

肺 LCNEC 的发病率低，占肺癌的 3%，尘肺合并肺 LCNEC 尚缺乏大数据统计，现有的治疗尚无统一标准，建议参考非鳞状非小细胞肺癌的治疗原则，若尘肺病人全身情况允许，内科治疗可采用依托泊苷联合铂类方案化疗（2B 类推荐证据）。

第四十五章　尘肺合并恶性胸膜间皮瘤

第一节　恶性胸膜间皮瘤的流行病学及发病机制

一、流行病学

国际癌症研究机构早已将石棉确定为致癌物。其致癌作用以青石棉（蓝石棉）最强，铁石棉次之，而后是直闪石石棉和温石棉。自 Wagner 等于 1960 年发现恶性胸膜间皮瘤（malignant pleural mesothelioma，MPM）和接触石棉关系密切后，关于 MPM 的研究日益广泛。有研究显示，石棉纤维的宽度和长度与其致 MPM 存在重要关联。纤维长度和宽度的比值同其致癌能力成正相关，尤其在纤维宽度小于 0.25μm 而长度超过 8μm 时更是如此。闪石石棉因其挺直的杆状纤维对肺周围组织的穿透性高而具有极高的危险性。自 20 世纪 50 年代以来，MPM 的发病率在许多工业化国家呈急剧上升趋势，男性尤为明显，每年升高 7%～10%，且上升速度和石棉进口量增加的速度相一致，但发病率上升的时间延迟30～40年，这是因为 MPM 潜伏期较长，因而越来越多的国家重视对 MPM 的研究。

不同国家和地区 MPM 的发病率差异巨大，这往往与这些国家和地区石棉的类型、生产及应用石棉的吨位量相关。如在大量生产铁石棉和青石棉的两个国家澳大利亚和南非，男性 MPM 的发病率高达 3.54/10 万和 3.3/10 万。Montanaro 等分析了 MPM 发病率在欧洲的地区差异和时间趋势，结果显示各国发病率差异显著，在英国男性发病率约为 8/10 万，明显高于南斯拉夫（0.56/10 万）、爱沙尼亚（0.85/10 万）、西班牙（0.96/10 万）和波兰（0.85/10 万）。

相较于外国，我国 MPM 发病率偏低，大多在 0.1/10 万～0.6/10 万。这可能与人群敏感性及接触致病因素机会有关，此外，国内外诊治水平的差异也有一定影响。在我国 MPM 呈散发分布，北京、上海、天津等大城市的发病率以及死亡率要高于林州、启东等地区，与国外分布相似，即大城市、中小城市、乡村依次降低。主要原因为大城市工业更发达，居民接触该病的致病因素的机会也大得多，对我国而言，地区间医疗水平差异也产生一定影响。

二、发病机制

（一）石棉与遗传物质的直接作用

MPM 的分子发病机制是一个多因子事件，涉及石棉纤维的形状和长度、化学成分、耐久性、生物持久性等多个方面，这些因素均影响其致癌作用和疾病发生。虽然石棉纤维化学成分各异，但是只要满足适当物理条件，都有一定的遗传毒性。Wang 等研究石棉纤维与大鼠间皮细胞染色体的相互作用时发现二者发生缠绕。扫描电镜发现青石棉和温石棉可以直接吸附 DNA。体外实验表明，石棉可以对许多细胞系如原代细胞产生极强的细胞毒性，包括中心体数目增加、多极分裂相和落后染色体增多、非整倍体出现等，最终引起原代细胞发生转化。上述证据显示石棉对遗传物质可能存在机械损伤作用。

有研究表明，不仅家族性的 MPM 中存在种系的乳腺癌 1 号基因相关蛋白（BAP1）基因突变，散发的 MPM 也同样存在。当 *BAP*1 的突变人群暴露于低浓度的石棉时，更容易导致 MPM 发生。肿瘤的发生在一定程度上受遗传物质特性的影响，但遗传物质在石棉促进 MPM 的进程中的具体作用还需要深入研究。

（二）石棉诱发的炎性因子释放

肺暴露于石棉后在纤维周围引起急性炎症反应，包括释放促炎细胞因子，中性粒细胞和巨噬细胞聚集，间皮细胞增殖，气管上皮细胞增殖。以往的研究发现，石棉能从肺迁移到胸膜并对定植部位的间皮细胞产生影响，相较于短纤维，长纤维的刺激更持久从而导致慢性炎症，使胸膜间皮细胞受到连续、反复伤害。而这种由石棉暴露引起的慢性炎症对局部间皮细胞具有致癌作用。石棉暴露诱导了大量的炎性细胞浸润，同时导致内脏间皮细胞的增殖性损害。胸膜腔和肺组织的炎症反应在胸膜间皮的增殖性损害中发挥了重要作用。除此之外，该研究也显示，腹膜间皮细胞的基因型可在暴露于青石棉后发生改变。随着转录激活因子 3 受到石棉的激活作用，人环磷酸腺苷反应元件结合蛋白（CREB）的表达大量增加。并且，转录激活因子 3（ATF3）受小干扰核糖核酸（siRNA）作用而下调可引起促炎细胞因子 IL－13、IL－1β，以及血管内皮生长因子（VEGF）、血小板源性生长因子－BB 和粒细胞集落刺激因子的分泌下降。这些研究结果反复证实了石棉诱导的炎症反应在间皮细胞的损害以及随后的致癌过程中的重要意义。这个家族的其他成员如人间皮细胞 CREB1 同样可以被石棉激活，而人类的肿瘤和 MM 细胞中都存在组成性的 CREB 活化。应用 siRNA 沉默 CRBE1 显示，CRBE1 的促生成蛋白作用是由抗凋亡基因 2 上调来活化的，之后的研究证实了炎症的调节是 CREB1 调节 MPM 肿瘤生长的主要机制。

（三）氧化应激

肺泡巨噬细胞在机体吸入石棉纤维后通常会捕获石棉纤维并产生活性氮和活性氧，

然后通过多种途径致使细胞及组织发生氧化损伤，诱导细胞向恶性转化，进而促进癌症的发生发展。此外，MPM 的发生也与局部铁超载诱导的氧化应激有关。因而氧化应激可能在石棉诱发恶性肿瘤过程中发挥关键作用。石棉纤维可经吸附在其表面的血红蛋白中铁的催化作用或直接通过其表面的铁催化作用诱发氧化应激。细胞 γ-谷氨酰转移酶可增强谷胱甘肽依赖的氧化应激和铁氧化还原循环，其在巨噬细胞中表达并在激活后释放。而青石棉可使 γ-谷氨酰转移酶的表达上调，进而由巨噬细胞启动并依赖 γ-谷氨酰转移酶/谷胱甘肽的促氧化反应得以加强。氧化应激也是引发 MAPK 信号通路失调的原因之一。MAPK 信号通路可能在 MPM 的发生和侵袭中发挥主要作用。

第二节　恶性胸膜间皮瘤的临床表现及相关检查

一、临床表现

MPM 组织学亚型分为肉瘤样型、上皮样型以及双相（混合）型，以上皮样型最多见，肉瘤样和上皮样成分均大于 10%是诊断双相型的必备要求。

MPM 的临床表现各有差异，大部分病人典型的临床症状包括胸痛、呼吸困难以及胸膜腔积液。MPM 常被误诊为肺腺癌、结核性胸膜炎等。局限型 MPM 的临床表现主要为发热、咳嗽、胸痛和呼吸困难。弥漫型 MPM 以胸痛、咳嗽和气促为首发症状。60%～80%病人并发大量胸膜腔积液，其中 3/4 为血性胸膜腔积液。双侧不常见，且以右侧多见。胸膜腔积液黏稠且反复发作，因而抽吸困难。呼吸困难常常继发于胸膜腔积液之后。肉瘤样型通常无或只有少量胸膜腔积液。混合型和上皮样型常伴有大量胸膜腔积液。上皮样型病人更多累及腋下或锁骨上淋巴结并伸延至对侧胸膜、心包和腹膜，肉瘤样型常发生远处转移和骨转移，1/3～1/2 的病人可经血行转移到对侧肺组织、肝、肾上腺、肾及骨，脑转移者极为少见。肿瘤直接侵犯食管、椎体、肋骨、神经和上腔静脉时可引起病人产生吞咽困难、疼痛、脊髓压迫症、上腔静脉综合征或臂丛神经痛等症状和体征。剧烈胸痛多见于无大量胸膜腔积液的病人，多数为持续性胸痛并与呼吸运动无关，胸痛传导至患侧肩部及上腹部提示侵犯膈肌。20%～22%有肥大性骨关节病和杵状指，10%～20%伴有血栓性静脉炎、DIC、血小板增多症、中性粒细胞明显增多及肺栓塞等。10.2%有发热和出汗，11%出现低血糖，3.2%出现关节疼痛。发生自发性气胸者少。病人体重减轻提示病变进展迅速，生存时间短。

二、相关检查

（一）胸部 X 线检查

局限型 MPM 可累及邻近组织。早期弥漫型 MPM 表现为胸膜局限性增厚，多起自壁层胸膜，沿胸壁内缘向上蔓延，呈一系列凹凸不平的连续结节状影，或不规则性的以胸膜为基底的结节或肿块，并伴有胸膜增厚、胸膜腔积液。晚期表现为胸膜广泛增厚、肿块病变包绕患侧肺或邻近软组织、器官受侵犯，肿瘤穿过膈肌向腹膜后或上腹部延伸。部分病灶邻近肋骨，骨质破坏，胸膜增厚时少有肋间隙狭窄。

（二）CT

CT 可发现较小的胸膜病灶、肺内及纵隔病变，对正确的临床分期及选取适宜的治疗方式至关重要，也可应用于胸膜穿刺活检以及非典型胸膜增生的临床随访。局限型 MPM 伴有肋骨破坏或胸壁软组织侵犯，术后常复发，应随访。肺不张及肺叶间胸膜增厚是 CT 可发现的最早征象，部分病人表现为肿块伴坏死，可伴有压迫性肺不张和局灶性钙化，提示术后复发和出现转移。弥漫型 MPM 表现为弥漫性不规则的胸膜增厚，有新月形的不规则肿块或单发/多发结节状肿块，或者表现为胸膜环状增厚并包绕肺组织。胸壁与肿块面成钝角，且可延伸进入叶间裂、纵隔，引发横膈下蔓延或胸壁破坏。伴不同程度的胸膜腔积液，可有胸廓缩小、纵隔固定及继发转移等征象。

（三）MRI

MRI 表现为胸膜增厚、结节或肿块，病灶延续到叶间裂、纵隔或隔胸膜，一侧大部分胸腔受累，肺组织受肿瘤包绕而致患侧胸腔缩小，同时伴胸膜腔积液。MRI 使被胸膜腔积液掩盖的胸膜增厚、结节或肿块清晰显示出来，其侵犯范围和程度显示更准确，便于深入了解肿瘤和心脏大血管的关系。磁共振信号强度对胸膜疾病的鉴别诊断具有重要价值。

（四）B 超

MPM 的声像图特征为类圆形或圆形中等至较强回声，可呈囊性、实性或混合性回声，边界常欠规则，无包膜或包膜不明显，内部回声非均匀，部分伴漂浮感，可发生于脏层胸膜或壁层胸膜，肿块可随体位改变或呼吸而发生逆时针或顺时针转动，肿块表面可附有带状或线状回声，随呼吸运动或心动周期而出现“纽带样”或“水草样”摆动，多并发大量胸膜腔积液。弥漫型声像图表现为胸膜弥漫性不规则增厚，大量胸膜腔积液及突向胸膜腔内的大小不一的结节，呈低回声改变。胸膜腔积液的特点是无回声暗区内大量斑状回声及浮动的粗光点，无分隔及粘连带。

（五）实验室检查

1. 血清肿瘤标志物。

可用于诊断 MPM 的血清肿瘤标志物有骨桥蛋白、血清间皮素和血清间皮素相关蛋白（serum mesothelin related protein，SMRP），但尚处于研究之中，并不成熟，因而争议较大。此外，新近研究表明，MPM 病人血清中的血管内皮生长因子（VEGF）以及血清高迁移率蛋白−1（HMGB−1）也有一定程度的升高。血清肿瘤标志物是肿瘤细胞和组织因癌基因、抑癌基因或者其他肿瘤相关基因及产物表达异常而产生的生物活性物质和抗原，也可由肿瘤组织刺激宿主细胞而产生，其主要存在于肿瘤组织及血液当中。常用的血清肿瘤标志物包括癌胚抗原（CEA）、甲胎蛋白（AFP）、糖类抗原 19−9（CA19−9）及糖类抗原 125（CA125）等，目前在各种肿瘤的血清学检查中应用广泛，然而在 MPM 中的研究少见。

2. 胸膜腔积液检查。

MPM 所致的胸膜腔积液以血性多见且增长速度较快，胸部疼痛症状不随胸膜腔积液量增加而缓解。恶性胸膜腔积液形成的主要机制包括肿瘤细胞累及壁层胸膜、脏层胸膜引发炎性渗出，淋巴系统受侵致使淋巴回流受阻等。当 X 线检查提示大量胸膜腔积液而纵隔未见明显移位，积液为血性或由黄色转为血性，经抽吸后积液短期复现时应提高警惕。除极少部分恶性胸膜腔积液为漏出液，恶性胸膜腔积液大多是渗出液。由于 MPM 的癌细胞与转移性腺癌细胞及增生活跃的间皮细胞在光镜下常区分困难，当前不推荐胸膜腔积液细胞学检查作为 MPM 诊断的独立依据。病变过程中癌细胞分泌的活性物质，除释放入血的部分，其他在癌组织周围的腔液中，且含量远高于血清。

第三节　恶性胸膜间皮瘤的诊断、鉴别诊断及治疗

一、诊断

MPM 典型的 X 线胸片表现为胸膜增厚或胸膜结节、胸膜腔积液，CT 扫描不仅可以显示肿瘤的范围及大小，同时能准确判断肿瘤是否超越同侧胸腔边界，累及纵隔、膈肌以及膈肌下组织等。MRI 检查时矢状面可以清晰显示纵隔、膈肌受累情况。联合应用 CT、MRI 检查，能准确判断病灶的累及范围和可切除性。胸膜腔穿刺是早先开展的非常有效的诊断方法。通过对胸腔膜积液进行大体及镜下检查，若发现恶性间皮细胞即可确诊。大部分病例经电视辅助胸腔镜手术（video-assisted thoracic surgery，VATS）或需要常规开胸行胸膜活检，依据病理结果确诊。

二、鉴别诊断

（一）与结核性胸膜炎的鉴别诊断

MPM往往在体检时发现有胸膜增厚和胸膜腔积液。本病早期还可伴低热、咳嗽等表现，因此与结核性胸膜炎易混淆。两者鉴别要点如下。

1. 结核性胸膜炎一般在早期（渗出期）出现胸痛，听诊时可闻及胸膜摩擦音。在胸膜腔积液形成后胸膜分离，胸痛迅速消失。而MPM的胸痛剧烈且进行性加重，胸痛症状不因胸膜腔积液增多而缓解。

2. 结核性胸膜炎一般为浅黄色胸膜腔积液，极少为血性胸膜腔积液。MPM以血性胸膜腔积液为主，抽吸后胸膜腔积液迅速复现，且抽液后影像学检查可显示胸膜上类圆形的肿块影。

3. 结核性胸膜炎的主要表现为双侧或单侧胸膜腔积液，可伴有胸膜肥厚。MPM伴有局限性胸膜肥厚，则应考虑邻近肋骨破坏，临床表现为胸痛、血钙增高、病理性骨折等。

4. 结核性胸膜炎对抗结核药物治疗有反应，MPM则无反应。

（二）与肺部炎症的鉴别诊断

MPM早期可有发热、咳嗽、气促、胸闷等表现，与肺部炎症易混淆。鉴别要点如下。

1. 肺部炎症的主要症状为咳嗽、咳痰。大多数为黄色脓痰且量多，偶为血痰或痰中带血。MPM一般为刺激性干咳，痰量很少或无痰。肺部炎症病人痰中有脓细胞，痰细菌学培养可发现病原体，如革兰阳性球菌、真菌。MPM行痰常规以及痰细菌学培养时大多无阳性发现。

2. 肺部炎症的发热以中高热为主，血象升高明显，且常以中性粒细胞计数升高为主。MPM呈中低热，血象可正常。

3. 抗真菌药物、抗菌素对肺部炎症治疗有效，MPM没有反应。

（三）与胸壁结核的鉴别诊断

MPM与胸壁结核的鉴别要点如下。

1. 胸壁结核一般有明确的肺结核病史或结核病人密切接触史。临床表现以干咳、咯血或痰中带血为主，伴有消瘦、乏力、午后低热、盗汗等全身中毒症状，结核菌素试验可阳性，痰抗酸杆菌检查阳性。MPM一般发生肋骨转移较晚，结核菌素试验、痰抗酸杆菌检查阴性。

2. 胸壁结核病理学检查显示为典型的干酪样坏死灶。MPM则可发现癌细胞。

3. 胸壁结核对结核药物治疗有反应，MPM治疗效果不明显。

三、治疗

现有尘肺合并 MPM 的数据较少，可参照 MPM 的治疗，根据病情选择外科手术、生物制剂、对症治疗等。

主要参考文献

[1] 沈国安，史志澄. 职业性肺病 [M]. 北京：中国医药科技出版社，1999.

[2] 中华人民共和国卫生部. 尘肺病理诊断标准：GB 8783—1988 [S]. 北京：中国标准出版社，1989.

[3] CHEEPSATTAYAKORN A，CHEEPSATTAYAKORN R. Silicosis：biomarkers and pathogenesis [J]. Journal of Lung Pulmonary & Respiratory Research，2018，5 (5)：151－153.

[4] TASHIRO J，ELLIOT S J，GERTH D J，et al. Therapeutic benefits of young，but not old，adipose-derived mesenchymal stem cells in a chronic mouse model of bleomycin-induced pulmonary fibrosis [J]. Translational Research，2015，166 (6)：554－567.

[5] LAROCK C N，COOKSON B T. Burning down the house：cellular actions during pyroptosis [J]. PLoS Pathogens，2017，9 (12)：e1003793.

[6] 梁振声. 医用X线机结构与维修 [M]. 济南：山东科学技术出版社，1997.

[7] 黄泉荣. 医学影像成像原理 [M]. 北京：高等教育出版社，2005.

[8] 李真林，雷子乔，刘启榆. 医学影像设备与成像理论 [M]. 北京：科学出版社，2021.

[9] 周康荣. 螺旋CT [M]. 上海：上海医科大学出版社，1998.

[10] 中华人民共和国国家卫生和计划生育委员会. GBZ 70—2015 职业性尘肺病的诊断 [S]. 2016.

[11] 中华预防医学会职业病专业委员会肺病影像学组. 尘肺病胸部CT规范化检查技术专家共识（2020年版）[J]. 环境与职业医学，2020，37 (10)：943－949.

[12] 刘树伟，李瑞锡. 局部解剖学 [M]. 8版. 北京：人民卫生出版社，2013.

[13] 张红旗. 系统解剖学 [M]. 上海：复旦大学出版社，2015.

[14] 柏树令，丁文龙. 系统解剖学 [M]. 北京：人民卫生出版社，2005.

[15] 潘建亮. 呼吸系统危重症诊治精要 [M]. 长春：吉林科学技术出版社，2019.

[16] 方凤. 小儿病毒性肺炎防治 [M]. 北京：金盾出版社，2006.

[17] 宋志芳. 现代呼吸机治疗学机械通气与危重病 [M]. 北京：人民军医出版社，1999.

[18] 黄艳. 肺癌诊断及多学科治疗 [M]. 北京：科学技术文献出版社，2018.

[19] 胡建林，杨和平. 呼吸疾病鉴别诊断与治疗学 [M]. 2版. 北京：人民军医出版

社，2015.
[20] 张秀娟．生理学概论［M］．北京：中国医药科技出版社，2017.
[21] 吕尚点．生理学图表导解［M］．福州：福建科学技术出版社，1998.
[22] 吴襄，林坤伟．生理学大纲［M］．北京：高等教育出版社，1993.
[23] 崔庚寅．生理学百词解析［M］．北京：中国中医药出版社，2005.
[24] CHUNG M P，LEE K S，HAN J，et al. Bronchial stenosis due to anthracofibrosis［J］．Chest，1998，113（2）：344-350.
[25] 江家元．肺的临床解剖学［M］．上海：上海科技出版社，1988.
[26] 廖子君，雷光焰．肿瘤转移学［M］．西安：陕西科学技术出版社，2007.
[27] 蒋耀光，周庆华．现代肺癌外科学［M］．北京：人民军医出版社，2003.
[28] 刘正津，姜宗来，殷玉芹．胸心外科临床解剖学［M］．济南：山东科学技术出版社，2000.
[29] 张国桢，郑向鹏，李铭．微小肺癌影像诊断与应对策略［M］．北京：中国科学技术出版社，2015.
[30] 王云祥．实用淋巴系统解剖学［M］．北京：人民卫生出版社，1984.
[31] 海尔格·弗里奇，沃尔夫冈·屈内尔．人体解剖学彩色图谱内脏器官［M］．凌树才，吴仲敏，译．上海：上海科学技术出版社，2019.
[32] 杨晓东．临床呼吸内科疾病诊疗新进展［M］．郑州：河南大学出版社，2020.
[33] 王永贵．中国医学百科全书解剖学［M］．北京：人民卫生出版社，1988.
[34] 邵水金．局部解剖学［M］．上海：上海科学技术出版社，2012.
[35] 潘爱华，陈旦．局部解剖学［M］．北京：中国医药科技出版社，2018.
[36] 郭启勇．实用放射学［M］．3版．北京：人民卫生出版社，2007.
[37] 陈炽贤．实用放射学［M］．2版．北京：人民卫生出版社，1998.
[38] 夏瑞明，刘林祥．医学影像诊断学［M］．3版．北京：人民卫生出版社，2014.
[39] 韩萍，于春水．医学影像诊断学［M］．4版．北京：人民卫生出版社，2017.
[40] 白人驹，张雪林．医学影像诊断学［M］．3版．北京：人民卫生出版社，2010.
[41] 韩利军，王刚．人体解剖学［M］．上海：同济大学出版社，2020.
[42] 王振宇，徐文坚．人体断层影像解剖学［M］．4版．北京：人民卫生出版社，2016.
[43] 郭启勇．实用放射学［M］．4版．北京：人民卫生出版社，2020.
[44] 钟南山，刘又宁．呼吸病学［M］．2版．北京：人民卫生出版社，2012.
[45] 中华预防医学会劳动卫生与职业病分会职业性肺部疾病学组．尘肺病治疗中国专家共识（2018年版）［J］．环境与职业医学，2018，35（8）：677-689.
[46] 卫生部食品安全综合协调与卫生监督局，中国疾病预防控制中心职业卫生与中毒控制所．尘肺病［M］．北京：化学工业出版社，2010.
[47] 何凤生．中华职业医学［M］．北京：人民卫生出版社，1999.
[48] 吴执中．职业病［M］．北京：人民卫生出版社，1983.
[49] 王簃兰，刚葆琪．现代劳动卫生学［M］．北京：人民卫生出版社，1994.

[50] 杨光华. 病理学 [M]. 5 版. 北京：人民卫生出版社，1979.

[51] 蔡祖龙. 全身 CT 诊断学 [M]. 北京：人民军医出版社，1996.

[52] COLLINS H P , DICK J A , BENNETT J G, et al. Irregularly shaped small shadows on chest radiographs, dust exposure, and lung function in coalworkers' pneumoconiosis. [J]. British Journal of Industrial Medicine, 1988, 45 (1): 43-55.

[53] GILBERTI R M, KNECHT D A. Macrophages phagocytose nonopsonized silica particles using a unique microtubule-dependent pathway [J]. Molecular Biology of the Cell, 2015, 26 (3): 518-529.

[54] MURTHY S, LARSON-CASEY J L, RYAN A J, et al. Alternative activation of macrophages and pulmonary fibrosis are modulated by scavenger receptor, macrophage receptor with collagenous structure [J]. Faseb Journal, 2015, 29 (8): 3527-3536.

[55] MULLER H. Cystic formations in graphite-pneumoconiosis [J]. Fortschritte auf dem Gebiete der Röntgenstrahlen und der Nuklearmedizin, 1953, 79 (2): 205-210.

[56] HUDSON M J, HUNTER-FUJITA F R, PECKETT J W, et al. Electrochemically prepared colloidal, oxidised graphite [J]. Journal of Materials Chemistry, 1997, 7 (2): 301-305.

[57] AKIRA M. Uncommon pneumoconioses: CT and pathologic findings [J]. Radiology, 1995, 197 (2): 403-409.

[58] NAU C A, NEAL J, FREUND A P. An automatic dust feed apparatus useful for exposure of animals to dusty atmospheres [J]. Texas Reports on Biology & Medicine, 1952, 10 (4): 874-882.

[59] MARKOWITZ S B, LEVIN S M, MILLER A, et al. Asbestos, asbestosis, smoking, and lung cancer. New findings from the North American insulator cohort [J]. American Journal of Respiratory and Critical Care Medicine, 2013, 188 (1): 90-96.

[60] GIBBS A E, POOLEY F D, GRIFFITHS D M, et al. Talc pneumoconiosis: a pathologic and mineralogic study [J]. Human Pathology, 1992, 23 (12): 1344-1354.

[61] KLEINFELD M, MESSITE J, SHAPIRO J, et al. Lung function in talc workers [J]. Archives of Environmental Health, 1964, 9 (5): 559-566.

[62] AKIRA M, KOZUKA T, YAMAMOTO S, et al. Inhalational talc pneumoconiosis: radiographic and CT findings in 14 patients [J]. AJR American Journal of Roentgenology, 2007, 188 (2): 326-333.

[63] SHANKER R, SAHU A P, DOGRA R, et al. Effect of intratracheal injection of mica dust on the lymph nodes of guinea pigs [J]. Toxicology, 1975, 5 (2):

193－199.
［64］SWENSSON A，KVARNSTRÖM K，BRUCE T，et al. Pneumoconiosis in ferrosilicon workers. A follow-up study［J］. Journal of Occupational Medicine Official Publication of the Industrial Medical Association，1971，13（9）：427－432.
［65］MCLAUGHLIN A I. Pneumoconiosis in foundry workers［J］. British Journal of Tuberculosis & Diseases of the Chest，1957，51（4）：297－309.
［66］王辰，王建安．内科学［M］．3 版．北京：人民卫生出版社，2015.
［67］中华医学会呼吸病学分会感染学组．中国成人医院获得性肺炎与呼吸机相关性肺炎诊断和治疗指南（2018 年版）［J］．中华结核和呼吸杂志，2018，41（4）：255－280.
［68］中华预防医学会劳动卫生与职业病分会职业性肺部疾病学组．尘肺病治疗中国专家共识（2018 年版）［J］．环境与职业医学，2018，35（8）：677－689.
［69］慢性阻塞性肺疾病急性加重（AECOPD）诊治专家组．慢性阻塞性肺疾病急性加重（AECOPD）诊治中国专家共识（2017 年更新版）［J］．国际呼吸杂志，2017，37（14）：1041－1057.
［70］中华医学会，中华医学会杂志社，中华医学会全科医学分会，等．慢性阻塞性肺疾病基层诊疗指南（实践版·2018）［J］．中华全科医师杂志，2018，17（11）：871－877.
［71］中华医学会呼吸病学分会慢性阻塞性肺疾病学组．慢性阻塞性肺疾病诊治指南（2007 年修订版）［J］．中华结核和呼吸杂志，2007，30（1）：8－17.
［72］陈亚红．2017 年 GOLD 慢性阻塞性肺疾病诊断、治疗及预防的全球策略解读［J］．中国医学前沿杂志（电子版），2017，9（1）：37－47.
［73］陈亚红．2019 年 GOLD 慢性阻塞性肺疾病诊断、治疗及预防全球策略解读［J］．中国医学前沿杂志（电子版），2019，11（1）：1－5.
［74］HESSEL P A，GAMBLE J F，GEE J B，et al. Silica，silicosis，and lung cancer：a response to a recent working group report［J］. Journal of Occupational and Environmental Medicine，2000，42（7）：704－720.
［75］ULM K，GEREIN P，EIGENTHALER J，et al. Silica，silicosis and lung-cancer：results from a cohort study in the stone and quarry industry［J］. International Archives of Occupational and Environmental Health，2004，77（5）：313－318.
［76］中华医学会，中华医学会肿瘤学分会，中华医学会杂志社．中华医学会肺癌临床诊疗指南（2019 版）［J］．中华肿瘤杂志，2020，42（4）：257－287.
［77］王鑫，支修益．国际肺癌研究协会（IASLC）第八版肺癌 TNM 分期解读［J］．中华胸部外科电子杂志，2016，3（2）：70－76.
［78］中国医师协会肿瘤多学科诊疗专业委员会．中国恶性胸膜间皮瘤临床诊疗指南（2021 版）［J］．中华肿瘤杂志，2021，43（4）：383－394.

附　录

职业病分类和目录（2013 年）

The Classified Catalogue of Occupational Diseases (2013)

国家卫生和计划生育委员会　人力资源社会保障部

国家安全生产监督管理总局　全国总工会

国卫疾控发〔2013〕48 号

发文日期：2013 年 12 月 23 日

实施日期：2013 年 12 月 23 日

各省、自治区、直辖市卫生计生委（卫生厅局）、安全生产监督管理局、人力资源社会保障厅（局）、总工会，新疆生产建设兵团卫生局、安全生产监督管理局、人力资源社会保障局、工会，中国疾病预防控制中心：

根据《中华人民共和国职业病防治法》有关规定，国家卫生计生委、安全监管总局、人力资源社会保障部和全国总工会联合组织对职业病的分类和目录进行了调整。现将《职业病分类和目录》印发给你们，从即日起施行。2002 年 4 月 18 日原卫生部和原劳动保障部联合印发的《职业病目录》同时废止。

2013 年 12 月 23 日

目录

职业病分类和目录（2013 年）
The Classified Catalogue of Occupational Diseases (2013)

一、职业性尘肺病及其他呼吸系统疾病

（一）尘肺病

1.矽肺

2.煤工尘肺

3.石墨尘肺

4.碳黑尘肺

5.石棉肺

6.滑石尘肺

7.水泥尘肺

8.云母尘肺

9.陶工尘肺

10.铝尘肺

11.电焊工尘肺

12.铸工尘肺

13.根据《尘肺病诊断标准》和《尘肺病理诊断标准》可以诊断的其他尘肺病

（二）其他呼吸系统疾病

1.过敏性肺炎

2.棉尘病

3.哮喘

4.金属及其化合物粉尘肺沉着病（锡、铁、锑、钡及其化合物等）

5.刺激性化学物所致慢性阻塞性肺疾病

6.硬金属肺病

二、职业性皮肤病

1.接触性皮炎

2.光接触性皮炎

3.电光性皮炎

4.黑变病

5.痤疮

职业病分类和目录（2013 年）
The Classified Catalogue of Occupational Diseases (2013)

6.溃疡
7.化学性皮肤灼伤
8.白斑
9.根据《职业性皮肤病的诊断总则》可以诊断的其他职业性皮肤病

三、职业性眼病

1.化学性眼部灼伤
2.电光性眼炎
3.白内障（含放射性白内障、三硝基甲苯白内障）

四、职业性耳鼻喉口腔疾病

1.噪声聋
2.铬鼻病
3.牙酸蚀病
4.爆震聋

五、职业性化学中毒

1.铅及其化合物中毒（不包括四乙基铅）
2.汞及其化合物中毒
3.锰及其化合物中毒
4.镉及其化合物中毒
5.铍病
6.铊及其化合物中毒
7.钡及其化合物中毒
8.钒及其化合物中毒
9.磷及其化合物中毒
10.砷及其化合物中毒
11.铀及其化合物中毒

职业病分类和目录（2013 年）
The Classified Catalogue of Occupational Diseases (2013)

12.砷化氢中毒
13.氯气中毒
14.二氧化硫中毒
15.光气中毒
16.氨中毒
17.偏二甲基肼中毒
18.氮氧化合物中毒
19.一氧化碳中毒
20.二硫化碳中毒
21.硫化氢中毒
22.磷化氢、磷化锌、磷化铝中毒
23.氟及其无机化合物中毒
24.氰及腈类化合物中毒
25.四乙基铅中毒
26.有机锡中毒
27.羰基镍中毒
28.苯中毒
29.甲苯中毒
30.二甲苯中毒
31.正己烷中毒
32.汽油中毒
33.一甲胺中毒
34.有机氟聚合物单体及其热裂解物中毒
35.二氯乙烷中毒
36.四氯化碳中毒
37.氯乙烯中毒
38.三氯乙烯中毒
39.氯丙烯中毒
40.氯丁二烯中毒
41.苯的氨基及硝基化合物(不包括三硝基甲苯)中毒
42.三硝基甲苯中毒
43.甲醇中毒
44.酚中毒

职业病分类和目录（2013 年）
The Classified Catalogue of Occupational Diseases (2013)

45.五氯酚（钠）中毒

46.甲醛中毒

47.硫酸二甲酯中毒

48.丙烯酰胺中毒

49.二甲基甲酰胺中毒

50.有机磷中毒

51.氨基甲酸酯类中毒

52.杀虫脒中毒

53.溴甲烷中毒

54.拟除虫菊酯类中毒

55.铟及其化合物中毒

56.溴丙烷中毒

57.碘甲烷中毒

58.氯乙酸中毒

59.环氧乙烷中毒

60.上述条目未提及的与职业有害因素接触之间存在直接因果联系的其他化学中毒

六、物理因素所致职业病

1.中暑

2.减压病

3.高原病

4.航空病

5.手臂振动病

6.激光所致眼（角膜、晶状体、视网膜）损伤

7.冻伤

七、职业性放射性疾病

1.外照射急性放射病

2.外照射亚急性放射病

3.外照射慢性放射病

4.内照射放射病

5.放射性皮肤疾病

6.放射性肿瘤（含矿工高氡暴露所致肺癌）

7.放射性骨损伤

8.放射性甲状腺疾病

9.放射性性腺疾病

10.放射复合伤

11.根据《职业性放射性疾病诊断标准（总则）》可以诊断的其他放射性损伤

八、职业性传染病

1.炭疽

2.森林脑炎

3.布鲁氏菌病

4.艾滋病（限于医疗卫生人员及人民警察）

5.莱姆病

九、职业性肿瘤

1.石棉所致肺癌、间皮瘤

2.联苯胺所致膀胱癌

3.苯所致白血病

4.氯甲醚、双氯甲醚所致肺癌

5.砷及其化合物所致肺癌、皮肤癌

6.氯乙烯所致肝血管肉瘤

7.焦炉逸散物所致肺癌

8.六价铬化合物所致肺癌

9.毛沸石所致肺癌、胸膜间皮瘤

10.煤焦油、煤焦油沥青、石油沥青所致皮肤癌

11.β-萘胺所致膀胱癌

十、其他职业病

1.金属烟热

2.滑囊炎（限于井下工人）

3.股静脉血栓综合征、股动脉闭塞症或淋巴管闭塞症（限于刮研作业人员）

《职业病分类和目录》调整解读

一、为什么要调整职业病分类和目录?

1957 年我国首次发布了《关于试行“职业病范围和职业病患者处理办法”的规定》，将职业病确定为 14 种，1987 年对其进行调整，增加到 9 类 99 种。2002 年，为配合《职业病防治法》的实施，原卫生部联合原劳动保障部发布了《职业病目录》，将职业病增加到 10 类 115 种。

近年来，随着我国经济快速发展，新技术、新材料、新工艺的广泛应用，以及新的职业、工种和劳动方式不断产生，劳动者在职业活动中接触的职业病危害因素更为多样、复杂。不少地方、部门和劳动者反映现行《职业病目录》历时 10 余年，已不能完全反映当前职业病现状，有必要进行适当调整。2011 年 12 月 31 日，第十一届全国人民代表大会常务委员会第二十四次会议审议通过了《关于修改〈中华人民共和国职业病防治法〉的决定》，其中规定“职业病的分类和目录由国务院卫生行政部门会同国务院安全生产监督管理部门、劳动保障行政部门制定、调整并发布。工会组织依法对职业病防治工作进行监督，维护劳动者的合法权益”。根据《职业病防治法》的有关规定，为切实保障劳动者健康及其相关权益，国家卫生计生委、国家安全监管总局、人力资源社会保障部和全国总工会联合对《职业病分类和目录》进行了调整。

二、为什么本次调整将《职业病目录》改为《职业病分类和目录》?

2002 年，原卫生部联合原劳动保障部发布了《职业病目录》，将职业病增加到 10 类 115 种，与 1987 年职业病分类比较，增加 1 类，即将职业性放射性疾病从物理因素所致疾病分类中提出，单独分为一类。本次《职业病分类和目录》调整，仍然将职业病分为 10 类，但对 3 类的分类名称做了调整。为了保持与《职业防治法》中关于职业病分类和目录表述一致，将原《职业病目录》修改为《职业病分类和目录》。

三、《职业病分类和目录》是怎样调整的?

根据《职业病防治法》，2012 年 1 月，国家卫生计生委会同国家安全监管总局、人力资源社会保障部和全国总工会启动了《职业病分类和目录》调整工作，成立了调整工作领导小组、工作组和技术组，明确了工作机制、调整原则和职业病遴选原则。技术组在问卷调查、现状分析以及收集国际组织和其他国家做法的基础上，召开三次专家会议，提出了基本框架、拟新增的职业病名单及依据。在此基础上，工作组召开三次工

职业病分类和目录（2013 年）
The Classified Catalogue of Occupational Diseases (2013)

作组会议和一次专家扩大会议，广泛听取相关部门和专家意见，于 2012 年 12 月 7 日形成了《职业病分类和目录（草稿）》。经领导小组全体会议审议通过后，2013 年 1 月 14 日向各地、各有关部门和社会公开征求意见。2013 年 3 月 22 日，工作组召开第四次会议重点研究讨论各地、各有关部门和社会反映的意见，并深入企业调查研究，充分沟通协商，最后达成共识并联合印发了《职业病分类和目录》。

四、《职业病分类和目录》调整的原则是什么？

《职业病分类和目录》的调整遵循以下原则：

1.坚持以人为本，以维护劳动者健康及其相关权益为宗旨。

2.结合我国职业病防治工作的实际，突出重点职业病种。

3.与我国现阶段经济社会发展水平和工伤保险承受能力相适应。

4.保持《目录》的连续性和可操作性。

5.建立《目录》动态调整的工作机制。

6.公开、透明，充分听取各方面的意见。

五、职业病的遴选原则是什么？

职业病是指企业、事业单位和个体经济组织等用人单位的劳动者在职业活动中，因接触粉尘、放射性物质和其他有毒、有害因素而引起的疾病。职业病的遴选遵循以下原则：

1．有明确的因果关系或剂量反应关系。

2. 有一定数量的暴露人群。

3．有可靠的医学认定方法。

4．通过限定条件可明确界定职业人群和非职业人群。

5．患者为职业人群，即存在特异性。

六、职业病病种作了哪些调整？

根据《职业病分类和目录》调整的原则和职业病的遴选原则，修订后的《职业病分类和目录》由原来的 115 种职业病调整为 132 种（含 4 项开放性条款）。其中新增 18 种，对 2 项开放性条款进行了整合。另外，对 16 种职业病的名称进行了调整。《职业病分类和目录》调整前后变化详见附表 1、2。

七、职业病分类作了哪些调整？

调整后仍然将职业病分为 10 类，其中 3 类的分类名称做了调整。一是将原“尘肺”与“其他职业病”中的呼吸系统疾病合并为“职业性尘肺病及其他呼吸系统疾病”；二是将原“职业中毒”修改为“职业性化学中毒”；三是将“生物因素所致职业病”修改为“职业性传染病”。

八、职业性尘肺病及其他呼吸系统疾病做了哪些调整？

在职业性尘肺病中，将“尘肺”修改为“尘肺病”。在职业性其他呼吸系统疾病中，一是增加刺激性化学物所致慢性阻塞性肺疾病、金属及其化合物粉尘肺沉着病（锡、铁、锑、钡及其化合物）和硬金属肺病；二是将“变态反应性肺泡炎”修改为“过敏性肺炎”。

九、职业性皮肤病、眼病及耳鼻喉口腔疾病做了哪些调整？

在职业性皮肤病分类中，一是增加 1 种职业病：白斑；二是将“光敏性皮炎”修改为“光接触性皮炎”。职业性眼病分类未作调整。在职业性耳鼻喉口腔疾病分类中，增加 1 种职业病：爆震聋。

十、职业性化学中毒做了哪些调整？

职业性化学中毒分类，一是增加 5 种职业病：分别是铟及其化合物中毒、溴丙烷中毒、碘甲烷中毒、氯乙酸中毒和环氧乙烷中毒；二是将“铀中毒”修改为“铀及其化合物中毒”，将“工业性氟病”修改为“氟及其无机化合物中毒”，将“有机磷农药中毒”修改为“有机磷中毒”，将“氨基甲酸酯类农药中毒”修改为“氨基甲酸酯类中毒”，将“拟除虫菊酯类农药中毒”修改为“拟除虫菊酯类中毒”；三是将“根据《职业性急性化学物中毒诊断标准（总则）》可以诊断的其他职业性急性中毒”和“根据《职业性中毒性肝病诊断标准》可以诊断的职业性中毒性肝病”两个开放性条款进行整合，修改为“上述条目未提及的与职业有害因素接触之间存在直接因果联系的其他化学中毒”。

十一、物理因素所致职业病及职业性放射性疾病分别做了哪些调整？

物理因素所致职业病分类，增加 2 种职业病：分别是“激光所致眼（角膜、晶状体、视网膜）损伤”和“冻伤”。职业性放射性疾病分类，扩大放射性肿瘤范围，将“矿工高氡暴露所致肺癌”列入放射性肿瘤范围。

十二、职业性传染病做了哪些调整？

职业性传染病分类，一是增加 2 种职业病：“艾滋病（限于医疗卫生人员及人民警察）”和“莱姆病”；二是将“布氏杆菌病”修改为“布鲁氏菌病”。

艾滋病（限于医疗卫生人员及人民警察）是指医疗卫生人员及人民警察在职业活动或者执行公务中，被艾滋病病毒感染者或病人的血液、体液，或携带艾滋病病毒的生物样本，或废弃物污染了皮肤或者黏膜，或者被含有艾滋病病毒的血液、体液污染了的医疗器械或其他锐器刺破皮肤感染的艾滋病。

莱姆病是一种主要通过蜱叮咬，由伯氏疏螺旋体引起的慢性自然疫源性疾病，多发生在林区，且发病区域很广。长期在林区工作者，受蜱叮咬后感染和发病概率较高。

十三、职业性肿瘤做了哪些调整？

职业性肿瘤分类，一是增加 3 种职业病：分别是“毛沸石所致肺癌、胸膜间皮瘤”，“煤焦油、煤焦油沥青、石油沥青所致皮肤癌”，“β-萘胺所致膀胱癌”；二是将“氯甲醚所致肺癌”修改为“氯甲醚、双氯甲醚所致肺癌”，将“砷所致肺癌”修改为“砷及其化合物所致肺癌、皮肤癌”，将“焦炉工人肺癌”修改为“焦

职业病分类和目录（2013 年）
The Classified Catalogue of Occupational Diseases (2013)

炉逸散物所致肺癌”，将“铬酸盐制造业工人肺癌”修改为“六价铬化合物所致肺癌”。

十四、其他职业病做了哪些调整？

在其他职业病中，一是将“煤矿井下工人滑囊炎”修改为“滑囊炎（限于井下工人）”；二是增加“股静脉血栓综合征、股动脉闭塞症或淋巴管闭塞症（限于刮研作业人员）”。

《职业病分类和目录》调整前，滑囊炎的职业人群限定为煤矿井下工人，现在修改为井下工人，扩大了职业人群范围。

手工刮研作业在机床生产、精密加工和维修中十分普遍，具有一定暴露人群。由于刮研作业长期压迫，一些劳动者出现股静脉血栓、股动脉闭塞或淋巴管闭塞的症状。为此，国家卫生计生委、人力资源社会保障部、国家安全监管总局、全国总工会等部门组织中国疾病预防控制中心相关专家，深入企业调研，经反复研究论证，一致同意将刮研作业局部压迫所致股静脉血栓综合征、股动脉闭塞症或淋巴管闭塞症列入《职业病分类和目录》。

十五、这次《职业病分类和目录》调整，主要涉及到哪些人群？

本次《职业病分类和目录》调整倾向生产一线作业人员。例如煤炭、冶金、有色金属、化工、林业、建材、机械加工行业作业人员，另外，还涉及低温作业人员、医疗卫生人员和人民警察等。

十六、根据《职业病诊断鉴定管理办法》及《职业病分类和目录》确诊的职业病人享受什么待遇？

劳动者被诊断为职业病，依照《职业病防治法》和《工伤保险条例》的规定，享受相应待遇。所在单位参加了工伤保险的，分别由工伤保险基金和用人单位支付相应待遇；未参加工伤保险的，其待遇由用人单位支付。

用人单位不存在或者无法确认劳动关系的职业病病人，可以向地方人民政府申请医疗救助和生活等方面的救助。

职业病分类和目录（2013 年）
The Classified Catalogue of Occupational Diseases (2013)

附表 1

《职业病分类和目录》新增加的职业病名单

调整后分类	疾病
职业性尘肺病及其他呼吸系统疾病	金属及其化合物粉尘肺沉着病（锡、铁、锑、钡及其化合物等）
	刺激性化学物所致慢性阻塞性肺疾病
	硬金属肺病
职业性皮肤病	白斑
职业性耳鼻喉口腔疾病	爆震聋
职业性化学中毒	铟及其化合物中毒
	溴丙烷中毒
	碘甲烷中毒
	氯乙酸中毒
	环氧乙烷中毒
物理因素所致职业病	激光所致眼（角膜、晶状体、视网膜）损伤
	冻伤
职业性传染病	艾滋病（限于医疗卫生人员及人民警察）
	莱姆病
职业性肿瘤	毛沸石所致肺癌、胸膜间皮瘤
	煤焦油、煤焦油沥青、石油沥青所致皮肤癌
	β-萘胺所致膀胱癌
其他职业病	股静脉血栓综合征、股动脉闭塞症或淋巴管闭塞症（限于刮研作业人员）

职业病分类和目录（2013 年）
The Classified Catalogue of Occupational Diseases (2013)

附表 2

《职业病分类和目录》调整的职业病名称

调整后分类	调整前疾病名称	调整后疾病名称
职业性尘肺病及其他呼吸系统疾病	尘肺	尘肺病
	职业性变态反应性肺泡炎	过敏性肺炎
职业性皮肤病	光敏性皮炎	光接触性皮炎
职业性化学中毒	铀中毒	铀及其化合物中毒
	工业性氟病	氟及其无机化合物中毒
	有机磷农药中毒	有机磷中毒
	氨基甲酸酯类农药中毒	氨基甲酸酯类中毒
	拟除虫菊酯类农药中毒	拟除虫菊酯类中毒
	根据《职业性中毒性肝病诊断标准》可以诊断的职业性中毒性肝病。根据《职业性急性化学物中毒诊断标准（总则）》可以诊断的其他职业性急性中毒	上述条目未提及的与职业有害因素接触之间存在直接因果联系的其他化学中毒
职业性放射性疾病	放射性肿瘤	放射性肿瘤（含矿工高氡暴露所致肺癌）
职业性传染病	布氏杆菌病	布鲁氏菌病
职业性肿瘤	氯甲醚所致肺癌	氯甲醚、双氯甲醚所致肺癌
	砷所致肺癌	砷及其化合物所致肺癌、皮肤癌
	焦炉工人肺癌	焦炉逸散物所致肺癌
	铬酸盐制造业工人肺癌	六价铬化合物所致肺癌
其他职业病	煤矿井下工人滑囊炎	滑囊炎（限于井下工人）